Ginecología Oncológica

Manual práctico

Ginecología Oncológica
Manual práctico

2.ª edición

Pablo Padilla Iserte
Facultativo Especialista de Área, Servicio de Obstetricia y Ginecología, Hospital Universitari i Politècnic La Fe, València.
Profesor Asociado Asistencial, Departamento de Pediatría, Obstetricia y Ginecología, Facultad de Medicina y Odontología, Universitat de València.

Ana Santaballa Bertrán
Jefa de Sección, Unidad de Tumores de Mama y Tumores Ginecológicos, Servicio de Oncología Médica, Hospital Universitari i Politècnic La Fe, València.

Santiago Domingo del Pozo
Jefe de Sección, Unidad de Ginecología Oncológica, Servicio de Obstetricia y Ginecología, Hospital Universitari i Politècnic La Fe, València.
Profesor Asociado, Departamento de Pediatría, Obstetricia y Ginecología, Facultad de Medicina y Odontología, Universitat de València.

Avalado científicamente por:

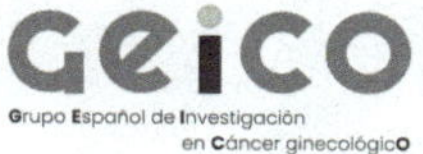

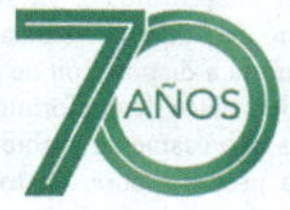

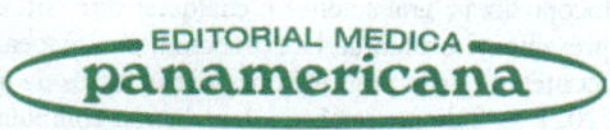

Desde 1953 formando Profesionales de la Salud

Buenos Aires - Bogotá - Madrid - México
www.medicapanamericana.com

1ª edición, 2018
2ª edición, julio 2024

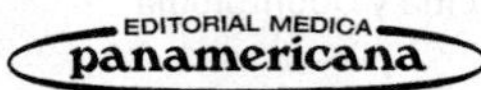

Visite nuestra página web:
http://www.medicapanamericana.com

ARGENTINA
Maipú, 1300, piso 3 (C1006ACT)
Ciudad Autónoma de Buenos Aires, Argentina
Tel.: (54-11) 5031-6919
e-mail: cinfo@medicapanamericana.com

COLOMBIA
Carrera 7a A Nº 69-19 - Bogotá DC- Colombia.
Tel.: (57-1) 235-4068
e-mail: infomp@medicapanamericana.com.co

ESPAÑA
Sauceda, 10, 5ª planta - 28050 Madrid, España
Tel.: (34-91) 131-78-00
e-mail: info@medicapanamericana.es

MÉXICO
Av. Miguel de Cervantes Saavedra, n.º 233, piso 8, oficina 801, Col. Granada, Alcaldía Miguel Hidalgo
C.P. 11520, Ciudad de México, México
Tel.: (5255) 5250 0664
e-mail: infomp@medicapanamericana.com.mx

ISBN: 978-84-1106-221-3 (Versión impresa + Versión digital)
ISBN: 978-84-1106-222-0 (Versión digital)

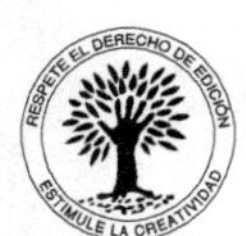

C/ Sauceda 10, 5.ª planta - 28050 Madrid, España
Depósito Legal: M-15338-2024
Impreso en España

Autores

Acosta Sánchez, Úrsula
Facultativa Especialista de Área, Unidad de Ginecología Oncológica, Servicio de Ginecología, Hospital de la Dona i del Nen, Hospital Universitari Vall d'Hebron, Barcelona.

Aguirre Gorospe, Sara
Facultativa Especialista de Área, Unidad Quirúrgica, Área de Ginecología Oncología, Servicio de Obstetricia y Ginecología, Hospital Universitario de Navarra, Pamplona.

Alberola Estellés, María José
Facultativa Especialista de Área, Servicio de Anestesiología y Reanimación, Hospital Universitari i Politècnic La Fe, València.

Alcázar Zambrano, Juan Luis
Consultor Senior y Jefe de la Unidad de Ecografía de Alta Resolución, Hospital Quirónsalud Málaga.
Catedrático, Departamento de Obstetricia y Ginecología, Facultad de Medicina, Universidad de Navarra, Pamplona.

Alonso Buznego, Lucía Andrea
Facultativa Especialista de Área, Área de Tumores Ginecológicos, Servicio de Oncología Médica, Hospital Universitario de Valdecilla, Santander.

Alonso de Castro, Beatriz
Médica Interna Residente, Servicio de Oncología Médica, Complejo Hospitalario Universitario de A Coruña.

Alonso Salvador, Sonsoles
Facultativa Especialista de Área, Servicio de Ginecología, Hospital MD Anderson Cancer Center, Madrid.

Álvarez Sarrado, Eduardo
Facultativo Especialista de Área, Unidad de Coloproctología, Servicio de Cirugía General y del Aparato Digestivo, Hospital Universitari i Politècnic La Fe, València.

Anchuelo Latorre, Javier
Facultativo Especialista de Área, Servicio de Oncología Radioterápica, Hospital Universitario Marqués de Valdecilla, Santander.
Profesor Asociado, Departamento de Ciencias Médicas y Quirúrgicas, Facultad de Medicina, Universidad de Cantabria, Santander.

Andreu Cobo, Pablo
Médico Interno Residente, Servicio de Oncología Médica, Parc Taulí Hospital Universitari, Sabadell, Barcelona.

Arencibia Sánchez, Octavio
Jefe de la Sección de Ginecología, Jefe de la Unidad de Ginecología Oncológica, Servicio de Ginecología y Obstetricia, Complejo Hospitalario Universitario Insular Materno-Infantil de Canarias, Las Palmas de Gran Canaria, Las Palmas.

Arnáez de la Cruz, Marta
Facultativa Especialista de Área, Unidad de Ginecología Oncológica, Servicio de Obstetricia y Ginecología, Hospital Universitari i Politècnic La Fe, València.

Ballester Plá, María Neus
Facultativa Especialista de Área, Servicio de Cirugía General, Hospital Universitari i Politècnic La Fe, València.
Colaboradora Docente, Facultad de Ciencias de la Salud, Universitat Jaume I, Castelló de la Plana, Castelló.

Bañuls Sendra, Elisa
Fisioterapeuta, Unidad de Fisioterapia, Servicio de Fisoterapia, Fundación Instituto Valènciano de Oncología (IVO), València.
Profesora Asociada, Departamento de Fisioterapia, Facultad de Fisioterapia, Universidad CEU Cardenal Herrera, Alfara del Patriarca, València.

Barahona Orpinell, Manel
Facultativo Especialista de Área, Servicio UGC Obstetricia y Ginecología, Hospital Universitario Puerto Real, Puerto Real, Cádiz.

Barahona Orpinell, Marc
Facultativo Especialista de Área, Servicio de Ginecología, Hospital Universitari de Bellvitge, L'Hospitalet de Llobregat, Barcelona.
Profesor Asociado, Departamento de Ciencias Clínicas, Facultad de Medicina, Campus de Bellvitge, Universidad de Barcelona, L'Hospitalet de Llobregat, Barcelona

Beato Zambrano, Carmen
Facultativa Especialista de Área, Servicio de Oncología Médica, Hospital Universitario de Jérez, Jérez de la Frontera, Cádiz.

Bebia Conesa, Vicente
Facultativo Especialista de Área, Unidad de Ginecología Oncológica, Servicio de Ginecología, Hospital de la Dona i del Nen, Hospital Universitari Vall d'Hebron, Barcelona.

Benito Reyes, Virginia
Facultativa Especialista de Área, Servicio de Ginecología y Obstetricia, Vithas Hospital Santa Catalina, Las Palmas de Gran Canaria, Las Palmas.

Berenguer Francés, Miguel Ángel
Facultativo Especialista de Área, Servicio de Oncología Radioterápica, Hospital Universitari i Politècnic La Fe, València.
Profesor Asociado, Departamento de Anatomía, Facultad de Medicina, Universidad CEU Cardenal Herrera, Castelló de la Plana, Castelló.

Boldó Roda, Ana
Jefa del Servicio de Ginecología y Obstetricia, Hospital Universitario de La Plana, Vila-Real, Castelló.
Colaboradora Docente, Facultad de Ciencias de la Salud, Universitat Jaume I, Castelló de la Plana, Castelló.

Borrás Calbo, María
Médica Interna Residente, Servicio de Oncología Radioterápica, Hospital Universitari i Politècnic La Fe, València.

Boscà Robledo, Andrea
Facultativa Especialista de Área, Unidad de Cirugía Hepatobiliopancreática y Trasplante, Servicio de Cirugía General y del Aparato Digestivo, Hospital Universitari i Politècnic La Fe. València.
Colaboradora Docente, Departamento de Cirugía, Facultad de Medicina y Odontología, Universitat de València.

Bruno Carlos, Laura Angelina
Facultativa Especialista de Área, Unidad de Medicina Perioperatoria, Servicio de Anestesiología y Reanimación, Hospital Universitari i Politècnic La Fe, València.

Bueno Lledó, José
Jefe de Sección, Unidad de Pared Abdominal, Servicio de Cirugía del Aparato Digestivo Hospital Universitari i Politècnic La Fe, València.
Profesor Asociado, Departamento de Cirugía, Facultad de Medicina y Odontología, Universitat de València.

Cabrera Díaz, Silvia
Facultativa Especialista de Área, Unidad de Ginecología Oncológica, Servicio de Ginecología, Hospital Universitari General de Catalunya, Dexeus Mujer, Barcelona.

Profesora Asociada, Departamento de Pediatría, Obstetricia y Ginecología y Medicina Preventiva y Salud Pública, Facultad de Medicina, Universitat Autònoma de Barcelona.

Calatayud Mizrahi, David
Facultativo Especialista de Área, Unidad de Cirugía Hepatobiliopancreática y Trasplante, Servicio de Cirugía General y del Aparato Digestivo, Hospital Universitari i Politècnic La Fe. València.

Calvo Castillo, María Luisa
Facultativa Especialista de Área, Servicio de Oncología Médica, Hospital Universitario de Jérez, Jérez de la Frontera, Cádiz.

Carballas Valencia, Elvira
Facultativa Especialista de Área, Unidad Funcional de Ginecología Oncológica, Servicio de Obstetricia y Ginecología, Hospital Universitari Germans Trias i Pujol, Badalona, Barcelona.
Colaboradora Docente, Departamento de Pediatría, Obstetricia y Ginecología y Medicina Preventiva y Salud Pública, Facultad de Medicina, Universitat Autònoma de Barcelona.

Cárdenas Rebollo, José Miguel
Profesor Contratado Doctor, Departamento de Matemáticas y Ciencias de Datos, Facultad de Ciencias Económicas, Universidad CEU San Pablo, Alcorcón, Madrid.

Carreras Collado, Ramón
Jefe del Servicio Obstetricia y Ginecología, Hospital del Mar, Parc de Salut Mar, Barcelona.
Catedrático, Departamento de Pediatría, Obstetricia y Ginecología y Medicina Preventiva y Salud Pública, Facultad de Medicina, Universitat Autònoma de Barcelona.

Chilet Lloris, María Rosa
Facultativa Especialista de Área, Servicio de Oncología Médica, Hospital de Sagunto, València.

Civantos Jubera, Gemma
Facultativa Especialista de Área, Servicio de Anatomía Patológica, Hospital Universitario Virgen del Rocío, Sevilla.

Conde Adán, Ana
Facultativa Especialista de Área, Unidad de Ginecología Oncológica, Servicio de Ginecología, Hospital MD Anderson Cancer Center, Madrid.

Coronado Martín, Pluvio Jesús
Jefe de Sección, Unidad de Ginecología Oncológica, Servicio de Obstetricia y Ginecología, Hospital Clínico San Carlos, Madrid.
Profesor Titular, Departamento de Salud Pública y Materno-Infantil, Facultad de Medicina, Universidad Complutense de Madrid.

Costa Trachsel, Irmgard
Facultativa Especialista de Área, Servicio de Anatomía Patológica, Parc Taulí Hospital Universitari, Sabadell, Barcelona.
Profesora Contratada Mercantil, Departamento de Medicina, Facultad de Medicina y Ciencias de la Salud, Universitat Internacional de Catalunya, Sant Cugat del Vallès, Barcelona

De Álava Casado, Enrique
Jefe del Servicio de Anatomía Patológica, Hospital Universitario Virgen del Rocío, Sevilla.
Profesor Titular, Departamento de Citología e Histología Normal y Patológica, Facultad de Medicina, Universidad de Sevilla.

De Juan Ferré, Ana
Facultativa Especialista de Área, Servicio de Oncología Médica, Hospital Universitario Marqués de Valdecilla, Santander.
Profesora Asociada, Departamento de Medicina y Psiquiatría, Facultad de Medicina, Universidad de Cantabria, Santander.

De la Cueva Sapiña, Helena
Facultativa Especialista de Área, Servicio de Oncología Médica, Hospital Universitari i Politècnic La Fe, València.

De la Morena Barrio, Pilar
Facultativa Especialista de Área, Unidad de Oncología Médica, Servicio de Hematología y Oncología Médica, Hospital General Universitario Morales Meseguer, Murcia.

De Santiago García, Javier
Jefe del Servicio Ginecología, Hospital MD Anderson Cancer Center, Madrid.

Delgado Oliva, Francisco José
Facultativo Especialista de Área, Unidad de Uroncología y Cirugía Reconstructiva, Servicio de Urología, Hospital Universitari i Politècnic La Fe. València.

Del Pino Saladrigues, Marta
Facultativa Especialista de Área, Unidad de Ginecología Oncológica, Servicio de Ginecología, Instituto Clínic de Ginecología, Obstetricia y Neonatología (ICGON), Hospital Clínic de Barcelona.
Profesora Asociada, Departamento de Cirugía y Especialidades Medicoquirúrgicas, Facultad de Medicina y Ciencias de la Salud, Universitat de Barcelona.

Diago Almela, Vicente José
Jefe de Sección, Servicio de Obstetricia y Ginecología, Hospital Universitari i Politècnic La Fe, València.

Díaz Beveridge, Roberto
Facultativo Especialista de Área, Servicio de Oncología Médica, Hospital Universitari i Politècnic La Fe, València.
Colaborador Docente, Departamento de Medicina, Facultad de Medicina y Odontología, Universitat de València.

Díaz de Cerio Martínez, Iván
Facultativo Especialista de Área, Servicio de Oncología Radioterápica, Hospital Universitario Marqués de Valdecilla, Santander.
Colaborador Docente, Facultad de Medicina, Universidad de Cantabria, Santander.

Díaz Cambronero, Óscar
Jefe de Sección, Unidad de Medicina Perioperatoria, Servicio de Anestesiología y Reanimación, Hospital Universitari i Politècnic La Fe. València.
Profesor Asociado, Departamento de Cirugía, Facultad de Medicina y Odontología, Universitat de València.

Díaz Feijoo, Berta
Facultativa Especialista de Área, Servicio de Ginecología, Instituto Clínic de Ginecología, Obstetricia y Neonatología (ICGON), Hospital Clínic de Barcelona.
Profesora Asociada, Departamento de Cirugía y Especialidades Medicoquirúrgicas, Facultad de Medicina y Ciencias de la Salud, Universitat de Barcelona.

Domingo del Pozo, Javier
Director Médico, Unidad de Reproducción, IVI, Las Palmas de Gran Canaria, Las Palmas.

Domingo del Pozo, Santiago
Jefe de Sección, Unidad de Ginecología Oncológica, Servicio de Obstetricia y Ginecología, Hospital Universitari i Politècnic La Fe, València.
Profesor Asociado, Departamento de Pediatría, Obstetricia y Ginecología, Facultad de Medicina y Odontología, Universitat de València.

Eguiguren Bastida, Mikel
Facultativo Especialista de Área, Servicio de Oncología Radioterápica, Hospital Universitario Donostia, OSI Donostialdea, Donostia.

Erasun Mora, Diego
Facultativo Especialista de Área, Servicio de Obstetricia y Ginecología, Hospital Universitario Marqués de Valdecilla, Santander.

Escribano Tórtola, Juan José
Jefe del Servicio de Ginecología y Obstetricia, Hospital Universitario Severo Ochoa, Leganés, Madrid.

Profesor Asociado, Departamento de Obstetricia y Ginecología, Facultad de Medicina, Universidad Alfonso X el Sabio, Villanueva de la Cañada, Madrid.

Estornell Gualde, María Ana
Facultativa Especialista de Área, Servicio de Oncología Radioterápica, Hospital Universitari i Politècnic La Fe, València.

Fernández Chereguini, María
Facultativa Especialista de Área, Servicio de Ginecología, Hospital MD Anderson Cancer Center, Madrid.

Fernández González, Sergi
Facultativo Especialista de Área, Servicio de Ginecología, Hospital Universitari de Bellvitge, L'Hospitalet de Llobregat, Barcelona.
Profesor Asociado, Facultad de Medicina, Campus de Bellvitge, Universidad de Barcelona, L'Hospitalet de Llobregat, Barcelona

Ferrero Micó, Ana
Médica Interna Residente, Servicio de Oncología Médica, Hospital Universitari i Politècnic La Fe, València.

Flor Lorente, Blas
Jefe de Sección, Unidad de Coloproctología, Servicio Cirugía General y Aparato Digestivo, Hospital Universitari i Politècnic La Fe. València.
Profesor Asociado Asistencial, Departamento de Cirugía, Facultad de Medicina y Odontología, Universitat de València.

Frasson, Matteo
Facultativo Especialista de Área, Unidad de Coloproctología, Servicio Cirugía General y Aparato Digestivo, Hospital Universitari i Politècnic La Fe. València.
Profesor Asociado, Departamento de Cirugía, Facultad de Medicina y Odontología, Universitat de València.

García Asencio, Esther
Facultativa Especialista de Área, Unidad de Mama y Tumores Ginecológicos, Servicio de Oncología Médica, Hospital Universitari i Politècnic La Fe, València.

García-Conde Benet, Ana
Doctora en Psicología, Unidad de Psicooncología, Fundación Instituto Valènciano de Oncología (IVO), València.
Colaboradora Docente, Departamento de Personalidad y Evaluación Psicológica, Facultad de Psicología, Universidad Católica de València.

García García, Yolanda
Facultativa Especialista de Área, Servicio de Oncología Médica, Parc Taulí Hospital Universitari, Sabadell, Barcelona.

García-Granero García-Fuster, Álvaro
Facultativo Especialista de Área, Unida de Cirugía Colorrectal, Servicio de Cirugía General y del Aparato Digestivo, Hospital Universitari Son Espases, Palma, Illes Balears.
Profesor Asociado, Departamento de Anatomía, Facultad de Medicina, Universitat de les Illes Balears, Palma, Illes Balears.

García-Granero Ximénez, Eduardo
Catedrático Honorario, Departamento de Cirugía, Facultad de Medicina y Odontología, Universitat de València.

García Gregorio, Nuria
Facultativa Especialista de Área, Servicio de Anestesiología y Reanimación, Hospital Universitari i Politècnic La Fe, València.

García Martínez, Elena
Facultativa Especialista de Área, Servicio de Hematología y Oncología Médica, Hospital General Universitario Morales Meseguer, Murcia.
Profesora Asociada, Facultad de Medicina, Universidad Católica San Antonio de Murcia, Guadalupe de Maciascoque, Murcia.

García-Pineda, Virginia
Facultativa Especialista de Área, Unidad de Ginecología Oncológica, Servicio de Obstetricia y Ginecología, Hospital Universitario La Paz, Madrid.

García Sánchez, José María
Facultativo Especialista de Área, Servicio de Cirugía Plástica, Hospital Nacional de Parapléjicos, Toledo.

Garrigós Llabata, Enrique
Facultativo Especialista de Área, Unidad de Ginecología Oncológica, Servicio de Ginecología, Fundación Instituto Valènciano de Oncología (IVO), València.

Gatius Calderó, Sònia
Facultativa Especialista de Área, Servicio de Anatomía Patológica, Hospital Universitari Arnau de Vilanova, Lleida.
Profesora Asociada, Departamento de Ciencias Médicas Básicas, Facultad de Medicina, Universitat de Lleida.

Gil Ibáñez, Blanca
Facultativa Especialista de Área, Unidad de Ginecología Oncológica, Servicio de Obstetricia y Ginecología, Hospital Universitario 12 de Octubre, Madrid.

Gil Moreno, Antonio
Jefe del Servicio de Ginecología, Hospital de la Dona i del Nen, Hospital Universitari Vall d'Hebron, Barcelona.
Catedrático, Departamento de Pediatría, Obstetricia y Ginecología y Medicina Preventiva y Salud Pública, Facultad de Medicina, Universitat Autònoma de Barcelona.

Gilabert Estellés, Juan
Jefe del Servicio de Obstetricia y Ginecología, Hospital General Universitari de València.
Profesor Titular, Departamento de Pediatría, Obstetricia y Ginecología, Facultad de Medicina y Odontología, Universitat de València.

González Macho, Cristina
Facultativa Especialista de Área, Unidad de Ginecología Oncológica, Servicio de Obstetricia y Ginecología, Hospital Universitario 12 de Octubre, Madrid.

Gordon Santiago, María del Mar
Facultativa Especialista de Área, Servicio de Oncología Médica, Hospital Universitario Virgen de la Macarena, Sevilla.

Gorostidi Pulgar, Mikel
Facultativo Especialista de Área, Servicio de Obstetricia y Ginecología, Hospital Universitario Donostia, OSI Donostialdea, Donostia.
Profesor Asociado, Departamento de Especialidades Médico-Quirúrgicas, Facultad de Medicina y Enfermería, Universidad del País Vasco, Donostia.

Guijarro Campillo, Alberto Rafael
Facultativo Especialista de Área, Unidad de Ginecología Oncológica, Servicio de Obstetricia y Ginecología, Hospital Universitari i Politècnic La Fe, València.

Gurrea Soteras, Marta
Facultativa Especialista de Área, Unidad de Ginecología Oncológica, Servicio de Obstetricia y Ginecología, Hospital Universitari i Politècnic La Fe, València.
Colaboradora Docente, Departamento de Pediatría, Obstetricia y Ginecología, Facultad de Medicina y Odontología, Universitat de València.

Ibáñez Pradas, Vicente
Facultativo Especialista de Área, Unidad de Cirugía Digestiva, Servicio de Cirugía Pediátrica, Hospital Universitari i Politècnic La Fe, València.

Illán Hernández, Lidia
Facultativa Especialista de Área, Unidad de Endocrinología Ginecológica y Reproducción Asistida, Servicio de Ginecología, Hospital de la Dona i del Nen, Hospital Universitari Vall d'Hebron, Barcelona.
Colaboradora Docente, Facultad de Medicina, Universitat Autònoma de Barcelona.

Jaunarena Marín, Ibon
Facultativo Especialista de Área, Unidad de Ginecología Oncológica, Servicio de Obstetricia y Ginecología, Hospital Universitario Donostia, OSI Donostialdea, Donostia.

Jiménez-Rosellón, Raquel
Facultativa Especialista de Área, Servicio de Cirugía General y del Aparato Digestivo, Hospital Universitario de Salamanca.

Klenner Muñoz, Cristhian
Cirujano Plástico Experto en Cirugía de Contorno Corporal, Facial y Mamaria, Clínica Klenner, València.

Lago Leal, Víctor
Facultativo Especialista de Área, Unidad de Ginecología Oncológica, Servicio de Obstetricia y Ginecología, Hospital Universitari i Politècnic La Fe, València.
Profesor Colaborador Doctor, Departamento de Medicina y Cirugía, Facultad de Medicina, Universidad CEU Cardenal Herrera, Castelló de la Plana, Castelló.

Lesta Mellid, Rocío
Facultativa Especialista de Área, Unidad de Oncoginecología, Servicio de Oncología Médica, Complejo Hospitalario Universitario de A Coruña.

Llinás Porte, Abel
Facultativo Especialista de Área, Servicio de Cirugía Plástica, Hospital Universitari i Politècnic La Fe, València.

Llorens Salvador, Roberto
Facultativo Especialista de Área, Servicio de Radiología Diagnóstica e Intervencionista, Hospital Universitari i Politècnic La Fe, València.

Llueca Abella, Antoni
Facultativo Especialista de Área, Unidad de referencia en Cirugía Oncológica Abdominopélvica (URCOAP), Servicio de Obstetricia y Ginecología, Hospital General Universitari de Castelló, Castelló de la Plana, Castelló.
Profesor Contratado Doctor Vinculado, Departamento de Medicina, Facultad de Ciencias de la Salud, Universitat Jaume I, Castelló de la Plana, Castelló.

López Agulló, Susana
Facultativa Especialista de Área, Servicio de Anatomía Patológica, Hospital Universitari i Politècnic La Fe, València.
Profesora Asociada, Departamento de Patología, Facultad de Medicina y Odontología, Universitat de València.

López-Andújar, Rafael
Jefe del Servicio de Cirugía General y del Aparato Digestivo, Hospital Universitari i Politècnic La Fe, València.

López García, María de los Ángeles
Facultativa Especialista de Área, Servicio de Anatomía Patológica, Hospital Universitario Virgen del Rocío, Sevilla.

López González, Gregorio
Facultativo Especialista de Área, Unidad de Ginecología Oncológica, Servicio de Obstetricia y Ginecología, Hospital Universitario 12 de Octubre, Madrid.
Profesor Asociado, Departamento de Salud Pública y Materno-Infantil, Facultad de Medicina, Universidad Complutense de Madrid.

López Marín, Laura
Médica Interna Residente, Servicio de Obstetricia y Ginecología, Hospital Universitario 12 de Octubre, Madrid.

Lubrano Rosales, Amina
Facultativa Especialista de Área, Servicio de Ginecología y Obstetricia, Complejo Hospitalario Universitario Insular Materno-Infantil de Canarias, Las Palmas de Gran Canaria, Las Palmas.

Luzarraga Aznar, Ana
Facultativa Especialista de Área, Servicio de Ginecología, Hospital de la Dona i del Nen, Hospital Universitari Vall d'Hebron, Barcelona.

Madsen Choppi, Melisa Astrid
Facultativa Especialista de Área, Servicio de Ginecología y Obstetricia, Hospital Materno-Infantil, Hospital Regional Universitario de Málaga.

Mancebo Moreno, Gemma
Jefa de Sección, Unidad de Ginecología Oncológica, Servicio de Obstetricia y Ginecología, Hospital del Mar, Parc de Salut Mar, Barcelona.
Profesora Asociada, Facultad de Medicina y Ciencias de la Vida, Universitat Pompeu i Fabra, Barcelona.

Marina Martín, María Tiermes
Facultativa Especialista de Área, Unidad de Ginecología Oncológica, Servicio de Ginecología, Instituto Clínic de Ginecología, Obstetricia y Neonatología (ICGON), Hospital Clínic de Barcelona.
Colaboradora Docente, Facultad de Medicina y Ciencias de la Salud, Universitat de Barcelona.

Martín Jiménez, Ángel
Jefe del Servicio de Ginecología y Obstetricia, Hospital Universitario Son Llàtzer, Palma, Illes Balears.

Martín Salamanca, María Belén
Facultativa Especialista de Área, Servicio de Obstetricia y Ginecología, Hospital Universitario de Getafe, Madrid.

Martínez Román, Sergio
Jefe del Servicio de Obstetricia y Ginecología, Hospital Universitari Germans Trias i Pujol, Badalona, Barcelona.
Profesor Asociado, Departamento de Pediatría, Obstetricia y Ginecología y Medicina Preventiva y Salud Pública, Facultad de Medicina, Universitat Autònoma de Barcelona.

Matute Tobías, Luis
Facultativo Especialista de Área, Servicio de Obstetricia y Ginecología, Hospital Universitari i Politècnic La Fe, València.

Maupoey Ibáñez, Javier
Facultativo Especialista de Área, Unidad de Cirugía Hepatobiliopancreática y Trasplante, Servicio de Cirugía General y del Aparato Digestivo, Hospital Universitari i Politècnic La Fe, València.
Colaborador Docente, Departamento de Cirugía, Facultad de Medicina y Odontología, Universitat de València.

Medina Medina, Carmen
Facultativa Especialista de Área, Servicio de Anatomía Patológica, Hospital Universitari Arnau de Vilanova, València.

Mingol Navarro, Fernando
Facultativo Especialista de Área, Unidad de Cirugía Esófago-Gástrica, Servicio de Cirugía General y del Aparato Digestivo, Hospital Universitari i Politècnic La Fe, València.

Montalvá Orón, Eva María
Facultativa Especialista de Área, Unidad de Cirugía Hepatobiliopancreática y Trasplante, Servicio de Cirugía General y del Aparato Digestivo, Hospital Universitari i Politècnic La Fe, València.
Profesora Asociada Asistencial, Departamento de Cirugía, Facultad de Medicina y Odontología, Universitat de València.

Montero Balaguer, Beatriz
Facultativa Especialista de Área, Servicio de Anatomía Patológica, Hospital Universitari i Politècnic La Fe, València.

Montoliu Fornas, Guillermina
Jefa de la Sección de Imagen de la Mujer (Mama y Pelvis), Servicio de Radiología Diagnóstica e Intervencionista, Hospital Universitari i Politècnic La Fe, València.

Morales Sierra, Sara
Facultativa Especialista de Área, Unidad de Ginecología Oncológica, Servicio de Obstetricia y Ginecología, Hospital Universitario Infanta Leonor, Madrid.

Muniesa Gallardo, María del Carmen
Médica Interna Residente, Servicio de Cirugía General y del Aparato Digestivo, Hospital Universitari i Politècnic La Fe, València.

Muñoz Solano, Alberto
Facultativo Especialista de Área, Servicio de Obstetricia y Ginecología, Hospital Universitario Marqués de Valdecilla, Santander.

Muruzábal Torquemada, Juan Carlos
Jefe del Servicio de Obstetricia y Ginecología, Hospital Universitario de Navarra, Pamplona.

Navarro Ávila, Rafael José
Facultativo Especialista de Área, Unidad de Ginecología Oncológica, Servicio de Ginecología, Hospital MD Anderson Cancer Center, Madrid.

Oliver Pérez, María de los Reyes
Facultativa Especialista de Área, Unidad de Ginecología Oncológica, Servicio de Obstetricia y Ginecología, Hospital Universitario 12 de Octubre, Madrid.
Profesora Asociada, Departamento de Salud Pública y Materno-Infantil, Facultad de Medicina, Universidad Complutense de Madrid.

Orbis Castellanos, Francisco
Facultativo Especialista de Área, Unidad de Cirugía Hepatobiliopancreática y Trasplante, Servicio de Cirugía General y del Aparato Digestivo, Hospital Universitari i Politècnic La Fe, València.

Padilla Iserte, Pablo
Facultativo Especialista de Área, Servicio de Obstetricia y Ginecología, Hospital Universitari i Politècnic La Fe, València.
Profesor Asociado Asistencial, Departamento de Pediatría, Obstetricia y Ginecología, Facultad de Medicina y Odontología, Universitat de València.

Palomar Abad, Laura
Jefa de Unidad, Servicio de Oncología Médica, Hospital de Sagunto, València.

Palop Moscardó, Alicia
Fisioterapeuta, Unidad de Fisioterapia, Fundación Instituto Valènciano de Oncología (IVO), València.

Pascu, Anca
Facultativa Especialista de Área, Servicio de Obstetricia y Ginecología, Hospital General Universitari de València.

Perales Puchalt, Alfredo
Director Médico, Early Development, Oncology, Janssen Research and Development, Spring House, Philadelphia, EE. UU.

Pérez Altozano, Javier
Facultativo Especialista de Área, Servicio de Oncología Médica, Hospital de Manises, València.

Pérez Calatayud, María José
Facultativa Especialista de Área, Servicio de Oncología Radioterápica, Hospital Universitari i Politècnic La Fe, València.

Pérez García, Alberto
Facultativo Especialista de Área, Servicio de Cirugía Plástica, Hospital Universitari i Politècnic La Fe, València.

Piñero Sánchez, Óscar
Jefe de Servicio, Unidad de Ginecología Oncológica, Servicio de Ginecología, Fundación Instituto Valènciano de Oncología (IVO), València.

Ponce Sebastià, Jordi
Jefe del Servicio de Ginecología, Hospital Universitari de Bellvitge, L'Hospitalet de Llobregat, Barcelona.
Profesor Agregado, Departamento de Ciencias Clínicas, Facultad de Medicina, Campus de Bellvitge, Universidad de Barcelona, L'Hospitalet de Llobregat, Barcelona

Pontones Moreno, José Luis
Facultativo Especialista de Área, Sección de Urología Reconstructiva y Funcional, Servicio de Urología, Hospital Universitari i Politècnic La Fe, València.

Puig Lecha, Alba
Facultativa Especialista de Área, Servicio de Ginecología y Obstetricia, Hospital Universitario de La Plana, Vila-Real, Castelló.

Quindós Varela, María
Facultativa Especialista de Área, Servicio de Oncología Médica, Complejo Hospitalario Universitario de A Coruña.

Reyes Claret, Albert
Facultativo Especialista de Área, Unidad de Ginecología Oncológica, Servicio de Ginecología y Obstetricia, Hospital Universitario Son Llàtzer, Palma, Illes Balears.
Profesor Asociado, Departamento de Obstetricia y Ginecología, Facultad de Medicina, Universitat de les Illes Balears, Palma, Illes Balears.

Richart Aznar, Paula
Facultativa Especialista de Área, Unidad de Consejo Genético en Cáncer Hereditario, Servicio de Oncología Médica, Hospital Universitari i Politècnic La Fe, València.

Rodríguez Gómez-Hidalgo, Natalia
Directora Médica, Hospital Quirónsalud San José, Madrid.

Rodríguez González, Elena
Médica Interna Residente, Servicio de Obstetricia y Ginecología, Hospital Universitario La Paz, Madrid.

Ruiz Sautua, Rubén
Jefe de Sección, Unidad de Ginecología Oncológica, Servicio de Obstetricia y Ginecología, Hospital Universitario Donostia, OSI Donostialdea, Donostia.

Ruipérez Pacheco, Estefanía
Facultativa Especialista de Área, Unidad del Tracto Inferior, Servicio de Ginecología y Obstetricia, Hospital Universitario de Guadalajara.

Saco Álvarez, María Adela
Facultativa Especialista de Área, Servicio de Anatomía Patológica, Centro de Diagnóstico Biomédico, Hospital Clínic de Barcelona.

Saiz Herrero, Amaia
Médica Interna Residente, Servicio de Oncología Médica, Hospital Universitario de Valdecilla, Santander.

Salvador Coloma, Carmen
Facultativa Especialista de Área, Servicio de Oncología Médica, Hospital Lluís Alcanyís de Xátiva, València.

Sánchez Frutos, José
Profesor Titular de Universidad, Departamento de Fisioterapia, Facultad de Fisioterapia, Universitat de València.

Sánchez-Guillén, Luis
Facultativo Especialista de Área, Unidad de Cirugía Colorrectal, Servicio de Cirugía General y del Aparato digestivo, Hospital General Universitario de Elche, Alacant.
Profesor Asociado, Departamento de Patología y Cirugía, Facultad de Medicina, Universidad Miguel Hernández, Sant Joan d'Alacant, Alacant.

Sánchez-Migallón Pérez, Amalia
Facultativa Especialista de Área, Servicio de Obstetricia y Ginecología, Hospital Universitari Germans Trias i Pujol, Badalona, Barcelona.
Profesora Asociada Clínica, Departamento de Pediatría, Obstetricia y Ginecología y Medicina Preventiva y Salud Pública, Facultad de Medicina, Universitat Autònoma de Barcelona.

Santaballa Bertrán, Ana
Jefa de Sección, Unidad de Tumores de Mama y Tumores Ginecológicos, Servicio de Oncología Médica, Hospital Universitari i Politècnic La Fe, València.

Segarra Vidal, Blanca
Facultativa Especialista de Área, Unidad de Ginecología Oncológica, Servicio de Obstetricia y Ginecología, Hospital Universitari i Politècnic La Fe, València.

Segura Huerta, Ángel Agustín
Facultativo Especialista de Área, Unidad de Consejo Genético en Cáncer Hereditario, Servicio de Oncología Médica, Hospital Universitari i Politècnic La Fe, València.

Serrano Munné, Laia
Facultativa Especialista de Área, Servicio de Anatomía Patológica, Hospital del Mar, Parc de Salut Mar, Barcelona.

Sierra Boada, Marina
Médica Interna Residente, Servicio de Oncología Médica, Parc Taulí Hospital Universitari, Sabadell, Barcelona.

Simón Sanz, Eduardo
Exjefe del Servicio de Cirugía Plástica, Hospital Universitari i Politècnic La Fe, València.

Soler Ferrero, Inmaculada
Facultativa Especialista de Área, Servicio de Ginecología y Obstetricia, Hospital Lluís Alcanyís de Xátiva, València.

Tarrío Fernández, Orencio
Facultativo Especialista de Área, Área de Ginecología Oncología, Servicio de Obstetricia y Ginecología, Hospital Universitario de Navarra, Pamplona.

Tejerizo García, Álvaro
Jefe de Sección, Unidad de Ginecología Oncológica, Servicio de Obstetricia y Ginecología, Hospital Universitario 12 de Octubre, Madrid.
Profesor Asociado, Departamento de Salud Pública y Materno-Infantil, Facultad de Medicina, Universidad Complutense de Madrid.

Torné Bladé, Aureli
Jefe de la Unidad de Ginecología Oncológica, Servicio de Ginecología, Instituto Clínic de Ginecología, Obstetricia y Neonatología (ICGON), Hospital Clínic de Barcelona.
Profesor Asociado, Facultad de Medicina y Ciencias de la Salud, Universitat de Barcelona.

Torrejón Becerra, Juan Carlos
Facultativo Especialista de Área, Área de Ginecología Oncológica, Servicio de Ginecología, Hospital Universitari de Bellvitge, L'Hospitalet de Llobregat, Barcelona.

Torres Rivas, Héctor Enrique
Facultativo Especialista de Área, Servicio de Anatomía Patológica, Hospital Universitario Central de Asturias, Oviedo, Asturias.
Profesor Asociado, Departamento de Cirugía, Facultad de Medicina y Ciencias de la Salud, Universidad de Oviedo, Asturias.

Utrilla-Layna Trigo, Jesús
Facultativo Especialista de Área, Unidad de Ginecología Oncológica, Servicio de Ginecología y Obstetricia, Hospital Universitario Fundación Jiménez Díaz, Madrid.
Colaborador Docente, Departamento de Obstetricia y Ginecología, Facultad de Medicina, Universidad Autónoma de Madrid.

Vacas Rama, Ana
Facultativa Especialista de Área, Servicio de Oncología Médica, Hospital Universitario de Jérez, Jérez de la Frontera, Cádiz.

Vaqué Urbaneja, Javier
Facultativo Especialista de Área, Unidad de Cirugía Esofagogástrica y Carcinomatosis, Servicio de Cirugía General y del Aparato Digestivo, Hospital Universitari i Politècnic La Fe, València.

Veiga Canuto, Nadia
Facultativa Especialista de Área, Área de Ginecología Oncología, Servicio de Obstetricia y Ginecología, Hospital Universitario de Navarra, Pamplona.

Velasco Alonso, Julio
Jefe del Servicio de Anatomía Patológica, Citología y Técnicas Aplicadas a la Anatomía Patológica, SLP, Oviedo, Asturias.

Vera Pinto, Víctor
Facultativo Especialista de Área, Unidad de Medicina Nuclear, Servicio de Medicina Nuclear, Hospital Universitari i Politècnic La Fe, València.

Vieites Pérez-Quintela, Begoña
Jefa de Sección, Servicio de Anatomía Patológica, Hospital Universitario Virgen del Rocío, Sevilla.

Vila Montañés, María
Facultativa Especialista de Área, Servicio de Anestesiología y Reanimación, Hospital Universitari i Politècnic La Fe, València.

Villaescusa Molina, Ana
Facultativa Especialista de Área, Servicio de Oncología Médica, Hospital de Sagunto, València.

Yelo Docio, Carmen
Facultativa Especialista de Área, Servicio de Ginecología, Hospital MD Anderson Cancer Center, Madrid.

Zapardiel Gutiérrez, Ignacio
Jefe de Sección, Unidad de Ginecología Oncológica, Servicio de Obstetricia y Ginecología, Hospital Universitario La Paz, Madrid.

Prólogo a la 2.ª edición

El campo de la ginecología oncológica ha sido testigo de notables innovaciones y avances tanto en el ámbito de la cirugía como en el del tratamiento sistémico. La medicina de precisión ha proporcionado enfoques terapéuticos personalizados basados en el perfil genético del tumor, allanando el camino para terapias dirigidas e inmunoterapias adaptadas a biomarcadores o vías moleculares específicas. El uso de inhibidores de PARP ha revolucionado el tratamiento de las pacientes con cáncer de ovario y ha mejorado los resultados oncológicos, sobre todo en pacientes con mutaciones de *BRCA*. La exploración de mecanismos que aprovechan el sistema inmunitario del organismo para atacar las células tumorales ha conducido al uso de inhibidores de puntos de control inmunitario en el tratamiento de varios cánceres ginecológicos. Del mismo modo, se están evaluando técnicas de biopsia líquida, como el análisis del ADN tumoral circulante, para detectar tumores ginecológicos, monitorizar la respuesta al tratamiento e identificar mecanismos de resistencia.

Recientemente, también se ha experimentado un cambio drástico en los abordajes quirúrgicos de los cánceres ginecológicos. Los estudios de referencia sobre el cáncer de cérvix han cambiado la norma de tratamiento de las pacientes con enfermedad en estadio inicial. En la actualidad, la cirugía abierta se considera el abordaje de rutina a la hora de realizar una histerectomía radical, después de que se haya demostrado que la cirugía mínimamente invasiva se asocia a una peor supervivencia global.

En el caso de pacientes seleccionadas con cáncer cérvix de bajo riesgo, datos recientes han demostrado que la histerectomía simple no es inferior a la radical, lo que permite a las pacientes someterse a procedimientos con menores complicaciones a la vez que se trata adecuadamente la enfermedad. En pacientes con cáncer de endometrio, la integración del mapeo del ganglio centinela ha permitido mejorar la detección de metástasis de pequeño volumen al tiempo que ha disminuido la morbilidad. Del mismo modo, en pacientes con cáncer de ovario avanzado, el uso de nuevas tecnologías de imagen ha allanado el camino para una selección de pacientes más centrada en el triaje de la cirugía frente a la quimioterapia neoadyuvante.

En esta segunda edición de *Ginecología Oncológica. Manual práctico*, el libro de texto actualizado ofrece una amplia gama de temas pertinentes para que los ginecólogos oncólogos los utilicen como guía en el manejo y asesoramiento de las pacientes con tumores del tracto ginecológico. Aquí encontramos una sección exhaustiva sobre la integración de modalidades de imagen, como la ecografía y la PET/TC, para ayudarnos en la selección de pacientes para terapias específicas. Además, proporciona principios clave y básicos de quimioterapia, radioterapia e inmunoterapia en el ámbito de la ginecología oncológica. También hay información clave sobre estadística, que es una herramienta esencial para todos los que estén interesados en seguir una carrera en la medicina académica.

Un componente crucial para todos los que atienden a mujeres con cáncer de endometrio es la necesidad de conocer en profundidad la nueva clasificación y estadificación, así como el papel de los perfiles moleculares. Esto se ofrece aquí como una contribución clave de esta edición, y se profundiza en capítulos específicos sobre la estadificación quirúrgica y el papel de la cirugía tanto en el estadio inicial como en el avanzado. También contamos con información detallada sobre los sarcomas endometriales, y se proporcionan actualizaciones sobre el manejo de estos tumores tan poco frecuentes. Además, esta edición ofrece un amplio y muy necesario alcance sobre el manejo del cáncer de ovario. Hay varios capítulos importantes relacionados con el manejo de pacientes con enfermedad en estadio inicial. Esto incluye un análisis de los factores de riesgo, la evaluación preoperatoria y las indicaciones de tratamiento adyuvante. Para aquellos interesados en una discusión en profundidad sobre el manejo de las pacientes con enfermedad avanzada, hay información actualizada sobre la selección de pacientes para cirugía primaria frente a quimioterapia neoadyuvante.

El libro de texto también ofrece una amplia gama de temas relevantes sobre tumores poco frecuentes, como la enfermedad trofoblástica gestacional y el cáncer de vulva. La información referente al manejo de estos tumores es esencial, sobre todo en el contexto de una guía, dado que la bibliografía relacionada con estas pacientes suele ser escasa debido a la naturaleza de dichos tumores. Por último, esta segunda edición aporta información crucial sobre temas que son congruentes con el manejo de las pacientes con neoplasias ginecológicas, como la nutrición, el control del dolor, la evaluación de la calidad de vida y la psicooncología.

En conclusión, a medida que nos embarcamos en una época apasionante para la ginecología oncológica, debemos aprovechar los conocimientos extraídos de estos capítulos con la determinación de seguir haciendo avanzar la ciencia en la lucha contra los cánceres ginecológicos. Con cada paso adelante seguiremos aportando esperanza y curación.

Pedro T. Ramírez
Profesor de Ginecología Oncológica
Jefe del Servicio de Obstetricia y Ginecología
Houston Methodist Hospital, Neal Cancer Center
Houston, Texas, Estados Unidos
Editor jefe, *International Journal of Gynecological Cancer*

Prólogo a la 1.ª edición

Este libro actualiza de un modo muy práctico la subespecialidad de ginecología oncológica, y pone en evidencia la evolución tan enorme y rápida que ha tenido lugar, obligando a la presencia de ginecólogos dedicados exclusivamente al cáncer ginecológico para, desde un abordaje multidisciplinario y en colaboración estrecha con otras especialidades como la oncología médica y radioterápica, la cirugía general, la anestesia y reanimación y los cuidados paliativos, entre otras, poder ofrecer un tratamiento completo y exhaustivo a las mujeres diagnosticadas de esta enfermedad.

La obra no solo incluye las técnicas quirúrgicas, explicadas con sus vídeos correspondientes, sino también temas complementarios como epidemiología, etiopatogenia, clasificaciones histológicas y biología molecular, tratamientos adyuvantes, tratamiento de las recaídas, marcadores tumorales, pruebas de imagen y nuevas líneas terapéuticas, entre otros temas importantes que es necesario conocer para proporcionar tratamientos altamente específicos que puedan lograr una mayor tasa de curación de nuestras pacientes.

Puede considerarse que este libro es la «Biblia» para los *fellows* que, tras la residencia, están aprendiendo y entrenándose en esta subespecialidad, pero, además, es una obra que deben tener en las manos los ginecólogos que practican oncología y los oncólogos clínicos y radioterapeutas que tratan el cáncer ginecológico, además de un libro de referencia para los residentes en obstetricia y ginecología como parte de su formación.

Creo que esta obra, dedicada exclusivamente al cáncer ginecológico, debiera llevar a los obstetras-ginecólogos al convencimiento de que estas pacientes oncológicas deben ser tratadas por ginecólogos oncólogos dedicados específicamente a esta subespecialidad, en centros de referencia y con un buen equipo entrenado.

Felicito de corazón a los editores y a todos los autores que han colaborado, por la visión de docencia y por el enorme esfuerzo que supone poner un libro tan exhaustivo como este en las manos de los ginecólogos, así como por el efecto que indudablemente tendrá en el avance de los conocimientos y en mejorar el tratamiento del cáncer ginecológico.

Dr. Javier Magriña
Profesor de Obstetricia y Ginecología
División de Ginecología Oncológica
Mayo Clinic
Phoenix, Arizona, Estados Unidos

Prefacio

Abrir un libro es siempre apasionante, pero, si se trata de un libro de medicina, implica, además, aprendizaje, ciencia y avance. La salud de la mujer en su aspecto oncológico ha representado siempre un reto en nuestra especialidad, con un pronóstico en ocasiones difícil de asumir por parte de la paciente, los familiares y los profesionales sanitarios.

Los avances científicos y nuestra sociedad nos obligan, nos piden mejorar la esperanza de vida de nuestras pacientes, así como lograr un menor impacto de los tratamientos y de la propia enfermedad sobre la calidad de vida, y esto se consigue desde el conocimiento. Las nuevas estrategias clínicas se renuevan continuamente, pero se deben aplicar siempre en el contexto de la evidencia clínica; es lo que se denomina *guías clínicas*. Esta uniformidad en el manejo médico del cáncer ginecológico constituye uno de los grandes avances de las sociedades científicas, y no se debe olvidar que esta forma de trabajar es la mejor y siempre sale barata, circunstancia que interesa extraordinariamente para la viabilidad de la medicina en estos tiempos donde la economía prima sobremanera.

La segunda edición de este libro continúa con la misma filosofía que la anterior: actualizar y profundizar en cada uno de los aspectos indexados desde un punto de vista útil y práctico, para tener el mejor de los conocimientos sobre cada tema y poder aplicarlo en nuestras pacientes de la mejor forma posible. Siempre desde un enfoque multidisciplinario, se ha realizado el mayor esfuerzo para que esté representado el conjunto de profesionales que desarrollan día a día la ginecología oncológica en nuestro país, y que así, de algún modo, sea un proyecto de todos. La anatomía patológica, la anatomía quirúrgica, las técnicas de imagen, las diferentes modalidades terapéuticas (radioterapia, oncología médica, cirugía) consiguen, en este libro, ofrecer una valoración global del problema, apoyada por un magnífico atlas de procedimientos quirúrgicos en forma de vídeos, que permitirá al especialista aspirar a la excelencia del conocimiento.

La ilusión que cada uno de los autores, en esta segunda edición, ha puesto en su elaboración es digna de elogio, y solo cabe agradecer profundamente la labor realizada y su interés en compartir el conocimiento.

Los directores de la obra

Índice

PARTE 3. Cáncer de endometrio

PARTE 4. Sarcomas uterinos

PARTE 5. Cáncer de ovario

Sección I. Cáncer epitelial de ovario

Sección II. Otros tipos histológicos

PARTE 6. Cáncer de cérvix

PARTE 7. Cáncer de vulva

PARTE 8. Enfermedad trofoblástica gestacional

PARTE 9. Manejo quirúrgico

Sección I. Anatomía quirúrgica

Sección II. Técnica quirúrgica

Sección III. Otros procedimientos

Sección IV. Cuidados quirúrgicos

PARTE 10. Cuidados continuos en el cáncer ginecológico

PARTE 11. Anexos

Introducción

1

1 • Introducción y objetivos del libro

2 • Papel del ginecólogo oncólogo

3 • Fuentes de información en ginecología oncológica

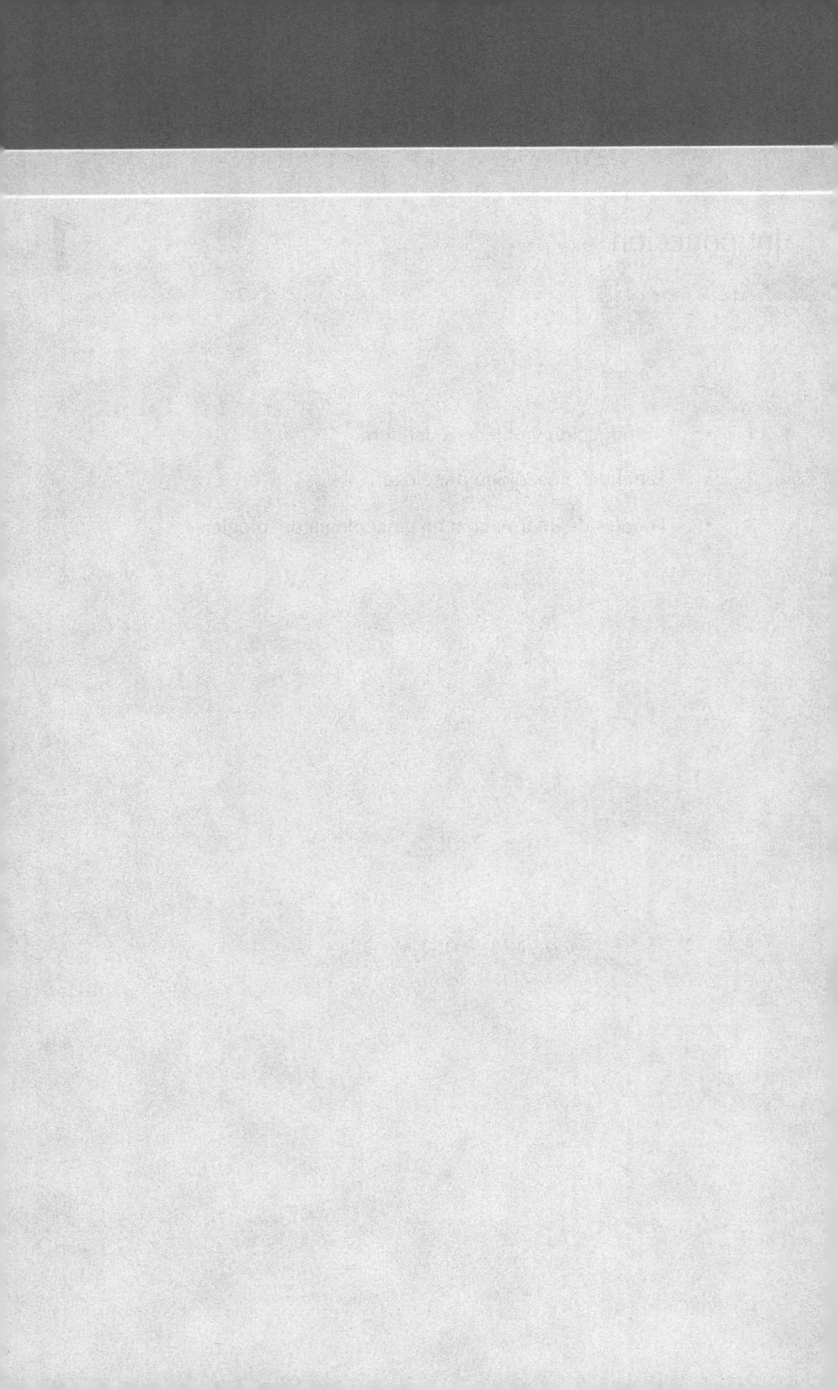

Introducción y objetivos del libro 1

S. Domingo del Pozo, P. Padilla Iserte y A. Santaballa Bertrán

INTRODUCCIÓN

La actualización en medicina es una obligación. Y esta actualización es más que necesaria hablando de oncología, donde los cambios son constantes y la evidencia a veces va más rápida que lo publicado. Es un placer renovar el conocimiento en todos los aspectos de la ginecología oncológica, desde el diagnóstico al tratamiento. Nos debemos a las pacientes, a su bienestar médico, a su calidad de vida, sin olvidar el impacto social que tiene. Es por ello que esta actualización seguirá buscando la idea inicial de este libro: mantener un modelo de atención multidisciplinar, individualizado, con intención de mejorar los estándares terapéuticos, mejorar los resultados oncológicos y la calidad de vida de nuestras pacientes.

La ginecología oncológica es una subespecialidad reconocida en diferentes países, entre ellos Estados Unidos, Alemania e Inglaterra. En España se está consolidando un modelo de formación en ginecología oncológica, aunque no es reconocido aún por las instituciones sanitarias. Por ello, el ginecólogo oncólogo es un especialista entrenado en la valoración global de la paciente, representando un abordaje multidisciplinario.

Este libro surge de la necesidad de la formación en ginecología oncológica desde un punto de vista multimodal. Se presenta un resumen actualizado, dinámico y totalmente práctico del nivel de evidencia en las diferentes partes de la subespecialidad, con un manejo multidisciplinario, abarcando el nivel de conocimiento actual en relación con la oncología médica, la ginecología, la radiología, la radioterapia oncológica, la psicooncología, los cuidados paliativos y la anatomía patológica en el manejo de los cuatro grandes bloques de patología tumoral en la mujer: cáncer de endometrio, ovario, cérvix y vulva. Además, se ofrece un bloque quirúrgico con la descripción, paso a paso, de las principales cirugías en esta patología, apoyado por vídeos editados, que se podrán consultar en la versión digital en cada uno de los capítulos correspondientes.

OBJETIVOS DE LA OBRA

El proyecto continúa centrándose en cuatro grandes objetivos:

- Actualizar, en un único libro, el manejo integral y multidisciplinario de la paciente con cáncer ginecológico, con las diferentes especialidades que intervienen en el diagnóstico, el tratamiento y el seguimiento.

- Intentar, desde un punto de vista práctico, resolver las dudas más frecuentes que surgen en relación con el tratamiento medicoquirúrgico del cáncer ginecológico.
- Ser una herramienta de referencia para profesionales no habituados al tratamiento oncológico, con el fin de mejorar la atención a la paciente ginecológica.
- Constituir un libro de consulta ágil para los médicos durante su especialización.

PROFESIONALES INVOLUCRADOS

Este proyecto va dirigido a médicos internos residentes y a todos los especialistas implicados en el diagnóstico, el manejo y el tratamiento médico, quirúrgico y radioterápico del cáncer ginecológico (ginecólogos, oncólogos médicos, cirujanos generales, anestesistas, radioterapeutas, radiólogos y médicos de atención primaria).

ORIGINALIDAD DE LA OBRA

La principal originalidad de este proyecto deriva del entendimiento del manejo de la oncología desde un punto de vista multidisciplinario, abarcando la patología tumoral en la mujer desde las diferentes especialidades y resumiendo, bajo el nivel de evidencia actual, el mejor método de diagnóstico, abordaje terapéutico y seguimiento en esta enfermedad. Y todo ello desde un punto de vista atractivo, ágil y práctico, para que esta obra pueda ser consultada, en el día a día, por el profesional que trata la patología ginecológica oncológica. Del mismo modo, la obra también va dirigida a todos los profesionales poco habituados al manejo de estas pacientes.

Desde esta perspectiva, a los autores solo les resta agradecer el interés por la obra e invitarles a disfrutar de esta maravillosa subespecialidad.

PUNTOS CLAVE

- La ginecología oncológica es una subespecialidad que requiere una importante formación para el manejo de estas pacientes.
- Se necesitan manuales/libros orientados al manejo multidisciplinario de esta patología.

BIBLIOGRAFÍA

Cibula D, Kesic V. Surgical education and training in gynecologic oncology I: European perspective. Gynecol Oncol. 2009;114(2 Suppl):S52-5.

Hoffman MS, Bodurka DC. Surgical education and training program development for gynecologic oncology: American perspective. Gynecol Oncol. 2009;114(2 Suppl):S47-51.

Hoffman MS, Chi DS, Clarke-Pearson DL, Cliby W, Creasman W, Underwood PB Jr. Surgical training in gynecologic oncology: Past, present, future. Gynecol Oncol. 2020;158(1):188-93.

Moore PM, Rivera Mercado S, Grez Artigues M, Lawrie TA. Communication skills training for healthcare professionals working with people who have cancer. Cochrane Database Syst Rev. 2013 Mar 28;2013(3):CD003751.

Sullivan SA, Stringer E, Van Le L. A Review of Gynecologic Oncology in the Global Setting: Educating and Training the Next Generation of Women's Health Providers. Obstet Gynecol Surv. 2019 Jan;74(1):40-9.

Papel del ginecólogo oncólogo

2

P. Padilla Iserte, S. Domingo del Pozo y A. Santaballa Bertrán

INTRODUCCIÓN

El ginecólogo oncólogo es «el especialista en obstetricia y ginecología que está preparado para un manejo integral de las pacientes con cáncer ginecológico». Diversos estudios han confirmado que el abordaje de esta patología en centros con equipos multidisciplinarios liderados por ginecólogos oncólogos consigue mejorar los resultados oncológicos.

La subespecialización en el cáncer ginecológico está certificada por múltiples sociedades científicas, entre ellas la sociedad americana (*American Board of Obstetrics and Gynecology*) y la europea *(European Society of Gynaecological Oncology),* que promueven el desarrollo de programas de entrenamiento propios para la formación de estos profesionales, con el objetivo de conseguir una normalización y armonización en la atención de estas pacientes.

FORMACIÓN EN GINECOLOGÍA ONCOLÓGICA

El aprendizaje clásico por curva de aprendizaje, autodidacta en ocasiones, debe cambiarse por un programa formativo, ordenado y lógico. La formación especializada en ginecología y oncológica debe tener un programa formativo capaz de ser transversal, mulidisciplinar y completo. Aunque países como Estados Unidos o Canadá tienen programas definidos e institucionalizados, otros países, como el nuestro, no los tienen. Gracias a sociedades científicas como la *European Society of Gynecology Oncology* (ESGO) se están implantando planes formativos alternativos, como es el programa *fellowship* en ginecología oncológica. Esta formación está organizada para tener una duración de 2-3 años y debe estar absolutamente mentorizada.

El abordaje del cáncer ginecológico es global, desde un punto de vista quirúrgico (mejora de las técnicas quirúrgicas, tanto por vía abierta como laparoscópica, con rotaciones por otras especialidades quirúrgicas como urología y unidades de cirugía colorrectal y hepatobiliar, entre otras), diagnóstico (participación en radiología, anatomía patológica y biología molecular), terapéutico (oncología médica y radioterápica), del manejo integral de la enfermedad (cuidados paliativos, psicooncología y rehabilitación médica) y de la investigación. Durante su aprendizaje, el subespecialista debería realizar diferentes rotaciones por estos servicios, interactuando con el diagnóstico, el tratamiento y el seguimiento de estas pacientes de forma transversal (**Fig. 2-1**).

Como se ha mencionado, en los últimos años, la ESGO ha promovido el desarrollo y la implementación de estos programas de formación en Europa con el desarrollo de *fellowships* específicos según los hospitales. Los países con un sistema reconocido de acreditación son absolutamente compatibles con la dirección de la ESGO, como sucede con Reino Unido. Actualmente hay aproximadamente 75 centros acreditados para llevar a cabo esta formación. A su vez, se lideró una red específica para jóvenes ginecólogos oncólogos menores de 40 años (*European Network of Young Gynae Oncologists*, ENYGO) con el fin de mejorar y aumentar la formación en ginecología oncológica en toda Europa.

En 2012, España se integró como grupo nacional en la ENYGO, promoviendo la formación de los miembros más jóvenes. Recientemente, más de siete centros han obtenido la acreditación ESGO para la formación tutelada de ginecólogos oncólogos en España, con el desarrollo del programa acreditado con una duración de 2-3 años. Pese a ello, no está reconocida como subespecialidad por las autoridades sanitarias del país.

PAPEL DEL GINECÓLOGO ONCÓLOGO: MODELO DEL CÁNCER DE OVARIO

El cáncer de ovario representa el mejor ejemplo del modo en que un especialista bien formado puede mejorar los resultados oncológicos en el tratamiento del cáncer ginecológico. Se sabe que uno de los factores pronósticos más importantes en esta patología es el resultado quirúrgico, junto con la sensibilidad a los platinos, lo que indica el pronóstico de estas pacientes; todos los consensos y las guías clínicas son unánimes en cuanto a un abordaje quirúrgico de calidad.

En los estadios avanzados, el objetivo es la citorreducción completa primaria (en las pacientes en las que la enfermedad sea resecable y que puedan tolerar el procedimiento). En diversos estudios se confirman mayores tasas de citorreducciones completas (ausencia de resto macroscópico de enfermedad) cuando las

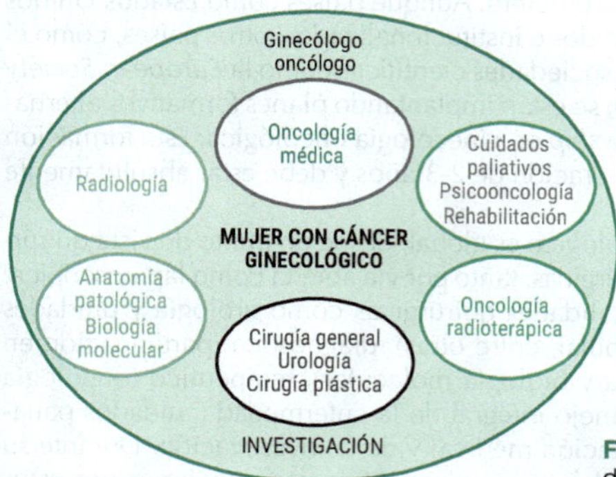

Figura 2-1. Abordaje multidisciplinar del cáncer ginecológico.

realizan ginecólogos oncólogos, si se compara con cuando las efectúan ginecólogos generales o cirujanos generales, con un incremento en la supervivencia de hasta 10 meses en comparación.

La importancia del tema es tal que la ESGO establece que en el cáncer de ovario «la cirugía debe realizarla un oncólogo ginecológico certificado o, en países donde la certificación no está desarrollada, un cirujano capacitado con una dedicación importante al cáncer ginecológico (representando más del 50% de su práctica) o que haya completado un programa ESGO acreditado». Para todo ello, se requiere un apoyo institucional importante y un abordaje multidisciplinario, con el objetivo de lograr una atención de calidad a nuestras pacientes, ofreciendo los mejores resultados oncológicos posibles.

PUNTOS CLAVE

- Un ginecólogo oncólogo es un especialista en obstetricia y ginecología que está formado en el manejo integral del cáncer ginecológico.
- Se requieren programas formativos acreditados para conseguir una armonización en el manejo multidisciplinario del cáncer ginecológico.
- El cáncer de ovario es una de las patologías que más se beneficia de un profesional adecuadamente formado.

BIBLIOGRAFÍA

Cibula D, Kesic V. Surgical education and training in gynecologic oncology: European perspective. Gynecol Oncol. 2009;114:S52-5.

Gershenson DM. The future of gynecologic oncology: are we headed for super-specialization? Gynecol Oncol. 2011;122:3-4.

Gultekin M, Dursun P, Vranes B, Laky R, Bossart M, Grabowski JP. Gynecologic oncology training systems in Europe: a report from the European network of young gynaecological oncologists. Int J Gynecol Cancer. 2011;21:1500-6.

Minig L, Padilla-Iserte P, Zorrero C. The Relevance of Gynecologic Oncologists to Provide High-Quality of Care to Women with Gynecological Cancer. Front Oncol. 2016 14;5:308.

Templeton A. Subspecialty training and academic careers. Baillieres Best Pract Res Clin Obstet Gynaecol. 1999;13:423-34.

Fuentes de información en ginecología oncológica 3

P. Padilla Iserte, A. Santaballa Bertrán y S. Domingo del Pozo

INTRODUCCIÓN

Como sucede con cualquier otra subespecialidad, la ginecología oncológica requiere una formación amplia y centrada en un abordaje multidisciplinario de esta patología. En este capítulo, se resumen algunos de los recursos más útiles que proporcionan información de calidad (que los especialistas pueden usar a modo de formación continuada en ginecología oncológica), procedentes de diferentes fuentes de información (sociedades, consensos, guías clínicas) relacionadas con el tratamiento del cáncer ginecológico (**Fig. 3-1**).

SOCIEDADES CIENTÍFICAS NACIONALES

Entre las sociedades científicas de nuestro país relacionadas con este ámbito, se encuentran las que se mencionan a continuación.

Sociedad Española de Obstetricia y Ginecología

En su sección de Ginecología Oncológica y Patología Mamaria, la Sociedad Española de Obstetricia y Ginecología (SEGO) proporciona la actualización sobre temas relacionados con el cáncer ginecológico, así como las «oncoguías» y los consentimientos informados (en castellano).

La sección apuesta por un modelo de organización que sitúa a la paciente en el centro de sus actuaciones y que impulsa la participación en proyectos estatales e internacionales de investigación. Por todo ello, se ha creado una red de

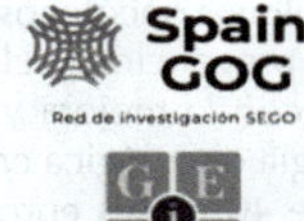

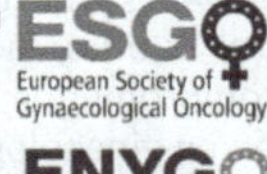

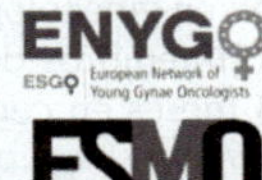

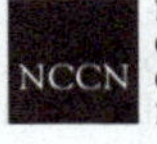

SEOM ESMO

Figura 3-1. Principales logos identificativos de las sociedades científicas relacionadas con el cáncer ginecológico.

investigación (SPAIN GOG), persiguiendo disponer de una base de investigadores amplia, con la inclusión de los centros donde se trata el cáncer ginecológico (https://oncosego.sego.es).

Sociedad Española de Oncología Médica

La Sociedad Española de Oncología Médica (SEOM) ofrece cursos de actualización y becas, y da soporte a los grupos cooperativos de investigación españoles. La SEOM oferta cursos de capacitación relacionados con la ginecología oncológica, guías clínicas y, a través de sus congresos, formación y actualización sobre las últimas novedades en ginecología oncológica (https://www.seom.org).

SOCIEDADES CIENTÍFICAS INTERNACIONALES

Entre las sociedades científicas internacionales, se encuentran las siguientes.

European Society of Gynaecological Oncology

La *European Society of Gynaecological Oncology* (ESGO) es una sociedad centrada en alcanzar altos estándares de formación profesional y atención integral en ginecología oncológica en Europa. Ha establecido una serie de directrices para la formación en ginecología oncológica y gestiona la acreditación hospitalaria europea para los programas de *fellowship*.

En cuanto a la formación individual, dentro de su página web existe el apartado *eAcademy,* portal educativo interactivo *online*. Su dinamismo es extraordinario, siendo una herramienta terriblemente académica, participativa y actualizada. Este portal muestra las últimas presentaciones de congresos de la ESGO, impartidas por oradores de prestigio internacional, sobre temas especializados de importancia clínica en ginecología oncológica, así como vídeos quirúrgicos de excelente calidad, lecciones magistrales y cursos acreditados. Tiene un interés especial su congreso anual, que actualiza el manejo de esta patología presentando las últimas actualizaciones y resultados de ensayos clínicos (https://www.esgo.org).

European Network of Young Gynae Oncologists

La *European Network of Young Gynae Oncologists* (ENYGO) es una red para personas en formación, jóvenes ginecólogos oncólogos y subespecialidades relacionadas. Se centra en el estudio, la prevención y el tratamiento de cánceres ginecológicos, y está comprometida con la mejora y la estandarización de la formación y la educación en ginecología oncológica en toda Europa. La ENYGO cuenta con más de 800 miembros de 40 países europeos y ofrece becas que permiten estancias de 3 meses en centros europeos de referencia en el manejo de esta patología (https://www.esgo.org/network/enygo/). Recientemente desde la ENYGO, bajo el respaldo de la ESGO y con la colaboración del *International*

Journal of Gynecological Cancer (IJGC), se ha establecido el ENYGO-IJGC Editorial Fellowships, que consiste en una formación especializada en publicaciones durante 3 meses que permite conocer cómo funciona el manejo de los manuscritos, el proceso de revisión, producción y publicación (https://enygo.esgo.org/discover/editorial-fellowship/).

European Society for Medical Oncology

La *European Society for Medical Oncology* (ESMO) aglutina la oncología médica y otras especialidades relacionadas con un modelo de atención sostenible contra el cáncer, tanto para garantizar que los pacientes puedan acceder al mejor tratamiento como para centrarse en programas de educación y prevención. En su página web se puede acceder a guías clínicas, documentos de consenso, programas de formación y las principales actualizaciones en relación con la oncología médica (http://www.esmo.org).

GRUPOS COOPERATIVOS

Grupo Español de Cáncer de Ovario

El Grupo Español de Cáncer de Ovario (GEICO) es una asociación científica sin ánimo de lucro, líder en investigación clínica y traslacional del cáncer ginecológico. El GEICO organiza cursos de formación, así como jornadas de actualización en temas concretos relacionados con la ginecología oncológica. Por su compromiso con la formación de especialistas jóvenes, convoca anualmente la Beca Jan Vermorken y la Beca de Investigación Traslacional Andrés Poveda para Investigación en Cáncer Ginecológico, cuya finalidad es completar la formación académica de oncólogos médicos jóvenes o especialistas relacionados con la ginecología oncológica (ginecólogos oncólogos, biólogos moleculares, patólogos) mediante una estancia en un centro de referencia (https://www.geicogroup.com/es/logout/).

European Network of Gynaecological Oncological Trial Groups

Los grupos de la *European Network of Gynaecological Trial* (ENGOT) constituyen la red de investigación de la ESGO. Agrupa a 19 grupos cooperativos de 31 países europeos para llevar a cabo ensayos clínicos en colaboración. La ENGOT tiene un programa educativo (*Gynaecological Cancer Academy,* GCA) para el desarrollo de líderes en ginecología oncológica y para transferir la experiencia y el conocimiento (https://www.esgo.org/network/engot/).

Gynecological Cancer Intergroup

El *Gynecological Cancer Intergroup* (GCIG) tiene como objetivo promover y facilitar los ensayos clínicos de alta calidad con el fin de mejorar los resultados para las mujeres con cáncer ginecológico. Se basa en grupos de colaboración con experiencia compartida y respeto mutuo entre los miembros, con el reconocimiento y la adaptación de las diversidades culturales, geográficas y clínicas entre los miembros y los pacientes. El GCIG proporciona actualizaciones y consensos de temas relacionados con el cáncer ginecológico (https://gcigtrials.org).

PUNTOS CLAVE

- La ginecología oncológica es una subespecialidad que requiere una importante actualización y que se nutre de la colaboración multicéntrica, gracias a los grupos cooperativos.
- Las sociedades científicas y los grupos cooperativos de investigación relacionados con la ginecología oncológica ofrecen materiales, cursos y congresos para la formación de nuevos profesionales y para la formación continuada en ginecología oncológica.
- Las guías clínicas publicadas por las distintas sociedades científicas relacionadas con la ginecología oncológica sirven para establecer estándares mínimos de calidad en el manejo de estas pacientes.

BIBLIOGRAFÍA

Angeles MA, Bhandoria G, Hsu HC, Jones SEF, Kacperczyk-Bartnik J, et al. The IJGC Editorial Fellowship. Int J Gynecol Cancer. 2021;31(4):644-5.

Minig L, Padilla-Iserte P, Zorrero C. The Relevance of Gynecologic Oncologists to Provide High-Quality of Care to Women with Gynecological Cancer. Front Oncol. 2016;14(5):308.

Sagae S, Monk BJ, Pujade-Lauraine E, Gaffney DK, Narayan K, Ryu SY, et al. Advances and Concepts in Cervical Cancer Trials: A Road Map for the Future. Int J Gynecol Cancer. 2016;26:199-207.

Vergote I, Gonzalez-Martin A, Lorusso D, Gourley C, Mirza MR, Kurtz JE, et al. Clinical research in ovarian cancer: consensus recommendations from the Gynecologic Cancer InterGroup. Lancet Oncol. 2022;23(8):e374-e384.

Modalidad diagnóstica y terapéutica 2

Principios básicos en pruebas de imagen en el cáncer ginecológico

4

G. Montoliu Fornas y R. Llorens Salvador

INTRODUCCIÓN

En las neoplasias ginecológicas, las técnicas de tomografía computerizada (TC), tomografía por emisión de positrones (PET/TC) y resonancia magnética (RM) son complementarias a la exploración clínica, la ecografía vaginal y, en ocasiones, la laparoscopia. Confirman o descartan la sospecha clínica, son muy útiles en la estadificación tumoral y sirven de gran ayuda en la elección terapéutica y la planificación quirúrgica (**Algoritmo 4-1**).

Aunque la estadificación sigue siendo clínica, según los criterios establecidos por la Federación Internacional de Ginecología y Obstetricia (FIGO), existe correlación entre los estadios clínicos y los radiológicos, otorgándose cada vez mayor relevancia a la información aportada por la imagen, tendiendo a integrarla. En los tumores pélvicos especialmente, la técnica de imagen con mayor resolución tisular es la RM, que cuenta con una gran precisión para determinar la infiltración local tumoral tanto en los tumores primarios como en las recidivas pélvicas. Cuando el estudio necesita mayor cobertura anatómica, como sucede en las neoplasias ováricas, y en los estudios de estadificación a distancia es recomendable realizar el estudio mediante TC toracoabdominopélvico con contraste, que permite valorar tanto la afectación local como a distancia.

Las pruebas de imagen no solo resultan útiles en el diagnóstico inicial, sino que también son de gran relevancia en la valoración de la respuesta al tratamiento y en el seguimiento. Junto a otros parámetros, indicarán si la paciente se encuentra libre de enfermedad, si sufre una recaída o si se ha producido alguna complicación. Es muy importante conocer la sospecha diagnóstica (la información clínica), para poder adecuar la exploración y aportar información relevante, por lo que es necesaria la valoración en comités multidisciplinarios que permitan integrar la información y adoptar decisiones.

PATOLOGÍA TUMORAL EN EL ÚTERO

Carcinoma de endometrio

La técnica de diagnóstico por imagen con mayor rentabilidad diagnóstica en el estudio de las neoplasias endometriales es la RM, ya que permite identificar el tejido tumoral, comprobar si este respeta o invade la zona de unión (corresponde a tejido de menor señal y con captación precoz del contraste), observar el grado de penetración tumoral en el miometrio (distinta intensidad de señal y captación de contraste en el estudio dinámico con respecto al tejido sano) y la extensión al cérvix y valorar la presencia de adenopatías, así como la posible afectación de los órganos vecinos (vejiga, recto).

En la valoración de la invasión miometrial, la sensibilidad de la RM es del 85-100% y la especificidad es del 82-100%. Para el estudio se requiere una bobina de superficie, multicanal, para la obtención de secuencias de difusión y secuencias de alta resolución en los tres planos del espacio. En el caso de los tumores endometriales, se recomienda realizar un estudio con contraste y dinámico, que aportará mayor precisión en la valoración de la invasión miometrial y del cérvix (en fase tardía) (**Figs. 4-1** y **4-2**).

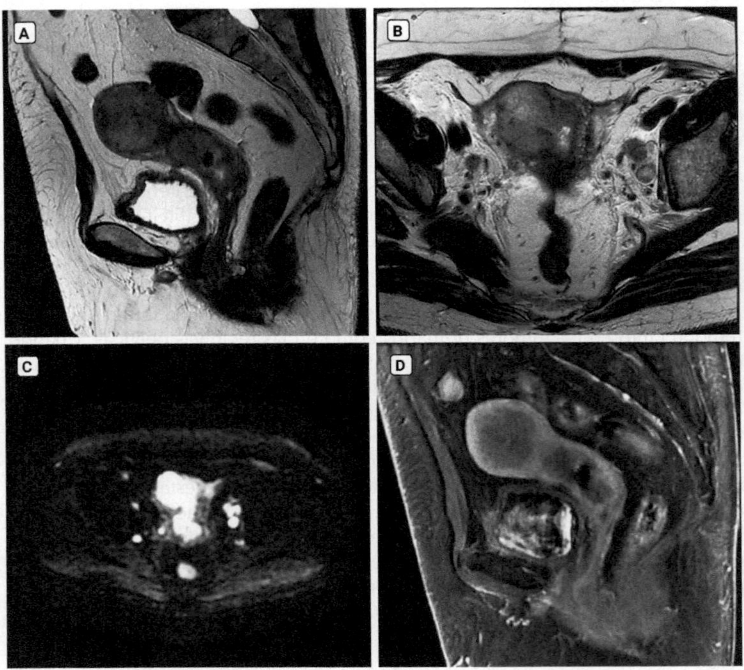

Figura 4-1. A) Plano sagital. Imagen de alta resolución ponderada en T2 (líquido brillante): neoplasia endometrial. Tumor que infiltra todo el espesor miometrial, deforma el contorno uterino y se extiende al cérvix. **B)** Plano transversal. Imagen de alta resolución ponderada en T2: se visualiza el cuerpo y el fundus, con una masa que ocupa la cavidad endometrial, infiltra el miometrio y deforma el contorno uterino, especialmente el cuerno uterino derecho. Existen adenopatías ilíacas. **C)** Plano transversal. Imagen de difusión: se observan brillantes el tumor y las adenopatías tumorales. **D)** Plano sagital. Adquisición tardía en el estudio dinámico con contraste: el tumor presenta menor captación que el tejido respetado, más evidente en la afectación cervical.

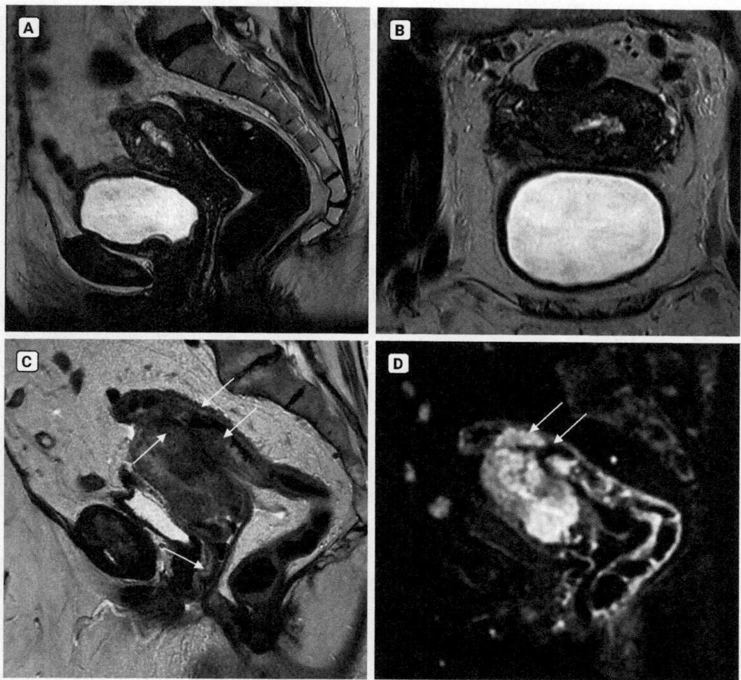

Figura 4-2. Imágenes correspondientes a neoplasia de endometrio. Corte de RM pélvica ponderada en T2 con útero con adenomiosis y neoplasia de endometrio concomitante, con infiltración menor del 50%, visualizada en corte sagital (imagen **A**) y axial (imagen **B**), difícil de delimitar por la adenomiosis. Segundo caso de neoplasia de endometrio en un estadio localmente avanzado con infiltración rectal (marcado con flechas) visualizado en cortes sagitales de RM pélvica ponderada en T2 y difusión (imágenes **C** y **D**, respectivamente).

En ocasiones, la existencia de miomas dificulta el diagnóstico, provocando con frecuencia una deformidad del contorno uterino, aunque el mayor reto diagnóstico lo plantean los casos de neoplasia en úteros con adenomiosis, ya que por sus características de señal y patrón de captación pueden ser indistinguibles del tejido tumoral.

En todos los tumores ginecológicos es recomendable extender el estudio hasta los hilios renales, lo que permite valorar las adenopatías retroperitoneales, además de las pélvicas, y proporciona información sobre posibles variantes anatómicas de interés quirúrgico.

En la selección del tratamiento, serán datos clave:

- El grado de invasión miometrial <50% (IA) o ≥50% (IB), la totalidad del miometrio, con extensión a la serosa, y la deformidad del contorno uterino (IIIA).

- La infiltración del estroma cervical (estadio II).
- La afectación ganglionar.
- La afectación a distancia.

Sarcomas uterinos

El diagnóstico diferencial de estos tumores con los leiomiomas suele ser difícil, pero se deben sospechar en caso de un crecimiento clínico repentino. En la RM, la secuencia más útil es la difusión, ya que, al ser tumores hipercelulares, restringen el movimiento del agua, principio básico de esta secuencia, lo que se traduce en una imagen «brillante», con disminución del coeficiente de difusión aparente (CDA), que es un criterio diagnóstico. Más controvertido es el uso del contraste, ya que algunos miomas poseen también una intensa vascularización.

Por imagen los sarcomas se pueden dividir en dos grupos, según su origen:

- En el miometrio (leiomiosarcomas y rabdomiosarcomas): necrosis, hemorragia, mal definidos, bajo CDA.
- En el endometrio (mülleriano y sarcoma endometrial): ocupan la cavidad, hay invasión miometrial, son similares a carcinomas endometriales.

CÉRVIX

El estudio de la extensión local del carcinoma de cérvix se realizará también mediante RM, ya que es la técnica más eficaz para discriminar entre distintos tejidos blandos. El protocolo de estudio será similar al del cáncer endometrial, aunque es muy importante conocer la presunción para orientar correctamente los planos de adquisición, lo que permite realizar una valoración mejor de la afectación tumoral, en particular de la invasión o la indemnidad de los parametrios. La disrupción del anillo del estroma con extensión tumoral macroscópica al parametrio es la clave para el diagnóstico. En este tumor no es imprescindible administrar contraste, ya que no suele aportar información a un estudio con secuencias de alta resolución, en los tres planos, bien realizado (**Fig. 4-3**).

Las pacientes no serán candidatas a la cirugía en caso de:

- Extensión longitudinal del tumor (≥4 cm, estadio IB3).
- Invasión de parametrios (estadio IIB).

ENFERMEDAD TROFOBLÁSTICA GESTACIONAL

Cuando esta afección requiere la valoración por la imagen, la técnica indicada es la RM, ya que permite una valoración adecuada de la afectación local en cuanto a localización, características y grado de invasión. Si se sospecha que existe afectación a distancia, habrá que recurrir a la TC con contraste o PET-TC.

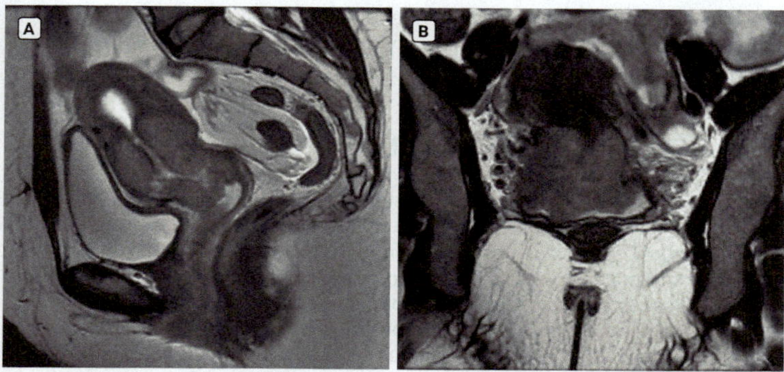

Figura 4-3. A) Plano sagital. T2: neoplasia de cérvix de longitud >4 cm, con invasión miometrial y vaginal. Cicatriz de cesárea previa en el istmo. **B)** Plano transversal. Tumoración cervical de longitud >4 cm, con extensión a la vagina e invasión del parametrio derecho; más dudosa en el izquierdo, en el que se observa el estroma adelgazado (línea hipointensa, oscura), sin clara disrupción.

PATOLOGÍA TUMORAL EN EL OVARIO/PERITONEO

La tipificación de la lesión anexial se realiza mediante ecografía Doppler, y casi nunca se requiere la RM. Lamentablemente, cuando se establece el diagnóstico, la afectación no suele estar confinada al ovario, por lo que el estudio de extensión debe incluir el tórax, el abdomen y la pelvis; en este caso, la técnica indicada será la TC con contraste oral e intravenoso, que tiene una sensibilidad <50 % para la detección de metástasis peritoneales, pero una especificidad >85 %, que se incrementa si los depósitos peritoneales son >1 cm (no detecta los depósitos <5 mm).

Al seleccionar a las pacientes para el tratamiento, es fundamental asegurar la ausencia de enfermedad extraperitoneal y la carga tumoral limitada (volumen y distribución). Los implantes tumorales pueden localizarse en la pelvis, el mesenterio (raíz del meso y peritoneo), el mesocolon sigmoide, el peritoneo parietocólico y los espacios subhepático y subfrénico.

Será necesario evaluar cuidadosamente los compartimentos supramesocólico e inframesocólico, haciendo especial hincapié en las regiones que presentan más dificultad para la valoración laparoscópica, como el saco menor, el receso omental superior y los ligamentos redondo y falciforme. Es importante considerar que la imagen infraestima la afectación tumoral y hay que recordar que no se diagnosticarán los implantes <5 mm. Además, la detección tiene una gran variabilidad (que depende del observador) en relación con las características de la paciente (ascitis, pacientes caquécticas, localización) y la forma de afectación tumoral, ya que en la forma difusa la tasa de detección es <20 % y, por el contrario, en la forma nodular es >90 %. A esto se añadirá la información relativa a la afectación tumoral primaria.

Sería interesante establecer un informe estructurado, similar al usado en cirugía (Fagotti, Sugarbaker), con el fin de no olvidar el análisis de todos y cada uno de los posibles lugares de afectación tumoral.

PATOLOGÍA TUMORAL EN LA VULVA

Aunque la RM no se realiza de forma sistemática, las ventajas para la estadificación local hacen que su uso sea recomendable en los tumores >2 cm y en los indiferenciados, que invaden en profundidad. La técnica de exploración es similar a la del carcinoma endometrial, y el estudio se realiza con contraste. Proporciona información acerca de la extensión tumoral, tanto en relación con la línea media como en cuanto a la profundidad, con posible afectación del introito vaginal, la uretra y el pubis, además de valorar las adenopatías locorregionales (**Fig. 4-4**).

SEGUIMIENTO

La técnica de imagen se adaptará a la sospecha, y será relevante el tipo de tratamiento realizado, lo que ayudará a conocer la zona de especial interés a estudiar. Por ejemplo, en casos de histerectomía por neoplasias de endometrio o cérvix, la localización más frecuente de la recidiva será el muñón vaginal. En los casos de neoplasia de cérvix en estadios avanzados, no quirúrgicos, se realizan estudios de RM tras la quimioterapia-radioterapia para ayudar a la planificación de la braquiterapia, lo que permite la modulación de la dosis.

Las complicaciones pueden ser diversas, y es fundamental conocer la sospecha para estudiar adecuadamente desde posibles abscesos, fístulas o adherencias que condicionen cuadros oclusivos hasta fracturas por insuficiencia pélvica tras la radioterapia.

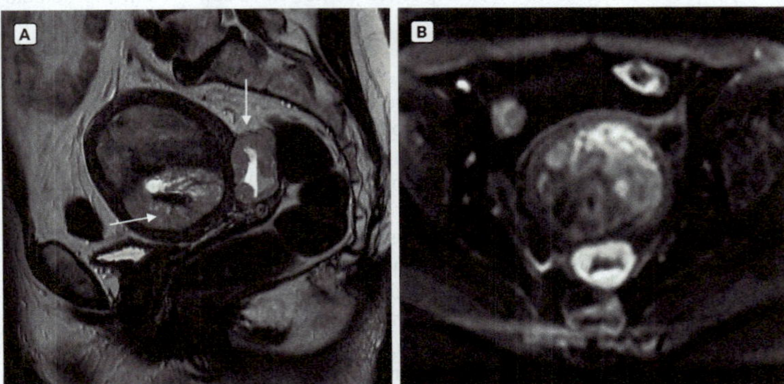

Figura 4-4. RM ponderada en T2, corte sagital donde se evidencia un sarcoma uterino con afectación intracavitaria amplia que alcanza la subserosa uterina (imagen **A**). Misma imagen de RM pélvica ponderada en T2 y difusión (imagen **B**).

PUNTOS CLAVE

- Es muy importante conocer la sospecha diagnóstica y la información clínica para enfocar la exploración radiológica.
- La estadificación local de las neoplasias de endometrio, cérvix y vulva se realiza mediante RM pélvica. Solo para el estudio de extensión de neoplasias ováricas se usará la TC. La imagen infraestima la afectación tumoral.
- Las pruebas de diagnóstico por imagen, especialmente las morfológicas, presentan limitaciones en la valoración ganglionar.

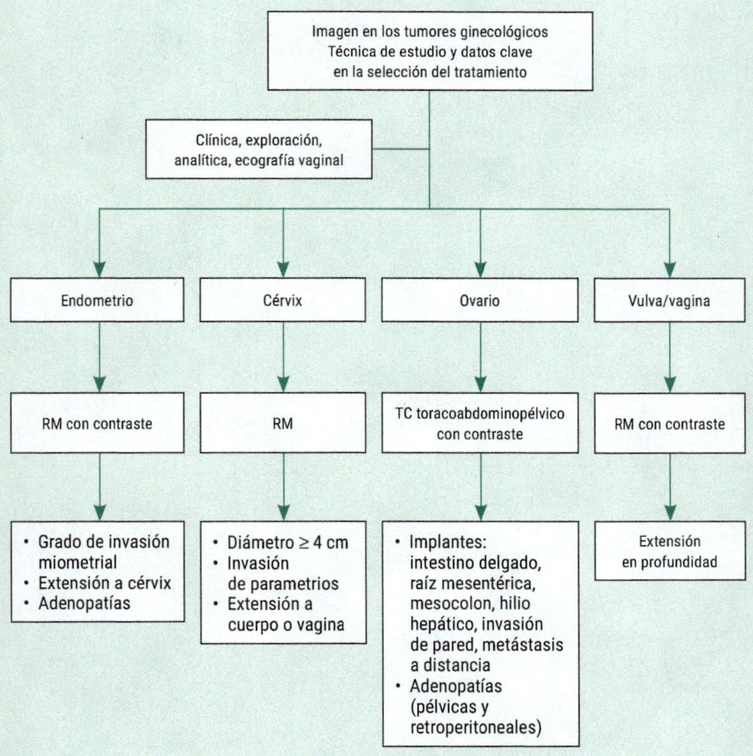

Algoritmo 4-1. Pruebas de imagen en el cáncer ginecológico. TC: tomografía computarizada; RM: resonancia magnética.

BIBLIOGRAFÍA

Beddy P, O'Neill AC, Yamamoto AK, Addley HC, Reinold C, Sala E. FIGO staging system for endometrial cancer: added benefits of MR imaging. Radiographics. 2012;2:241-54.

Colombo N, Creutzberg C, Amant F, Bosse T, González-Martín A, Ledermann J, et al. ESMO-ESGO-ESTRO Consensus Conference on Endometrial Cancer: diagnosis, treatment and follow-up. Ann Oncol. 2016;27:16-4.

Freeman SJ, Aly AM, Kataoka MY, Addley HC, Reinhold C, Sala E. The revised FIGO Staging System for Uterine Malignancies: Implications for MR Imaging. Radiographics. 2012;32:1805-27.

Guía Práctica Cáncer Ginecológico. Oncoguías SEGO. Disponible en: https://oncosego.sego.es/oncoguias-sego.

Manoharan D, Dar CJ, Aggarwal A, Gupta AK. Diffusion weighted imaging in gynecological malignancies-present and future. World J Radiol. 2016;8:288-97.

Ecografía en el cáncer ginecológico

5

J. L. Alcázar Zambrano

INTRODUCCIÓN

La ecografía es una técnica de diagnóstico por imagen considerada hoy en día como esencial para la práctica de la ginecología. Desde su incorporación dentro del armamentario diagnóstico de esta especialidad, su uso se ha ido extendiendo progresivamente hasta convertirse en una herramienta diagnóstica fundamental en subespecialidades como la ginecología general, la medicina reproductiva, la uroginecología y la ginecología oncológica.

En el presente capítulo se revisan las diferentes utilidades de la ecografía en la valoración del cáncer ginecológico.

ECOGRAFÍA EN EL CÁNCER DE OVARIO

Diagnóstico del cáncer de ovario

Aunque el diagnóstico definitivo del cáncer de ovario requiere una confirmación histológica, la ecografía transvaginal o transrectal es la técnica de elección para discriminar entre lesiones anexiales benignas y malignas, y por lo tanto para el diagnóstico de sospecha del cáncer de ovario. El método más preciso para realizar dicho diagnóstico diferencial es la impresión subjetiva de un examinador experto tras una exploración ecográfica en tiempo real, combinando la información obtenida mediante ecografía en escala de grises y Doppler color. Este método ofrece una sensibilidad superior al 95 % y una especificidad de alrededor del 85 % (**Fig. 5-1**).

Ninguna otra prueba de imagen, ya sea la tomografía computarizada (TC), la resonancia magnética (RM) o la tomografía por emisión de positrones combinada con TC (PET-TC), supera en rendimiento diagnóstico a la ecografía transvaginal en este diagnóstico diferencial.

Cuando no se dispone de un examinador experto se aconseja el uso de las denominadas *simple rules* propuestas por el grupo IOTA (**Tabla 5-1**), ya que estas ofrecen, en manos de examinadores no expertos, un rendimiento similar al de la impresión subjetiva de un examinador. Además, su uso es reproducible entre diferentes examinadores. Como alternativa a las *simple rules*, puede emplearse el modelo ADNEX, considerando la lesión como sospechosa cuando el riesgo de malignidad estimado es ≥10 % (**Algoritmo 5-1**).

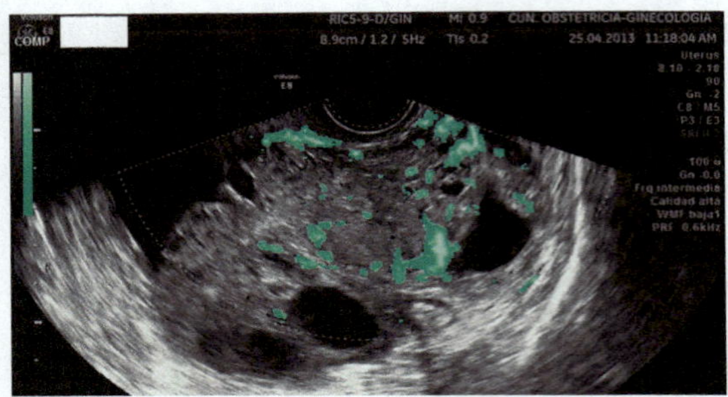

Figura 5-1. Ecografía transvaginal que muestra una lesión predominantemente sólida con algunas áreas quísticas y abundante vascularización característica de un carcinoma de ovario. Puede haber cierta cantidad de ascitis alrededor de la lesión.

Cuando una masa anexial se considera «indeterminada», es decir, cuando su naturaleza no puede discriminarse con la ecografía, la RM es la técnica de elección para la valoración de estas lesiones.

Tabla 5-1. Descripción de las *simple rules* propuestas por IOTA*

Característica benigna	Descripción
B1	Lesión unilocular
B2	Presencia de componentes sólidos, pero el de mayor dimensión es <7 mm
B3	Presencia de sombras acústicas
B4	Lesión quística multilocular, regular y sin componentes sólidos, de tamaño <100 mm
B5	Vascularización ausente (*color score* 1)
Característica maligna	**Descripción**
M1	Tumor sólido irregular
M2	Presencia de ascitis
M3	Presencia de al menos 4 proyecciones papilares
M4	Tumor multilocular-sólido de contorno irregular y tamaño ≥100 mm
M5	Vascularización abundante (*color score* 4)

*La presencia de al menos una B en ausencia de M clasifica la lesión como benigna. La presencia de al menos una M en ausencia de B clasifica la lesión como maligna. La presencia de al menos una B y una M o la ausencia de B y M clasifican la lesión como indeterminada. IOTA: *International Ovarian Tumor Analysis*.

Evaluación de la extensión intraabdominal de la enfermedad en el cáncer de ovario

Estudios recientes han observado que la ecografía transabdominal/transvaginal puede ofrecer un rendimiento diagnóstico adecuado para la valoración de la extensión de la enfermedad, tanto a nivel pélvico como en el abdomen medio o superior, ofreciendo un rendimiento incluso similar al que ofrece la TC, que es la técnica considerada como estándar.

ECOGRAFÍA EN EL CÁNCER DE ENDOMETRIO

Diagnóstico del cáncer de endometrio

El diagnóstico del cáncer de endometrio debe realizarse mediante biopsia endometrial en el contexto clínico pertinente. La ecografía tiene una gran sensibilidad para identificar pacientes con alto riesgo de padecer cáncer de endometrio en el contexto de la metrorragia postmenopáusica, pero es poco específica. La sonohisterografía puede mejor la especificidad significativamente (**v. Algoritmo 14-1 en Cap. 14**).

La imagen característica del cáncer de endometrio es la de un endometrio engrosado (≥5 mm) y muy vascularizado (**Fig. 5-2**).

Podría decirse que la principal utilidad de la ecografía transvaginal se deriva no tanto de su sensibilidad como de su alto valor predictivo negativo, ya que el riesgo de cáncer de endometrio se reduce muy significativamente (de un 10 % a un 0,5-2,5 %) en caso de endometrios finos (≤4 mm de espesor endometrial) en la mujer con metrorragia postmenopaúsica.

La ecografía no es de gran utilidad en el diagnóstico del cáncer endometrial en la mujer premenopáusica, dada la baja prevalencia de esta enfermedad en este grupo de pacientes.

Valoración de la extensión de la enfermedad

La ecografía transvaginal tiene una sensibilidad del 78 %-85 % y una especificidad del 80-82 % para detectar infiltración profunda en el carcinoma de endometrio.

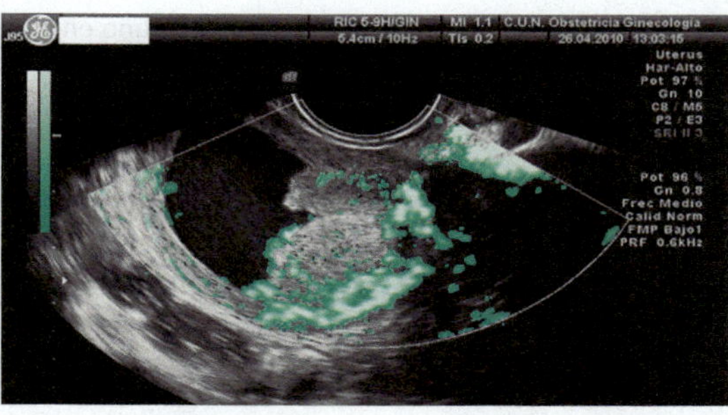

Figura 5-2. Ecografía transvaginal uterina que muestra una colección intracavitaria que permite visualizar una lesión polipoidea de superficie irregular y abundante vascularización muy característica de un carcinoma de endometrio.

Un reciente metaanálisis muestra que la ecografía transvaginal tiene un rendimiento similar al de la RM para identificar la infiltración miometrial en el cáncer de endometrio.

ECOGRAFÍA EN EL CÁNCER DE CÉRVIX

Diagnóstico del cáncer de cérvix

La ecografía no tiene un papel relevante en el diagnóstico del cáncer cervical.

Valoración de la extensión local de la enfermedad

Diversos estudios han observado que la ecografía tiene un rendimiento diagnóstico similar al de la RM en la valoración de la extensión local, especialmente para la valoración de la afectación parametrial. Sin embargo, su papel en la valoración de la extensión ganglionar es muy limitado.

ECOGRAFÍA EN LOS SARCOMAS UTERINOS

El papel de la ecografía en el diagnóstico del sarcoma uterino es limitado. Debe sospecharse esta patología en presencia de una masa uterina de ecogenicidad heterogénea, contorno irregular y abundante vascularización.

ECOGRAFÍA EN LA ENFERMEDAD TROFOBLÁSTICA GESTACIONAL

La ecografía y la determinación sérica de beta-hCG tienen un papel fundamental en el diagnóstico de la enfermedad trofoblástica gestacional. La ecografía, además, puede ser muy útil para la localización de las recidivas uterinas o en la valoración de lesiones como el coriocarcinoma o el tumor del sitio placentario.

ECOGRAFÍA EN EL CÁNCER DE VULVA Y VAGINA

La ecografía prácticamente no tiene papel alguno en el diagnóstico y valoración de las pacientes con cáncer de vulva o vagina, excepto como procedimiento de guía para la punción de ganglios inguinales sospechosos.

PROCEDIMIENTOS ECOGUIADOS EN GINECOLOGÍA ONCOLÓGICA

La ecografía es una técnica sumamente útil para guiar la toma de biopsias mediante *tru-cut* o punción-aspiración con aguja fina de lesiones primarias o recurrencias. También es muy útil para el drenaje de colecciones como ascitis o linfoceles postquirúrgicos.

PUNTOS CLAVE

- La ecografía es la técnica de elección para el diagnóstico diferencial de las masas anexiales.
- La ecografía es una técnica útil en la valoración de la extensión local-regional de la enfermedad en el cáncer de ovario, endometrio y cérvix.
- La ecografía es una técnica indispensable para la realización de procedimientos guiados en el ámbito de la ginecología oncológica.

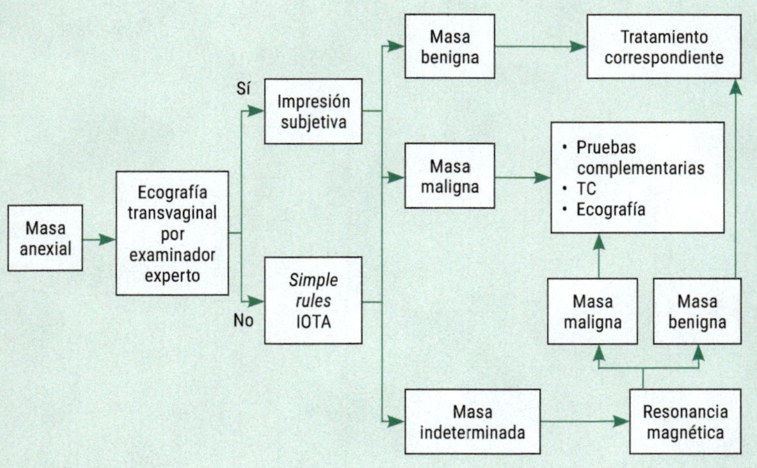

Algoritmo 5-1. Valoración de masa anexial por ecografía transvaginal. IOTA: *International Ovarian Tumor Analysis*. TC: tomografía computarizada.

BIBLIOGRAFÍA

Alcázar JL, Caparros M, Arraiza M, Mínguez JÁ, Guerriero S, Chiva L, et al. Pre-operative assessment of intra-abdominal disease spread in epithelial ovarian cancer: a comparative study between ultrasound and computed tomography. Int J Gynecol Cancer. 2019; 29:227-33.

Alcázar JL, Carazo P, Pegenaute L, Gurrea E, Campos I, Neri M, et al. Preoperative Assessment of Cervical Involvement in Endometrial Cancer by Transvaginal Ultrasound and Magnetic Resonance Imaging: A Systematic Review and Meta-Analysis. Ultraschall Med. 2023;44(3):280-9.

Alcázar JL, García E, Machuca M, Quintana R, Escrig J, Chacón E, et al. Magnetic resonance imaging and ultrasound for assessing parametrial infiltration in cervical cancer. A systematic review and meta-analysis. Med Ultrason. 2020;22:85-91.

Alcázar JL, Gastón B, Navarro B, Salas R, Aranda J, Guerriero S. Transvaginal ultrasound versus magnetic resonance imaging for preoperative assessment of myometrial infiltration in patients with endometrial cancer: a systematic review and meta-analysis. J Gynecol Oncol. 2017;28:e86.

Timmermans A, Opmeer BC, Bachmann LM, Epstein E, Clark TJ, Khan KS, et al. Endometrial thickness measurement for detecting endometrial cancer in women with postmenopausal bleeding: a systematic review and meta-analysis. Obstet Gynecol. 2010;116:160-7.

Timmerman D, Planchamp F, Bourne T, Landolfo C, du Bois A, Chiva L, et al. ESGO/ISUOG/IOTA/ESGE Consensus Statement on preoperative diagnosis of ovarian tumors. Ultrasound Obstet Gynecol. 2021;58:148-68.

Indicaciones de la tomografía por emisión de positrones en el cáncer ginecológico

6

V. Vera Pinto

INTRODUCCIÓN

La tomografía por emisión de positrones (PET) con [18F] fluorodesoxiglucosa (FDG) es una técnica de imagen de gran utilidad dentro del arsenal de pruebas diagnósticas en el campo de la oncoginecología, útil en diferentes situaciones clínicas, como estadificación inicial, evaluación de respuesta, sospecha de recurrencia y seguimiento. Conviene recordar cada uno de los elementos necesarios para la realización de esta exploración.

La FDG es un análogo de la glucosa que entra a la célula mediante el transportador de glucosa (GLUT), sigue la misma vía metabólica que la glucosa, es fosforilada por la hexocinasa, convirtiéndose en [18F] FDG-6 fosfato, que no continúa a través de la vía metabólica, y se acumula en el interior de la célula. La acumulación de FDG dentro de la célula es proporcional a la utilización de glucosa. El incremento del consumo de glucosa es característico de las neoplasias, entre otros motivos debido a la sobreexpresión de GLUT y al incremento de la actividad de la hexocinasa.

El [18F] es un radioisótopo con una vida media de 109,7 minutos, que se utiliza para marcar diferentes trazadores moleculares y obtener imágenes de procesos biológicos y funcionales del organismo. La desintegración del [18F] emite positrones, que por atracción de cargas colisionan con electrones de orbitales adyacentes, condicionando el aniquilamiento de ambas partículas, que, como resultado, genera dos fotones de similar energía (511 KeV) proyectados en direcciones opuestas (180°) y que son detectados por el equipo PET.

La PET es una técnica de imagen diagnóstica que muestra la distribución tridimensional de un radiofármaco emisor de positrones dentro del organismo. Esto permite visualizar procesos biológicos y funcionales, y, además, realizar una valoración semicuantitativa de la concentración del radiofármaco mediante el *Standarized Uptake Value* (SUV), que hace referencia a la concentración de fármaco por gramo de tejido de órgano, ajustado al peso del paciente, y a la cantidad de dosis administrada.

La integración de la PET a la tomografía computarizada (PET-TC) y más recientemente a la resonancia magnética (PET-RM) no solo permite realizar la corrección de atenuación, sino también la visualización de estructuras anatómicas con alta resolución espacial. La información anatómica y morfológica derivada de la TC o la RM mejora la caracterización de la lesión, localización y extensión local.

En este capítulo nos centramos en las principales indicaciones de la PET-TC [18F] FDG en ginecología oncológica, de acuerdo a las recomendaciones de las principales sociedades científicas y guías de práctica clínica.

INDICACIONES DE LA TOMOGRAFÍA POR EMISIÓN DE POSITRONES. ESTADIFICACIÓN INICIAL

La PET en el diagnóstico inicial es particularmente útil para valorar la extensión de enfermedad metabólicamente activa en el lecho tumoral (T), ganglios linfáticos (N) y enfermedad metastásica (M) a distancia. Normalmente, la exploración se extiende desde la base del cráneo hasta el tercio superior del fémur, lo que permite evaluar el resto del cuerpo, si es necesario (**Algoritmo 6-1**).

Cáncer de cérvix

La prevalencia de afectación nodal en estadios iniciales es baja, y existe literatura médica que describe una sobreestimación de enfermedad nodal cuando se realiza la PET-TC [18F] FDG; sin embargo, parece haber un consenso para la realización de esta exploración a partir de estadios localmente avanzados. La guía de la National Comprehensive Cancer Network (NCCN) de 2024 recomienda pruebas de imagen como la PET-TC en la evaluación previa al tratamiento de estadios IB1 o superiores. Las actualizaciones de las guías de 2023 de la Sociedad Europea de Ginecología Oncológica (ESGO), la Sociedad Europea de Radioterapia Oncológica (ESTRO) y la Sociedad Europea de Patología (ESP) proponen la realización en estadios IB3 o superiores. El *Royal College of Radiologist* en Reino Unido recomienda su realización a partir de estadios localmente avanzados. En definitiva, la PET-TC [18F] FDG se recomienda como parte del estudio de extensión, y no para evaluar la extensión local, en donde la RM es superior. La sensibilidad de la PET también disminuye cuando los estudios radiológicos convencionales son negativos, cuando los ganglios linfáticos son <5 mm y en estadios precoces de la enfermedad.

Cáncer de endometrio

De la misma forma, la PET-TC [18F] FDG tiene un papel limitado en la evaluación de la extensión local, siendo útil para la evaluación de afectación nodal y enfermedad metastásica. Las guías NCCN indican la exploración si existe sospecha de metástasis. El consenso ESGO/ESTRO/ESP incluye la PET-TC [18F] FDG dentro de un grupo de exploraciones a realizar cuando hay sospecha de metástasis. Algunas guías recomiendan su empleo en el manejo de pacientes candidatas a tratamientos preservadores de fertilidad. La sensibilidad de la PET es inferior a la estadificación quirúrgica y, por tanto, no excluye la necesidad de realizar una linfadenectomía.

Cáncer de ovario

Histologías de células claras, mucinosa y lesiones *borderline* han mostrado menor avidez por la [18F] FDG con respecto a los subtipos seroso y endometrioide. Además, es controvertido su uso para la detección de carcinomatosis peritoneal, principalmente enfermedad microscópica que escapa a la resolución espacial del equipo. La detección de enfermedad extraabdominal por la PET podría no modificar el pronóstico de la paciente; por tanto, su uso no se recomienda de modo generalizado para la estadificación inicial. Sin embargo, se admite su utilidad para la filiación de lesiones indeterminadas por otras pruebas de imagen (**Fig. 6-1**).

Cáncer de vulva

Las guías NCCN y la oncoguía SEGO recomiendan individualizar su realización al diagnóstico como parte del estudio inicial. Pueden estar indicados en tumores localmente avanzados o tumores metastásicos. La actualización de las guías NCCN de 2024 recomienda su realización en caso de biopsia selectiva de ganglio centinela positivo, ya que permite detectar ganglios linfáticos no resecados que requieran tratamiento adicional.

MONITORIZACIÓN DE LA RESPUESTA AL TRATAMIENTO

Pretende monitorizar la respuesta al tratamiento y discriminar de forma precoz a pacientes respondedoras y no respondedoras. Desde la EANM se propone la aplicación de los criterios EORTC (*European Organisation for Research an Treatment*) y los criterios de respuestas PERCIST (*Positron Emission Tomography Response Criteria in Solid Tumours)* para evaluar la respuesta al tratamiento, que establecen cuatro categorías: respuesta completa, respuesta metabólica parcial, enfermedad estable y progresión de la enfermedad. Asimismo, se proponen escalas específicas para tratamientos con inmunoterapia, identificando diferentes patrones de respuesta: pseudoprogresión, hiperprogresión, respuesta disociada y respuesta duradera o sostenida. Identificar de forma temprana a las pacientes que no responden metabólicamente al tratamiento permite la instauración de terapias alternativas.

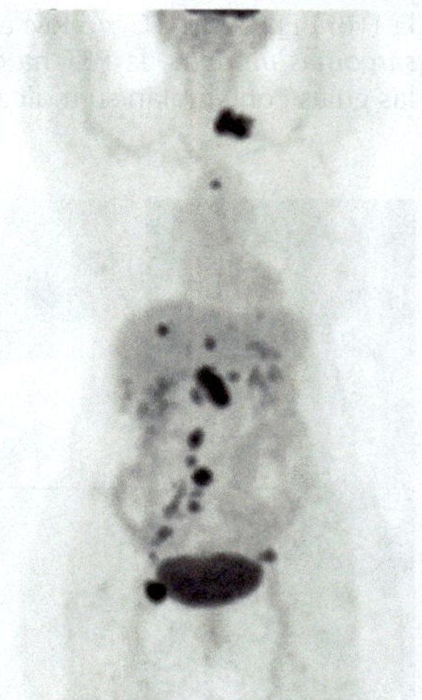

Figura 6-1. Mujer de 60 años con carcinoma seroso de alto grado de origen ovárico en recaída tumoral. Destaca la afectación hepática múltiple y nodal en ambos lados del diafragma.

En el *cáncer de cérvix* las guías NCCN recomiendan la realización de la PET-TC 3-6 meses después de finalizar este tratamiento. Con resultados indeterminados, se recomienda repetir la exploración en 3 meses (**Fig. 6-2**).

PLANIFICACIÓN DEL TRATAMIENTO RADIOTERÁPICO

Las guías NCCN y el consenso ESGO/ESTRO/ESP sugieren que la PET-TC [18F] FDG es útil para determinar el volumen nodal que ha de ser radiado en pacientes con *cáncer de cérvix* que no han sido estadificadas quirúrgicamente. La técnica está indicada para definir con precisión el área a tratar. También es útil para definir volúmenes en la planificación del tratamiento con radioterapia de intensidad modulada, así como para adaptar el campo de braquiterapia según la resolución de lesiones con hipercaptación de [18F] FDG.

SEGUIMIENTO

En general, la PET-TC [18F] FDG en ausencia de sospecha clínica o de recidivas histológicamente demostradas no está indicada en el seguimiento rutinario de tumores ginecológicos. En el *cáncer de cérvix* se indica la PET-TC [18F] FDG en el seguimiento de pacientes en estadio IB3 que presentan factores de riesgo (ganglios linfáticos positivos, parametrio afecto, márgenes afectos) y en el seguimiento de pacientes en estadio III-IV. En el *cáncer de endometrio* las guías NCCN proponen la [18F] FDG PET-TC y/o RM ante la sospecha de recidiva. En el seguimiento de *sarcomas uterinos,* la PET ha demostrado una elevada sensibilidad, por lo que las guías contemplan su indicación según la indicación clínica. En el *cáncer de*

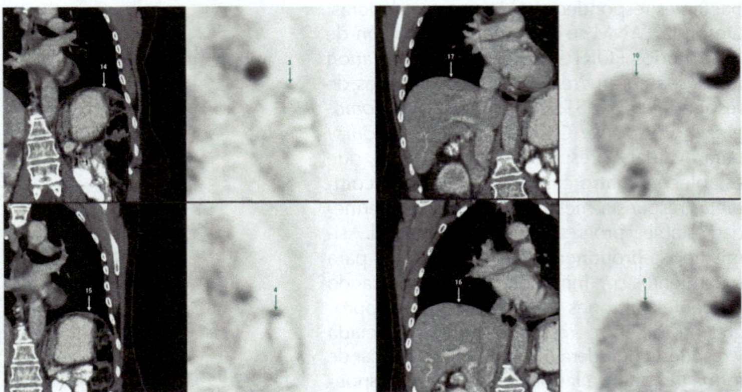

Figura 6-2. Mujer de 66 años con carcinoma seroso de alto grado de origen ovárico y endometrial con afectación hepática y peritoneal. Acude para la valoración de la respuesta tras el tratamiento quimioterápico. En el PET-TC [18F] FDG de control se evidencia una reducción de metabolismo en la lesión hepática y peritoneal.

ovario, la PET-TC está indicada en casos de elevación del CA-125 si la TC y la RM son negativas o equívocas.

EVALUACIÓN DE LAS RECURRENCIAS

La PET es útil a la hora de evaluar lesiones indeterminadas por otras técnicas de imagen, ya que ha demostrado mayor sensibilidad y especificidad que otras pruebas. También está indicada como estudio de extensión de las recurrencias detectadas clínicamente o en el seguimiento habitual, diagnosticando de esta manera eventuales focos adicionales neoplásicos, lo cual permite adecuar de una manera más precisa el abordaje terapéutico. En particular, en el *cáncer de cérvix*, se debe realizar una PET antes de plantear procedimientos exenterativos tras una recidiva pélvica, ya que uno de cada tres casos sometidos a estas cirugías se beneficia de supervivencias largas, siempre y cuando no se detecte enfermedad extrapélvica.

PUNTOS CLAVE

- La PET detecta tejidos con un incremento del metabolismo glicídico, lo cual es característico de la mayoría de los tumores.
- En tumores de endometrio de alto riesgo, sarcomas uterinos y estadios avanzados de cáncer de cérvix la PET-TC está indicada en la valoración diagnóstica inicial. En el cáncer de ovario avanzado, la realización rutinaria de PET al diagnóstico detecta más enfermedad supradiafragmática, pero esto no ha demostrado incrementar la supervivencia.
- La PET está indicada en ciertos casos de monitorización de respuesta al tratamiento de tumores de ovario y de cérvix y en la planificación de radioterapia del cáncer de cérvix. En general, en el seguimiento de los tumores ginecológicos tratados está indicada cuando la clínica así lo aconseje. La PET tiene un papel importante para reevaluar la extensión de las recurrencias.

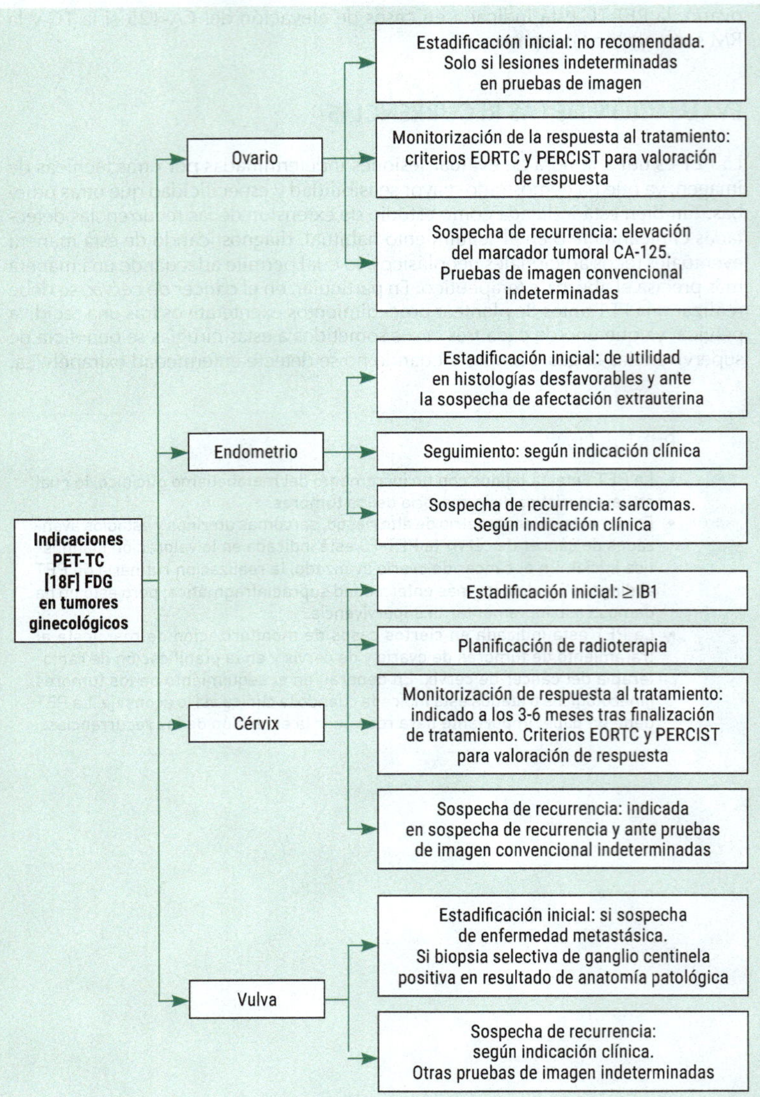

Algoritmo 6-1. Posibles indicaciones de la tomografía por emisión de positrones (PET) en los tumores ginecológicos. EORTC: *European Organisation for Research an Treatment*; PERCIST: *Positron Emission Tomography Response Criteria in Solid Tumours*.

BIBLIOGRAFÍA

Boellaard R, Delgado-Bolton R. FDG PET/CT: EANM procedure guidelines for tumour imaging: version 2.0. Eur J Nucl Med Mol Imaging. 2015;42:328-54.

Friedman S, Itani M, Dedashti F. PET Imaging for Gynecologic Malignancies. Radiol Clin N Am. 2021;59(5):813-33. https://doi.org/10.1016/j.rcl.2021.05.011.

Gandy N, Arshad MA, Park WE, Rockall AG, Barwick TD. FDG PET imaging in cervical cancer. Semin Nucl Med. 2019;49:461-70.

Grant P, Sakellis C, Jacene HA. Gynecologic oncologic imaging with PET/CT. Semin Nucl Med. 2014;44:461-78.

Kitajima K, Ebina Y, Sugimura K. Present and future role of FDG-PET/CT imaging in the management of gynecologic malignancies. Jpn J Radiol. 2014;32:313-23.

Lakhani A, Khan S, Bharwani N, Stewart V, Rockall AG, Khan S, et al. FDG PET/CT Pitfalls in Gynecologic and Genitourinary Oncologic Imaging1. Radiographics. 2017;37:577-94.

Oldan JD, Patel PS. Positron Emission Tomography/Computed Tomography for Gynecologic Malignancies. Obstet Gynecol Surv. 2016;71:545-56.

Salem AE, Fine GC, Covington MF, Koppula BR, Wiggins RH, Hoffman JM, et al. PET-CT in Clinical Adult Oncology-IV. Gynecologic and Genitourinary Malignancies. Cancers (Basel). 2022;14(12):3000.

Zukotynski KA, Kim CK. Molecular Imaging and Precision Medicine in Uterine and Ovarian Cancers. PET Clin. 2017;12:393-405.

Principios básicos de quimioterapia. Terapias dirigidas e inmunoterapia

7

A. Santaballa Bertrán, C. Salvador Coloma y E. García Asencio

INTRODUCCIÓN

La quimioterapia (QT) tiene un papel fundamental en el tratamiento de los tumores ginecológicos. En general, la QT tiene un margen de seguridad estrecho, por lo que generalmente es necesario ajustar la dosis individualmente, para evitar efectos secundarios graves. Los fármacos más activos en el tratamiento de las neoplasias ginecólogicas son los platinos (cisplatino, carboplatino), los taxanos (paclitaxel, docetaxel), los agentes alquilantes (ciclofosfamida) y las antraciclinas (doxorubicina, doxorubicina liposomal).

El avance en el conocimiento de la biología de los tumores ginecológicos ha llevado a la identificación de dianas terapéuticas. En los últimos años se ha desarrollado una gran cantidad de terapias dirigidas en tumores ginecológicos. Las terapias diana, por su mecanismo de acción, son generalmente menos tóxicas y mejor toleradas que la QT. En la actualidad se dispone ya de varias terapias dirigidas aprobadas para el tratamiento de los tumores ginecológicos. Estos fármacos son inhibidores de la angiogénesis e inhibidores de poli-ADP-ribosa-polimerasa (PARP). La inmunoterapia con vacunas o las terapias que actúan sobre PD1-PDL1 también han mostrado resultados prometedores.

CONSIDERACIONES IMPORTANTES ANTES DE INICIAR UN TRATAMIENTO ANTINEOPLÁSICO

El tratamiento con QT, con terapias dirigidas o con la combinación de ambas solo debe iniciarse en las pacientes en las que se ha confirmado histológicamente la existencia de un cáncer y el tipo de cáncer. En la primera recaída, también se recomienda la confirmación histológica, para descartar otros tumores primarios. La enfermedad trofoblástica gestacional es la única excepción; en esta entidad no es necesaria la confirmación histológica para iniciar el tratamiento con QT. Antes de iniciar el tratamiento con QT se debe establecer el objetivo del mismo. Si el tratamiento tiene una intención curativa (p. ej., tumores germinales ováricos) pueden aceptarse efectos secundarios importantes en la elección del esquema de tratamiento; sin embargo, si la intención del tratamiento es prolongar la supervivencia o reducir la masa tumoral para aliviar los síntomas, los efectos secundarios del tratamiento elegido deben ser cuidadosamente considerados. En estos casos en los que la intención del tratamiento es paliativa, los efectos secundarios del tratamiento no deben ser superiores a los síntomas que la paciente tiene debido a la enfermedad. Los agentes quimioterápicos pueden utilizarse en diferentes protocolos y rutas de administración y pueden usarse solos o de forma concomitante con la radioterapia o las terapias dirigidas.

Los factores que deben considerarse antes de iniciar un tratamiento se resumen en la **tabla 7-1**.

INTENCIÓN DEL TRATAMIENTO

Según la intención que se persigue, los tratamientos se dividen en:

- **Tratamiento adyuvante:** es aquel que se administra tras la cirugía y/o la radioterapia con intención curativa y cuando no existe enfermedad residual. Se considera indicado cuando el riesgo de recaída es relativamente alto (generalmente superior al 20%).
- **Tratamiento concomitante con la radioterapia:** es aquel que se utiliza para hacer más sensible al tumor a los efectos de la radioterapia administrada con intención curativa.
- **Tratamiento neoadyuvante:** es aquel que se utiliza para el manejo de la enfermedad localmente avanzada en las ocasiones en las que no es posible realizar una cirugía o una radioterapia de entrada.

Tabla 7-1. Factores que se deben considerar antes de iniciar un tratamiento
Características del tumor
• Diagnóstico histológico de malignidad • Identificación del tumor primario • Extensión de la enfermedad, patrones de diseminación • Posibilidad de respuesta tumoral (p. ej., tipo de cáncer, tasa de progresión, intervalo desde el último tratamiento) • Biología tumoral
Características de la paciente
• Edad, estado nutricional, estado funcional (*performance status*) • Función de los órganos vitales, reserva medular • Comorbilidad • Toxicidades residuales si hubo tratamientos previos
Objetivos del tratamiento
• Curación • Prolongar la supervivencia • Control de la enfermedad • Paliación de los síntomas

- **Tratamiento en la enfermedad avanzada:** en este contexto, la intención del tratamiento es prolongar la supervivencia o paliar los síntomas producidos por la enfermedad.

Monitorización de la respuesta

Para la evaluación de la respuesta a los tratamientos se utilizan los criterios RECIST (*Response Evaluation Criteria in Solid Tumours*), versión 1.1 (**Tabla 7-2**). Estos criterios se basan en la elección de lesiones diana que deben medir al menos 10 mm en su diámetro mayor o ≥15 mm en su diámetro menor si se trata de ganglios y lesiones no diana que se utilizan para corroborar la respuesta. Debe realizarse una TC basal antes de iniciar el tratamiento. La respuesta se evaluará comparando con esta TC basal, demostrando una reducción en la suma de los diámetros de las lesiones diana (nadir). Siempre debe utilizarse la misma técnica para el estudio inicial y los subsiguientes. Los cambios en el volumen de ascitis o líquido pleural no se consideran en la evaluación de respuesta, pero la aparición de una nueva colección con confirmación histológica se considera progresión de la enfermedad.

Con la llegada de la inmunoterapia como tratamiento estándar de algunos tumores sólidos, se han objetivado respuestas atípicas respecto a los tratamientos citotóxicos, como respuestas más tardías, aumento transitorio de las lesiones debido a la infiltración de células inflamatorias (*transit flair up phase*) o necrosis.

Con la finalidad de poder medir de una forma más precisa la respuesta a la inmunoterapia teniendo en cuenta las particularidades de la terapia empleada, surge una versión modificada de los criterios RECIST v.1.1, los criterios iRECIST. No obstante, aunque la mayoría de los ensayos clínicos de inmunoterapia los han incorporado para la medición de la respuesta al tratamiento, estos criterios aún no han sido validados en la práctica clínica habitual.

TOXICIDAD DE LA QUIMIOTERAPIA. EFECTOS SECUNDARIOS MÁS FRECUENTES

La dosis inicial de QT se calcula en función de la superficie corporal y la función renal y hepática. Existen factores que influyen en la tolerancia de la paciente al tratamiento y que deben ser siempre considerados. Estos factores son el estado nutricional, el *performace status*, la extensión de la enfermedad, los tratamientos previos, terceros espacios, polimorfismos metabólicos o las interacciones entre fármacos. Los Criterios Comunes de Toxicidad son un sistema ordenado según la gravedad y la afectación de los diferentes órganos y sistemas (**Tabla 7-3**). La escala más utilizada para la gradación de los efectos secundarios de la QT es la desarrollada por el National Cancer Institute (**Algoritmo 7-1**).

Reacciones de hipersensibilidad

La mayoría de las reacciones de hipersensibilidad son moderadas y se manifiestan como sofocos, *rash* o dolor de espalda. Las verdaderas reacciones alérgicas son

Tabla 7-2. Criterios RECIST v 1.1 e iRECIST

<table>
<tr><th rowspan="2">Respuesta</th><th colspan="2">Definición</th></tr>
<tr><th>RECIST v 1.1</th><th>iRECIST</th></tr>
<tr><td colspan="3">Lesiones diana</td></tr>
<tr><td>RC</td><td>Desaparición de todas las lesiones diana o adenopatías de menos de 10 mm de eje corto</td><td>Desaparición de todas las lesiones diana o adenopatías de menos de 10 mm de eje corto</td></tr>
<tr><td>RP</td><td>Disminución de al menos el 30 % en la suma de los diámetros mayores de las lesiones diana con respecto a la obtenida en el estudio basal</td><td>Disminución de al menos el 30 % en la suma de los diámetros mayores de las lesiones diana con respecto a la obtenida en el estudio basal</td></tr>
<tr><td>PE</td><td>• Aumento de al menos el 20 % en la suma de los diámetros de las lesiones diana tomando como referencia la menor suma obtenida durante el seguimiento (incluido el estudio basal si esta es la menor)
• La suma de los diámetros debe de haber aumentado en al menos 5 mm
• Aparición de una o más lesiones nuevas</td><td>• Aumento de al menos el 20 % en la suma de los diámetros de las lesiones diana tomando como referencia la menor suma obtenida durante el seguimiento (incluido el estudio basal si esta es la menor)
• La suma de los diámetros debe haber aumentado en al menos 5 mm
• Es necesario confirmar la PE al menos 4-8 semanas después
• La aparición de una o más lesiones nuevas también precisa confirmación</td></tr>
<tr><td>EE</td><td>No cumple ninguno de los criterios anteriores</td><td>No cumple ninguno de los criterios anteriores</td></tr>
<tr><td colspan="3">Lesiones no diana</td></tr>
<tr><td>RC</td><td>Desaparición de lesiones no diana y normalización de los marcadores tumorales</td><td>Desaparición de lesiones no diana y normalización de los marcadores tumorales</td></tr>
<tr><td>PE</td><td>Progresión inequívoca de las lesiones no diana existentes</td><td>• Progresión inequívoca de las lesiones no diana existentes
• Es necesario confirmar la PE</td></tr>
<tr><td>No RC/No PE</td><td>Persistencia de una o más lesiones no diana y/o mantenimiento de los marcadores tumorales por encima del límite alto de la normalidad</td><td>Persistencia de una o más lesiones no diana y/o mantenimiento de los marcadores tumorales por encima del límite alto de la normalidad</td></tr>
</table>

EE: enfermedad estable; PE: progresión de la enfermedad; RC: respuesta completa; RP: respuesta parcial.

Tabla 7-3. Criterios comunes de toxicidad

Grado	Definición
0	Ausencia de toxicidad
1	Toxicidad leve
2	Toxicidad moderada
3	Toxicidad grave
4	Riesgo vital
5	Fallecimiento

más graves (disnea, edema, hipotensión), y algunas pueden, incluso, poner en peligro la vida de la paciente (*shock* anafilático). Los fármacos que producen con más frecuencia estas reacciones son el paclitaxel, el carboplatino y la doxorubicina liposomal. Las reacciones al paclitaxel suelen ocurrir durante el primer ciclo; las reacciones al carboplatino ocurren en los últimos ciclos o tras los retratamientos y son más graves.

Toxicidad hematológica

Es la toxicidad más frecuente de la QT. La neutropenia generalmente se produce a los 7-10 días del tratamiento; durante este período está por tanto aumentado el riesgo de infecciones. La incidencia de neutropenia febril es baja con la QT *standard* utilizada en los tumores ginecológicos. Los pacientes con cáncer suelen tener anemia en mayor o menor grado, lo que contribuye al síndrome de fatiga crónica, que es agravado por la anemia que produce la QT, sobre todo los platinos. La aparición y recuperación de la trombocitopenia es algo más tardía que la de la neutropenia. El riesgo de hemorragia está aumentado cuando las plaquetas descienden de 50.000/mm^3 y existe riesgo de hemorragias espontáneas con cifras por debajo de 10.000/mm^3.

Náuseas y vómitos

La incidencia y gravedad de las náuseas y los vómitos derivados de la QT depende de factores como el fármaco utilizado, la dosis, el esquema, la vía de administración, la edad de la paciente o si presentó emesis gravídica. La emesis inducida por la QT puede ser aguda (se inicia a la hora de la administración de la QT y persiste menos de 24 horas), retardada (se inicia 24 horas después de la administración de la QT y persiste durante varios días) o anticipatoria (se inicia antes de la administración de la QT). La emetogenicidad de los fármacos se clasifica en cuatro categorías según el porcentaje de pacientes que experimentan emesis aguda sin medicación antiemética. En la **tabla 7-4**

Tabla 7-4. Riesgo emetógeno de los fármacos más utilizados en las neoplasias ginecológicas

Riesgo	Fármaco
Alto (riesgo de emesis aguda >90 %)	Cisplatino
Moderado (riesgo de emesis aguda del 30-90 %)	• Carboplatino • Doxorubicina • Ciclofosfamida (en las dosis utilizadas en neoplasias ginecológicas)
Bajo (riesgo de emesis aguda <10 %)	Paclitaxel

se detalla el riesgo emetógeno de los fármacos más utilizados en neoplasias ginecológicas. El objetivo del tratamiento antiemético es prevenir las náuseas o los vómitos, por lo que el tratamiento debe iniciarse siempre antes de la administración de la QT.

Alopecia

La alopecia completa en el cuero cabelludo es frecuente con fármacos como la doxorubicina y el paclitaxel y parcial con el cisplatino, el carboplatino o la ciclofosfamida. La alopecia que producen estos fármacos es generalmente reversible. Algunas pacientes tratadas con paclitaxel pierden las cejas, las pestañas y el vello de otras zonas del cuerpo.

Neuropatía periférica

La neuropatía periférica es la toxicidad más común en ginecología oncológica y representa un riesgo a tener en cuenta siempre que se administran platinos o taxanos. La neuropatía es también el principal efecto adverso limitante de dosis de los fármacos utilizados en el tratamiento de los tumores ginecológicos. Aunque es menos frecuente con el carboplatino que con el cisplatino, la neuropatía puede ocurrir, sobre todo si se combina con el paclitaxel.

Toxicidad gonadal

El riesgo de insuficiencia ovárica e infertilidad inducida por QT depende de la edad de la paciente, del tipo de fármaco utilizado y de la dosis del mismo. El riesgo aumenta a partir de los 30 años y sobre todo de los 40 si se utilizan agentes alquilantes. Las pacientes de menos de 30 años que son tratadas con derivados del platino suelen tener una amenorrea temporal, pero generalmente recuperan la función ovárica.

Toxicidad renal

Algunos de los fármacos utilizados en el tratamiento de las neoplasias ginecológicas pueden producir toxicidad renal (cisplatino, ifosfamida, ciciclofosfamida y metotrexato). La función renal debe ser monitorizada antes de cada ciclo.

TERAPIAS DIRIGIDAS EN TUMORES GINECOLÓGICOS

Bevacizumab ha sido aprobado para el tratamiento de primera línea del cáncer de ovario, para recaídas sensibles y resistentes del cáncer de ovario combinado con QT y con mantenimiento posterior. En el cáncer de cérvix ha sido aprobado también para el tratamiento de primera línea en combinación con QT y posterior mantenimiento. Los efectos secundarios más frecuentes de bevacizumab son la hipertensión arterial y la proteinuria y los más graves, los eventos tromboembólicos y las perforaciones intestinales.

Los inhibidores de PARP son tratamientos orales que bloquean la capacidad de las proteínas PARP para reparar el ADN dañado, lo que provoca más daños al ADN y la muerte celular. Han sido aprobados para el tratamiento de primera línea y de la recaída en el cáncer de ovario. Los efectos secundarios más frecuentes son náuseas (70 %), astenia (60 %) y toxicidad hematológica (30 %), fundamentalmente anemia y trombopenia. Los efectos más graves son el síndrome mielodisplásico y la leucemia mieloide aguda, pero son infrecuentes (1-2 %).

INMUNOTERAPIA EN TUMORES GINECOLÓGICOS

La inmunoterapia se ha establecido en los últimos años como una opción más de tratamiento estándar tanto en monoterapia como en combinación con otras terapias en los tumores ginecológicos. Los inhibidores de *checkpoint* como pembrolizumab y dostarlimab han demostrado actividad y beneficio para las pacientes con diagnóstico de carcinoma endometrial avanzado, mientras que pembrolizumab y cemiplimab lo han hecho para el carcinoma de cérvix avanzado.

La inmunoterapia ha demostrado aportar una mayor magnitud del beneficio en la población con inestabilidad de microsatélites (dMMR/MSI), claramente superior a la QT, por lo que estas pacientes serían subsidarias de inmunoterapia en monoterapia con pembrolizumab en el caso del cáncer de cérvix y dostarlimab si está presente dicho biomarcador en el carcinoma endometrial avanzado.

Para la población global sin alteración en las proteínas reparadoras (pMMR), la combinación de lenvatinib y pembrolizumab sería la terapia de elección tras una línea de QT basada en platino.

La toxicidad inmunomediada más frecuente es la astenia, la diarrea y alteraciones endocrinas (hipotiroidismo).

PUNTOS CLAVE

- Antes de iniciar cualquier tratamiento antineoplásico debe tenerse una confirmación histológica, considerarse las características de la paciente (estado nutricional, *performace status*) y determinar la intención del tratamiento.
- Los fármacos antineoplásicos más activos en las neoplasias ginecológicas son los platinos y los taxanos. Bevacizumab y los inhibidores de PARP son las primeras terapias dirigidas aprobadas para el tratamiento de los tumores ginecológicos.
- La QT tiene un margen de seguridad estrecho, por lo que generalmente es necesario ajustar la dosis individualmente para evitar efectos secundarios graves.
- Los inhibidores de PARP han demostrado un beneficio significativo en las pacientes con carcinoma de ovario avanzado, especialmente destacado en la población con la mutación de *BRCA* (germinal o somática) y con déficit de la recombinación homóloga (HRD).
- La inmunoterapia se consolida como tratamiento estándar de la enfermedad avanzada para las pacientes con carcinoma de cérvix y carcinoma de endometrio, con especial beneficio en las pacientes con inestabilidad de microsatélites (dMMR/MSI).

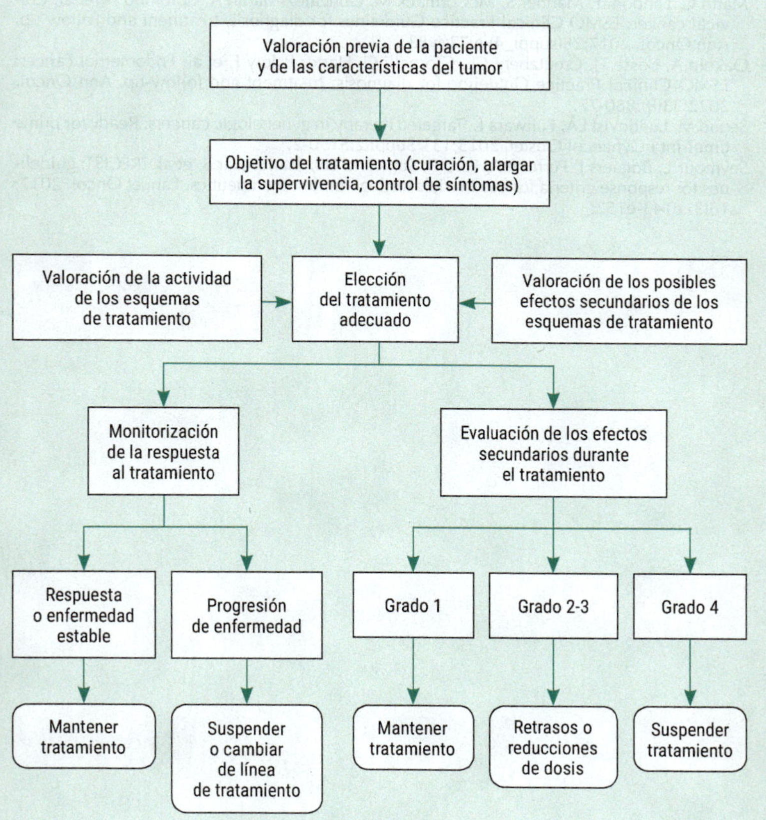

Algoritmo 7-1. Principios básicos de quimioterapia y terapias dirigidas.

BIBLIOGRAFÍA

Eisenhauer EA, Therasse P, Bogaerts J, Schwartz LH, Sargent D, Ford R, et al. New response evaluation criteria in solid tumours: revised RECIST guideline (version 1.1). Eur J Cancer. 2009;45(2):228-47.

Ledermann JA, Raja FA, Fotopoulou C, Gonzalez-Martin A, Colombo N, Sessa C; ESMO Guidelines Working Group. Newly diagnosed and relapsed epithelial ovarian carcinoma: ESMO Clinical Practice Guidelines for diagnosis, treatment and follow-up. Ann Oncol. 2013;24 Suppl 6:vi24-32.

Lundqvist EÅ, Fujiwara K, Seoud M. Principles of chemotherapy. Int J Gynaecol Obstet. 2015; 131 Suppl 2:S146-9.

Marth C, Landoni F, Mahner S, McCormack M, Gonzalez-Martin A, Colombo N, et al. Cervical cancer: ESMO Clinical Practice Guidelines for diagnosis, treatment and Follow up. Ann Oncol. 2017;28(suppl_4):iv72-iv83.
Oaknin A, Bosse TJ, Creutzberg CL, Giornelli G, Harter P, Joly F, et al. Endometrial cancer: ESMO Clinical Practice Guideline for diagnosis, treatment and follow-up. Ann Oncol. 2022;33(9):860-77.
Seoud M, Lundqvist EÅ, Fujiwara K. Targeted therapy in gynecologic cancers: Ready for prime time? Int J Gynaecol Obstet. 2015;131 Suppl 2:S150-2.
Seymour L, Bogaers J, Perrone A, Ford R, Schwartz LH, Mandrekar S, et al. iRECIST: guidelines for response criteria for use in trials testing immunotherapeutics. Lancet Oncol. 2017; 18(3):e143-e152.

Principios básicos de radioterapia

8

J. Anchuelo Latorre e I. Díaz de Cerio Martínez

PRINCIPIOS FÍSICOS Y BIOLÓGICOS DEL USO DE LA RADIOTERAPIA

Desde un punto de vista físico, los rayos X interaccionan con la materia a través de diferentes mecanismos, de los cuales el efecto Compton es el más importante en radioterapia (la dosis máxima no se deposita en la piel, sino en profundidad). Las radiaciones más utilizadas en radioterapia son: electrones, rayos X y rayos gamma (γ). El desarrollo del rad y, posteriormente, el gray (Gy) ha permitido una medición más precisa y una terapia reproducible en diferentes lugares.

Desde un punto de vista biológico, el uso de radioterapia se basa en la administración de radiaciones para provocar un daño celular que lleve a la apoptosis. Este daño es un daño directo sobre el ADN o un daño indirecto (que provoca ionizaciones que producen radicales libres que dañan el ADN), con la consiguiente rotura de la doble cadena y la muerte mitótica. El daño causado por radioterapia se produce tanto en las células tumorales como en las normales, si bien estas últimas tienen una capacidad mayor para reparar el daño causado por la radiación.

La respuesta de las células a las radiaciones depende de una serie de factores:

- Reparación: los daños subletales sobre el ADN que se producen entre cada fracción se reparan mejor en las células sanas que en las células tumorales.
- Redistribución: las células que se encuentran en fase G2 y mitosis son más radiosensibles que las que se encuentran en las fases G1 y S. La radioterapia consigue una sincronización de las células irradiadas, aumentando así el efecto cuando se encuentran en las fases más radiosensibles.
- Reoxigenación: al destruir las células mejor oxigenadas por estar cerca de un vaso sanguíneo, se logra una reoxigenación de las células que estaban peor oxigenadas, convirtiéndolas en más radiosensibles para la siguiente fracción.
- Repoblación: el intervalo entre fracciones permite la repoblación tanto de las células sanas (mejorando los efectos adversos o tóxicos) como de las células tumorales.
- Radiosensibilidad intrínseca: es mayor en los tejidos con gran índice de mitosis y baja en las células bien diferenciadas.

MODALIDADES DE RADIOTERAPIA

La primera gran clasificación sobre los tipos de tratamiento que se pueden realizar es la siguiente.

Radioterapia externa (teleterapia)

En este caso, la radiación se emite desde un acelerador lineal. El haz atraviesa el cuerpo pasando por el volumen diana u objetivo, de tal forma que se necesitan varias entradas (haces) para que en el objetivo se deposite la dosis necesaria, consiguiendo que en los tejidos sanos adyacentes se alcancen dosis de radioterapia mucho menores. La calidad de los tratamientos de radioterapia externa ha estado muy ligada al desarrollo tecnológico, lográndose tratamientos cada vez más precisos y menos tóxicos.

Con la incorporación de la tomografía computarizada (TC) a la planificación de los tratamientos, se desarrolló la radioterapia en tres dimensiones (3D); en las imágenes adquiridas, se delimitan los volúmenes diana y los órganos de riesgo, y se pueden diseñar tratamientos conformando la dosis al objetivo (diana) y controlando la dosis administrada a los órganos sanos mediante diferentes haces. Posteriormente, se desarrolló la radioterapia de intensidad modulada (*intensity-modulated radiation therapy*, IMRT), gracias a la cual se consiguió una mayor adaptación a los volúmenes diana (**Figs. 8-1** y **8-2**) disminuyendo las dosis altas sobre los tejidos sanos. Debido a que con esta técnica se produce una gran diferencia de dosis entre los órganos sanos y los órganos diana, es necesario contar con unos buenos sistemas de inmovilización durante el tratamiento y sistemas de radioterapia guiada por la imagen (*image guided radiotherapy*, IGRT), que aseguren una administración correcta y precisa de la dosis.

Por último, se cuenta con la radioterapia estereotáctica fraccionada (*stereotactic body radiation therapy*, SBRT) y la radioterapia ablativa (*stereotactic ablative radiotherapy*, SABR); aunque en el caso de los tumores ginecológicos su uso está menos desarrollado, tienen especial interés en recidivas locorregionales o reirradiaciones, sobreimpresión (*boost*) de zonas a las que no se pueda acceder con braquiterapia o en el tratamiento de oligometástasis. Lo que esta técnica consigue es administrar dosis muy altas, consideradas ablativas, en pocas fracciones (generalmente, se aceptan tratamientos de menos de 10 fracciones).

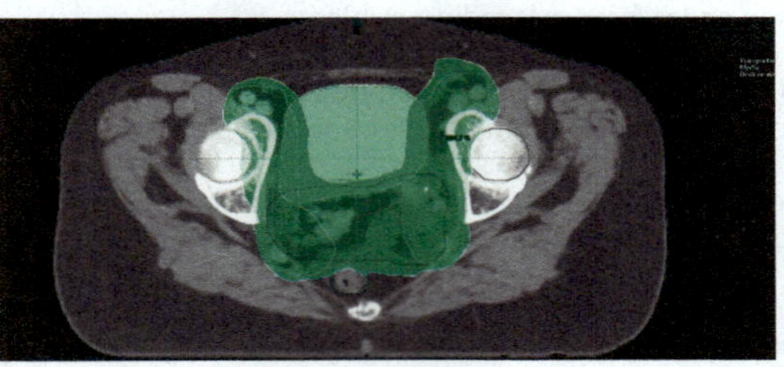

Figura 8-1. Ejemplo de planificación en radioterapia de intensidad modulada.

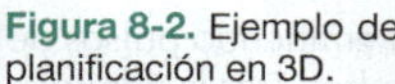

Figura 8-2. Ejemplo de planificación en 3D.

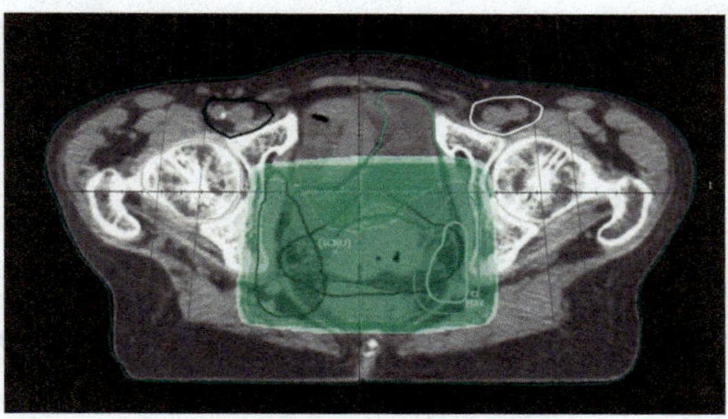

Braquiterapia (curiterapia)

La braquiterapia consiste en introducir la radiación directamente en la zona de interés con grandes conformaciones de dosis, por lo que se respetan mucho los tejidos sanos. En el caso de los tumores ginecológicos, se puede dividir, según la forma de acceso, en:

- **Intracavitaria:** cuando se introducen los aplicadores en una cavidad natural, como la vagina (p. ej., tratamiento adyuvante tras la cirugía en el cáncer de endometrio, tratamiento radical en el cáncer de vagina o con carácter paliativo) o el útero (mediante una sonda intrauterina).
- **Intersticial:** cuando se introducen catéteres a través del periné o del cuello del útero para tratar tumores de mayor tamaño o con afectación parametrial, de forma que se pueda tratar una zona mayor. La habitual es la de alta tasa (*high dose rate*, HDR), en la que se colocan los aplicadores, se administra toda la irradiación a través de ellos en unos minutos y se retiran tras finalizar el tratamiento. En realidad, la mayor parte de las veces que se realiza braquiterapia intersticial, los aplicadores tienen componente intracavitario e intersticial; en pocas ocasiones será intersticial puro.

Además, se puede dividir la braquiterapia en función de la tasa de dosis en:

- Baja tasa de dosis (LDR): fue la primera en emplearse. Consiste en introducir dentro de la zona a irradiar semillas (generalmente de yodo 125). Dichas semillas se introducen con carga manual diferida y quedan alojadas permanentemente en la paciente, depositando la energía a lo largo de semanas.
- Alta tasa de dosis (HDR): en vez de con semillas, el tratamiento se administra con una única fuente (habitualmente de iridio 192), que está alojada en un robot, y se introducirá dentro del organismo a través de unos tubos plásticos que unirán el robot con unos aplicadores que colocaremos a las pacientes. El tratamiento se administra en minutos. Tras completar el tratamiento, se quita el implante y la paciente sale del quirófano sin ningún elemento radioactivo.
- Radioterapia pulsada (PDR): trata de conseguir los beneficios potenciales de la LDR y de la HDR. Consiste en colocar los aplicadores a la paciente, la cual se

va a quedar ingresada durante varios días (2-4), y se irán emitiendo pulsos de radiación mediante una fuente que estará alojada en un robot. Tras la administración total del tratamiento, se retira el implante y la paciente es dada de alta.

Radioterapia intraoperatoria

En la radioterapia intraoperatoria (RIO), la radiación se administra durante el acto quirúrgico. Tiene especial interés en los casos en los que existan dificultades para la resección, cuando haya posibilidad de que quede resto tumoral microscópico o macroscópico, o en las recidivas. La principal ventaja que tiene este tipo de tratamiento es que se coloca el dispositivo directamente en la zona que hay que tratar, apartando los tejidos sanos y utilizando un tipo de radiación muy poco penetrante, por lo que se pueden administrar dosis muy altas en el lecho tumoral, preservando los tejidos sanos circundantes.

Existe también una modalidad de radioterapia intraoperatoria que se denomina braquiterapia perioperatoria, en la cual se colocan catéteres en el lecho quirúrgico en el mismo acto, y la paciente se irradiará en diferido en el radioquirófano a través de dichos catéteres, que serán retirados una vez completado el tratamiento.

PASOS EN UN PROCEDIMIENTO DE RADIOTERAPIA

Una vez que una paciente es remitida a un servicio de Oncología Radioterápica, debe pasar por múltiples etapas del procedimiento (**Algoritmo 8-1**):

1. Evaluación inicial en primera consulta: se valora el caso clínico y se solicitan pruebas complementarias si es necesario. Se decide si la paciente es candidata a recibir tratamiento y cuál sería la intención de este (curativo o paliativo), la prioridad que precisa, el tipo de radioterapia óptima (externa, braquiterapia o radioterapia intraoperatoria, y sus distintas modalidades). Una vez informada de todas las alternativas terapéuticas disponibles, del tratamiento finalmente elegido y de los beneficios y efectos secundarios, la paciente debe firmar el consentimiento informado. Posteriormente, se decide la posición en la que se realizará la TC de planificación y la región anatómica de la que se deben obtener las imágenes.
2. TC de planificación: mediante sistemas de inmovilización, los técnicos especialistas en radioterapia (TER) colocan a la paciente en la posición definida previamente, que será en la que se va a aplicar el tratamiento. Se verifica la posición correcta y su futura reproducibilidad. Se efectúa una TC y se realizan tatuajes en la superficie cutánea o en aditamentos sobre la paciente, con el fin de reproducir exactamente esa posición cuando se aplique el tratamiento.
3. Contorneo: a partir de la información de las pruebas complementarias, se contornean en la TC de planificación de radioterapia los volúmenes considerados como objetivo del tratamiento (PTV, planning target volume) y de los órganos de riesgo (*organs at risk*, OAR) que se consideren de relevancia en cada caso, según su proximidad y la dosis que se va a administrar.

4. Prescripción de la dosis: debe ser clara y contemplar los volúmenes que irradiar (PTV), la dosis por fracción, la dosis total, el número de fracciones, el intervalo entre cada fracción, las especificaciones dosimétricas de cobertura de volumen de prescripción y los límites en los OAR.
5. Planificación del tratamiento: en la unidad de radiofísica hospitalaria, bajo la supervisión y la responsabilidad de los radiofísicos hospitalarios, los TER realizan la planificación, optimizando las entradas de los haces de tratamiento y sus conformaciones para conseguir la cobertura solicitada por el médico, respetando los límites en los OAR.
6. Aprobación del tratamiento: el oncólogo radioterápico y el físico especialista en radiofísica hospitalaria deben revisar la planificación y modificarla por otra, si fuera preciso, o aprobarla, si se considerara óptima.
7. Verificación del tratamiento: en determinados tratamientos, debido a su complejidad, los radiofísicos realizarán una verificación dosimétrica del plan terapéutico sobre un maniquí, y en algunos casos se realizará una última simulación con el paciente, antes de su inicio.
8. Puesta en máquina y comprobaciones: la paciente acude a recibir el tratamiento ya planificado previamente. Se reproduce en la máquina la misma posición de la TC de simulación y, antes de administrar la radiación, se obtienen unas imágenes radiológicas (imágenes ortogonales, TC), en las que se ratifica la posición correcta de la paciente para asegurarse de que la dosis planificada coincide con la dosis administrada. Este proceso se repite con una periodicidad que varía según el caso.
9. Seguimiento durante el tratamiento: suelen realizarse revisiones semanales en la consulta para resolver dudas, observar la tolerancia al tratamiento y controlar los síntomas o los efectos secundarios.
10. Informe final del tratamiento radioterápico: una vez finalizado el tratamiento, se realizará un informe que documente la información clínica y el tratamiento radioterápico recibido, incluyendo información sobre los volúmenes tratados, el fraccionamiento, la dosis total, los haces, las fechas y cualquier incidencia con respecto a lo planificado.

PUNTOS CLAVE

- La radioterapia es un tratamiento con unas bases físicas y biológicas bien establecidas que logra unos resultados oncológicos satisfactorios.
- Existen varios tipos diferentes de radioterapia: externa, braquiterapia e intraoperatoria, con modalidades propias de cada tipo.
- Para realizar un tratamiento de radioterapia, se requieren varios pasos (efectuados por diferentes profesionales) para garantizar una buena calidad asistencial.

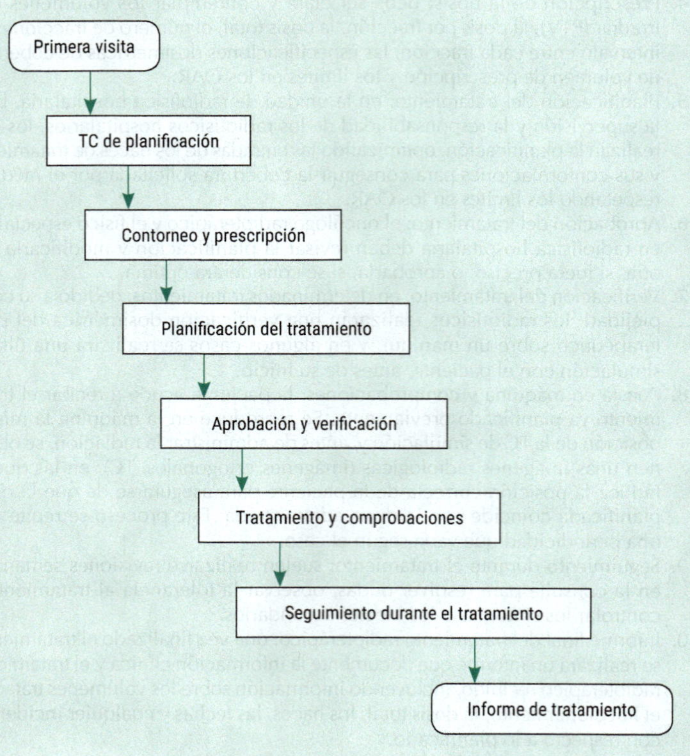

Algoritmo 8-1. Manejo del paciente en oncología radioterápica. TC: tomografía computarizada.

BIBLIOGRAFÍA

Criterios de calidad en radioterapia. Real Decreto 1566/1998, de 17 de julio. Boletín Oficial del Estado, nº 206 (28-08-1998).

Smith RP, McKenna WG. The Basics of Radiation Therapy. En: Abeloff MD, editor. Clinical Oncology. 3rd ed. Philadelphia: Churchill Livingstone, 2004; p. 537-78.

Inmunoterapia en el cáncer ginecológico 9

A. Perales Puchalt

INTRODUCCIÓN

La inmunoterapia consiste en el uso del sistema inmunitario para el tratamiento de distintas afecciones patológicas. Tradicionalmente, se ha utilizado para el tratamiento de enfermedades infecciosas en forma de vacunas o anticuerpos. Su uso en el cáncer se remonta a la observación a finales del siglo XIX, por parte del Dr. William Coley, del hecho de que algunos cánceres regresaban en pacientes con infecciones bacterianas cutáneas. Desde entonces, y especialmente en los últimos 30 años, el estudio y la aplicación del sistema inmunitario en el tratamiento del cáncer han tenido un desarrollo muy importante (**Algoritmo 9-1**).

INMUNOTERAPIA EN EL CÁNCER DE CÉRVIX Y VULVA

La mayor parte de las neoplasias cervicales y vulvares están causadas por el virus del papiloma humano (VPH). Este hecho proporciona una ventaja para la inmunoterapia respecto a otros tumores, ya que existe un agente infeccioso que puede ser atacado de forma específica por el sistema inmunitario sin esperar a que aparezcan efectos adversos por atacar proteínas que también se encuentran en tejidos sanos.

En estos tumores, la inmunoterapia puede dividirse en profiláctica y terapéutica. A continuación, se presentan las inmunoterapias que se usan ya en la práctica clínica o en ensayos clínicos.

Profilaxis

La reciente aparición de las vacunas contra el VPH pretende prevenir la infección por este virus, lo que a medio plazo supondría una reducción importante de la incidencia de cáncer de cérvix. Existen diferentes vacunas contra los diferentes serotipos del VPH más asociados al cáncer de cérvix, aunque no es descartable que esto suponga un cambio hacia el predominio de otros serotipos de VPH hoy menos prevalentes que puedan causar también este tipo de neoplasias.

Vacunas terapéuticas

Se han desarrollado numerosas vacunas para la aplicación terapéutica contra el VPH con diferentes formatos (proteínas, ADN, ARN). Una vacuna de ADN contra las proteínas E6 y E7 del VPH-16 y VPH-18 demostró la regresión de la neoplasia cervical intraepitelial (HSIL) y la eliminación del virus en un porcentaje elevado de pacientes, evitando la necesidad de la resección quirúrgica habitual de este estado preneoplásico avanzado; sin embargo, faltan ensayos de fase III que confirmen estos hallazgos.

Anticuerpos

En combinación con quimioterapia, anticuerpos contra PD-1 y VEGF han logrado aumentos moderados en la supervivencia de pacientes con cáncer metastásico. Pembrolizumab (anticuerpo anti-PD-1) está aprobado en primera línea en combinacion con platino en el cáncer de cérvix recurrente o metastásico positivo para PD-L1 y en segunda línea en monoterapia en el cáncer de cérvix metastásico positivo para PD-L1. Pembrolizumab está tambien aprobado en tumores de cérvix y vulva con carga mutacional elevada.

Transferencia celular adoptiva

La expansión de linfocitos intratumorales y linfocitos con receptor de célula T (TCR) reactivos contra las proteínas E6 y E7 del VPH ha generado remisiones completas de tumores de cérvix metastásicos en ensayos clínicos.

INMUNOTERAPIA EN EL CÁNCER DE OVARIO

El cáncer de ovario es la quinta causa de muerte por cáncer en la mujer. Se estima que su incidencia es de 250.000 casos anuales y que su tasa de supervivencia a los 5 años se sitúa en torno al 40 %. A pesar de las mejoras en cirugía y quimioterapia, esta tasa de supervivencia apenas ha variado en los últimos 40 años. Sin embargo, desde hace 15 años se sabe que el cáncer de ovario es inmunogénico. La presencia de linfocitos T intratumorales es un factor pronóstico de gran importancia, por lo que la inmunoterapia supone una gran esperanza para mejorar este mal pronóstico.

Hasta la fecha, los esfuerzos por generar inmunoterapias para el cáncer de ovario han sido los siguientes.

Anticuerpos

Se han utilizado anticuerpos monoclonales contra distintas proteínas sobreexpresadas en el cáncer de ovario: CA-125 (otegovomab), HER2 (trastuzumab, pertuzumab), VEGF-A (bevacizumab), receptor de ácido fólico (farletuzumab). Sin embargo, el beneficio de estos tratamientos en las indicaciones estudiadas ha sido muy escaso. También se han realizado ensayos clínicos con anticuerpos que bloquean CTLA-4, PD-1 y PD-L1, moléculas que evitan la activación del sistema inmunitario. Estos anticuerpos han conseguido la regresión de tumores de ovario avanzados, pero solo son efectivos en aproximadamente un 10% de las pacientes. Por último, existen ensayos clínicos de anticuerpos biespecíficos. Estos anticuerpos se unen a una molécula en la superficie del cáncer, por ejemplo, MUC16 (CA-125) en el cáncer de ovario y CD3 en los linfocitos T. La unión a ambas células activa los linfocitos para matar las células cancerosas.

Transferencia celular adoptiva

El uso de la transferencia adoptiva de linfocitos T ha demostrado una gran eficacia en el tratamiento de las leucemias, linfomas y mielomas. En el cáncer de ovario existen ensayos clínicos utilizando linfocitos con receptores de célula T contra NY-ESO-1 y MAGE-4, linfocitos intratumorales y linfocitos T con receptores quiméricos contra la mesotelina, receptor de folato (FR) o receptor de la hormona foliculoestimulante (FSHR); sin embargo, esta modalidad de immunoterapia todavia no ha conseguido mejorar la supervivencia de las pacientes con cáncer de ovario.

Vacunas

Debido a la sobreexpresión de CA-125 en el cáncer de ovario, se desarrolló una vacuna terapéutica (abagovomab) contra este marcador tumoral, pero no demostró mejoras significativas en cuanto a la supervivencia. En un ensayo clínico de fase I/II, se han obtenido resultados prometedores con una vacuna con péptidos de CEA, MUC1 y HER2 restringidos a HLA-A2; sin embargo, la restricción al alelo HLA-A2 y los péptidos utilizados limitan la población en la que la vacuna puede ser efectiva.

INMUNOTERAPIA EN EL CÁNCER DE ENDOMETRIO

El cáncer de endometrio es el cáncer ginecológico más frecuente y el único cuya frecuencia y mortalidad están en aumento actualmente.

Anticuerpos bloqueadores de PD-1

Este es el único cáncer ginecológico en el cual la immunoterapia está aprobada de forma terapéutica. Los subgrupos con mutaciones en el gen *POLE* y con inestabilidad de microsatélites tienen un alto número de neoantígenos y linfocitos infiltrantes en el tumor que favorecen un alto porcentaje de respuesta a anticuerpos bloqueadores de PD-1 en monoterapia. Los tumores con proficiencia en reparación de errores de emparejamiento responden al tratamiento anti-PD-1 (pembrolizumab) junto a inhibidores de la tirosina-cinasa (lenvatinib).

Otras modalidades de inmunoterapia

Existen ensayos clínicos con anticuerpos, linfocitos intratumorales, CART o vacunas terapéuticas contra otras moléculas expresadas en el cáncer de endometrio, incluyendo HER2, MUC1, WT1, fosfatasa alcalina placentaria (ALPP) o Netrin-1. Sin embargo, ninguno ha demostrado respuestas claras en la supervivencia en estos momentos.

PUNTOS CLAVE

- La inmunoterapia es un arma terapéutica nueva que presenta un gran potencial en los tumores ginecológicos.
- La vacunación profiláctica es ya una realidad en el cáncer de cérvix. Los inhibidores de PD-1 aumentan la supervivencia en el cáncer de endometrio.
- El uso de anticuerpos biespecíficos y de la transferencia adoptiva celular puede mejorar el pronóstico del cáncer de ovario a corto-medio plazo.

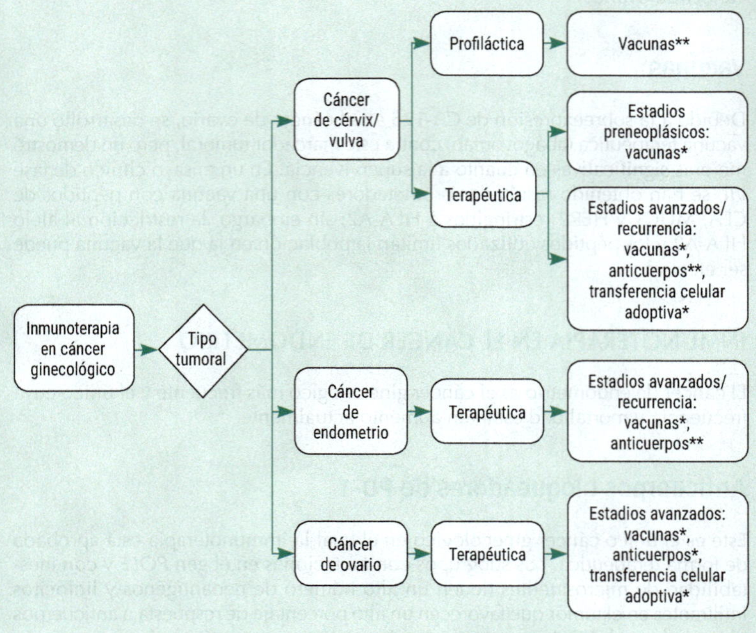

Algoritmo 9-1. Inmunoterapia en el cáncer ginecológico. *En el ensayo clínico. **En la práctica clínica.

BIBLIOGRAFÍA

Chung HC, Ros W, Delord JP, Perets R, Italiano A, Shapira-Frommer R, et al. Efficacy and Safety of Pembrolizumab in Previously Treated Advanced Cervical Cancer: Results From the Phase II KEYNOTE-158 Study. J Clin Oncol. 2019; 37(17):1470-8.

Colombo N, Dubot C, Lorusso D, Caceres MV, Hasegawa K, Shapira-Frommer R, et al. Pembrolizumab for Persistent, Recurrent, or Metastatic Cervical Cancer. N Engl J Med. 2021;385(20):1856-67.

Makker V, Colombo N, Casado Herráez A, Santin AD, Colomba E, Miller DS, et al. Lenvatinib plus Pembrolizumab for Advanced Endometrial Cancer. N Engl J Med. 2022;386(5):437-48.

O'Malley DM, Mendonca Bariani G, Cassier PA, Marabelle A, Hansen AR, De Jesus Acosta A, et al. Pembrolizumab in Patients With Microsatellite Instability-High Advanced Endometrial Cancer: Results From the KEYNOTE-158 Study. J Clin Oncol. 2022; 40(7):752-61.

Steinbrook R. The potential of human papillomavirus vaccines. N Engl J Med. 2006;354: 1109-12.

Trimble CL, Morrow MP, Kraynyak KA, Shen X, Dallas M, Yan J, et al. Safety, efficacy, and immunogenicity of VGX-3100, a therapeutic synthetic DNA vaccine targeting human papillomavirus 16 and 18 E6 and E7 proteins for cervical intraepithelial neoplasia 2/3: a randomized, double-blind, placebo-controlled phase 2b trial. Lancet. 2015;386(10008):2078-88.

Zhang L, Conejo-García JR, Katsaros D, Gimotty PA, Massobrio M, Regnani G, et al. Intratumoral T cells, recurrence, and survival in epithelial ovarian cancer. N Engl J Med. 2003;348:203-13.

Programas de cribado en el cáncer ginecológico

10

M. Arnáez de la Cruz y P. Padilla Iserte

INTRODUCCIÓN

El cribado es una estrategia de salud pública para la detección precoz de una enfermedad, su diagnóstico y tratamiento temprano, con el fin de reducir la discapacidad y la mortalidad en la población general. Para que sea factible y costo-efectivo la enfermedad debe cumplir una serie de criterios: ser un problema grave de salud, tener una fase preclínica detectable y una prevalencia elevada. La prueba aplicada en el cribado debe ser simple, segura, barata y con sensibilidad y especificidad elevadas. Además, es indispensable disponer de un tratamiento eficaz, que mejore el pronóstico de la enfermedad y disminuya su tasa de mortalidad.

Las pruebas de cribado deben estar previamente validadas y basadas en evidencia científica, y se realizarán de forma periódica y organizada.

CRIBADO EN EL CÁNCER DE CÉRVIX

Actualmente, la evidencia científica ha puesto de manifiesto que la determinación del virus del papiloma humano (VPH) tiene mayor sensibilidad que la citología para la detección de lesiones premalignas de cérvix. No debe realizarse en menores de 30 años por la alta prevalencia de la infección por VPH en dicho rango de edad, lo que condiciona un sobrediagnóstico y sobretratamiento, quedando la citología relegada a mujeres de 25-29 años. La incidencia del cáncer de cuello uterino (CCU) por debajo de los 25 años es extremadamente baja y el cribado no ha demostrado ningún beneficio (**Algoritmo 10-1**).

El cribado del CCU debe finalizar a los 65-69 años siempre que se cumplan los siguientes criterios:

- Cribado previo adecuado y negativo durante los 10 años previos.
- No antecedente de HSIL/CIN2-3 o CCU, o con antecedentes de patología cervical tras un período mínimo de 20 años con pruebas negativas.

Los objetivos del cribado del cáncer de cérvix son:

- Detectar lesiones precursoras de CCU cuyo tratamiento evita su progresión.
- Detectar mujeres con CCU inicial que pueden tratarse con menor radicalidad y mayor efectividad.

Población especial

Las mujeres con histerectomía total por patología benigna y sin antecedentes de displasia cervical no deben realizar ninguna prueba de cribado posterior.

Las mujeres histerectomizadas por neoplasias ginecológicas no vinculadas al VPH no deben realizar pruebas de cribado de cérvix.

Las pacientes sometidas a histerectomía subtotal siguen las mismas recomendaciones de cribado que la población general.

Las mujeres con histerectomía total por lesión ≥ CIN2 deben realizar cribado durante un período mínimo de 20 años.

En pacientes con VIH se recomienda realizar una citología anual a partir de los 25 años. A partir de los 30 años, se suele recomendar co-test cada 3 años en pacientes con CD4 >200 cl/µL o con tratamiento antiretroviral activo y co-test anual si los CD4 <200 cl/µL o si no reciben tratamiento antiretroviral.

Las pacientes inmunodeprimidas no VIH podrían realizar tanto el cribado expuesto para VIH como el cribado de la población general, salvo en caso de trasplante de órganos sólidos, trasplante de células madre hematopoyéticas, enfermedad inflamatoria intestinal en tratamiento con inmunosupresores, lupus eritematoso sistémico o artritis reumatoide, ya que estas tienen tasas de eliminación del VPH inferiores y más probabilidad de lesiones de alto grado.

CRIBADO EN EL CÁNCER DE ENDOMETRIO

En la actualidad no existen estrategias de cribado poblacional eficientes y consensuadas, por lo que el estudio endometrial dirigido debe realizarse solo ante la presencia de síntomas de sospecha (**Algoritmo 10-2**).

La *citología cervical* no es efectiva para el cribado de esta neoplasia, solo permite el diagnóstico fortuito de alguna paciente tras la observación de células endometriales en la citología.

La *biopsia endometrial* es la prueba que mayor sensibilidad y especificidad presenta, pero es incómoda e invasiva, por lo que no se recomienda de forma sistemática en pacientes asintomáticas. Además, no ha demostrado una reducción en la mortalidad.

La *ecografía transvaginal* para la medición ecográfica del grosor endometrial tiene una sensibilidad muy baja en mujeres asintomáticas, con una baja especificidad, lo que deriva en una alta tasa de biopsias endometriales innecesarias, con las complicaciones y ansiedad que generan (alta tasa de falsos positivos).

Pacientes con factores de riesgo

Existen factores como la obesidad, la diabetes o situaciones que implican un exceso estrogénico (nuliparidad, menarquia temprana, menopausia tardía), que aumentan el riesgo de cáncer de endometrio. De hecho, las pacientes obesas tienen hasta un 50% más de riesgo de cáncer de endometrio que aquellas con un índice de masa corporal normal. Sin embargo, no se recomienda un cribado específico en estos grupos de riesgo.

El uso de tamoxifeno, factor de riesgo conocido por ser un agonista estrogénico, tampoco precisa un cribado rutinario, ya que se ha demostrado que solo implica un aumento en el número de biopsias endometriales y ansiedad de las pacientes, sin beneficio en la supervivencia. Solo debe recomendarse un estudio endometrial en casos de sangrado anómalo.

CRIBADO EN EL CÁNCER DE OVARIO

El cribado de cáncer de ovario basado en el uso del marcador CA-125 y la ecografía transvaginal no ha demostrado un beneficio en la supervivencia; por tanto, no se recomienda el cribado en la población general asintomática actualmente. El CA-125 se encuentra en niveles normales en hasta un 20% de las pacientes con cáncer de ovario inicial; además, puede estar elevado en múltiples situaciones como endometriosis, gastroenteritis, miomas, menstruación y cánceres de otra estirpe como el pancreático o de origen gastrointestinal. La ecografía transvaginal tampoco resulta efectiva para la detección del cáncer de ovario inicial, aunque es la prueba de elección ante el diagnóstico de una masa anexial sospechosa (**Algoritmo 10-3**).

Las pacientes con riesgo incrementado e historia familiar de alto riesgo (portadoras de la mutación *BRCA1/BRCA2*, síndrome de Lynch) deben seguir programas de cribado específicos.

CRIBADO EN SÍNDROMES GENÉTICOS

Síndrome de Lynch o colorrectal hereditario no polipósico

El síndrome de Lynch se asocia a mutaciones germinales autosómicas dominantes en los genes de reparación del ADN (*MLH1, MSH2, PMS2* o *MSH6*). Implica una predisposición genética a desarrollar cáncer, principalmente colorrectal, así como neoplasias de endometrio, ovario, estómago, intestino delgado, tracto hepatobiliar, tracto urinario superior, cerebro y piel.

Las mujeres con síndrome de Lynch tienen un riesgo de cáncer endometrial del 27 al 71 % en comparación con el 3 % de la población general. El riesgo asociado de cáncer de ovario es del 10-15 % a lo largo de la vida. No se dispone de suficiente evidencia para afirmar que el cribado de cáncer de ovario en pacientes con síndrome de Lynch disminuya la morbimortalidad respecto a otras pacientes, pero se ofrece.

La recomendación actual según la National Comprehensive Cancer Network y el American College of Obstetricians and Gynecologists es un cribado anual/bianual a partir de los 30-35 años basado en ecografía transvaginal y biopsia endometrial, aunque esta edad puede cambiar en función del riesgo asociado a cada mutación y de la historia familiar de la paciente. En caso de sangrado anómalo, habría que realizar un estudio fuera del protocolo.

La cirugía reductora de riesgo (histerectomía y salpingooforectomía bilateral [SOB]) es una estrategia efectiva para la prevención del cáncer endometrial y de ovario, que se recomienda cuando las pacientes hayan completado su deseo genésico (**Tablas 10-1** y **10-2**).

Tabla 10-1. Recomendaciones ginecológicas para portadoras de síndrome de Lynch

Intervención	Recomendación y periodicidad
Ecografía transvaginal + CA-125	Cada 12 meses a partir de los 30-35 años*
Calendario menstrual, examen pélvico y biopsia endometrial	Anual a partir de los 30-35 años*
Histerectomía	Ofrecer cuando el deseo genésico se haya completado
Salpingooforectomía bilateral	A partir de los 40 años

*O 10 años antes del caso más joven de la familia.

Tabla 10-2. Criterios clínicos para remitir a las pacientes con sospecha de síndrome de Lynch a la unidad de consejo genético para un análisis genético/molecular

Criterios de Ámsterdam II (S: 22 %; E: 98 %): han de cumplirse todos
• Al menos tres familiares afectos de CCR o con un cáncer asociado al síndrome de Lynch (cáncer de endometrio, gástrico, ovario, sistema nervioso, intestino delgado, uréter o pelvis renal). Uno de los afectados debe ser familiar de primer grado de los otros dos • Al menos dos generaciones sucesivas deben estar afectadas • Al menos un tumor debe ser diagnosticado antes de los 50 años • Hay que descartar la poliposis adenomatosa familiar
Criterios de Bethesda (S: 82 %; E: 77 %): un solo criterio es suficiente
• CCR diagnosticado en un paciente menor de 50 años • Presencia de CCR sincrónico o metacrónico, o de otros tumores relacionados con el síndrome de Lynch, independientemente de la edad • CCR con características histológicas sugestivas de IMS alta (células en anillo de sello, tumor mucinoso, con infiltrado linfocitario) en un paciente menor de 60 años • Paciente con CCR y un familiar de primer grado con un tumor relacionado con el síndrome de Lynch, uno de los cánceres diagnosticado antes de los 50 años • Paciente con CCR con dos o más familiares de primer o segundo grado con un tumor relacionado con el síndrome de Lynch, independientemente de la edad

CCR: cáncer colorrectal; E: especificidad; IMS: inestabilidad de microsatélites; S: sensibilidad.

Síndrome de cáncer de mama y ovario hereditario

Está causado por variantes patogénicas en línea germinal en uno de los genes de reparación de ADN autosómico dominante *BRCA1* y *BRCA2*. Aproximadamente un 10-15 % de los casos de cáncer de ovario tiene origen hereditario, debido principalmente al síndrome de cáncer de mama y ovario hereditario (SCMOH) y en segundo lugar al síndrome de Lynch.

Como muchos otros síndromes, presenta una penetrancia incompleta: las mujeres con SCMOH tienen un riesgo de cáncer de mama del 65-74 % a lo largo de su vida y un riesgo de cáncer de ovario del 40-60 % (*BRCA1*) o del 20-40 % (*BRCA2*).

La realización de la SOB es la única herramienta que ha demostrado una reducción de la mortalidad global y la mortalidad específica por cáncer de ovario, reduciendo el riesgo un 80-90% en mujeres sanas y en las diagnosticadas de un cáncer de mama en estadio precoz. La edad aconsejada dependerá de la mutación determinada y la historia familiar, siendo posible consensuar la decisión con cada paciente; en rasgos generales, a partir de los 40 años en *BRCA1* y de 45 años en *BRCA2*. El procedimiento debe incluir revisión completa de la cavidad, lavado peritoneal y SOB completa, con posterior estudio anatomopatológico siguiendo el protocolo SEE-FIM (*protocol for sectioning and extensively examining the fimbriated end*) por el riesgo de carcinoma oculto.

A pesar de la evidencia limitada del seguimiento de estas pacientes (al no encontrar un claro beneficio en su supervivencia), se recomienda un seguimiento con CA-125 y ecografía cada 6 meses por los potenciales beneficios de detección precoz en un porcentaje más alto que en la población general y mayores tasas de resección con menor complejidad quirúrgica. Sin embargo, su efectividad es limitada, conduciendo en ocasiones a falsos positivos con la cirugía prematura consecuente. Solo sería razonable ofrecerlo desde los 30-35 años hasta el momento de la cirugía reductora de riesgo.

Las pacientes sometidas a SOB tienen un riesgo de cáncer peritoneal del 1-6%. No obstante, actualmente no existen datos que apoyen la realización de un cribado continuo tras la cirugía. Para mitigar los efectos derivados de la menopausia precoz, estudios clínicos avalan la seguridad de dar tratamiento hormonal sustitutivo, aunque no más allá de los 45 años por el potencial aumento de riesgo de cáncer de mama a partir de esta edad (**Tablas 10-3** y **10-4**).

Tabla 10-3. Recomendaciones en pacientes portadoras de la mutación *BRCA*

Intervención	Recomendación y periodicidad
Autopalpación mamaria regular postmenstrual	Inicio a los 20 años
Exploración clínica mamaria	Cada 6-12 meses desde los 25 años
Mamografía + RM mamaria (alternas cada 6 meses)	Anual empezando a los 30-35 años*
ECOTV + CA-125	Cada 6 meses empezando a los 35 años
Salpingooforectomía bilateral	*BRCA1*: a los 40 años; *BRCA2*: a los 45 años
Mastectomía bilateral	Si no optan por esta opción, considerar la quimioprevención con tamoxifeno, raloxifeno o inhibidores de la aromatasa
El cribado solo debe recomendarse en las mujeres portadoras que no desean una cirugía de reducción de riesgo o hasta el momento de realizarla.	

*O 10 años antes del caso más joven de la familia. ECOTV: ecografía transvaginal; RM: resonancia magnética.

Tabla 10-4. Criterios para asesoramiento genético ante la sospecha de síndrome de cáncer de mama y ovario hereditario

Individuo de una familia con mutación *BRCA1/2* conocida en línea germinal o a nivel somático en una paciente
Historia personal de cáncer de mama o familiar en uno de los siguientes criterios: • Diagnosticado a los 45 años o antes • Diagnosticado a los 50 años o antes con un familiar en 1°, 2° o 3er grado con CM antes de los 50 años y/o al menos un familiar en 1°, 2° o 3er grado con CO a cualquier edad • Dos CM cuando el primero de ellos ocurrió antes de los 50 años • CM a cualquier edad, con al menos 2 familiares en 1°, 2° o 3er grado con CM y/o CO a cualquier edad • Varón con CM en 1ª, 2ª o 3ª generación • En aquellas personas de etnias asociadas con alta frecuencia de mutaciones, aunque no tengan historia adicional (judío askenazi)
Historia personal de cáncer de ovario
Historia personal de cáncer de mama en varón
Sanos, con la siguiente historia familiar: • Familiares en 1er o 2° grado con alguno de los criterios anteriores • Familiares en 3er grado con CM y/o CO con al menos 2 familiares en 1ª, 2ª o 3ª generación con CM (1 antes de los 50 años) y/o CO

CM: cáncer de mama; CO: cáncer de ovario.

PUNTOS CLAVE

- La efectividad del cribado del cáncer se ha demostrado de forma clara en el cáncer de cérvix, y se recomienda aplicarlo en la población general.
- El cribado en el cáncer de endometrio no se recomienda en la población general de bajo riesgo. Hay que hacer el cribado específico de cáncer endometrial en pacientes portadoras de síndrome de Lynch.
- No se recomienda el cribado en el cáncer de ovario en la población general de bajo riesgo. Por el contrario, en pacientes portadoras de la mutación *BRCA1* y *BRCA2* y síndrome de Lynch se recomienda el cribado específico.

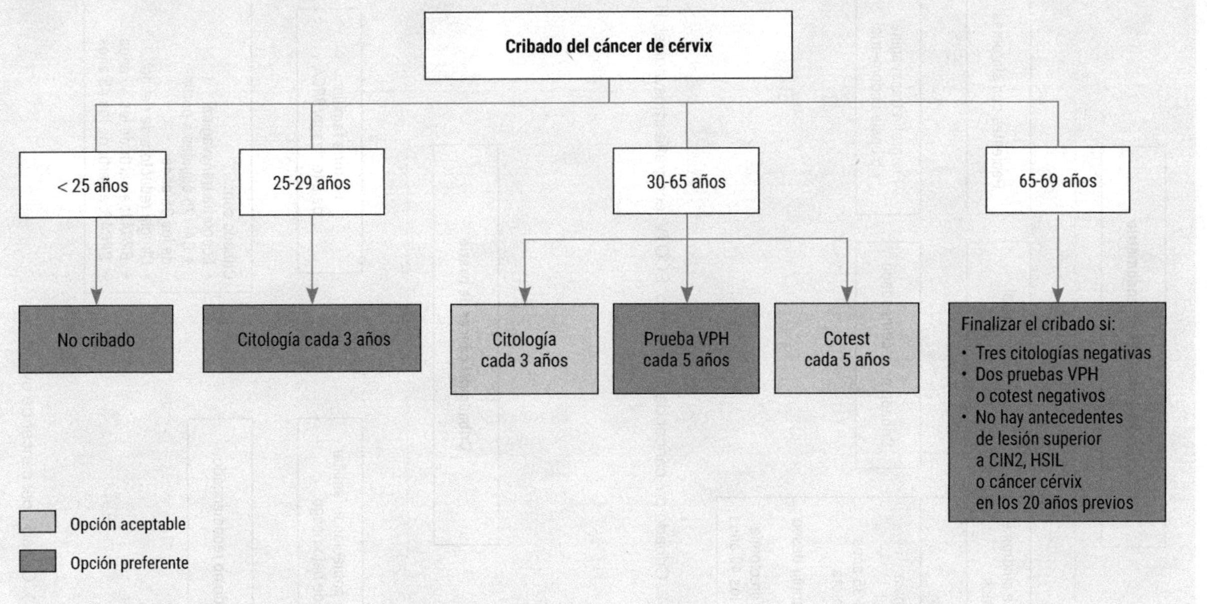

Algoritmo 10-1. Cribado del cáncer de cérvix. VPH: virus del papiloma humano.

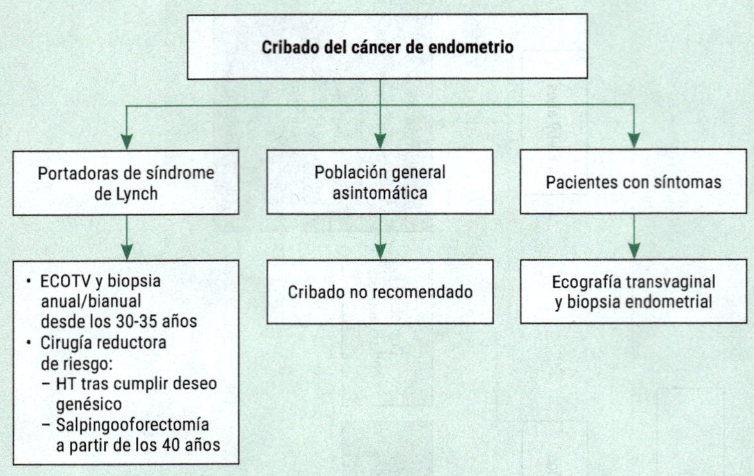

Algoritmo 10-2. Cribado del cáncer de endometrio. ECOTV: ecografía transvaginal; HT: histerectomía.

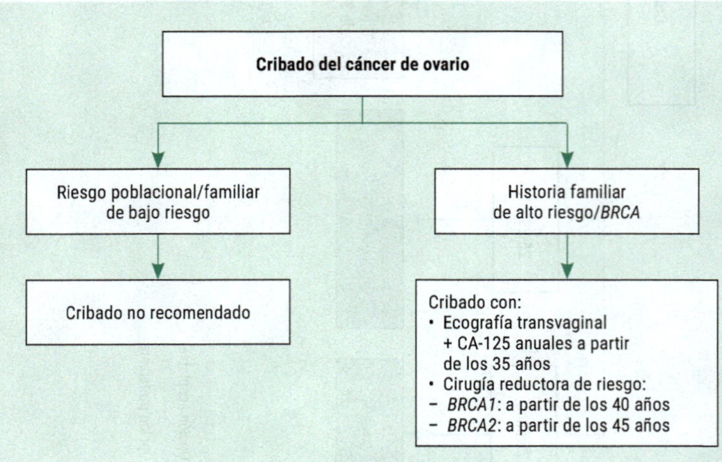

Algoritmo 10-3. Cribado del cáncer de ovario.

BIBLIOGRAFÍA

AEPCC-Guía: Prevención del cáncer de cuello de útero. Publicaciones AEPCC, 2022.

Hereditary Cancer Syndromes and Risk Assessment. Committee Opinion No. 793. American College of Obstetricians and Gynecologists. Obstet Gynecol. 2019;134:e143-49.

Lancaster JM, Powell CB, Chen LM. Society of Gynecologic Oncology statement on risk assessment for inherited gynecologic cancer predispositions. Gynecol Oncol. 2015;138:765.

Oncoguía SEGO: Cáncer de endometrio 2023.

Oncoguía SEGO: Cáncer de ovario 2022.

Rusell M, D'Amato A, Graham C, Crosbie E, Gentry-Mharaj A, Ryan A, et al. Novel risk models for early detection and screening of ovarian cancer. Oncotarget. 2017;8:785-97.

Marcadores tumorales en el cáncer ginecológico

11

P. Padilla Iserte y M. Gurrea Soteras

INTRODUCCIÓN

El *National Institute of Health* define un biomarcador como «aquel marcador que puede ser medido de forma objetiva y evaluado como indicador de proceso biológico normal, proceso patológico o como respuesta farmacológica a una intervención terapéutica». De forma más específica, al hablar de marcadores tumorales se alude específicamente a los marcadores séricos, que se usan en oncología para la evaluación de la respuesta tumoral al tratamiento y de las recaídas. No se deben solicitar de forma sistemática en los pacientes asintomáticos, sino solo cuando exista una sospecha clínica elevada de la existencia de alguna patología neoplásica.

Los marcadores tumorales no son específicos, pero sí orientativos, por lo que se debe solicitar la determinación de los fundamentados por la sospecha clínica, huyendo de la realización de baterías estándar de marcadores. También hay que conocer las causas benignas que, en determinadas ocasiones, los elevan (**Algoritmo 11-1**).

ANTÍGENO CA-125

El antígeno CA-125 es una glucoproteína transmembrana derivada del epitelio celómico (pericardio, pleura, peritoneo) y mülleriano (tubárico, endometrial, endocervical). Su gen (*MUC16*) fue clonado en el año 2001.

Los valores de normalidad varían en función de la relación con la menopausia, y, así, el valor de normalidad en la etapa premenopáusica es ≤65 UI/mL y el valor de normalidad en la etapa postmenopáusica es ≤35 UI/mL. Estos puntos de corte siguen siendo algo arbitrarios, ya que en las mujeres premenopáusicas existen elevaciones en situaciones benignas como la menstruación, la endometriosis, los miomas uterinos o durante la ovulación; se recomienda obtener la muestra en la primera fase del ciclo (menos fluctuaciones). También se eleva en otras situaciones como: enfermedades hepáticas (cirrosis, hepatitis crónica, hepatitis granulomatosa) y afectación de serosas (peritonitis, derrame pleural, derrame pericárdico, tuberculosis peritoneal, colagenosis, diálisis peritoneal). Es importante saber que la elevación del CA-125 es un indicador que se usa en cardiología para la correlación clínica y terapéutica en la insuficiencia cardíaca.

Aplicación oncogine

El CA-125 es un biomarcador aprobado por la Food and Drug Administration (FDA) para monitorizar la respuesta al tratamiento en las mujeres diagnosticadas de carcinoma ovárico epitelial. También se usa con frecuencia para la evaluación de una masa anexial, de forma aislada o combinada con otros biomarcadores séricos, con ecografía pélvica o con ambos.

PROTEÍNA 4 DEL EPIDÍDIMO HUMANO (HE-4)

La proteína 4 del epidídimo humano (*human epididymis protein-4*, HE-4) es un antígeno derivado de la proteína del epidídimo humano, un producto del gen *WFDC2*. Se sobreexpresa en la estirpe serosa y endometrioide, y no en células mucinosas o germinales. Su concentración varía en función del aclaramiento de creatinina.

Los valores normales de HE-4 en la premenopausia/postmenopausia son ≤150 pM.

Aplicación oncogine

Es una proteína aprobada por la FDA en 2008 para el seguimiento de la enfermedad recurrente o en progresión en pacientes con carcinoma de ovario epitelial. También se utiliza para la evaluación de una masa anexial como componente del algoritmo *risk of malignancy algorithm* (ROMA), pero no es útil en el cribado.

El algoritmo ROMA se basa en la combinación de datos bioquímicos (CA-125 y HE-4) con el estado menopáusico, englobando el riesgo de malignidad, aprobado por la FDA para la evaluación prequirúrgica ante el diagnóstico de masa anexial (**Tabla 11-1**).

ANTÍGENO CARCINOEMBRIONARIO

El antígeno carcinoembrionario (*carcinoembryonic antigen*, CEA) es una proteína que se expresa de forma normal en el tejido embrionario/fetal. Tras el nacimiento, desaparece en el suero, pero pueden expresarse pequeñas cantidades en el colon.

Tabla 11-1. Índice ROMA (*risk of malignancy algorithm*): se necesita determinar CA-125 y HE-4

	Alto riesgo de malignidad
Mujeres premenopáusicas	≥ 13,1 %
Mujeres postmenopáusicas	≥ 27,7 %

El CEA puede estar elevado en los adultos en tumores malignos que producen esta proteína: carcinoma de mama, páncreas, glándula tiroidea y pulmón. También está elevado en afecciones benignas como la cirrosis hepática, la colelitiasis, la diverticulitis, la enfermedad inflamatoria intestinal y en infecciones pulmonares. Es un marcador cuya normalidad varía en función del hábito tabáquico de la paciente, puesto que el tabaco provoca una elevación intrínseca de este antígeno. Así, el valor normal en los no fumadores es ≤3,85 µg/L y en los fumadores es ≤5,5 µg/L.

Aplicación oncogine

Existe una elevación del CEA en los tumores mucinosos de origen gastrointestinal y ovárico. Se usa en el seguimiento del pseudomixoma peritoneal.

ANTÍGENO CA-19-9

El antígeno del cáncer 19-9 (*cancer antigen 19-9*, CA-19-9) es una proteína mucina liberada por células de la mucosa, que se utiliza principalmente para vigilar la respuesta en pacientes con cáncer gastrointestinal (estómago, páncreas, vesícula biliar, ampolla de Vater, colon-recto).

Puede elevarse de forma fisiológica durante el embarazo (en el 10 % de las gestantes) y pueden aparecer falsos positivos en los pacientes que han recibido inmunoterapia con anticuerpos monoclonales de origen murino. Existen otras causas de elevación benigna, como la tuberculosis, las hepatopatías (hepatitis vírica aguda y crónica, cirrosis), la diabetes *mellitus* (la biosíntesis de CA-19-9 parece estar alterada en los estados hiperglucémicos) y la patología pulmonar (asma, bronquiectasias, asbestosis).

El valor de normalidad para el CA-19-9 es <37 UI/L.

Aplicación oncogine

Tiene escasa utilidad en ginecología oncológica. Se trata de un marcador de segunda línea en el carcinoma de ovario mucinoso.

OTROS BIOMARCADORES

Otros biomarcadores que merecen atención son:

- **CA-15-3 (*cancer antigen 15-3*):** es una proteína que se expresa en células epiteliales. Su determinación se usa en la respuesta al tratamiento y en el seguimiento en pacientes diagnosticadas de cáncer de mama, sobre todo en estadios avanzados y en la enfermedad metastásica. Los valores de normalidad del CA-15-3 son <31 UI/mL.
- **Alfafetoproteína (*α-fetoprotein*, AFP):** es una glucoproteína sintetizada y liberada por el tracto gastrointestinal fetal. Se usa en el seguimiento y la recaída

del hepatocarcinoma. En ginecología, se utiliza en el cáncer de ovario de estirpe germinal (teratocarcinoma, seno endodérmico, coriocarcinoma, carcinoma embrionario). Los valores de normalidad de la AFP son <15 ng/mL.

- **Gonadotropina coriónica humana (*human chorionic gonadotropin*, hCG):** glucoproteína producida por el sincitiotrofoblasto durante la implantación y el primer trimestre de la gestación. En ginecología oncológica, se usa en el carcinoma de ovario de estirpe epitelial (coriocarcinoma). Los valores de normalidad de la hCG en la mujer no gestante son <5-10 UI/mL.
- **Lactato-deshidrogenasa (*lactate dehydrogenase*, LDH):** es una enzima que participa en la producción de lactato (metabolismo anaerobio, regeneración de NADH). Está distribuido ampliamente en los tejidos sanos, y su elevación se produce con la destrucción tisular (traumática, infecciosa o neoplásica), por lo que esta elevación indica organicidad. Es de gran utilidad en el diagnóstico y el seguimiento tras un infarto agudo de miocardio. Su uso en ginecología se centra en el diagnóstico y el seguimiento del disgerminoma. Los valores de normalidad de la LDH son de 105-333 UI/L.

PUNTOS CLAVE

- Los marcadores tumorales se usan para valorar la respuesta tumoral al tratamiento y las recaídas.
- Son marcadores orientativos, nunca diagnósticos, y se solicitan siempre que exista sospecha clínica.
- Los más usados en ginecología oncológica son: CA-125, HE-4 y CEA.

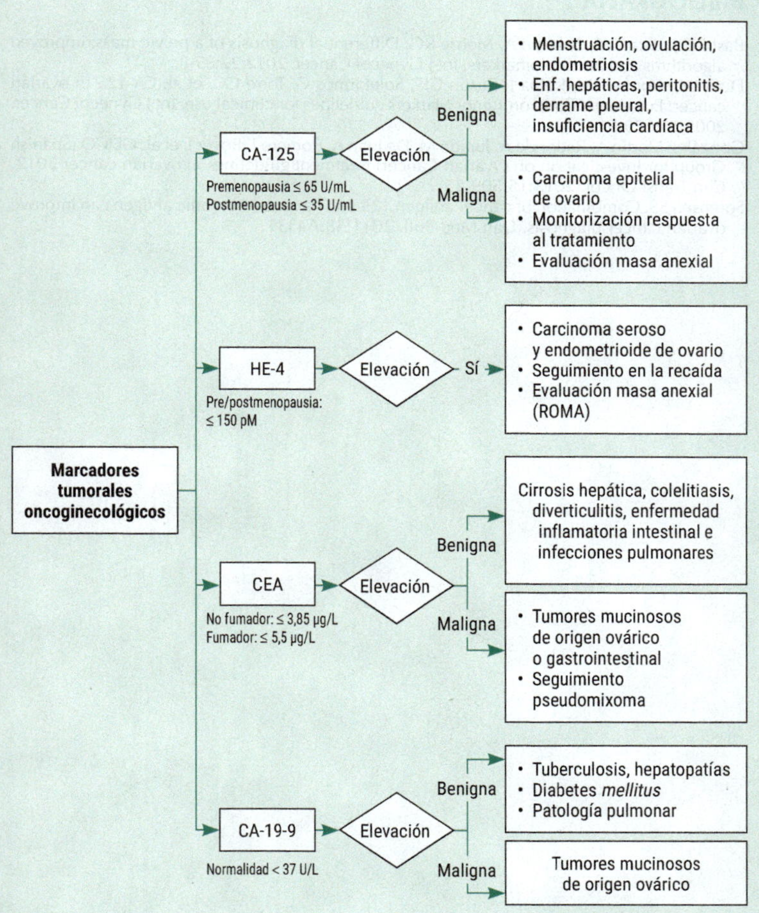

Algoritmo 11-1. Principales marcadores tumorales de uso en el cáncer ginecológico. ROMA: *risk of malignancy algorithm*.

BIBLIOGRAFÍA

Bast RC Jr, Skates S, Lokshin A, Moore RG. Differential diagnosis of a pelvic mass: improved algorithms and novel biomarkers. Int J Gynecol Cancer. 2012;22:S5-8.

Duffy MJ, Bonfrer JM, Kulpa J, Rustin GJS, Soletormos G, Torre GC, et al. CA-125 in ovarian cancer: European Group on Tumor Markers guidelines for clinical use. Int J Gynecol Cancer. 2005;15:679-91.

González Martín A, Redondo A, Jurado M, De Juan A, Romero I, Bover I, et al. GEICO (Spanish Group for Investigation on Ovarian Cancer) treatment guidelines in ovarian cancer 2012. Clin Transl Oncol. 2013;15:509-25.

Sørensen SS. Combination of cancer antigen 125 and carcinoembryonic antigen can improve ovarian cancer diagnosis. Dan Med Bull. 2011;58:A4331.

Asesoramiento genético en el cáncer ginecológico 12

Á. Segura Huerta, P. Richart Aznar y A. Ferrer Micó

INTRODUCCIÓN

Se estima que en torno a un 10 % de los cánceres ginecológicos están asociados a la herencia. El cáncer de ovario y el cáncer de endometrio forman parte de dos de los síndromes hereditarios más frecuentes: el síndrome de cáncer de mama y ovario hereditario (SCMOH) y el síndrome de Lynch. Ambos síndromes presentan un patrón de herencia autosómica dominante y están causados por mutaciones germinales que producen pérdida de función en genes supresores tumorales. Su estudio permite, por un lado, identificar individuos sanos con un mayor riesgo de cáncer y, por otro, seleccionar la mejor opción terapéutica en pacientes ya afectos de cáncer (p. ej., el tratamiento con inhibidores de poli-ADP-ribosa-polimerasa [PARP] en el cáncer de ovario).

SÍNDROME DE CÁNCER DE MAMA Y OVARIO HEREDITARIO (SCMOH)

Un 5-10 % de los tumores de mama y un 10-15 % de los tumores de ovario se consideran hereditarios. Las mutaciones germinales en los genes *BRCA1* y *BRCA2* (*BRCA1/2*) son las que se asocian con más frecuencia a este síndrome; sin embargo, su frecuencia en la población general es escasa, por lo que es fundamental identificar a las familias o individuos de riesgo basándose en unos criterios establecidos (**Tabla 12-1**).

En los últimos años se han desarrollado nuevas tecnologías, como las plataformas de secuenciación masiva (*Next Generation Sequencing*, NGS), y se ha implantado el uso de paneles multigénicos. Este avance ha permitido incluir genes de moderada penetrancia en el estudio del SCMOH y analizar de forma simultánea varios síndromes hereditarios distintos en el mismo paciente. Algunos de los genes incluidos en el panel del SCMOH son: *ATM*, *BRCA1/2*, *CHEK2*, *PALB2*, *BRIP1*, *MLH1*, *MSH2*, *MSH6* y *RAD51C/D*. De ellos, los genes con clara asociación con el cáncer de ovario hereditario son *BRCA1/2*, *BRIP1* y *RAD51C* y *D*. Los genes *MLH1*, *MSH2* y *MSH6* serán estudiados en el siguiente apartado como parte del síndrome de Lynch.

El estudio genético consiste en una extracción de sangre periférica para la obtención del ADN de los linfocitos circulantes. El estudio del primer caso de una

Tabla 12-1. Criterios para derivar a las pacientes a las UCG ante la sospecha de síndrome de cáncer de mama y ovario hereditario

Mutación genética en línea germinal diagnosticada en un familiar (estudio directo)

Familias con un caso:
- CM diagnosticado antes de los 30 años
- CM bilateral antes de los 40 años (al menos uno de los tumores)
- CM y CO en la misma paciente
- CM triple negativo diagnosticado antes de los 50 años
- CO, de trompa o primario peritoneal de alto grado no mucinoso

Familias con dos casos en familiares de primer grado:
- Dos casos de CM, al menos uno antes de los 50 años
- CM bilateral y otro caso de CM antes de los 50 años
- Un CM y un CO en dos familiares con independencia de la edad
- CM en el varón con antecedente familiar de CM/CO

Familias con tres o más casos afectados, al menos dos de ellos en familiares de primer grado, con CM y CO, cáncer de páncreas o cáncer de próstata (Gleason >7), diagnosticados a cualquier edad

CM: cáncer de mama; CO: cáncer de ovario; UCG: Unidad de Consejo Genético.

familia (caso índice) debe realizarse siempre en un individuo afecto de cáncer, el que más probabilidad tenga de presentar mutación. Si en el estudio se detecta una mutación patogénica en un gen (caso informativo), en ese individuo existirá un riesgo aumentado, respecto a la población general, de desarrollar los tumores asociados al síndrome. Sin embargo, en la mayor parte de los casos estudiados, no se detecta mutación patogénica (caso no informativo), pero esto no significa necesariamente que no exista, por lo que a estas familias consideradas de riesgo se les ofrece un programa de vigilancia como individuos de alto riesgo (**Algoritmo 12-1**).

MEDIDAS DE REDUCCIÓN DE RIESGO EN MUJERES PORTADORAS DE MUTACIÓN PATOGÉNICA

Seguimiento

Se recomienda realizar una autoexploración mamaria mensual postmenstrual desde los 20 años, así como exploración mamaria y de los territorios de drenaje ganglionar por un médico experto cada 12 meses desde los 25 años. El resto de las medidas se describen en la **tabla 12-2**.

Cirugía reductora de riesgo

- **Cáncer de mama:** la mastectomía bilateral es el método más eficaz, con una disminución del riesgo de en torno al 90%. Se recomienda la mastectomía ahorradora de piel con reconstrucción inmediata y, tras realizarla, un segui-

Tabla 12-2. Seguimiento y medidas de reducción de riesgo para portadoras de mutaciones en genes relacionados con el cáncer de ovario hereditario

Gen	% riesgo cáncer de mama	% riesgo cáncer de ovario	Seguimiento	Cirugía profiláctica
BRCA1	>60 %	40-60 %	• Mamografía anual desde los 30 años o 5 años antes del diagnóstico más joven de la familia. RM mamaria anual desde los 25 años • La recomendación actual es realizar ambas exploraciones alternas cada 6 meses • Exploración ginecológica con ecografía transvaginal y determinación sérica de CA-125 cada 6 meses desde los 30 años si no se desea una cirugía de reducción de riesgo o hasta el momento de realizarla	SOBP a los 35-40 años
BRCA2	>60 %	15-30 %		SOBP a los 40-45 años
BRIP1	–	5-10 %	Exploración ginecológica con ecografía transvaginal y determinación sérica de CA-125 anuales desde los 40 años si no se desea una cirugía de reducción de riesgo o hasta el momento de realizarla	SOBP a los 45-50 años
RAD51C	20-40 %	10-15 %	• Mamografía/RM mama anual desde los 40 años • Exploración ginecológica con ecografía transvaginal y determinación sérica de CA-125 anuales desde los 40 años si no se desea una cirugía de reducción de riesgo o hasta el momento de realizarla	• No hay datos suficientes para recomendar la cirugía mamaria profiláctica en esta población. Decisión según historia familiar • SOBP a los 45-50 años
RAD51D	20-40 %	10-20 %		

RM: resonancia magnética; SOBP: salpingooforectomía bilateral profiláctica.

miento con resonancia magnética anual si existen antecedentes de cáncer de mama y/o si se ha preservado el complejo areola-pezón.

- **Cáncer de ovario:** la salpingooforectomía bilateral profiláctica (SOBP) reduce el riesgo de cáncer de ovario un 80-90 % en las mujeres sanas y en las diagnosticadas de cáncer de mama en estadio precoz. Esta reducción conlleva, además, una reducción en la mortalidad global. La edad aconsejada dependerá de los antecedentes familiares y del tipo de mutación. En mujeres en edad reproductiva es imprescindible prestar atención a los deseos de descendencia, asesorar sobre las opciones de diagnóstico genético preimplantacional e informar sobre los efectos de esta cirugía (menopausia precoz).

MUJERES CON ALTO RIESGO SIN MUTACIÓN DETECTADA (NO INFORMATIVO)

La recomendación general es realizar una mamografía anual iniciada unos 5 años antes de la edad más precoz del cáncer de mama diagnosticado en la familia. La resonancia magnética es una exploración alternativa a considerar en familias con riesgo estimado superior al 20-25 %. El seguimiento ginecológico no parece necesario en ausencia de antecedentes familiares de cáncer de ovario, ya que el riesgo en estos casos es similar al de la población general. No hay datos suficientes para recomendar cirugía profiláctica en esta población.

SÍNDROME DE LYNCH O CÁNCER DE COLON HEREDITARIO NO POLIPÓSICO

El síndrome de Lynch es la causa más frecuente de cáncer colorrectal (CCR) y de cáncer de endometrio hereditarios, y causa el 1-3 % de todos los CCR y casi un 5 % de los casos de cáncer de endometrio. Se produce por mutaciones germinales en los genes reparadores de los errores tipo apareamiento (*mismatch repair,* MMR) del ADN. La pérdida de funcionalidad de los genes *MMR* (*MLH1, MSH2, MSH6, PMS2*) origina una pérdida de expresión de las proteínas que codifican (homónimas), condicionando una tasa elevada de mutaciones especialmente en secuencias repetitivas del genoma (secuencias microsatélites) y que dan lugar a la denominada inestabilidad de microsatélites (IMS). La IMS es una característica de los tumores del síndrome de Lynch, que puede detectarse mediante el estudio inmunohistoquímico (IHQ) del tejido tumoral, lo que permite seleccionar los casos para un análisis genético posterior. Esto posibilita el estudio de tumores en parafina de pacientes fallecidos, pero, si se necesita la secuenciación de genes, se requiere sangre de pacientes afectados; si no hay pacientes afectados vivos, este paso es imposible y solo se podrá recomendar el seguimiento clínico de esa familia.

El CCR es la principal manifestación del síndrome de Lynch, pero existe también un riesgo de cáncer de endometrio del 54 % en mutaciones de *MLH1* y *MSH2,* del 71 % en mutaciones de *MSH6* y del 15 % en mutaciones de *PMS2*; el riesgo de cáncer de ovario también se encuentra incrementado en un 4-20 %.

Los criterios de Ámsterdam II y de Bethesda (**Tabla 12-3**) son criterios clínicos que se definieron para la identificación de individuos con un presunto síndrome

Tabla 12-3. Criterios para derivar a las UCG a las pacientes con sospecha de síndrome de Lynch

Criterios de Ámsterdam II (se deben cumplir todos)
• Al menos tres familiares afectos de CCR o con un cáncer asociado al síndrome de Lynch (cáncer de endometrio, gástrico, ovario, sistema nervioso, intestino delgado, uréter o pelvis renal). Uno de los afectados deberá ser familiar de primer grado de los otros dos • Al menos dos generaciones sucesivas deben estar afectadas • Al menos un tumor deberá ser diagnosticado antes de los 50 años • Hay que descartar la poliposis adenomatosa familiar
Criterios de Bethesda revisados (un solo criterio es suficiente)
• CCR diagnosticado en un paciente menor de 50 años • Presencia de CCR sincrónico o metacrónico, o de otros tumores relacionados con el síndrome de Lynch, independientemente de la edad • CCR con característica histológica sugestiva de IMS alta (células en anillo de sello, tumor mucinoso, con infiltrado linfocitario) en un paciente menor de 60 años • Paciente con CCR y un familiar de primer grado con un tumor relacionado con el síndrome de Lynch, uno de los cánceres diagnosticado antes de los 50 años • Paciente con CCR con dos o más familiares de primer o segundo grado con un tumor relacionado con el síndrome de Lynch, independientemente de la edad

CCR: carcinoma colorrectal; IMS: inestabilidad de microsatélites; UCG: Unidades de Consejo Genético.

de Lynch, aunque hasta un 28 % de los casos con diagnóstico genético de este síndrome no los cumplen. Existen suficientes evidencias para instaurar el cribado universal, es decir, ofrecer una estrategia de detección del síndrome de Lynch en todos los pacientes con CCR y cáncer de endometrio (**Algoritmo 12-2**).

Seguimiento

El seguimiento recomendado para individuos portadores de mutación patogénica es:

- Cáncer de colon: colonoscopias bienales desde los 25 años y anuales desde los 40 años.
- Cáncer de endometrio: examen pélvico y aspirado endometrial anual, desde los 30-35 años.
- Cáncer de ovario: ecografía transvaginal anual, empezando a los 30-35 años.

Cirugía reductora del riesgo

De forma general, en las mujeres portadoras de mutación con carga familiar de cáncer de endometrio se recomienda considerar la histerectomía y salpingooforectomía bilateral profiláctica después de haber completado sus deseos de descendencia o a la edad de 40 años, especialmente en las portadoras de mutación en *MLH1, MSH2 y MSH6.*

PUNTOS CLAVE

- La existencia de un síndrome de cáncer hereditario en una familia es una situación que genera gran preocupación, por lo que el asesoramiento genético es fundamental.
- El SCMOH y el síndrome de Lynch engloban la mayoría de los cánceres ginecológicos asociados a la herencia.
- Las cirugías profilácticas se deben ofrecer a las mujeres con mutación detectada, una vez completados sus deseos de descendencia, ya que es la medida reductora de riesgo de cáncer ginecológico más eficaz.

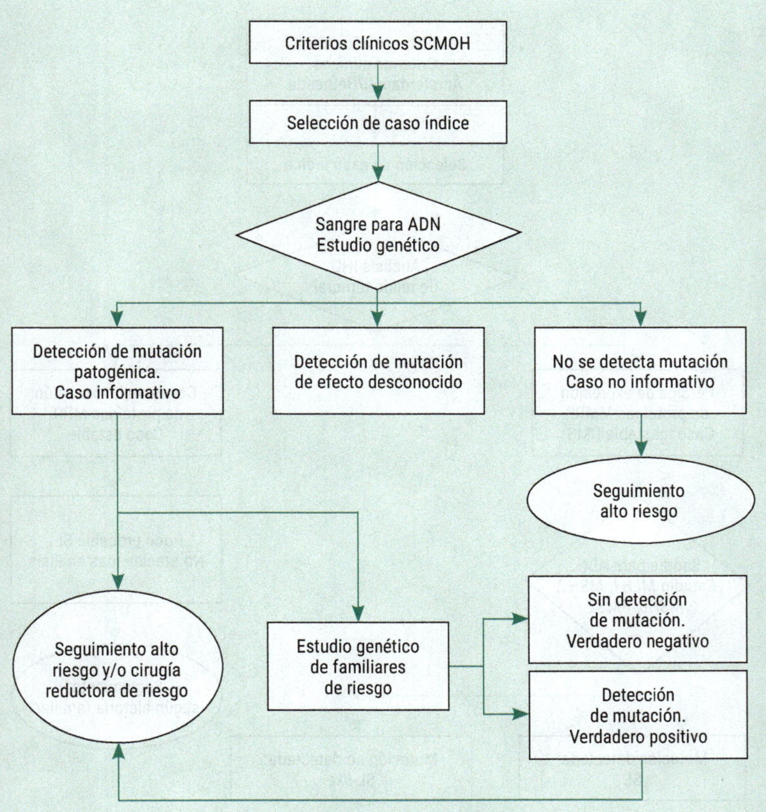

Algoritmo 12-1. Algoritmo de actuación en el síndrome de cáncer de mama y ovario. SCMOH: cáncer de mama y ovario hereditario.

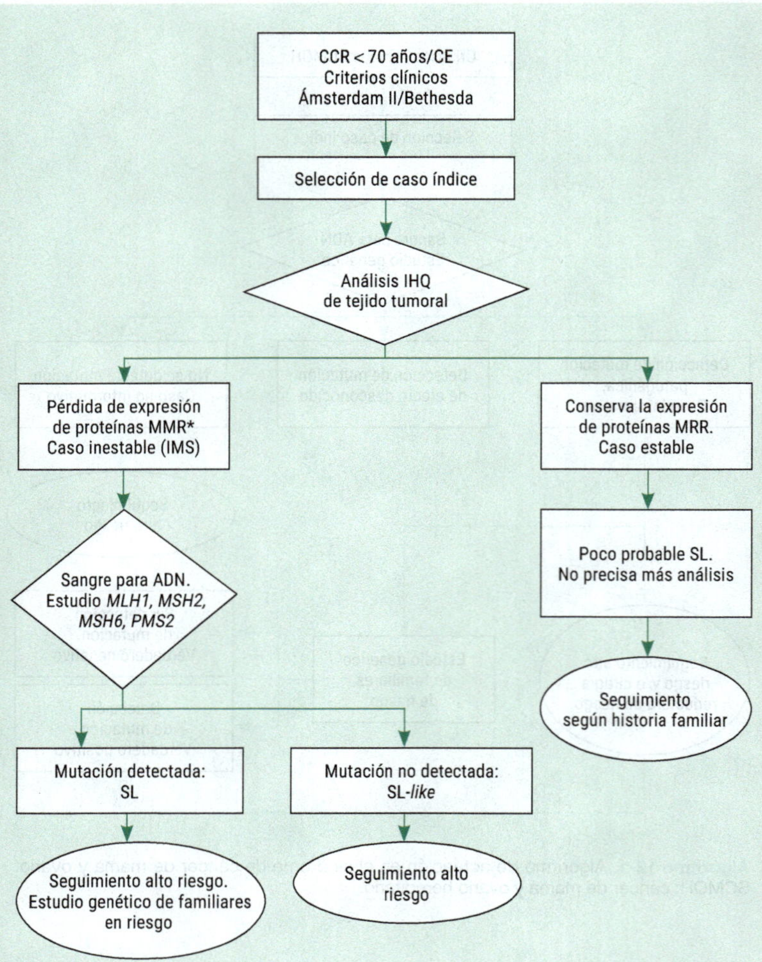

Algoritmo 12-2. Algoritmo de actuación en el síndrome de Lynch. *En el caso de pérdida de expresión de *MLH1* y *PMS2* conjuntamente, ha de descartarse mutación de *BRAF* y/o hipermetilación del promotor de *MLH1* como causa de esa alteración. Dichos cambios serían epigenéticos y no hereditarios. CCR: cáncer colorrectal; CE: cáncer de endometrio; IHQ: inmunohistoquímico; IMS: inestabilidad de microsatélites; MMR: *mismatch repair*; SL: síndrome de Lynch.

BIBLIOGRAFÍA

González-Santiago S, Ramón y Cajal T, Aguirre E, Alés-Martínez JE, Andrés R, Balmaña J, et al. SEOM clinical guidelines in hereditary breast and ovarian cancer (2019). Clin Transl Oncol. 2020;22:193-200.

Guía de Práctica Clínica en Cáncer Hereditario de la Comunidad Valenciana. 3a ed. Conselleria de Sanitat. Generalitat Valenciana, 2017.

Guillén-Ponce C, Lastra E, Lorenzo-Lorenzo I, Martín Gómez T, Morales Chamorro R, Sánchez-Heras AB, et al. SEOM clinical guidelines on hereditary colorectal cancer (2019). Clin Transl Oncol. 2020;22:201-12.

Liu YL, Breen K, Catching A, Ranganathan M, Latham A, Goldfrank DJ, et al. Risk-reducing bilateral salpingo-oophorectomy for ovarian cancer: a Review and Clinical Guide for Hereditary Prediposition Genes. JCO Oncol Pract. 2022;18:201-9.

Sessa C, Balmaña J, Bober SL, Cardoso MJ, Colombo N, Curigliano G, et al. Risk reduction and screening of cancer in hereditary breast-ovarian cancer syndromes: ESMO Clinical Practice Guideline. Ann Oncol. 2023;34(1):33-47.

Estadística básica en ginecología oncológica

13

J. M. Cárdenas Rebollo

INTRODUCCIÓN

Las ciencias de la salud no se pueden concebir si no van asociadas a la investigación, la cual es el motor y fuente del progreso del conocimiento y de las actividades asociadas a este progreso.

La investigación es el procedimiento de que se dispone para poder dar respuesta a preguntas que se hacen sobre cosas que se desconocen o que no se conocen profundamente, pero no de cualquier manera, sino siguiendo un proceso sistemático, organizado y, lo más importante, objetivo, destinado a dar respuesta a la pregunta planteada o a probar una hipótesis de trabajo, siguiendo siempre las pautas del método científico.

Lo primero es la observación del fenómeno que interesa explicar; a continuación, la elaboración de la hipótesis (explicación del fenómeno), que debe ser creíble y sobre todo demostrable; posteriormente se diseñará un experimento, en función de los recursos de que se disponga, que permita refutar la hipótesis y finalmente poder concluir con una ley que explique el fenómeno estudiado y posibles aplicaciones futuras.

La hipótesis de trabajo siempre debe ser formulada de la forma más simple posible, con términos claros, precisos, y, como se ha comentado, debe ser comprobable como correcta o incorrecta, sin que puedan interferir las creencias del investigador.

PRINCIPIOS DE ESTADÍSTICA

En la siguiente etapa, la experimentación, se obtiene una gran cantidad de datos y no se podría continuar si no se recurriera a la estadística. La estadística es la parte de las matemáticas que estudia aquellos fenómenos en los que interviene el azar, además de facilitar métodos precisos para la obtención de información numérica y para su posterior análisis, como en nuestro campo, por ejemplo, donde la variabilidad es la norma y no la excepción, y, por tanto, es la única herramienta objetiva de la que disponemos para poder conseguir nuestro objetivo.

La estadística se divide en dos grandes bloques: **estadística descriptiva**, que es la encargada de la recogida, clasificación y ordenación de los datos obtenidos, así como de resumir y extraer toda la información posible contenida en ellos, y **estadística analítica o inferencial**, que se encargará de extrapolar o inferir las conclusiones obtenidas a toda la población a partir de los datos muestrales disponibles, y, por tanto, permite contrastar si las hipótesis son ciertas o no.

Cuando se plantea un estudio de investigación en nuestro campo, lo primero que se tiene que hacer es definir claramente cuál es la población de estudio y hacerlo según aquellas características que la diferencian del resto de los individuos. Si fuera posible el estudio de la población completa, no habría duda en los resultados obtenidos, pero, en la práctica, esto suele ser imposible por varios factores, tales como imposibilidad física por el tamaño de la población, temporal o coste, y en estos casos será necesario realizar el estudio en una muestra seleccionada de esta población. La muestra es un subgrupo elegido de la población, pero para que las conclusiones puedan extrapolarse a la población se necesita que sea representativa de esta, en lo que se refiere a las variables de interés.

Por este motivo los resultados van a estar afectados por la muestra seleccionada, y ante muestras diferentes se obtendrán resultados diferentes, cuyas diferencias se pueden entender como un posible error debido al azar, que se intentará minimizar al máximo. Por otro lado, si la muestra no fuera representativa, supondría un importante problema, ya que existiría un sesgo, también llamado error sistemático, y, por tanto, una falta de validez de los resultados.

DISEÑO DEL ESTUDIO

Se deberá comenzar por diseñar el tipo de estudio más apropiado para los objetivos que se hayan planteado y, aunque no hay una forma estandarizada de clasificarlos, sí se suelen identificar por diferentes características, como la finalidad (estudios descriptivos o analíticos), la temporalidad, diferenciándose entre prospectivos, retrospectivos y transversales o de corte, o la intervención del investigador en el estudio (**Fig. 13-1**).

Los estudios descriptivos no tienen ningún poder inferencial, ni permiten establecer relaciones entre las variables estudiadas, pero son interesantes para establecer la situación actual de las enfermedades estudiadas y sobre todo como generadores de futuras hipótesis de trabajo que sean estudiadas posteriormente.

Los estudios analíticos son los que van a permitir refutar las hipótesis de investigación y, en función de la intervención o no del investigador, se suele diferenciar entre estudios observacionales y experimentales. En los estudios observacionales el investigador no interviene y en este caso se tienen, fundamentalmente, los estudios de cohorte, que son prospectivos, y los de casos y controles, que son retrospectivos. Estos estudios se plantean fundamentalmente para ver si un factor está influyendo o no en la variable objetivo. Por otro lado, los estudios experimentales, donde el investigador interviene controlando el efecto de alguna de las variables interesantes, suelen ser los ensayos clínicos o los estudios cuasiexperimentales, tales como los estudios pre-post.

Una vez definido el tipo de estudio a realizar, será necesario seleccionar la muestra con la que se va a trabajar, y la primera pregunta a la que se debe responder es: ¿qué tamaño deberá tener esta muestra para obtener resultados que sean significativos?, y ya no solo desde el punto de vista estadístico, sino lo más

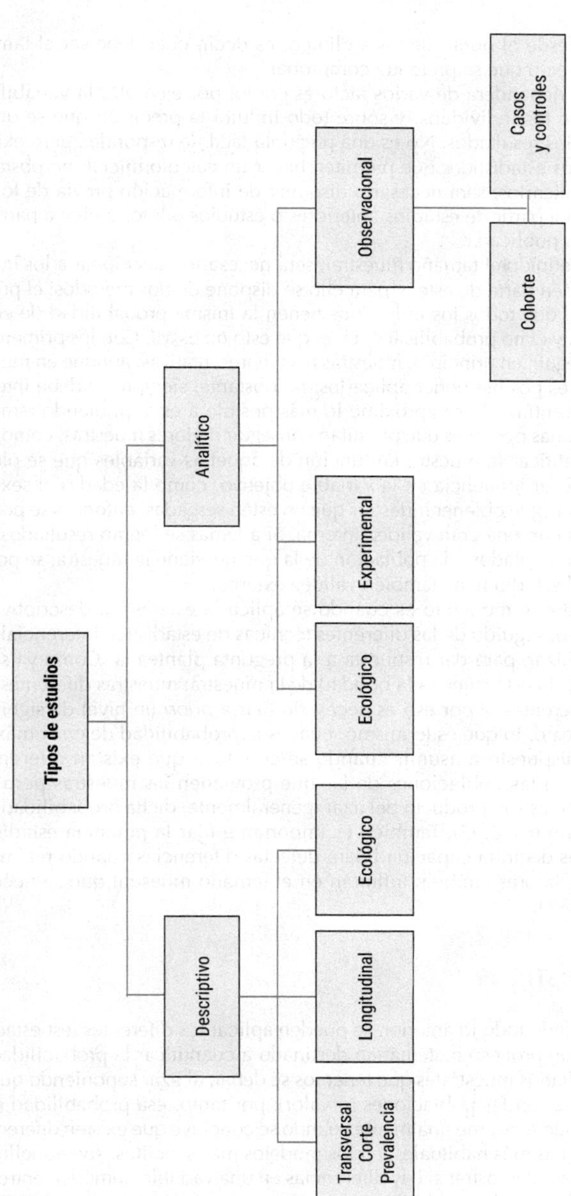

Figura 13-1. Principales tipos de estudios.

importante, desde el punto de vista clínico, es decir, cuál debe ser el tamaño mínimo del efecto que se pretende comprobar.

El tamaño dependerá de varios factores como, por ejemplo, la variabilidad existente entre los individuos, y sobre todo influirá la precisión que se quiera conseguir en los resultados. No es una pregunta fácil de responder, pero existen procedimientos estadísticos que permiten hacer un cálculo inicial; no obstante, para poder aplicarlos, será necesario disponer de información previa de lo que ocurre, o bien a partir de estudios anteriores o estudios piloto, o bien a partir de bibliografía ya publicada.

Una vez definido el tamaño muestral, será necesario seleccionar a los individuos que formen parte de este, y para ello se dispone de dos métodos: el probabilístico, en el que todos los individuos tienen la misma probabilidad de entrar en la muestra, y el no probabilístico, en el que esto no es así. Con los primeros se podrían conseguir, en principio, muestras más representativas, aunque en muchas ocasiones no es posible poder aplicarlos; no obstante, siempre se debe intentar que el método utilizado se aproxime lo más posible a esto, pudiendo también introducir algunas opciones que permitan conseguir mejores muestras, como, por ejemplo, estratificar la muestra en función de aquellas variables que se piense que puedan tener influencia en la variable objetivo, como la edad o el sexo. Si con esto se consigue obtener muestras que no estén sesgadas, entonces se podrán tener estudios con una gran validez interna. Si además se logran resultados que puedan ser extrapolados a la población de la que proviene la muestra, se podría afirmar que el estudio tiene también validez externa.

A partir de este momento es cuando se aplica la estadística descriptiva en un primer paso, seguido de las diferentes técnicas de estadística inferencial que se puedan utilizar, para dar respuesta a la pregunta planteada. Como ya se ha comentado, todo está sujeto a la bondad de la muestra: muestras diferentes dan resultados diferentes, y por eso es necesario fijar *a priori* un nivel de significación estadística o, lo que es lo mismo, cuál es la probabilidad de error máxima que se está dispuesto a asumir cuando se concluya que existen diferencias significativas en las poblaciones de las que provienen las muestras pero que dichas diferencias son producto del azar (generalmente, dicha probabilidad está en un 5 % o un $\alpha = 0{,}05$). También es importante fijar la potencia estadística del estudio, es decir, la capacidad para detectar diferencias cuando realmente existan. Estos valores también influirán en el tamaño muestral que se necesita (**Algoritmo 13-1**).

TEST ESTADÍSTICOS

Finalmente, fijado todo lo anterior, se pueden aplicar los diferentes test estadísticos, que son un proceso matemático destinado a cuantificar la probabilidad de que esos resultados muestrales que tenemos se deban al azar suponiendo que no haya diferencias en las poblaciones (p-valor); por tanto, esa probabilidad es el posible error que se asume finalmente cuando se concluye que existen diferencias significativas. Los más habituales, en los modelos más sencillos, son aquellos en los que se quiere demostrar si hay diferencias en una variable numérica entre dos grupos de individuos (variable dicotómica) o entre más de dos grupos (variable politómica), así como cuando se quiere ver si existe una posible relación entre variables cualitativas o, por último, cuando se quiere saber ver si existe relación entre dos variables numéricas. En aquellos casos en los que la hipótesis se realiza sobre el valor de un parámetro propio de la variable, se dispondrá de dos pruebas diferentes, un test paramétrico, para cuando se tenga una muestra de tamaño grande o no, pero que cumpla con las propiedades de normalidad y homogeneidad de varianzas, y un test no paramétrico, si la muestra es pequeña o no se cumplen estas condiciones (**Tabla 13-1**).

Tabla 13-1. Principales test estadísticos

Propósito	Variable dependiente a contrastar	Variable independiente	Tipo de test	Nombre de test
Probar diferencias entre las medias de dos grupos independientes	Cuantitativa (p. ej., colesterol)	Cualitativa dicotómica (p. ej., sexo)	Paramétrico	T de Student
			No paramétrico	U de Mann Whitney
Probar diferencias entre las medias de dos grupos dependientes (pareados). Pre-post	Cuantitativa (p. ej., colesterol en enero)	Tiempo: un valor previo frente a un valor posterior (p. ej., colesterol en diciembre)	Paramétrico	T de Student para muestras pareadas
			No paramétrico	Test de la suma de rangos de Wilcoxon
Probar diferencias entre las medias de tres o más grupos independientes	Cuantitativa (p. ej., colesterol)	Cualitativa tres o más categorias (p. ej., grupo sanguíneo)	Paramétrico	ANOVA
			No paramétrico	Kruskal Wallis
Probar la relación entre dos variables cualitativas	Cualitativa (p. ej., sexo)	Cualitativa (p. ej., tabaco)	No paramétrico	Chi-cuadrado
			No paramétrico, pero cuando se tienen pocos datos	Fisher
Probar la relación entre dos variables cuantitativas	Cuantitativa (p. ej., colesterol)	Cuantitativa (p. ej., edad)	La fuerza da la relación	Coeficiente de correlación de Pearson r
			Predicción	Ecuación de regresión

PUNTOS CLAVE

- La base del progreso es la investigación y para poder llevarla a cabo correctamente es fundamental una primera fase de planificación, que incluya una exhaustiva revisión bibliográfica identificando conocimientos actuales y sus insuficiencias y plantear la pregunta de investigación, hipótesis y objetivos.
- Es necesario realizar el diseño de la investigación que mejor se ajuste a la consecución de los objetivos planteados, consiguiendo además tener validez interna (carecer de error sistemático), validez externa (extrapolar los resultados a la población) y precisión (minimizar el error aleatorio).
- Es necesario aplicar los métodos de estadística descriptiva, para poder resumir, organizar, clasificar y extraer toda la información posible de la muestra estudiada, y, a partir de esta, aplicar los métodos analíticos más adecuados a cada caso, para poder refutar o no la hipótesis planteada en el estudio.

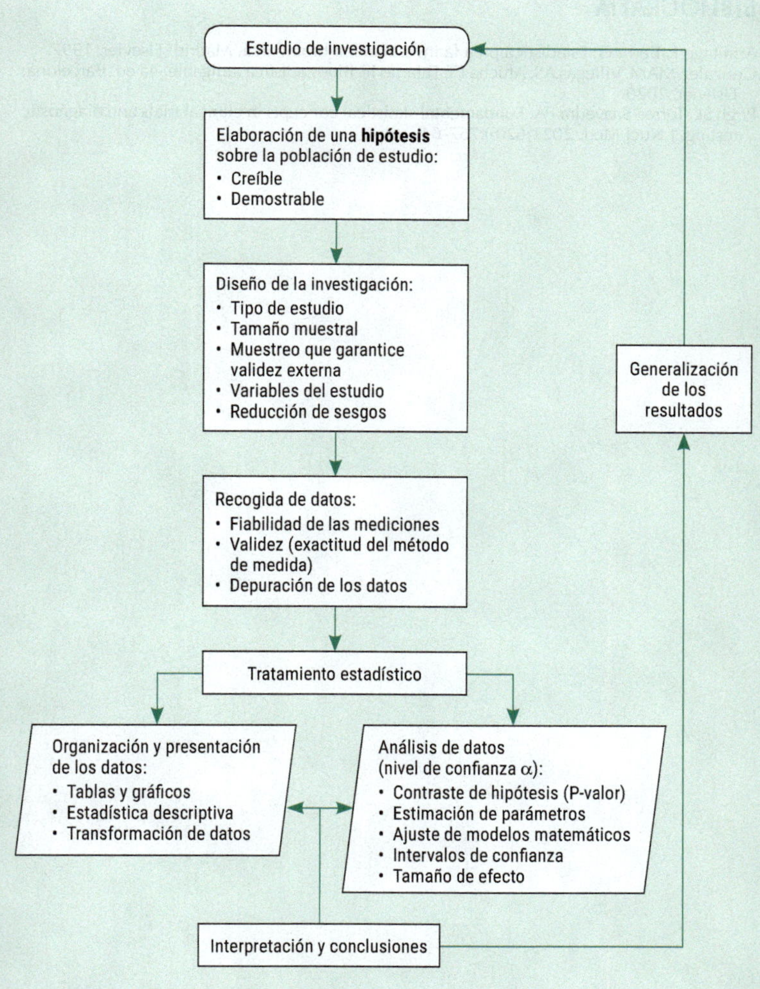

Algoritmo 13-1. Bioestadística en sanidad.

BIBLIOGRAFÍA

Armitage P, Berry G. Estadística para la investigación biomédica. Madrid: Elsevier, 1997.

González MAM, Villegas AS, Atucha ET, Fajardo JF. Bioestadística amigable. 4a ed. Barcelona: Elsevier, 2020.

Pugh SL, Torres-Saavedra PA. Fundamental statistical concepts in clinical trials and diagnostic testing. J Nucl Med. 2021;62(6):757-64.

Cáncer de endometrio 3

Introducción: epidemiología, factores de riesgo y protectores, clínica y diagnóstico

14

P. Padilla Iserte y S. Cabrera Díaz

EPIDEMIOLOGÍA

El cáncer de endometrio (CE) es el tumor ginecológico maligno más frecuente en los países desarrollados, representando el 7 % de todos los cánceres en la mujer, y el segundo en mortalidad tras el cáncer de ovario. Es una patología típica de la menopausia (edad media: 62 años), con la incidencia en aumento debido a la mayor esperanza de vida y al incremento de la obesidad en la población occidental.

El diagnóstico más habitual es en estadios iniciales (67 %), siendo la variedad histológica más frecuente el adenocarcinoma endometrioide.

INCIDENCIA Y MORTALIDAD

La incidencia varía según la localización geográfica y la raza. Datos procedentes de GLOBOCAN puntúan la incidencia más alta de CE en Estados Unidos, Europa, Polinesia y Australia. Respecto a la raza, los pacientes de raza negra y blanca presentan una incidencia ajustada por edad similar, y esta disminuye en los pacientes de raza latina y asiática.

La mortalidad está vinculada al estadio en el momento del diagnóstico: confinada al útero (comprendido como estadios I-II), tiene una supervivencia global a los 5 años superior al 80 %; si existe afectación linfática, la supervivencia disminuye al 50-60 %, y en la enfermedad a distancia la supervivencia es del 20 % a los 5 años (**Tabla 14-1**).

FACTORES DE RIESGO

Los factores de riesgo vinculados a la clasificación de Bockman han quedado obsoletos con la nueva clasificación molecular. Es mejor la clasificación en función de la histología de bajo grado o alto grado y no endometrioides.

Histología de bajo grado

Son tumores de histología endometrioide de grado 1 o 2, y representan la gran mayoría de los diagnósticos (80 % de los carcinomas endometriales). Típicamente

Tabla 14-1. Supervivencia global a 5 años en función del estadio FIGO al diagnóstico*

Estadio FIGO		Supervivencia global 5 años
IA	No invasión del miometrio o inferior a la mitad	90,3 %
IB	Invasión del miometrio igual o superior a la mitad	80,8 %
II	Tumor que invade el estroma cervical sin extenderse más allá del útero**	80,5 %
IIIA	Tumor que invade la serosa del cuerpo uterino y/o anejos	68,5 %
IIIB	Afectación vaginal y/o parametrial	53,1 %
IIIC1	Ganglios pélvicos positivos	58,3 %
IIIC2	Ganglios paraaórticos positivos con o sin ganglios pélvicos positivos	51,2 %
IVA	Tumor que invade la mucosa de la vejiga y/o recto	22,0 %
IVB	Metástasis a distancia, incluidas metástasis intraabdominales y/o ganglios inguinales	21,1 %

*Datos procedentes de la base de datos SEER (*Surveillance, Epidemiology and End Results*): pacientes tratadas desde 1988 hasta 2006, usando la clasificación FIGO 2010. Adaptada de Lewin SN, 2010.
**La afectación glandular endocervical debe considerarse como estadio I y no como estadio II.

con un pronóstico favorable, son tumores sensibles a los estrógenos y suelen estar precedidos por una neoplasia intraepitelial (hiperplasia endometrial atípica y/o compleja).

El principal factor de riesgo de desarrollo del CE de bajo grado es la exposición prolongada a niveles altos de estrógenos sin la adecuada oposición de la progesterona. Cabe destacar como factores de riesgo:

- Incremento de estrógenos endógenos: debido a anovulación crónica, obesidad y tumores secretores de estrógenos (infrecuente).
- Incremento de estrógenos exógenos: terapia estrógenica sin oposición y uso de tamoxifeno.
- Otros factores: factores reproductivos (menarquia precoz, menopausia tardía y nuliparidad), factores hereditarios (síndrome de Lynch y Cowden), factores clásicos (diabetes *mellitus* e hipertensión arterial) y la edad.

Histología de alto grado y no endometrioides

Son tumores de histología endometrioide de alto grado (G3) y tumores de histología no endometrioide como serosos, de células claras o indiferenciados. Representan el 10-20 % de los carcinomas endometriales. Son tumores de alto grado, con mal pronóstico, y no están claramente asociados con la estimulación de estrógenos. Los factores de riesgo son menos conocidos, debido a su menor incidencia. Encontramos como factores de riesgo: edad, obesidad, paridad (mayor en multíparas, respecto a la nulíparas), factores raciales (mayor incidencia en pacientes de raza negra), antecedente de cáncer de mama (algunos autores lo vinculan a mutaciones en *BRCA1*) y endometriosis.

FACTORES PROTECTORES

En los factores protectores en histología de bajo grado encontramos: terapia combinada estrógenos/ progestágenos (conservándose el efecto protector incluso años después del tratamiento), paridad (el riesgo de CE disminuye con el número de embarazos), lactancia materna, tabaquismo (solo en postmenopáusicas, por un aumento en la inducción del metabolismo hepático de los estrógenos), dieta y ejercicio físico.

No existen factores protectores específicos descritos en la literatura médica en la histología de alto grado.

CLÍNICA

El CE se presenta en el 75-90 % de las ocasiones como sangrado uterino anómalo, no existiendo relación entre la cantidad y el riesgo de neoplasia.

- **Postmenopausia:** la prevalencia de sangrado genital postmenopáusico en pacientes afectas de CE es del 91 %, independientemente del estadio e histología tumoral. El riesgo de presentar un CE en las mujeres postmenopáusicas que sangran es del 9 %. Es muy sugestiva la aparición de piometra en la anciana.
- **45 años-55 años:** sangrado intermenstrual si hay ciclos ovulatorios, generalmente sangrados frecuentes, prolongados (>7 días) e importantes (pérdida hemática >80 mL).
- **<45 años:** sangrado uterino anormal persistente con fracaso terapéutico en el tratamiento de la hipermenorrea.

DIAGNÓSTICO

Inicialmente toda paciente con sospecha de neoplasia endometrial debe realizarse (**Algoritmos 14-1** y **14-2**):

- Exploración física: hay que valorar el tamaño y movilidad del útero. Se debe confirmar el origen del sangrado uterino. Si se detecta una masa pélvica, debe diferenciarse la presencia de patología benigna (frecuentemente miomas) de otras causas.

- Realización de determinación de la β-hCG en orina o sangre en mujeres en edad reproductiva.
- Ecografía transvaginal: primera prueba de imagen a realizar para valorar el grosor (corte ≥ 3 mm en la menopausia) y características ecográficas de malignidad: endometrios heterogéneos, hiperecogénicos de bordes irregulares, disrupción de la fase endometrio-miometrial, presencia de halo hipoecogénico, amplio mapa de color con índices de resistencia bajos.
- Biopsia endometrial: método de gran valor en el diagnóstico por su sencillez y efectividad, sin necesidad de anestesia local y realizada de forma ambulatoria. Es de gran utilidad en lesiones difusas.
- Histeroscopia: en aquellos casos de imposibilidad de aspirado endometrial o muestra inadecuada. Se recomienda la biopsia dirigida.

PUNTOS CLAVE

- El carcinoma de endometrio es la neoplasia ginecológica más frecuente en nuestro medio, típico diagnóstico en la menopausia.
- Pueden ser clasificados en dos grupos histológicos diferentes, con pronóstico y evolución distintos. Comparten factores de riesgo como la obesidad y la edad.
- La clínica principal del CE es el sangrado uterino anómalo.

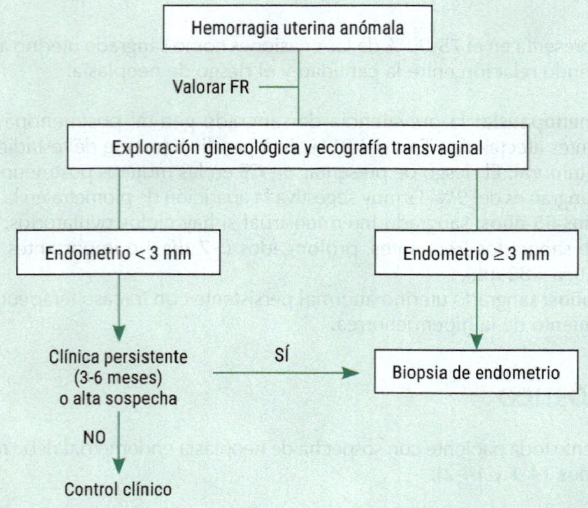

Algoritmo 14-1. Proceso diagnóstico del cáncer de endometrio. FR: factores de riesgo.

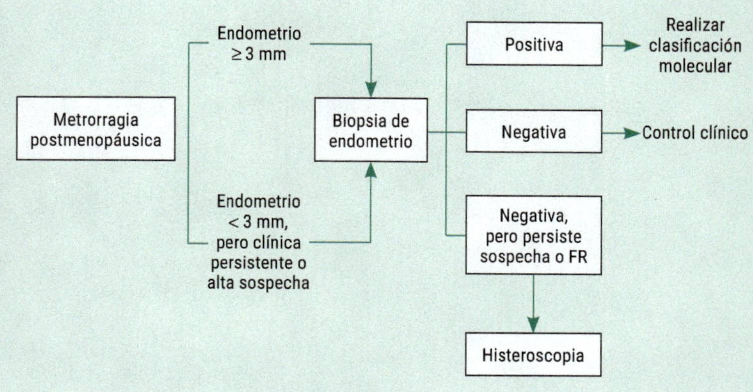

Algoritmo 14-2. Proceso diagnóstico ante metrorragia postmenopáusica. FR: factores de riesgo.

BIBLIOGRAFÍA

Clarke MA, Long BJ, Del Mar Morillo A, Arbyn M, Bakkum-Gamez JN, Wentzensen N. Association of endometrial cancer risk with postmenopausal bleeding in women. A Systematic Review and Meta-analysis. JAMA Int Med. 2018;178:1210-22.

Epstein E, Fischerova D, Valentin L, Testa AC, Franchi D, Sladkevicius P, et al. Ultrasound characteristics of endometrial cancer as defined by International Endometrial Tumor Analysis (IETA) consensus nomenclature: prospective multicenter study. Ultrasound Obstet Gynecol. 2018;51:818-28.

Felix AS, Sherman ME. Implications of the obesity epidemic for endometrial cancer risk, mortality, and survivorship. Gynecol Oncol. 2021;160(3):643-5.

Lewin SN, Herzog TJ, Barrena Medel NI, Deutsch I, Burke WM, Sun X, et al. Comparative performance of the 2009 international Federation of gynecology and obstetrics' staging system for uterine corpus cancer. Obstet Gynecol. 2010;116(5):1141-9.

Oncoguía SEGO: Cáncer de endometrio. 2022.

Sung H, Ferlay J, Siegel RL, Laversanne M, Soerjomataram I, Jemal A, et al. Global Cancer Statistics 2020: GLOBOCAN Estimates of Incidence and Mortality Worldwide for 36 Cancers in 185 Countries. CA Cancer J Clin. 2021;71(3):209-49.

Clasificación histológica y molecular 15

S. López Agulló y S. Gatius Calderó

INTRODUCCIÓN

Los carcinomas de endometrio se han dividido históricamente en dos grupos (tipo I y II), según la clasificación de Bokhman. La Organización Mundial de la Salud (OMS) en 2020 actualizó la definición de tipos histológicos del cáncer de endometrio y recomendó abandonar la clasificación de Bokhman, reconociendo distintos tipos histológicos y admitiendo que dicha terminología no se adapta estrictamente a la realidad, por lo que no debe ser usada.

TIPOS HISTOLÓGICOS DE CARCINOMAS DE ENDOMETRIO (Tabla 15-1)

Carcinoma endometrioide

El carcinoma endometrioide es el tipo más común de carcinoma de endometrio, representando el 80% de los casos. La gran mayoría de ellos son de bajo grado (60%) y de predominio glandular, mientras que un 20% son de alto grado y de morfología sólida.

Este tipo de tumor surge en un ambiente hiperestrogénico, habitualmente coexistiendo con una hiperplasia endometrial atípica, pero se observa un número no despreciable de casos asociados a endometrios atróficos en pacientes postmenopáusicas.

Macroscópicamente el útero es de tamaño normal, con masa polipoidea intracavitaria o engrosamiento difuso del endometrio. Histológicamente, el carcinoma endometrioide de bajo grado (G1-G2), el más frecuente de los carcinomas de endometrio, recuerda al endometrio proliferativo, con glándulas de estructura compleja, muy cercanas entre sí, «empaquetadas» y con muy escaso estroma entre ellas (*back to back*), y patrón cribiforme. Las glándulas muestran diferentes formas y tamaños (**Fig. 15-1**). Los carcinomas de alto grado (G3) muestran un patrón histológico predominantemente sólido, con escasas luces (**Fig. 15-2**).

El epitelio glandular es columnar, con bordes luminales regulares. Las células son, en los tumores de bajo grado, de mayor tamaño que en el endometrio proliferativo, pero de forma y tamaño uniformes entre ellas. El núcleo es ovalado con pleomorfismo leve o moderado, excepto en los tumores de alto grado. El nucléolo

Tabla 15-1. Carcinomas de endometrio y lesiones precursoras: clasificación OMS 2020

Tipos histológicos	ICD-O
Hiperplasia endometrial sin atipia	
Hiperplasia atípica (EIN)	8380/2
Carcinoma endometrioide	8380/3
Carcinoma seroso	8441/3
Carcinoma de células claras	8310/3
Carcinoma indiferenciado	8020/3
Carcinoma mixto	8323/3
Carcinoma escamoso	8070/3
Carcinoma mucinoso de tipo gastrointestinal	8144/3
Carcinoma mesonéfrico-like	9113/3
Carcinosarcoma	8980/3
Tumores neuroendocrinos	8240/3

EIN: *endometrial intraepithelial neoplasia*; ICD-O: *International Classification of Diseases for Oncology*; OMS: Organización Mundial de la Salud.

puede ser prominente. La actividad mitótica y los cuerpos apoptóticos son frecuentes. Puede verse mucina intra y extracelular y también pueden encontrarse detritus celulares en las luces glandulares.

El estroma es desmoplásico, con celularidad inflamatoria asociada, y pueden verse macrófagos con frecuencia (hasta en un 20%), especialmente en los tumores de bajo grado.

Los carcinomas endometrioides se han clasificado según su arquitectura teniendo en cuenta el porcentaje de patrón sólido (sin luces) que muestre el tumor (según FIGO) en grado 1 (5% o menos de componente sólido), grado 2 (6-50%) y grado 3 (más del 50% de componente sólido). En la actualidad no se aconseja usar dicha gradación, y la actual clasificación de la OMS (2020) recomienda agrupar los grados 1 y 2 (FIGO) en la categoría de bajo grado, en contraposición con los de grado 3 (FIGO), que se considerarán de alto grado.

Los carcinomas endometrioides de alto grado son morfológicamente heterogéneos, lo que supone una variabilidad diagnóstica interobservador significativa. Esta variabilidad morfológica existe también tanto a nivel molecular como en cuanto a pronóstico; por este motivo son el grupo preferente para utilizar la clasificación molecular de la que hablaremos más adelante.

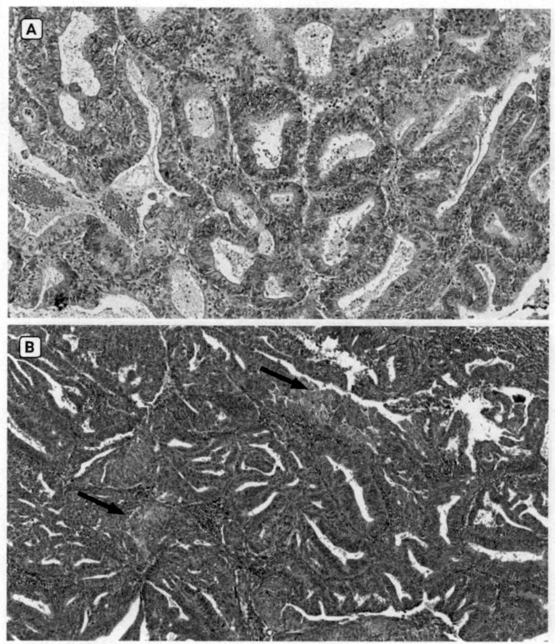

Figura 15-1. Carcinoma endometrioide. **A)** Carcinoma endometrioide de bajo grado 10x. **B)** Carcinoma endometrioide de bajo grado con diferenciación escamosa (flechas) 10x.

Las antiguas variantes, o subtipos histológicos (villoglandular, mucinoso, escamoso, secretor), se consideran en la actualidad (OMS 2020) distintos patrones morfológicos que comparten una misma biología tumoral.

Lesiones precursoras

El carcinoma endometrioide suele estar precedido por lesiones proliferativas endometriales, que han sido catalogadas de diferentes formas tradicionalmente. Las últimas clasificaciones de la OMS (2014 y 2020) han intentado unificar y simplificar los sistemas de clasificación describiendo únicamente dos tipos de lesiones:

- Hiperplasia sin atipia: proliferación de glándulas endometriales, de distintos tamaños y morfologías, sin atipia citológica. Traducen un estímulo estrogénico desproporcionado e implican un riesgo incrementado de padecer cáncer de endometrio de 3-4 veces.
- Hiperplasia atípica/neoplasia endometrioide intraepitelial: proliferación glandular endometrial acompañada de marcada atipia citológica, en comparación al endometrio adyacente. Esta lesión es clonal, desde el punto de vista molecular, y se asocia a un mayor riesgo de padecer cáncer de endometrio.

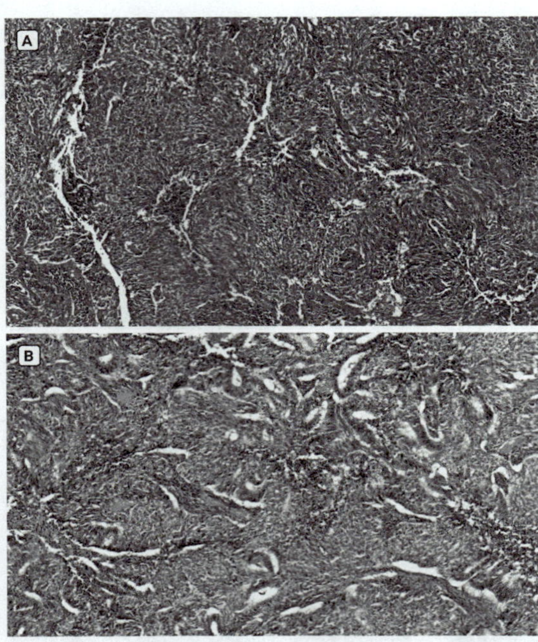

Figura 15-2. A) Carcinoma endometrioide de alto grado (patrón sólido) 10x. **B)** Carcinoma endometrioide de grado 3 (alto grado) 20x.

Hasta un 30 % de las pacientes con este diagnóstico en la biopsia endometrial asocian focos de carcinoma endometrioide en la pieza de histerectomía. El carcinoma suele ser de bajo grado y de escasa invasión.

Carcinoma seroso

Suponen aproximadamente el 15 % de los tumores de endometrio. Presentan distintas morfologías, aunque con frecuencia muestran arquitectura papilar. Son tumores de alto grado por definición y su inmunofenotipo se caracteriza por expresión anormal de p53 (sobreexpresión o ausencia completa de expresión: patrón *null*), consecuencia de mutaciones en el gen *TP53*. Muestran también expresión anormal de p16. Son los responsables del 40 % de las muertes por cáncer de endometrio. Se dan en mujeres postmenopáusicas, no están asociados a hiperestimulación estrogénica.

Macroscópicamente lo más frecuente es que el útero sea de pequeño tamaño (postmenopáusico) y que el tumor tapice microscópicamente la cavidad y no tenga visibilidad macroscópica. Microscópicamente muestra una arquitectura de papilas complejas, desde cortas e hialinizadas hasta finas y delicadas. También se observan formas sólidas y glandulares. Se caracteriza por mostrar distintos patrones morfológicos. Las papilas están tapizadas por células epiteliales de núcleo grande, pleomorfo, nucléolo marcado y escaso citoplasma, con muy frecuentes mitosis atípicas (**Fig. 15-3**).

Hasta un 10 % de los cánceres de endometrio muestran al microscopio óptico rasgos morfológicos solapados y puede ser muy difícil el diagnóstico diferencial entre carcinoma endometrioide de alto grado y carcinoma seroso. Estos casos requieren un estudio minucioso, con muestreo exhaustivo y estudios inmunohistoquímicos complementarios. Es en estos casos donde la clasificación molecular puede ser especialmente útil.

Los carcinomas serosos, a nivel molecular, raramente presentan inestabilidad de microsatélites y hasta un 30 % muestran amplificación de HER2, lo que tiene una importante aplicación terapéutica.

Carcinoma de células claras

Representan el 2 % de los carcinomas de endometrio. Carcinoma compuesto por células poligonales o en «chincheta» (*hobnail*), con citoplasma claro o eosinófilo, que se dispone formando patrones papilares, túbulo quístico o sólido. Las papilas son cortas y ramificadas con estroma hialino y se observan figuras mitóticas, aunque no tan abundantes como en el carcinoma seroso. La atipia

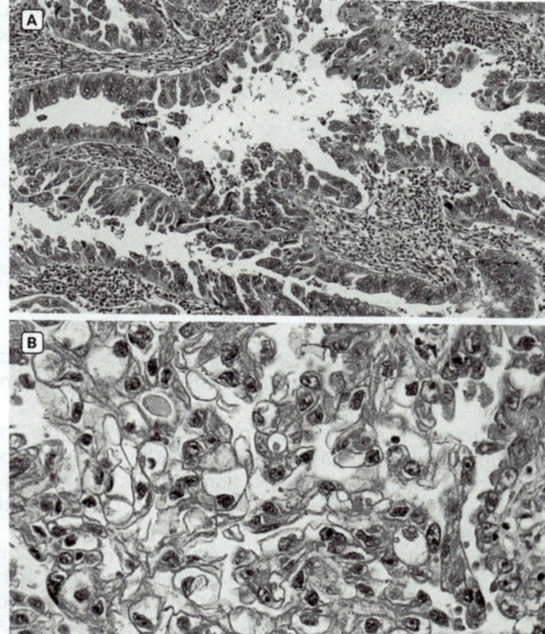

Figura 15-3. A) Carcinoma seroso (alto grado) 10x. **B)** Carcinoma de células claras (alto grado) 20x.

nuclear es marcada, con pleomorfismo nuclear y nucléolo visible (v. Fig. 15-3). Aproximadamente dos tercios de los carcinomas de células claras contienen glóbulos hialinos extracelulares. Inmunohistoquímicamente suelen ser positivos para racemasa y napsina A.

La OMS 2020 recomienda usar criterios histológicos muy estrictos para su diagnóstico. Son tumores de alto grado por definición, de gran heterogeneidad molecular y que comparten alteraciones con otros subtipos tumorales.

Carcinoma mixto

Tipo de carcinoma constituido por dos o más tipos de carcinoma de endometrio, con al menos un componente seroso o de células claras. La OMS 2020 recomienda usar criterios muy rigurosos para su interpretación, aceptando cualquier proporción del componente menor, siempre que sea identificable microscópicamente.

Carcinoma indiferenciado/desdiferenciado

Carcinoma de alto grado por definición, sin clara diferenciación celular. Cuando coexiste un componente indiferenciado con otro diferenciado (suele ser un CE de bajo grado), se habla de un carcinoma desdiferenciado. Histológicamente el componente indiferenciado está formado por células discohesivas, de tamaño uniforme y dispuestas en sábanas. Remeda un linfoma, un sarcoma del estroma endometrial o un carcinoma de células pequeñas. No se identifican glándulas.

Carcinosarcoma

La clasificación de la OMS 2020 lo considera un tipo de carcinoma de endometrio de alto grado, existiendo una transformación de un carcinoma hacia un sarcoma.

CLASIFICACIÓN MOLECULAR

En el año 2013 *The Cancer Genome Atlas* publicó una caracterización molecular del cáncer de endometrio, en la que definía cuatro grupos moleculares:

- Carcinoma de endometrio con mutaciones POLE (ultramutados o POLEmut): grupo de buen pronóstico y representado mayoritariamente por carcinoma endometrioide de alto grado. Son tumores que muestran mutaciones patogénicas para los exones 9, 11, 13 y 15 del gen *POLE* detectadas mediante Sanger o NGS.
- CE con inestabilidad de microsatélites (hipermutado o MSI/MMRd): grupo de pronóstico intermedio. Generalmente formado por carcinoma endometrioide de alto grado y carcinomas desdiferenciados/indiferenciados. Son tumores con pérdida de expresión de proteínas reparadoras del ADN (PMS2-MLH6),

mediante estudio inmunohistoquímico o inestabilidad de microsatélites a través de estudio molecular.

- CE de patrón molecular no específico (baja variación en el número de copias génicas o NSMP): grupo de pronóstico intermedio-bueno. Generalmente formado por carcinoma endometrioide de bajo grado. Son tumores con ausencia de mutaciones POLE, expresión conservada para PMS2 y MLH6 y expresión no alterada de p53 mediante estudio inmunohistoquímico.
- CE con alta variación en el número de copias (serosos-*like* o P53abn): grupo de pronóstico desfavorable. Generalmente serosos y subgrupo de carcinoma endometrioide de alto grado. Son tumores con patrón anormal de expresión de p53, con ausencia de mutaciones POLE y expresión conservada de PMS2 y MLH6.

La aplicación de la clasificación molecular reproduce la estratificación pronóstica y es de gran utilidad clínica. Debe ser realizada en todas las pacientes con diagnóstico de cáncer de endometrio independientemente de la histología. Desde el punto de vista del diagnóstico, es muy relevante en los carcinomas endometrioides de alto grado y en los tumores de rasgos ambiguos, en los que es difícil el diagnóstico diferencial entre carcinoma seroso y endometrioide y la discriminación entre ambos es esencial.

El uso de la clasificación molecular, al incluir el estudio de proteínas reparadoras, es útil también para el cribado inmunohistoquímico del síndrome de Lynch (**Algoritmo 15-1**) y añade utilidad diagnóstica (puesto que la inestabilidad de microsatélites es casi exclusiva de los CE) y terapéutica (papel de la inmunoterapia en este subgrupo).

A modo de resumen práctico, se recomienda realizar estudio inmunohistoquímico a todos los cánceres de endometrio para alteraciones de las proteínas reparadoras del ADN (al menos PMS2 y MSH-6, extendidos a MLH-1 y MSH-2 si alguno de los primeros es anormal) y p53. Se recomienda el estudio *POLE* en todos los carcinomas de endometrio de alto grado, pudiendo omitirse en los CE de bajo grado, si no se dispone de su realización rutinaria.

PUNTOS CLAVE

- Se recomienda seguir los tipos histológicos reflejados en la clasificación de la OMS 2020, evitando la agrupación clásica de tipo I y II.
- Se recomienda realizar en tejido tumoral el estudio de proteínas reparadoras del ADN mediante inmunohistoquímica, independientemente de la histología.
- Se identifican cuatro grupos moleculares que pueden identificarse con estudios inmunohistoquímicos y secuenciación del gen *POLE*. Aunque debería aplicarse a todos los carcinomas de endometrio, esta clasificación es especialmente útil en los carcinomas de rasgos morfológicos ambiguos, que representan un reto diagnóstico.

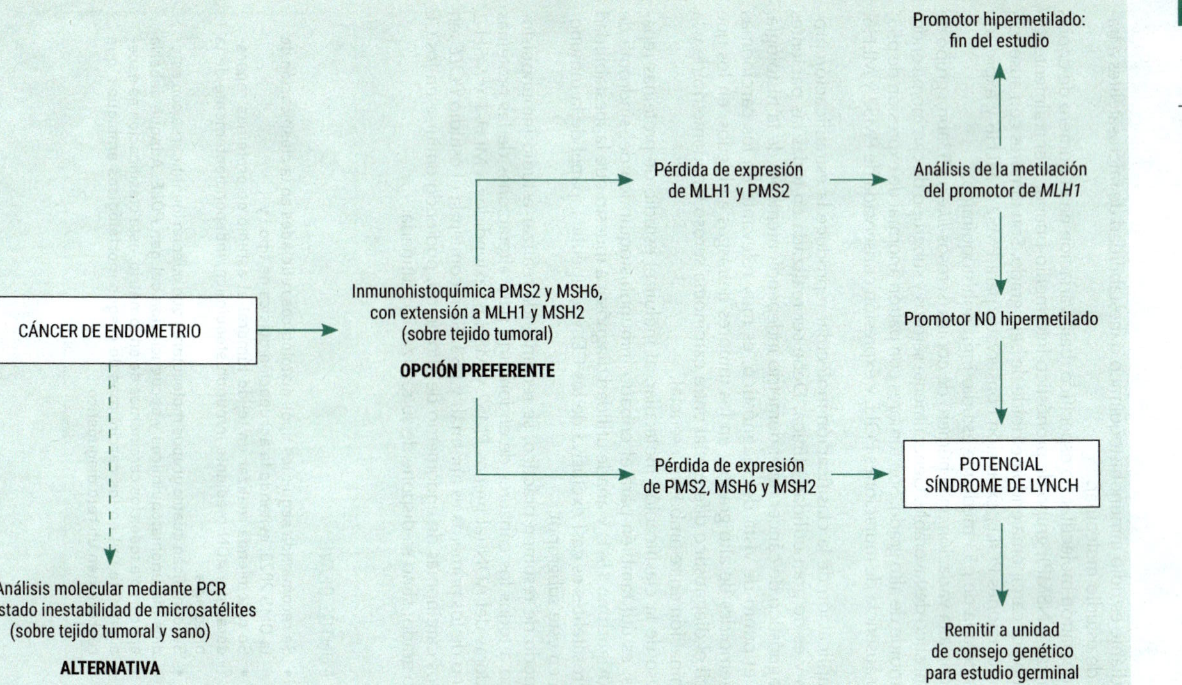

Algoritmo 15-1. Cribado inmunohistoquímico de síndrome de Lynch. PCR: reacción en cadena de la polimerasa

BIBLIOGRAFÍA

Bosse T, Nout RA, McAlpine JN, McConechy MK, Britton H, Hussein YR, et al. Molecular Classification of Grade 3 Endometrioid Endometrial Cancers Identifies Distinct Prognostic Subgroups. Am J Surg Pathol. 2018;42(5): 561-68.

Cancer Genome Atlas Research Network, Kandoth C, Schultz N, Cherniack AD, Akbani R, Liu Y, et al. Integrated genomic characterization of endometrial carcinoma. Nature. 2013; 497(7447):67-73.

Concin N, Matias-Guiu X, Vergote I, Cibula D, Raza Mirza M, Marnitz S, et al. ESGO/ESTRO/ESP guidelines for the management of patients with endometrial carcinoma. Int J Gynecol Cancer. 2021;31(1):12-39.

Oncoguía SEGO: Cáncer de endometrio 2023.

WHO Classification of Tumours Editorial Board; Female Genital Tumours. WHO Classification of Tumours. 5th Edition, Volume 4; 2020.

Diagnóstico y estadificación del cáncer de endometrio

16

G. Mancebo Moreno y R. Carreras Collado

INTRODUCCIÓN

El 91 % de las pacientes con carcinoma de endometrio debutan en forma de sangrado uterino anormal (SUA) independientemente de la extensión tumoral. Sin embargo, es importante destacar que menos del 10 % de pacientes con SUA serán diagnosticadas de un carcinoma endometrial. A pesar de esta afirmación, esta condición clínica obliga a descartar su presencia, independientemente de la edad de la mujer, dadas las implicaciones pronósticas que comporta.

DIAGNÓSTICO

El proceso de diagnóstico de un SUA va encaminado a descartar, por una parte, una causa estructural y, por otra, una causa funcional del mismo. Por ello la primera prueba complementaria que se ha realizar es una ecografía pélvica ginecológica o, en su defecto, transrectal o abdominal, si bien esta última muchas veces, dadas las limitaciones físicas que presenta, es insatisfactoria. La sospecha ecográfica de carcinoma de endometrio (CE) la establece el hallazgo de una línea endometrial anormalmente engrosada por encima de 3 mm, en una mujer menopáusica con SUA. Este hallazgo tiene una sensibilidad del 90 % y una especificidad del 54 % para el diagnóstico de CE.

Biopsia endometrial

Ante un hallazgo de este tipo, se indicará la realización de una biopsia endometrial. También se realizará una biopsia endometrial ante la persistencia de SUA aun con normalidad ecográfica endometrial. Para su realización disponemos en el mercado de diferentes cánulas que, tras ser introducidas en la cavidad uterina a través del canal cervical, crean una presión negativa y aspiran material endometrial. A pesar de ser realizada a ciegas, esta técnica obtiene una muestra valorable para diagnóstico y planificación preterapéutica hasta en un 90 % de los casos según diferentes estudios. En determinados casos no se consigue acceder de manera satisfactoria a la cavidad uterina o una muestra satisfactoria para el diagnóstico. Esto es más frecuente en aquellos casos de estenosis cervical, fisiológica o secundaria a cirugías cervicales previas, útero hipotrófico y ausencia de engrosamiento endometrial. Hasta en un 6% de los casos no se obtendrá una muestra o esta será insuficiente para establecer un diagnóstico patológico. Esto es relevante ya que estos casos pueden ocultar hasta un 7% de neoplasias o preneoplasias endometriales. Por otro lado, en aquellos casos de biopsia con resultado de normalidad en una mujer con una SUA persistente o crónica y/o con factores de riesgo se ha de continuar investigando, dado que la tasa de falsos negativos de la biopsia endometrial puede llegar al 10%. En estas pacientes el siguiente procedimiento diagnóstico para descartar patología endometrial es la histeroscopia diagnóstica con biopsia dirigida o no según se evidencien lesiones endometriales sugestivas de patología (**Algoritmo 16-1**).

Histeroscopia

La histeroscopia es una herramienta útil en el diagnóstico y tratamiento de muchas de las causas funcionales y estructurales de la SUA. Permite la visualización sistemática de la cavidad endometrial, identificación de lesiones sospechosas y toma de biopsias de manera selectiva de las mismas, en la mayoría de las ocasiones de manera ambulatoria y sin anestesia. Este procedimiento endoscópico puede alcanzar hasta una sensibilidad del 90% y una especificidad superior al 98% en la detección de carcinoma de endometrio. Si bien se ha hipotetizado con una posible diseminación peritoneal del carcinoma de endometrio tras la realización de una histeroscopia, no existe evidencia de que este procedimiento impacte negativamente en el pronóstico de las pacientes (v. **Algoritmo 16-1**).

Biomarcadores

Con la finalidad de mejorar la eficacia diagnóstica del estudio de muestras endometriales, se han desarrollado técnicas moleculares que detectan biomarcadores genéticos que identifican mutaciones previamente descritas en pacientes con CE. La combinación de estudio histológico y molecular de las muestras de aspirado endometrial y/o histeroscópico puede alcanzar el 91% de sensibilidad con un 97% de especificidad y una tasa de falsos negativos del 99% para el diagnóstico de carcinoma. La biopsia endometrial no solo puede dar información sobre el tipo y grado histológico tumoral, sino que además, en función de su calidad, nos puede permitir realizar estudios inmunohistoquímicos y moleculares que nos permitan asignar el tumor endometrial a algún grupo molecular ya desde el momento mismo de su diagnóstico y, por tanto, estratificarlo desde el punto de vista pronóstico.

ESTADIFICACIÓN PREOPERATORIA

La estadificación del carcinoma de endometrio es quirúrgica y se establece según las normas de estadificación FIGO (v. **Anexo IA** y **IB**). Sin embargo, antes de realizar cualquier tratamiento, se recomienda someter a las pacientes a un estudio clínico preoperatorio con el objetivo de establecer la extensión del tumor e identificar pacientes con diferente riesgo de afectación ganglionar y/o recidiva, según la presencia de factores de riesgo conocidos. La finalidad de dicho estudio es poder adecuar al máximo y para cada una de las pacientes el tipo de tratamiento y la extensión del tratamiento quirúrgico cuando este está indicado.

El estudio preoperatorio valorará principalmente la invasión o no de miometrio y cérvix a nivel local y la posible afectación ganglionar locorregional. Para la valoración de factores de riesgo uterino, se dispone de dos técnicas de imagen de eficacia similar en la valoración de la extensión local de tumores localizados resonancia magnética (RM) y ecografía genital.

La ecografía ginecológica (transvaginal/transrectal) valora con bastante precisión la extensión local del tumor, pero, a pesar de que es más barata, tiene un valor limitado para la valoración ganglionar y además es observador dependiente. La RM, si bien tiene una alta concordancia interobservador, es cara y no está disponible en todos los centros. Aun así, permite la correcta evaluación de la extensión uterina del carcinoma de endometrio (tamaño tumoral, invasión miometrial e infiltración del estroma cervical), además de la posible extensión ganglionar locorregional. En los casos avanzados y/o tipos histológicos de alto grado en los que exista un riesgo de afectación extrapélvica se recomienda realizar una tomografía computarizada (TC) abdominopélvica. Para la detección de metástasis ganglionares tanto la TC como la RM presentan un sensibilidad del 27-66 % una especificidad del 73-99 %.

Existe una evidencia científica moderada sobre la eficacia de la PET-TC en el estudio de extensión del carcinoma de endometrio, y, si bien se le reconoce una gran eficacia en la detección de invasión local y ganglionar, no se recomienda su realización en el estudio de extensión primario del carcinoma de endometrio.

No se aconseja la determinación de marcadores tumorales en el proceso de valoración preoperatoria en el cáncer de endometrio. Se ha establecido una correlación entre los niveles de marcadores tumorales, principalmente CA-125 y más recientemente la proteína epididimal humana 4 (HE-4), y el grado histológico, el estadio, la presencia de afectación ganglionar y la extensión local miometrial y/o cervical en los casos de CE. Sin embargo, no existe consenso en cuanto a los valores de corte diagnósticos y no se ha podido establecer una utilidad clínica en el CE.

Según la información preoperatoria y de si se dispone o no de la clasificación molecular, se podrá establecer de manera más precisa el plan terapéutico individualizado de las pacientes en función del riesgo individualizado de recidiva.

PUNTOS CLAVE

- El 90 % de los carcinomas de endometrio debutan con un SUA. El 15 % aparecerán en la premenopausia. La sospecha diagnóstica se establecerá tras el hallazgo ecográfico de un engrosamiento endometrial superior a 3 mm, que obligará a la realización de una biopsia endometrial.
- Se realizará histeroscopia cuando el diagnóstico sea incierto o no valorable en una paciente de riesgo.
- La estadificación del carcinoma de endometrio es quirúrgica. El estudio preoperatorio persigue identificar aquellas pacientes de alto riesgo, con la finalidad de adecuar la extensión de los tratamientos quirúrgicos.
- En los casos de alto riesgo, se recomienda realizar una TC para la evaluación de la enfermedad ganglionar y a distancia.

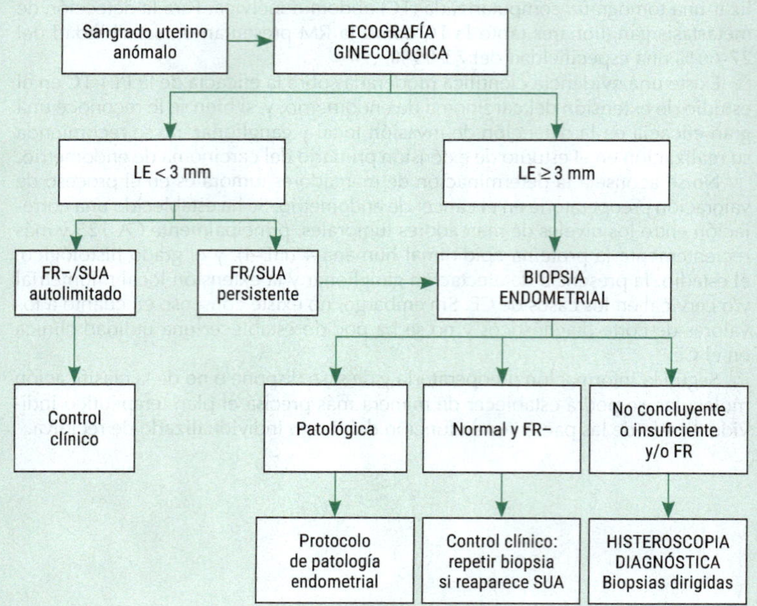

Algoritmo 16-1. Procedimiento diagnóstico ante un sangrado uterino anómalo en el carcinoma de endometrio. FR: factores de riesgo; LE: línea endometrial; SUA: sangrado uterino anómalo.

BIBLIOGRAFÍA

Clarke MA, Long BJ, Del Mar Morillo A, Arbyn M, Bakkum-Gámez JN, Wentzensen N. Association of Endometrial Cancer Risk With Postmenopausal Bleeding in Women: A Systematic Review and Meta-analysis. JAMA Intern Med. 2018;178(9):1210-22.

Faria SC, Devine CE, Rao B, Sagebiel T, Bhosale P. Imaging and Staging of Endometrial Cancer. Semin Ultrasound CT MR. 2019; 40(4):287-94.

Pérez-Sánchez C, Colas E, Cabrera S, Falcon O, Sánchez del Río A, García E, et al. Molecular diagnosis of endometrial cancer from uterine aspirates. Int J Cancer. 2013;133:2383-91.

Van Hanegem N, Prins MM, Bongers MY, Opmeer BC, Sahota DS, Mol BW, et al. The accuracy of endometrial sampling in women with postmenopausal bleeding: a systematic review and meta-analysis. Eur J Obstet Gynecol Reprod Biol. 2016;197:147-55.

Vermij L, Smit V, Nout R, Bosse T. Incorporation of molecular characteristics into endometrial cancer management. Histopathology. 2020;76(1):52-63.

Cribado del cáncer de endometrio. Carcinoma de endometrio hereditario

17

M. R. Oliver Pérez y C. González Macho

INTRODUCCIÓN

El cáncer de endometrio (CE) es la neoplasia ginecológica más frecuente en los países occidentales. El 2-5 % de los CE son hereditarios, ascendiendo esta cifra al 10 % cuando la enfermedad se diagnostica en pacientes menores de 50 años. El síndrome hereditario más frecuentemente relacionado con el CE es el síndrome de Lynch. Estrategias de seguimiento, de cribado y medidas preventivas de riesgo en estas pacientes han demostrado disminuir la mortalidad asociada al CE y mejorar la calidad de vida en estas pacientes. Además, en el 60 % de los casos de síndrome de Lynch el CE es el primer tumor en aparecer (tumor centinela), por lo que, actualmente, se recomienda realizar el cribado de esta entidad en todos casos de CE diagnosticados, independientemente de sus características clinicopatológicas y de la historia personal y familiar de la paciente.

CRIBADO DE CÁNCER DE ENDOMETRIO EN LA POBLACIÓN GENERAL

No existen estrategias de cribado dirigidas a la población general que hayan demostrado ser eficientes ni que incrementen la supervivencia de las pacientes afectas de un CE. Por lo tanto, no se recomienda realizar el cribado de esta entidad en la población general sin factores de riesgo, ni en aquellas pacientes con algún factor de riesgo no hereditario asociado (p. ej., uso de terapia hormonal y/o tamoxifeno, anovulación crónica, obesidad, etc.).

CÁNCER DE ENDOMETRIO HEREDITARIO

El riesgo de desarrollar un CE en la población general es del 2 %; en pacientes con síndromes heredofamiliares predisponentes, este asciende a un 3-60 %. Los síndromes hereditarios más frecuentemente relacionados con el CE son el síndrome de Lynch y, en menor proporción, el síndrome de Cowden.

El síndrome de Cowden es un trastorno autosómico dominante en el que existe una mutación en el gen supresor de tumores *PTEN*. Estos pacientes presentan lesiones mucocutáneas características, denominadas hamartomas, tienen una alta prevalencia de leiomiomas uterinos y tienen mayor riesgo de desarrollar carcinomas de mama, de endometrio, de tiroides, colorrectal y renal.

SÍNDROME DE LYNCH

Previamente conocido como cáncer colorrectal hereditario no polipósico, es un síndrome heredofamiliar autosómico dominante, con alta penetrancia. Condicionando un incremento de riesgo para ciertos tumores, fundamentalmente de origen colorrectal o de endometrio, y, con menos frecuencia, de intestino delgado, estómago, tracto urinario, ovario y cerebro. Tiene una prevalencia aproximada de 1/250-1.000 individuos y, actualmente, se constituye como la causa más frecuente de CE hereditario.

Etiopatogenia

El síndrome de Lynch está causado por la mutación germinal de alguno de los genes del complejo reparador de ADN (*MMR*) o del gen de la molécula de adhesión de las células epiteliales (*EPCAM*): *MLH1*, *MSH2*, *MSH6* y *PMS2*.

Estos genes codifican las proteínas encargadas de mantener la estabilidad genómica de las células, corrigiendo los errores que puedan ocurrir durante la replicación del ADN. Su alteración condiciona una predisposición al desarrollo de tumores. La pérdida de la actividad de una o varias proteínas reparadoras provoca una acumulación de errores de replicación del ADN, especialmente en aquellas regiones en las que hay secuencias repetitivas, denominadas repeticiones en tándem o microsatélites (MSI), condicionando lo que se conoce como una alta inestabilidad de microsatélites (*high microsatellite instability*, H-MSI).

Riesgo de cáncer de endometrio

Respecto a los tumores de origen ginecológico, el riesgo global de desarrollar un CE se sitúa en torno al 60-70 % y el de desarrollar un carcinoma de ovario, en torno al 20 %. No obstante, tanto la incidencia acumulada como la edad media de presentación de estos tumores dependen de la mutación específica que origina el síndrome. Concretamente, el riesgo de CE es mayor en las pacientes portadoras de mutación en *MSH2*.

Vigilancia y prevención de cáncer de endometrio

La prevención y el diagnóstico precoz de los tumores asociados al síndrome de Lynch pueden mejorar la supervivencia y la calidad de vida de estas pacientes. Las principales guías internacionales recomiendan la realización de cribado sistemático de los tumores asociados. Sin embargo, tanto la edad de inicio de este cribado como las pruebas a realizar no están consensuadas (**Tabla 17-1**).

Tabla 17-1. Recomendaciones de seguimiento y medidas reductoras de riesgo en pacientes con síndrome de Lynch

Localización	Seguimiento[a]			Medidas reductoras de riesgo	
	Técnica	Edad de inicio (años)	Periodicidad (años)	Quimio-prevención	Cirugía reductora de riesgo
Colorrectal	Colonoscopia	• MLH1/MSH2: 20-25 años[b] • MSH6/PMS2: 30-35 años[b]	1-2	• Ácido acetil-salicílico[c] • No si proctocolectomía total previa	–
Endometrio	Biopsia endometrial[d]	30-35 años	1	Anticonceptivos hormonales combinados (estrógeno/progestágeno) o solo con progestágenos[d]	Histerectomía y doble salpinguectomía cuando deseo genésico cumplido (preferiblemente antes de los 40 años)
Ovario	Ecografía transvaginal ± CA-125	30-35 años	1	Anticonceptivos hormonales combinados (estrógeno/progestágeno)[d]	Salpingooforectomía bilateral. La edad de realización debe ser individualizada. Se puede administrar THS tras la misma
Estómago	Gastroscopia	30-35 años	1-3	–	–
Otras	No establecidas				

[a]Las recomendaciones son para pacientes asintomáticas. Debe informarse a todas las pacientes de los posibles síntomas/signos de alarma de cada tumor, y realizar las pruebas diagnósticas necesarias en caso de presentarse. [b]O cinco años antes de la edad de debut del cáncer más temprana en la familia si esta fue antes de los 25 años. [c]Valorar posibles efectos adversos y contraindicaciones. [d]La ecografía transvaginal no ha demostrado ser lo suficientemente sensible y específica para el cribado de carcinoma de endometrio en estas pacientes, especialmente en pacientes premenopáusicas, en las que no se recomienda como método de *screening*. THS: terapia hormonal sustitutiva.

Estrategias de vigilancia y seguimiento

Respecto al seguimiento y cribado de tumores ginecológicos en pacientes con diagnóstico conocido de síndrome de Lynch, las principales recomendaciones son:

- Vigilancia estricta y cribado del CE y cáncer de ovario en todas las pacientes diagnosticadas de síndrome de Lynch.
- El cribado debe comenzar a los 35 años. No obstante, se deben tener en consideración los factores de riesgo individuales, que integren el conocimiento sobre la mutación específica de la paciente y su historia familiar.
- Para el cribado de CE debe realizarse una biopsia endometrial de forma anual y hasta la realización de histerectomía reductora de riesgo.
- El cribado de cáncer de ovario debe realizarse con ecografía ginecológica de forma anual hasta la realización de histerectomía reductora de riesgo. Puede combinarse con la determinación serológica de marcadores tumorales (CA-125).

Quimioprevención

Los estudios de quimioprevención para el cáncer ginecológico en pacientes con síndrome de Lynch son limitados. No obstante, en pacientes premenopáusicas sin deseo genésico activo, el uso de anticonceptivos hormonales combinados puede tener un papel protector para el desarrollo de cáncer de endometrio y de ovario. Los anticonceptivos basados en el uso de progestágeno también pueden tener un papel protector para el cáncer de endometrio, pero no para el cáncer de ovario.

Cirugía reductora de riesgo

La estrategia de primera línea para prevenir el CE y de ovario en estas pacientes es la realización de histerectomía y salpingooforectomía bilateral. Se recomienda realizar esta intervención una vez completado el deseo genésico y, preferiblemente, antes de los 40 años.

CRIBADO DE SÍNDROME DE LYNCH EN PACIENTES CON CARCINOMA DE ENDOMETRIO

Aproximadamente el 3 % de los CE considerados esporádicos y el 10 % de los que tienen lugar en pacientes menores de 50 años son debidos a alguna de las mutaciones relacionadas con el síndrome de Lynch. Además, en el 40-60 % de las pacientes con síndrome de Lynch, el CE es el primer tumor diagnosticado (tumor centinela). Actualmente se recomienda realizar el cribado sistemático de síndrome de Lynch en todas las pacientes con diagnóstico de CE, independientemente de las características tumorales, de la edad al diagnóstico y de sus antecedentes personales y/o su historia familiar. Existen principalmente dos estrategias de cribado: el cribado clínico y el cribado molecular. Actualmente el cribado molecular se considera de primera elección.

Cribado clínico

Clásicamente, la estrategia utilizada para identificar pacientes con riesgo de síndrome de Lynch ha sido el cumplimiento de los criterios clínicos de Ámsterdam y/o los criterios revisados de Bethesda. Estos criterios se basan en los antecedentes personales y familiares del paciente, así como en las características clinicopatológicas del tumor. La especificidad de estos criterios es muy alta (98-99 %), pero su sensibilidad es baja (30-40 %), especialmente para la detección de aquellos pacientes que no debutan con un carcinoma colorrectal. Por este motivo, actualmente no se consideran la estrategia de cribado ideal en pacientes que debutan con un carcinoma de endometrio.

Cribado molecular

El cribado molecular se basa en la detección en el tejido tumoral de dos de las principales características de los tumores asociados al síndrome de Lynch: la pérdida de proteínas reparadoras del ADN y/o la presencia de H-MSI. El cribado molecular ha demostrado tener mayor sensibilidad para la identificación del síndrome de Lynch en comparación con otras estrategias y ha demostrado ser coste-efectivo, por lo que, actualmente, se considera de primera elección.

Los métodos de cribado molecular disponibles en la actualidad son el análisis inmunohistoquímico de la expresión de proteínas del MMR en el tumor y el análisis mediante técnicas de biología molecular de la MSI. La alteración de alguna de estas pruebas requiere la confirmación de síndrome de Lynch mediante un estudio genético.

Algoritmo de cribado

Existen múltiples algoritmos de cribado descritos en la literatura médica, que combinan las diferentes estrategias. No obstante, la combinación de la IHQ con el test de metilación del promotor de MLH1 ofrece, actualmente, las mejores características en términos de eficacia y de coste-efectividad y se considera la estrategia de cribado de primera elección (**Algoritmo 17-1**).

El análisis de la pérdida de expresión de las proteínas mediante IHQ presenta ciertas ventajas, ya que es un método sencillo, accesible y fiable que permite evaluar el estado del complejo MMR y que, además, proporciona información sobre el gen alterado. No obstante, en aquellos casos en los que la IHQ sea normal pero la sospecha clínica sea muy elevada, debe valorarse realizar doble cribado con el análisis de MSI o, incluso, ofrecer directamente el estudio genético a la paciente.

PUNTOS CLAVE

- En pacientes asintomáticas y sin factores de riesgo hereditario no se recomienda el cribado sistemático de carcinoma de endometrio.
- El síndrome de Lynch está causado por la mutación germinal de alguno de los genes del complejo reparador de ADN (*MLH1*, *MSH2*, *MSH6* y *PMS-2*) o del gen de la molécula de adhesión de las células epiteliales (*EPCAM*).
- Se recomienda vigilancia estricta y cribado del cáncer de endometrio en todas las pacientes diagnosticadas de síndrome de Lynch. El cribado debe comenzar a los 35 años y consiste en la realización de una biopsia endometrial anual hasta la realización de histerectomía reductora de riesgo.
- Una vez completado el deseo genésico y, preferiblemente, antes de los 40 años, se recomienda la realización de histerectomía y salpingooforectomía bilateral reductora de riesgo en las pacientes afectas de síndrome de Lynch.

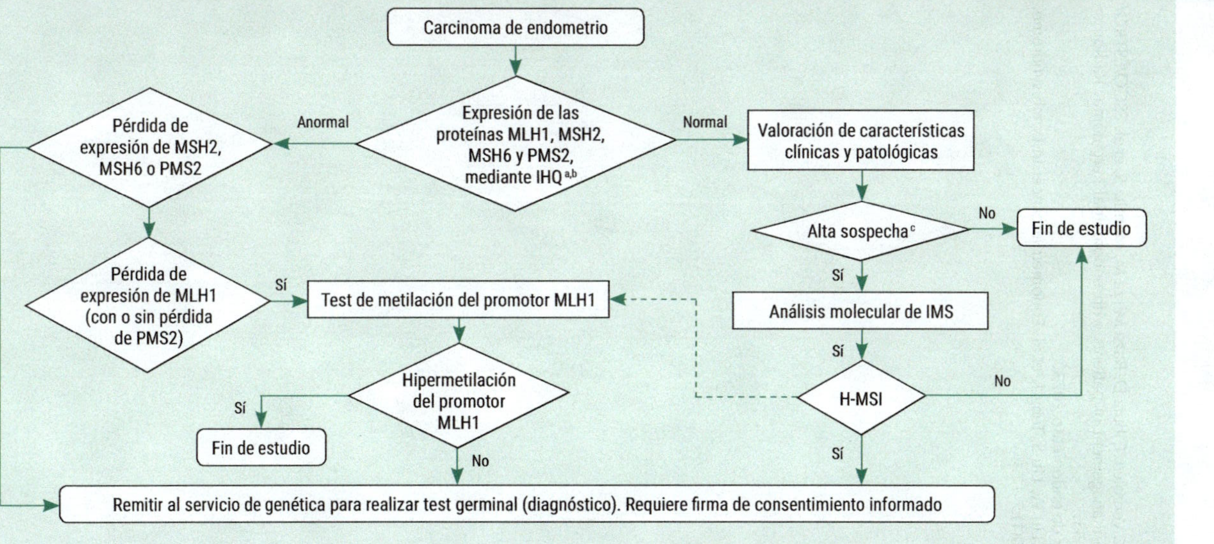

Algoritmo 17-1. Algoritmo de cribado molecular del síndrome de Lynch en pacientes diagnosticadas de carcinoma de endometrio. [a]Una alternativa costo-eficiente es el análisis simplificado de la expresión de proteínas del complejo MMR. En un primer tiempo se analiza la expresión de *PMS2* y *MSH6*. En caso de pérdida de *PMS2* se debe analizar la expresión de *MLH1*, y en caso de pérdida de *MSH6* se debe analizar la expresión de *MSH2*. [b]Algunos autores recomiendan remitir al servicio de genética aquellos casos que cumplan criterios (Ámsterdam II y/o Bethesda revisados) clínicos de síndrome de Lynch, independientemente del estado de expresión de las proteínas reparadoras del complejo MMR. [c]Se consideran criterios de alta sospecha: cumplimiento de los criterios clínicos (Ámsterdam II y/o de Bethesda revisados), edad temprana (<50 años) de presentación del cáncer de endometrio y/o presencia de rasgos anatomopatológicos sospechosos (localización del tumor en el segmento uterino inferior, existencia de doble población tumoral que incluya extirpe desdiferenciada). H-MSI: inestabilidad de microsatélites alta.

BIBLIOGRAFÍA

Concin N, Matias-Guiu X, Vergote I, Cibula D, Raza Mirza M, Marnitz S, et al. ESGO/ESTRO/ESP guidelines for the management of patients with endometrial carcinoma. Radiother Oncol. 2021;154:327-53.

Oncoguia SEGO: Cáncer de endometrio 2023.

Zhao S, Chen L, Zang Y, Liu W, Liu S, Teng F, et al. Endometrial cancer in Lynch syndrome. Int J Cancer. 2022; 150(1):7-17.

Manejo quirúrgico de los estadios iniciales

18

M. Barahona Orpinell

INTRODUCCIÓN

El cáncer de endometrio es el tumor maligno más frecuente del tracto genital femenino en nuestro medio. En los últimos años ha presentado no solo un aumento en la incidencia, especialmente en mujeres jóvenes, sino también un incremento en la mortalidad.

El tratamiento en estadios iniciales es eminentemente quirúrgico, salvo contraindicación por patología asociada para la cirugía. La indicación de tratamientos adyuvantes vendrá condicionada por los factores de riesgo determinados en el estudio definitivo de la pieza quirúrgica.

La estadificación quirúrgica propuesta por la Federación Internacional de Ginecología y Obstetricia (FIGO) incluye la histerectomía total con doble anexectomía, linfadenectomía pélvica y aortocava. Debido a la morbilidad asociada a una cirugía de estadificación completa y la ausencia de beneficio de la linfadenectomía en los resultados oncológicos en estadios iniciales, la indicación de la misma está en duda. El objetivo del estudio ganglionar no es otro que ayudar a definir los grupos de riesgo de recaída para determinar quiénes se pueden beneficiar de recibir un tratamiento adyuvante.

La aparición y validación de la técnica del ganglio centinela aplicada al CE ha revolucionado el estudio ganglionar en estas pacientes, permitiendo una correcta estadificación con una clara disminución de la morbilidad asociada a la cirugía.

En este capítulo nos centraremos en el tratamiento quirúrgico de pacientes diagnosticadas de un CE aparentemente confinado al útero.

GRUPOS DE RIESGO CLÍNICOS O PREQUIRÚRGICOS

Los grupos de riesgo definidos por la European Society for Medical Oncology (ESMO) y la European Society of Gynecology Oncology (ESGO) en sus guías clínicas vienen determinados por el diagnóstico final tras la cirugía y se utilizan para determinar la indicación de adyuvancia.

Nosotros no disponemos de toda esta información a la hora de decidir el tratamiento quirúrgico de una paciente a la que se ha diagnosticado un CE y debemos adecuar el tipo de cirugía a la información disponible en el momento de realizarla y a la disponibilidad, o no, de realizar una técnica de ganglio centinela en nuestro medio.

En la reciente «Oncoguía SEGO: Cáncer de endometrio 2023», se definen tres grupos de riesgo prequirúrgicos (bajo, intermedio y alto) en función de datos de los que debemos disponer a la hora de tomar la decisión del tratamiento quirúrgico a realizar (**Algoritmo 18-1**):

- Tipo histológico y grado tumoral (bajo o alto grado).
- Sospecha de infiltración miometrial o de estroma cervical (la afectación ovárica se trataría de un estadio IIIA) valorada por ecografía vaginal o resonancia magnética pélvica con contraste.
- Grupo molecular. Limitado a aquellos centros que tengan capacidad para el estudio de los marcadores subrogados en la pieza de biopsia endometrial (**Tablas 18-1** y **18-2**).

CIRUGÍA EN ESTADIOS INICIALES DE CÁNCER DE ENDOMETRIO

Hacer una valoración clínica de la paciente y conocer su estado físico y las comorbilidades asociadas es determinante para decidir si es tributaria de un tratamiento quirúrgico u optar por otras opciones terapéuticas; y esta debe ser la primera decisión a tomar. Se recomienda aplicar escalas de fragilidad especialmente en pacientes ancianas.

Tabla 18-1. Grupos de riesgo prequirúrgico con perfil molecular conocido

Grupo riesgo prequirúrgico	Perfil molecular		
	***POLE* mutado**	**MMRd-NMSP**	**p53 abn**
Bajo riesgo	Tumor aparentemente confinado al útero	Sospecha de infiltración miometrial < 50 % y bajo grado	
Riesgo medio	Sospecha infiltración miometrial < 50 % y bajo grado	• Sospecha de infiltración miometrial < 50 % y alto grado • Sospecha de infiltración miometrial > 50 % y alto grado	Sospecha de tumor intramucoso
Alto riesgo		• Sospecha de infiltración miometrial > 50 % y alto grado • Sospecha de afectación cervical	Sospecha de cualquier infiltración miometrial

Adaptado de Oncoguía SEGO: Cáncer de endometrio 2023.

Tabla 18-2. Grupos de riesgo prequirúrgicos sin perfil molecular conocido

Grupo riesgo prequirúrgico	Tipo histológico		
	Endometrioide bajo grado	Endometrioide alto grado	No endometrioide
Bajo riesgo	Sospecha de infiltración miometrial <50%		
Riesgo medio	Sospecha de infiltración miometrial >50%	Sospecha infiltración miometrial menor 50%	Sospecha de tumor intramuros
Alto riesgo	Sospecha de afectación cervical	Sospecha infiltración miometrial mayor 50% o de afectación cervical	Sospecha de cualquier infiltración miometrial

Adaptado de Oncoguía SEGO: Cáncer de endometrio 2023.

Vía de abordaje

Sabemos por estudios aleatorizados (GOG-LAP2, LACE) que la cirugía mínimamente invasiva no es inferior a la laparotomía en el tratamiento quirúrgico del cáncer endometrial en estadios iniciales. Por ello se recomienda que sea este abordaje, laparoscópico o robótico, el de elección.

Las pacientes que más se benefician de la mínima invasión son las que presentan obesidad importante, presentando una rápida recuperación y menores complicaciones a corto plazo.

Algunos estudios sugieren que la utilización de manipuladores uterinos puede aumentar el riesgo de recaídas locales, por lo que su uso debe reducirse al máximo o evitarse hasta que quede aclarado en estudios prospectivos en marcha.

La vía vaginal es una buena alternativa en pacientes seleccionadas en las que el riesgo de una anestesia general contraindique la opción de las técnicas endoscópicas.

Histerectomía

La histerectomía es el tratamiento quirúrgico del cáncer de endometrio. La estadificación quirúrgica no ha demostrado mejoría en la supervivencia en pacientes con tumor confiado al útero, que son la mayoría de las pacientes diagnosticadas de neoplasia endometrial.

La realización de una histerectomía radical (incluyendo colpectomía del tercio superior) en pacientes en estadio II con afectación del estroma cervical no ha demostrado aumento alguno en la supervivencia de las pacientes ni disminución de la indicación de radioterapia adyuvante, por lo que no estaría indicada en ese estadio salvo para la obtención de márgenes libres de tumor.

Anejos uterinos

Las salpingooforectomía bilateral es parte del tratamiento quirúrgico de un cáncer de endometrio. En algunos casos, en pacientes jóvenes, podría evitarse, ya que la castración quirúrgica en este grupo de pacientes conlleva un aumento de la mortalidad por causas tromboembólicas y relacionadas con la aparición de episodios coronarios, además de incrementar el riesgo de osteoporosis, fractura de cadera, alteraciones cognitivas y mortalidad global por cáncer, sin que su realización en los estadios iniciales de la enfermedad aumente la supervivencia global de las pacientes.

En las pacientes jóvenes (<45 años) con criterios de bajo riesgo (infiltración miometrial <50 % y grado 1-2), sin sospecha de afectación ovárica ni de enfermedad a distancia (tanto en las pruebas de imagen previas como en el curso de la intervención) y sin antecedentes familiares de cáncer de ovario o criterios de riesgo de cáncer hereditario (*BRCA*, síndrome de Lynch), se puede plantear la conservación ovárica, valorando con la paciente las ventajas y los inconvenientes de esta decisión.

En ese caso, se recomendaría realizar una salpingectomía bilateral.

Estadificación ganglionar

En los últimos años se dispone de evidencia suficiente que avala el uso de la técnica de ganglio centinela como la primera opción en la estadificación ganglionar de una paciente con cáncer de endometrio (FIRES, SENTOR, SHREK). En la actualización de las guías clínicas ESGO-ESTRO-ESP y la «Oncoguía SEGO: Cáncer de endometrio 2023», se recomienda su realización en todos los casos de cáncer de endometrio en estadios iniciales.

Su aplicación permite disminuir la morbilidad asociada a la cirugía, minimizando el riesgo de linfedema de extremidades inferiores y las complicaciones vasculares. Además la indicación de realizar el estudio por técnicas de ultraestadificación, bien con inmunohistoquímica o por estudio molecular (OSNA), hace que con menor agresividad quirúrgica obtengamos un alto rendimiento en la detección de estadios IIIC.

Hay en marcha estudios para determinar el valor terapéutico de la linfadenectomía aortocava en pacientes del grupo de alto riesgo. Y, aunque en las guías ESGO-ESTRO-ESP se indica la biopsia selectiva de ganglio centinela como una opción valida en este grupo de pacientes con base en el estudio SHRE, la «Oncoguía SEGO: Cáncer de endometrio 2023» sigue recomendando completar la linfadenectomía de estadificación en este pequeño grupo de pacientes, hasta tener los resultados de estos estudios, salvo en centros con amplia experiencia en la técnica de ganglio centinela y que hayan validado sus resultados.

Técnica de la biopsia selectiva de ganglio centinela

- Lugar de inyección: la punción cervical, a las 3h y las 9h, al menos con inyección superficial del trazador (2-3 mm) y profunda opcional (1 cm), es la que ha obtenido mejores resultados de drenaje en ambas hemipelvis. Puede asociarse una punción en el fondo uterino con la intención de mejorar el drenaje a los ganglios aórticos.
- Trazador: el verde de indocianina es el trazador de elección al haber demostrado una alta tasa de detección bilateral en estudios prospectivos.

En caso de no detección en una o ambas hemipelvis se puede plantear la reinyección, y si aun así no se localiza deberá realizarse una linfadenectomía de la hemipelvis en que no hay detección, en función de si está indicada según el grupo de riesgo preoperatorio, como se describe a continuación.

Linfadenectomía

En la actualidad la linfadenectomía de estadificación en el CE en estadios iniciales ha pasado a un segundo plano por la irrupción de la técnica de biopsia selectiva de ganglio centinela. En caso de no disponer en un centro hospitalario de la técnica de ganglio centinela, las recomendaciones de linfadenectomía se harán en función de los grupos de riesgo prequirúrgicos:

- Bajo riesgo: no está indicado realizar linfadenectomía de estadificación en este grupo de riesgo prequirúrgico.
- Riesgo intermedio: la realización de una linfadenectomía pélvica bilateral es suficiente en este grupo de riesgo.
- Alto riesgo: está indicado realizar una linfadenectomía de estadificación completa, pélvica y aortocava hasta el cruce de la vena renal izquierda.

Omentectomía

La realización de una omentectomía infracólica de estadificación está indicada en tumores serosos o carcinosarcomas uterinos.

PUNTOS CLAVE

- El tratamiento quirúrgico en los estadios iniciales es la histerectomía con anexectomía bilateral.
- Hay que determinar los grupos de riesgo prequirúrgico o clínicos en función de: sospecha de invasión miometrial, tipo histológico, grado tumoral y grupo molecular (si se dispone) determinados por estudios de imagen y en la pieza de biopsia.
- La linfadenectomía de estadificación no ha demostrado que aumente la supervivencia de las pacientes; en la actualidad está indicado realizar una biopsia selectiva de ganglio centinela en todos los tumores de endometrio en estadio inicial.
- La realización de una linfadenectomía en casos de no disponer de técnica de biopsia selectiva del ganglio centinela se realiza según los grupos de riesgo prequirúrgicos.
- La vía de abordaje de elección es la mínimamente invasiva. La vía vaginal es una opción excelente, especialmente en las pacientes con morbilidad asociada y alto riesgo anestésico.

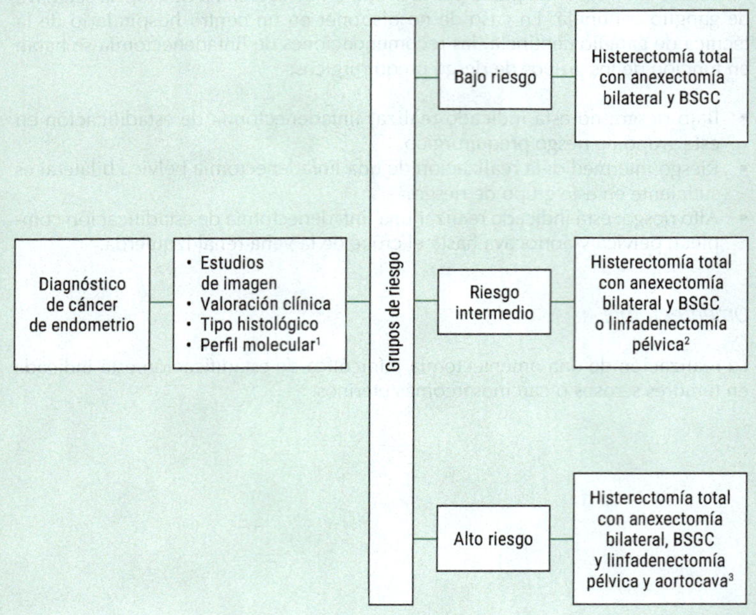

Algoritmo 18-1. Cáncer de endometrio. Manejo quirúrgico de los estadios iniciales. [1] Si disponible. [2] En centros que no dispongan de BSGC. [3] Puede obviarse en centros con amplia experiencia en BSGC. BSGC: biopsia selectiva del ganglio centinela.

BIBLIOGRAFÍA

Concin N, Matias-Guiu X, Vergote I,Cibula D, Mirza MR, Marnitz S, et al. Int J Gynecol Cancer. 2021;31(1):12-39.

NCCN Clinical Practice Guidelines in Oncology (NCCN Guidelines®) Uterine Neoplasms. Version 1.2023-December 22, 2022 (Internet). Disponible en: https://www.nccn.org/professionals/physician_gls/pdf/uterine.pdf.

Oncoguía SEGO: Cáncer de endometrio 2023.

Tratamiento adyuvante: grupos de riesgo

19

M. Gorostidi Pulgar y M. Eguiguren Bastida

INTRODUCCIÓN

El tratamiento óptimo adyuvante del cáncer de endometrio (CE) es un tema controvertido. Su objetivo es disminuir el riesgo de recidiva locorregional y a distancia, mejorando tanto la supervivencia libre de enfermedad (SLE) como la supervivencia global (SG).

Los esquemas de adyuvancia empleados en diferentes centros no son homogéneos, dada la ausencia de evidencia clínica al respecto. Actualmente las diferentes sociedades científicas han establecido unas guías donde se orienta el tratamiento basado en grupos de riesgo. El tratamiento adyuvante en grupos de riesgo de recidiva locorregional se basa en la radioterapia, aunque existe discusión si esta debe ser con haces externos, con braquiterapia (BT) o con ambas modalidades. Los grupos de alto riesgo de recidiva a distancia pueden beneficiarse de un tratamiento quimioterápico adyuvante.

Actualmente la medicina personalizada ha adquirido un importante protagonismo para dirigir el tratamiento del CE, con la inclusión de la clasificación molecular con valor pronóstico, y muy probablemente evolucionará aún más, incluyendo nuevos perfiles moleculares con mayor riesgo de recidiva, como la inclusión de los receptores hormonales, L1CAM o betacateninas que ayuden a identificar a aquellas pacientes con mayor riesgo de recidiva que puedan beneficiarse de tratamientos complementarios. Precisamente el grupo molecular no específico (NSMP) es el grupo molecular más heterogéneo, con grupos todavía no identificados de peor pronóstico, donde pueda tener cabida esta subclasificación.

SELECCIÓN DE GRUPOS DE RIESGO PARA DIRIGIR EL TRATAMIENTO ADYUVANTE

La mayoría de las pacientes con CE tienen un bajo riesgo de recurrencia y se tratan mediante cirugía sin precisar adyuvancia posterior. La identificación de grupos de riesgo, basados en factores pronósticos clinicopatológicos y moleculares, permite seleccionar grupos que pueden beneficiarse de un tratamiento adyuvante (**Algoritmo 19-1**).

Existen unos nuevos grupos de riesgo descritos por el consenso de expertos ESMO-ESGO-ESP 2021 (Sociedades Europeas de Oncología Médica, Ginecología Oncológica y de Patología) para poder guiar los tratamientos adyuvantes. Esta clasificación difiere de la clásica preoperatoria (**Tabla 19-1**) de bajo, intermedio y alto riesgo al añadir un subgrupo de riesgo alto-intermedio (**Tabla 19-2**), basado en el reconocimiento pronóstico adverso de la infiltración linfovascular (ILV) y el grado tumoral 3 (G3).

BAJO RIESGO

Los estadios IA G1-2 son los únicos grupos donde no se aconseja adyuvancia. También se incluyen en este grupo aquellos CE en estadio I o II ultramutados: *POLE*(+), en los que se realiza un desescalado de tratamiento dado su excelente pronóstico. Existen estudios aleatorizados de radioterapia externa (RTE) *vs.* no RTE y de BT *vs.* no BT donde no se demuestra beneficio alguno dado el bajo riesgo de recurrencia (<5 %) de este grupo.

Ante la existencia de factores de mal pronóstico (factores de riesgo menores) puede considerarse administrar BT, considerándose la edad >60 años (con evidencia alta, basada en los estudios PORTEC-1 y GOG-99), tamaño tumoral >2 cm y afectación del tercio inferior del útero. Algunos grupos administran BT a las pacientes que presentan dos factores de riesgo menores.

Es importante un diagnóstico precoz de las recidivas en la cúpula vaginal, el 70% de las recidivas en el CE, ya que un 81 % de estas se curarán mediante BT ± RTE de rescate.

Otros factores pronósticos menores conocidos de riesgo, como el tamaño tumoral, la edad >60 años o la afectación del tercio inferior, pueden indicar la administración de BT en algunos centros (**Tabla 19-3**).

RIESGO INTERMEDIO

En el grupo de riesgo intermedio se han realizado varios estudios aleatorizados (PORTEC-1, GOG-99, ASTEC/EN5) para evaluar el valor de la radioterapia. En un metaanálisis posterior se demostró que la RTE adyuvante obtenía un mejor control locorregional y SLE disminuyendo las recidivas × 3 (de 14 a 4 %), pero sin

Tabla 19-1. Grupos de riesgo clásicos en el cáncer de endometrio*

	IA (<50 %)	IB (>50 %)	II, III y tipo II
G1/G2	Bajo riesgo	Riesgo intermedio	Riesgo alto
G3	Riesgo intermedio	Riesgo alto	Riesgo alto

*El perfil molecular conocido *POLE*(+) confinado al útero corresponde a bajo riesgo y p53 sería riesgo intermedio si no hay infiltración miometrial y alto riesgo si infiltra el miometrio.

Tabla 19-2. Nuevos grupos de riesgo para tratamiento adyuvante ESMO-ESGO-ESP sin clasificación molecular

	IA (<50 %) endometrioide	IB (≥50 %) endometrioide	II endometrioide	III-IVA endometrioide TR (–)	IA (sin invasión miometrial) no endometrioide	I-IVA no endometrioide TR (–)	III-IVA TR (+) IV-B sin importar histología
Bajo grado (G1/G2) ILV (–) o focal*	Bajo riesgo	Riesgo intermedio		Riesgo alto	Riesgo intermedio	Riesgo alto	Avanzados
Bajo grado ILV (+) (extensa)	Riesgo intermedio alto						
Alto grado (G3)	Riesgo intermedio	Riesgo alto					

*Hace referencia a ILV negativa o focal. ILV: infiltración linfovascular; TR: tumor residual.

Tabla 19-3. Tratamiento radioterápico adyuvante en el carcinoma endometrial en los estadios I y II*

Estadio	Grado	FR		
		Sin FR	Con ILV o 2 FR menores**	Cirugía limitada (sin muestreo ganglionar)
IA	G1/G2	Observación	BT	Observación
	G3	BT	BT ± RT pélvica	RT pélvica + BT
IB	G1/G2	BT	BT + RT pélvica	RT pélvica + BT
	G3	RT pélvica + BT	RT pélvica + BT	RT pélvica + BT
II	G1/G2 G3	RT pélvica + BT	RT pélvica + BT	RT pélvica + BT

*Véanse las posibilidades de tratamiento quimioterápico en el texto y el algoritmo. **FR menores: edad >60, tamaño >2 cm, afectación del tercio inferior del útero. BT: braquiterapia; FR: factor de riesgo; ILV: invasión linfovascular; RT: radioterapia.

ninguna mejoría en SG y a costa de un incremento de la toxicidad, fundamentalmente gastrointestinal. Las definiciones de grupos de riesgo en estos ensayos fueron diferentes.

Posteriormente el estudio PORTEC-2 y el estudio sueco demostraron que la BT conseguía un excelente control local comparada con la RTE, con un perfil de toxicidad más favorable y mejor calidad de vida.

Es por ello que la BT se considera el tratamiento estándar dado el buen control locorregional sin los efectos tóxicos de la RT, reservándose esta para los grupos de riesgo alto-intermedio y alto riesgo. La mayoría de las recidivas pélvicas locorregionales pueden rescatarse con radioterapia pélvica.

En este grupo se incluyen también los tumores p53abn (alto número de copias, seroso-*like*) sin infiltración miometrial.

RIESGO ALTO-INTERMEDIO

Estudios de cohorte posteriores, así como el PORTEC-1 y el PORTEC-2, han evidenciado la ILV y G3 como factores de riesgo de recurrencia ganglionar y a distancia, riesgo disminuido por la RTE y no por la BT. Este subgrupo correspondería al riesgo alto-intermedio. En este subgrupo se ha ensayado el tratamiento con tres ciclos de quimioterapia (QT) tras la RTE + BT (GOG 249) sin demostrar incremento en la SLE *vs.* RTE. LA ESMO-ESGO-ESP especifica que la ILV debe ser sustancialmente positiva (>5 vasos afectos).

Hay que tener en cuenta que la RTE tiene un aumento de complicaciones graves asociadas, por lo que es preciso seleccionar a las pacientes que más se pueden beneficiar de este tratamiento sin experimentar efectos secundarios mayores. La BT es una buena solución para pacientes correctamente estadificadas, en ausencia de metástasis ganglionares, que quedarían fuera del campo de radiación de la BT; la ausencia de estadificación en este tipo de pacientes requiere el uso de RTE adyuvante.

No obstante, la toxicidad de la RTE ha disminuido gracias a la radioterapia de intensidad modulada (IMRT), permitiendo realizar un mapeo de la pelvis, habitualmente por tomografía axial computerizada, localizando los órganos sensibles y las áreas sensibles de tratamiento, pudiendo emitir diferentes niveles de radiación para evitar toxicidad en áreas sensibles. Ha demostrado similares SLE y SG con menor toxicidad.

ALTO RIESGO

El grupo de tumores de alto riesgo es un grupo heterogéneo, incluyendo CE endometrioide y no endometrioide, desde un estadio IB G3 hasta estadios más avanzados. Se incluyen en este grupo las pacientes con perfil molecular de alto número de copias (seroso-*like*, p53abn) y con infiltración miometrial. Estas pacientes tienen un riesgo incrementado de recidiva ganglionar y a distancia, y se aconseja el tratamiento con RTE para maximizar el control pélvico, aunque la evidencia y grado de recomendación en cada uno de los subgrupos de alto riesgo para aplicar cada uno de los tratamientos radioterápicos es diferente.

La QT ha ido adquiriendo mayor importancia dentro del tratamiento adyuvante del CE en pacientes con riesgo de recurrencia fuera de la pelvis. No existen diferencias en SG y en SLE si se compara con la RTE en estadios tempranos, pero sí una mayor incidencia de toxicidad. En cambio, en los estadios III y IV la QT es de elección, mostrando una mejor SG. Los estudios NSGO-EC-9501/EORTC-55991 han demostrado una mejor SLE y una tendencia a una mayor SG, pero con importantes limitaciones, siendo un 25-40% de los pacientes estadio III o incompletamente estadiados. En general los estadios IB G3 y IIG3 o ILV(+) se podrían beneficiar de tratamiento QT secuencial. El estudio ENGOT-EN2-DCGC arrojará conclusiones definitivas sobre el beneficio de la QT en pacientes de alto riesgo en estadios precoces.

No existe evidencia respecto a la secuencia óptima del tratamiento QT y RT. En general se prefiere comenzar con RTE en el CE endometrioide G3 estadios I y II, así como en los estadios IIIA/B para dar posteriormente QT secuencial, mientras que en el CE no endometriode y estadios IIIC y IV se prefiere la QT de inicio. Actualmente el régimen más utilizado es la combinación de carboplatino y paclitaxel (4-6 ciclos de carboplatino AUC 5 y paclitaxel 175 mg/m^2 cada 21 días). La afectación ganglionar aórtica es indicación de extensión del campo radioterápico a este nivel (**Tabla 19-4**).

Para los tumores de alto riesgo en estadio III los datos de los diferentes ensayos aconsejan administrar un tratamiento con QT y RT. Un número significativo de pacientes se diseminan a distancia y también pueden presentar recaída

Tabla 19-4. Tratamiento radioterápico y quimioterápico adyuvante en el carcinoma endometrial en los estadios III y IV

Estadio		Tratamiento
IIIA	Afectación de serosa y/o anejos	RT pélvica + BT + QT secuencial
IIIB	Afectación de vagina o parametrios	RT pélvica + BT + QT secuencial
IIIC1	Ganglios pélvicos positivos	QT+ RT pélvica + BT
IIIC2	Afectación de ganglios paraaórticos	QT + RT pélvica y paraaórtica + BT
IVA	Invasión de mucosa vesical y/o intestino	Valorar RT pélvica ± BT
IVB	Metástasis a distancia	Valorar RT a título paliativo

BT: braquiterapia; QT: quimioterapia; RT: radioterapia.

locorregional, lo cual aumenta significativamente el riesgo de diseminación a distancia.

En este grupo de pacientes, la RTE adyuvante reduce la tasa de recidiva local, pero no tiene impacto en la supervivencia. Dado el patrón de diseminación a distancia, se ha planteado si la QT puede sustituir a la RTE.

Tres ensayos aleatorizados que comparan directamente la QT frente a la RTE en pacientes con enfermedad de alto riesgo concluyen que los resultados con el tratamiento QT son al menos tan buenos como los obtenidos con la RTE.

A pesar de todo, la QT como único tratamiento no aporta suficiente control locorregional en pacientes con enfermedad avanzada. Es por ello por lo que el interés está aumentando sobre los tratamientos combinados de QT y RTE.

Existen varios ensayos aleatorizados con resultados controvertidos al respecto, por lo que hay que esperar a los resultados de los ensayos en curso GOG 258 y PORTEC 3 para poder establecer cuál puede ser el mejor tratamiento adyuvante en estas pacientes.

Hay que tener en cuenta que el 50% de las pacientes N(+) a nivel pélvico (estadio IIIC1) tendrán N(+) a nivel aórtico, por lo que las pacientes sin un correcto estadiaje aórtico o N(+) aórticos (estadios IIIC2) precisan RTE extendida a campos aórticos.

Simplificando en exceso el tratamiento adyuvante del CE se puede decir que los tumores de bajo riesgo no precisarán tratamiento adyuvante, los tumores de riesgo intermedio precisarán disminuir el riesgo de recidiva local con BT, los tumores de riesgo alto-intermedio se beneficiaran de la reducción de riesgo que ofrece un tratamiento con RTE a pesar de su toxicidad, minimizada hoy en día gracias a la IMRT, y los tumores de alto riesgo pueden beneficiarse añadiendo QT, especialmente los estadios I y II que sumen factores de riesgo y los III y IV, prefiriendo administrar QT secuencial en estadios más precoces y QT de inicio en los estadios IIIC y CE tipo II. La omisión de estadificación ganglionar (bien sea mediante biopsia selectiva del ganglio centinela, o mediante linfadenectomía) cuando está indicado puede condicionar la necesidad de administrar RTE complementaria.

PUNTOS CLAVE

- Los tumores de bajo riesgo no precisan ningún tratamiento adyuvante.
- El tratamiento con BT se aplica a tumores con riesgo de recidiva local. Cuando existe mayor riesgo de recidiva ganglionar o a distancia se aconseja tratamiento radioterápico externo.
- Los tumores de alto riesgo de recidiva pueden beneficiarse de un tratamiento quimioterápico, estando actualmente en estudio su papel definitivo.

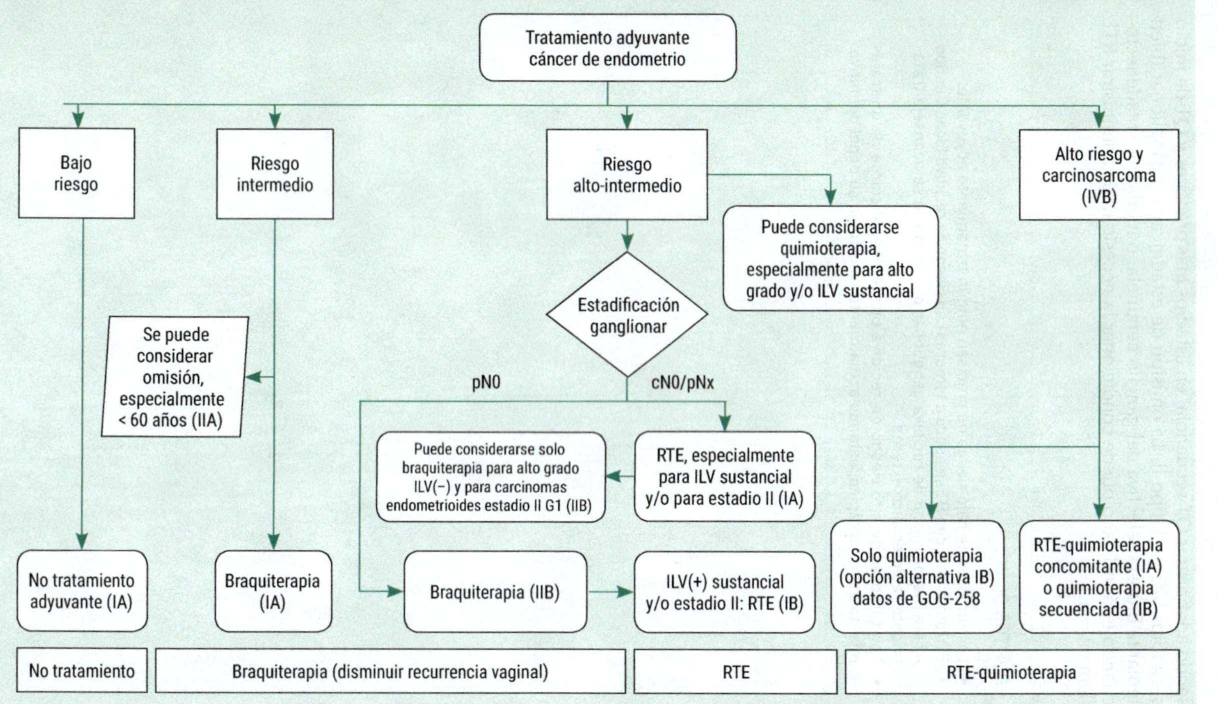

Algoritmo 19-1. Tratamiento adyuvante del cáncer de endometrio. ILV: invasión linfovascular; RTE: radioterapia externa.

BIBLIOGRAFÍA

Concin N, Matias-Guiu X, Vergote I, Cibula D, Mirza MR, Marnitz S. ESGO/ESTRO/ESP guidelines for the management of patients with endometrial carcinoma. Int J Gynecol Cancer. 2021;31(1):12-39.

Concin N, Planchamp F, Abu-Rustum NR, Ataseven B, Cibula D, Fagotti A, et al. European Society of Gynaecological Oncology quality indicators for the surgical treatment of endometrial carcinoma. Int J Gynecol cancer Off J Int Gynecol Cancer Soc. 2021;31(12):1508-29.

Kong A, Johnson N, Kitchener HC, Lawrie TA. Adjuvant radiotherapy for stage I endometrial cancer: an updated Cochrane systematic review and meta-analysis. J Natl Cancer Inst. 2012;104:1625-34.

Oncoguía SEGO: Cáncer de endometrio 2023. Guías de práctica clínica en cáncer ginecológico y mamario.

Modalidad de tratamiento adyuvante 20

M. Á. Berenguer Francés, A. Santaballa Bertrán y M. Borrás Calbo

INTRODUCCIÓN

El tratamiento adyuvante en el cáncer de endometrio tiene como objetivo la disminución de la recidiva locorregional y a distancia, mejorando así la supervivencia libre de enfermedad y la supervivencia global de estas pacientes. La falta de evidencia clínica en lo que respecta a sus indicaciones lo ha convertido en un tema controvertido, resultando así en una falta de homogeneidad en los tratamientos empleados en los distintos centros. Ante este paradigma, con un enfoque centrado en la medicina personalizada, el consenso ESGO/ESTRO/ESP ha definido cinco grupos pronósticos, incorporando factores moleculares, que permiten estratificar mejor a las pacientes en grupos de riesgo para la toma de decisiones. Aun así, las indicaciones propuestas en el consenso están definidas de acuerdo a las características clásicas clinicopatológicas (ILV, grado tumoral, tipo histológico, infiltración miometrial) con base en la evidencia clínica demostrada en estudios aleatorizados de cohortes de pacientes publicados. Sin embargo, en cuanto al perfil molecular considerado como factor pronóstico, las indicaciones de tratamiento se basan en el subanálisis retrospectivo de las pacientes incluidas en estudios prospectivos (pendiente: PORTEC-4a) (**Algoritmos 20-1** y **20-2**).

TRATAMIENTO ADYUVANTE SEGÚN LOS GRUPOS DE RIESGO

Las recomendaciones del tratamiento adyuvante serán explicadas según los grupos de riesgo. Se ha realizado una recomendación conjunta de los tratamientos adyuvantes de radioterapia (RT) y quimioterapia (QT) (**Tabla 20-1**).

Bajo riesgo

No se recomienda tratamiento adyuvante en bajo riesgo (nivel de evidencia IA) según los datos de PORTEC 2.

Si se dispone de clasificación molecular en aquellas de bajo riesgo estadio I-II en las que se evidencia el estudio mutación-POLE se podría considerar omitir el tratamiento adyuvante (nivel de evidencia IIIA).

Tabla 20-1. Perfiles de pacientes con tratamiento adyuvante correspondiente

	Clasificación molecular desconocida	Clasificación molecular conocida	Tratamiento
Riesgo bajo	Estadio IA endometriode, bajo grado + ILV negativa o focal	• I-II POLEmut endometrioide, sin enfermedad residual • IA MMRd/NSMP endometrioide, bajo grado, ILV negativa o focal	No tratamiento adyuvante
Riesgo intermedio	• Estadio IB endometrioide, bajo grado, ILV negativa o focal • Estadio IA endometriode, alto grado, ILV negativa o focal • Estadio IA no endometrioide (seroso, células claras, carcinoma indiferenciado, carcinosarcoma, mixto) sin invasión miometrial	• IB MMRd/NSMP endometrioide, bajo grado, ILV negativa o focal • IA MMRd/NSMP endometrioide, alto grado, ILV negativa o focal • IA p53abn y/o no endometrioide sin invasión miometrial	Braquiterapia*
Riesgo intermedio-alto	• Estadio I endometrioide con ILV extensa, independientemente del grado y profundidad de invasión • Estadio IB endometrioide alto grado, independientemente de ILV • Estadio II	• Estadio I MMRd/NSMP endometrioide, ILV exensa, independientemente del grado y de invasión miometrial • Estadio IB MMRd/NSMP endometrioide, alto grado, independientemente de ILV • Estadio II MMRd/NSMP endometrioide	• Braquiterapia • RTE ± BT: si ILV extensa y/o estadio II • Se puede considerar QT adyuvante: si ILV extensa y/o alto grado
Riesgo alto	• Estadio III-IVA sin enfermedad residual • Estadio I-IVA no endometrioide (seroso, carcinoma indiferenciado, carcinosarcoma, mixto) con invasión miometrial y sin enfermedad residual	• Estadio III-IVA MMRd/NSMP endometrioide sin enfermedad residual • Estadio I-IVA p53abn endometrioide con invasión miometrial, sin enfermedad residual** • Estadio I-IVA MMRd/NSMP seroso, carcinoma indiferenciado, carcinosarcoma con invasión miometrial, sin enfermedad residual	RTE (± *boost* BT) + QT: concurrente y adyuvante o QT-RT secuenciales
Avanzados	• Estadio III-IVA con enfermedad residual • Estadio IVB	• Estadio III-IVA de cualquier tipo molecular con enfermedad residual • Estadio IVB de cualquier tipo molecular	• QT y valorar RTE ± BT • HT, QT • Si progresión, a valorar inmunoterapia. RTE paliativa

*Puede omitirse BT en pacientes <60 años. En pacientes con p53abn limitado a pólipo sin invasión miometrial, no se recomienda tratamiento adyuvante. **Estadio III-IVA endometrioide POLEmut y estadios I-IVA MMRd/MSMP células claras con invasión miometrial: no hay datos publicados sobre el no uso de tratamiento adyuvante. Se recomienda inclusión en ensayos clínicos. BT: braquiterapia; HT: hormonoterapia; ILV: invasión linfovascular; MMRd: subgrupo molecular con mutación en proteínas reparadoras de tumor; NSMP: subgrupo molecular que no presenta mutación en *POLE*, p53 o proteínas reparadoras de tumor tras realizarse los estudios moleculares/inmunohistoquímicos correspondientes; p53abn: subgrupo molecular con mutación en p53; POLEmut: subgrupo molecular con mutación en gen POLE; QT: quimioterapia; RTE: radioterapia externa.

En los estadios III-IV con mutación-POLE se recomienda la inclusión en estudios prospectivos al no disponer de evidencia potente para omitir el tratamiento adyuvante (nivel de evidencia IVC).

Riesgo intermedio

La realización de braquiterapia endovaginal disminuye la recidiva local vaginal (nivel de evidencia IA) según los resultados actualizados de PORTEC 2. En dicho estudio se compara la braquiterapia con la radioterapia externa (RTE) sin evidenciar diferencias en la aparición de metástasis ni en la supervivencia global. Los efectos secundarios son ligeramente mayores en el brazo de RTE, aunque las técnicas de tratamiento utilizadas en el estudio están desactualizadas a día de hoy.

En las pacientes menores de 60 años se podría omitir el tratamiento de braquiterapia (nivel evidencia IIA).

No existe evidencia de beneficio del tratamiento sistémico en este grupo de pacientes.

En carcinomas que expresan p53abn en un pólipo sin invasión miometrial puede obviarse el tratamiento adyuvante (nivel de evidencia IIIC).

Riesgo intermedio-alto

El uso de braquiterapia adyuvante tiene un nivel de evidencia IIB.

El tratamiento de RTE ± BT se recomienda en estadio I con ILV extensa y/o en pacientes con estadio II (nivel de evidencia IB).

Podría valorarse tratamiento sistémico con QT en estadios IB-II de alto grado o en estadios I-II con ILV extensa.

Riesgo alto

Según los resultados de PORTEC 3, el tratamiento concurrente con RTE + QT (nivel de evidencia IA) presenta mejoría respecto al tratamiento secuencial (nivel de evidencia IB). En un análisis por subgrupos se observó que las pacientes con estadios I-II de alto riesgo no obtuvieron beneficio en la supervivencia del tratamiento combinado frente a RTE ± BT, pero sí, en cambio, más efectos secundarios y un empeoramiento de la calidad de vida. Se evidenció que el mayor beneficio de la QT se observaba en las pacientes con estadio III y serosos.

La QT sola puede considerarse una alternativa (nivel de evidencia IB).

Las pacientes con carcinosarcomas deben tratarse como carcinomas de alto riesgo y no como sarcomas (nivel de evidencia IVB).

Enfermedad avanzada/metastásica

Se debe ofrecer tratamiento sistémico a este grupo de pacientes si no hay opción de tratamiento quirúrgico (nivel de evidencia IVA). En caso de buena respuesta al tratamiento se podría valorar el tratamiento quirúrgico (nivel de evidencia IVC).

Se recomienda el uso de RTE y QT adyuvante en pacientes con estadio III y enfermedad ganglionar tras cirugía o con afectación de margen parametrial, vaginal o la pared pélvica.

En los tumores irresecables localmente debe considerarse el tratamiento combinado con RTE y QT más braquiterapia guiada por imagen 3D a dosis radicales.

La hormonoterapia sería una posibilidad de tratamiento en las pacientes inoperables o que no quisieran cirugía o no pudiesen ser tributarias de tratamiento radioterápico.

TRATAMIENTO ADYUVANTE EN ALTO RIESGO

Hay tres ensayos publicados que evalúan el papel de la QT y la RT en este subgrupo de pacientes:

- COG 249: RT pélvica *vs.* braquiterapia vaginal + QT:
  - Pacientes de riesgo intermedio-alto y riesgo alto (incluyendo células claras y serosos).
  - No diferencia en recidivas o metástasis a distancia.
  - No diferencias en SG ni SLP.
  - Mayor toxicidad en el brazo de tratamiento combinado.
- PORTEC 3: RT pélvica *vs.* QT/RT:
  - Pacientes de riesgo intermedio-alto y alto riesgo (incluyendo células claras y serosos).
  - Mejoría de resultados del tratamiento combinado en un 5 % la SG y un 7 % la SLP.
  - Aumento de toxicidad en el brazo combinado.
  - Mayor beneficio en seroso y en estadio III.
  - En el análisis *post-hoc* hay una mejoría de los resultados con clasificación molecular en p53abn.
- COG 258: QT/RT *vs.* QT:
  - Pacientes alto riesgo (endometrioides estadios III-IVA + histología serosa o células claras independientemente del estado).
  - No diferencia en SG ni SLP.
  - Mayor tasa de recaídas vaginales y ganglionares en el grupo de QT.

QUIMIOTERAPIA

Esquemas de tratamiento:

- QT: carboplatino AUC 5 + paclitaxel 175 mg/m² vía intravenosa cada 21 días durante 6 ciclos.
- QT + RT simultánea con QT posteriormente. Esquema PORTEC 3. RT pelvis 48,6 Gy (27 fracciones) ± BT + cisplatino 50 mg/m² × 2 semanas (semana 1 y 4) seguido de carboplatino AUC 4 + paclitaxel semanal 175 mg/m² cada 21 durante 4 ciclos.
- *Timing* de RT y QT: posibilidad de realizar el tratamiento secuencial. Primero administrar QT carboplatino-paclitaxel y posteriormente RT pélvica + braquiterapia.

RADIOTERAPIA

Esquemas de tratamiento:

- 45-50 Gy en 25-28 fracciones en 5-6 semanas.
- *Boost* integrado en enfermedad residual ganglionar, extensión extracapsular y márgenes positivos en pared pélvica: 55-60 Gy dosis equivalente en fracciones de 2 Gy (EQD2) (enfermedad microscópica) o 66 Gy EQD2 (enfermedad macroscópica).

La delimitación de volúmenes se realiza según el último consenso NRG Oncology/RTOG publicado en febrero 2021 (**Fig. 20-1**).

BRAQUITERAPIA

La braquiterapia vaginal está indicada como tratamiento adyuvante exclusivo o como *boost* tras RTE en alto riesgo (ILV extensa, invasión estromal cervical y/o estadio IIIB-IIIC).

El cilindro vaginal es el aplicador más frecuentemente utilizado, aunque existen aplicadores alternativos o personalizados adaptados a las características de la vagina y el volumen de tratamiento (**Fig. 20-2**).

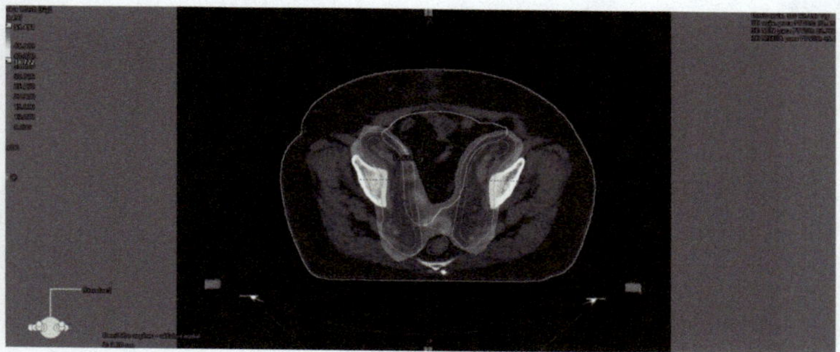

Figura 20-1. Planificación de tratamiento radioterápico.

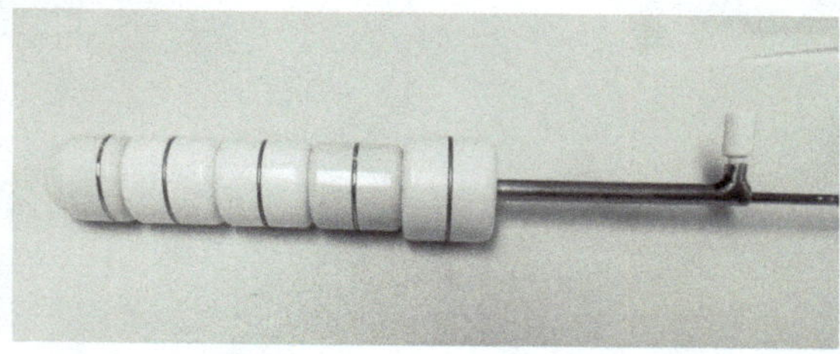

Figura 20-2. DOME©. Tratamiento de braquiterapia vaginal.

El volumen blanco clínico (CVT) se define individualmente. Normalmente se limita al tercio proximal de la vagina y a 5 mm de profundidad en la mucosa.

Respecto a los esquemas de tratamiento, en braquiterapia de alta tasa de dosis los fraccionamientos comúnmente utilizados son:

- BT exclusiva: 21-24 Gy en 3-4 fracciones (prescripción a 5 mm de la superficie del aplicador).
- *Boost* tras RTE: 8-11 Gy en 2-3 fracciones.
- *Timing* de tratamiento. Iniciar la braquiterapia tan pronto como el manguito vaginal esté curado, preferiblemente 6-8 semanas después de la cirugía, pero sin superar las 12 semanas.

PUNTOS CLAVE

- La elección del tratamiento adyuvante debe realizarse en función del grupo de riesgo al que pertenezca la paciente según la clasificación histológica y/o molecular.
- El consenso ESGO/ESTRO/ESP ha definido cinco grupos pronósticos, incorporando factores moleculares, que permiten estratificar mejor a las pacientes en grupos de riesgo para la toma de decisiones.
- En pacientes catalogadas de alto riesgo o con enfermedad ganglionar tras cirugía se recomienda el tratamiento de QT-RT concomitante (PORTEC 3) o secuencial. En este grupo de pacientes la QT sola podría ser una opción.

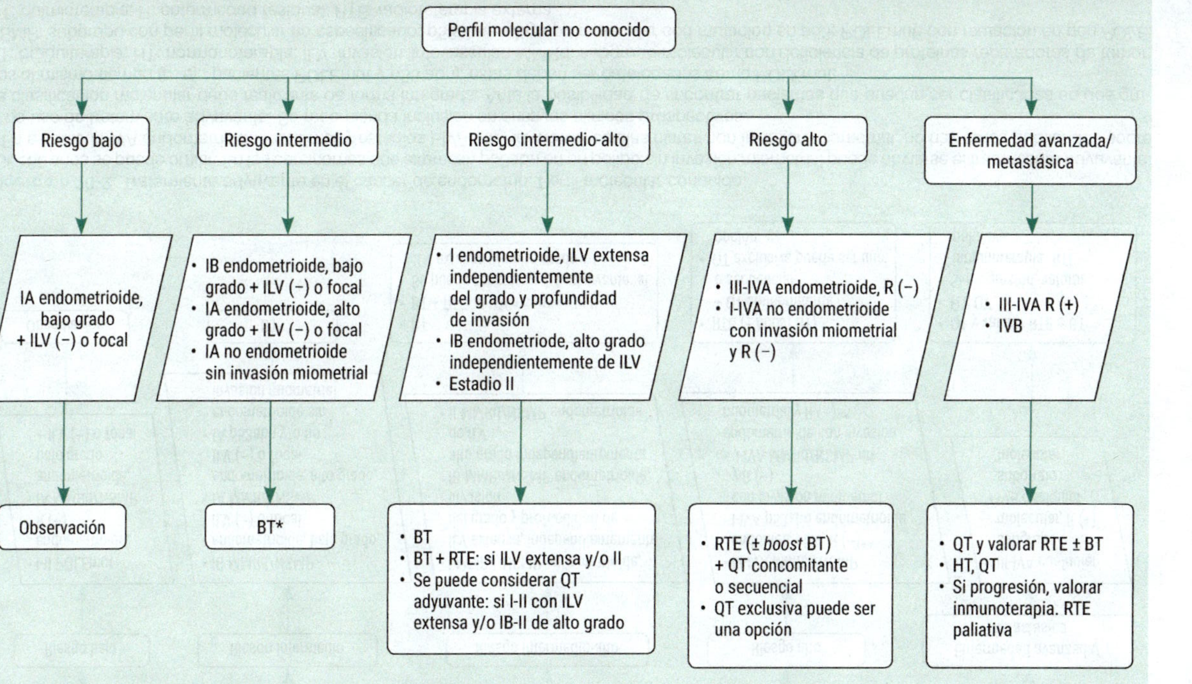

Algoritmo 20-1. Tratamiento adyuvante en el cáncer de endometrio. Perfil molecular no conocido. *En pacientes <60 años se puede omitir. BT: braquiterapia; HT: hormonoterapia; ILV: invasión linfovascular; QT: quimioterapia; R: enfermedad residual; RTE: radioterapia externa.

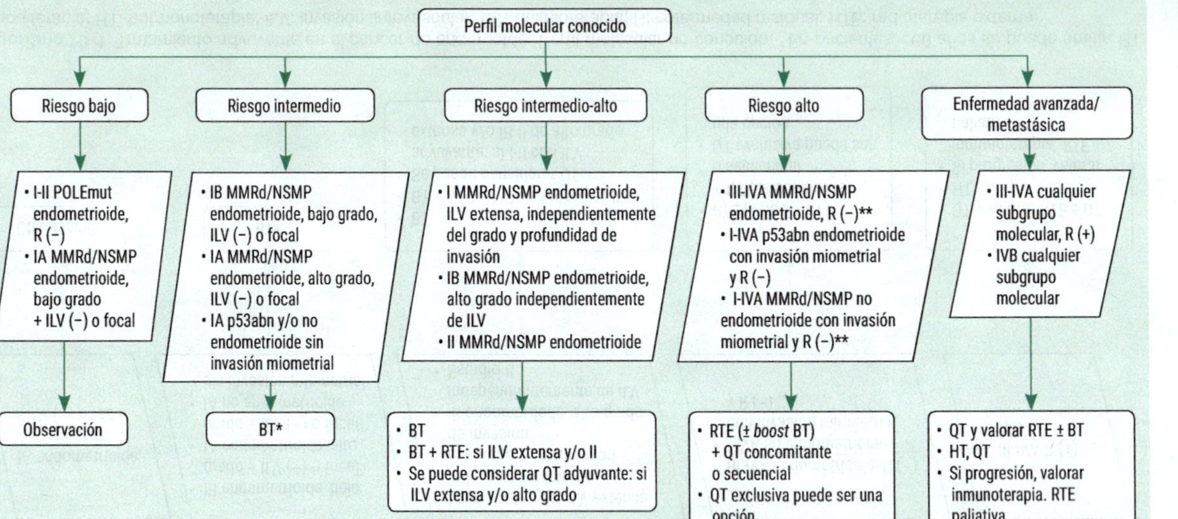

Algoritmo 20-2. Tratamiento adyuvante en el cáncer de endometrio. Perfil molecular conocido.

*Si <60 años se puede omitir. En los carcinomas que expresan p53abn en un pólipo sin invasión miometrial puede obviarse el tratamiento adyuvante.

**En estadio III-IVA endometrioide POLEmut y estadios I-IVA MMRd/MSMP células claras con invasión miometrial, no hay datos publicados sobre el no uso de tratamiento adyuvante. Se recomienda inclusión en ensayos clínicos prospectivos.

La clasificación molecular debe realizarse de forma integrada. Ante la posibilidad de encontrar pacientes que puedan ser clasificadas en dos grupos al mismo tiempo (p. ej., pacientes POLEmut y p53 abn), estas deben ser catalogadas como POLEmut.

BT: braquiterapia; HT: hormonoterapia; ILV: invasión linfovascular; MMRd: subgrupo molecular con deficiencia de proteínas reparadoras de tumor; NSMP: subgrupo con perfil molecular no especificado; p53abn: subgrupo molecular con mutación en p53; POLEmut: con mutación en gen *POLE*; QT: quimioterapia; R: enfermedad residual; RTE: radioteterapia externa.

BIBLIOGRAFÍA

De Boer SM, Powell ME, Mileshkin L, Katsaros D, Bessette P, Haie-Me-der C, et al. Adjuvant chemoradiotherapy versus radiotherapy alone in women with high-risk endometrial cancer (PORTEC-3): patterns of recurrence and post-hoc survival analysis of a randomised phase 3 trial. Lancet Oncol. 2019;20:1273-85.

Kim SR, Cloutier BT, Leung S, Cochrane D, Britton H, Pina A, et al. Molecular subtypes of clear cell carcinoma of the endometrium: Opportunities for prognostic and predictive stratification. Gynecol Oncol. 2020;158:3-11.

León-Castillo A, de Boer SM, Powell ME, Mileshkin LR, Mackay HJ, Leary A, et al. Molecular Classification of the PORTEC-3 Trial for High- Risk Endometrial Cancer: Impact on Prognosis and Benefit From Adju- vant Therapy. J Clin Oncol. 2020;38(29):3388-97.

Randall ME, Filiaci V, McMeekin DS, von Gruenigen V, Huang H, Yashar CM, et al. Phase III Trial: Adjuvant Pelvic Radiation Therapy Versus Vaginal Brachytherapy Plus Paclitaxel/ Carboplatin in High-Intermediate and High-Risk Early-Stage Endometrial Cancer. J Clin Oncol. 2019;37:1810-18.

Wortman BG, Creutzberg CL, Putter H, Jürgenliemk-Schulz IM, Jobsen JJ, Lutgens LCHW, et al. Ten-year results of the PORTEC-2 trial for high-intermediate risk endometrial carcinoma: improving patient selection for adjuvant therapy. Br J Cancer. 2018;119:1067-74.

Papel de la cirugía en los estadios avanzados y en la recaída

21

A. Llueca Abella

INTRODUCCIÓN

El 10-15 % de todos los cánceres de endometrio se manifestarán en estadios avanzados, pero será este pequeño porcentaje el responsable de más de la mitad de los fallecimientos por esta enfermedad, con una supervivencia aproximada a los 5 años del 39 % para los estadios III y del 5-20 % para los estadios IV. También serán los casos avanzados de cáncer de endometrio los responsables de la mayor parte de las recaídas (7-63 %).

El tratamiento de los estadios avanzados, al igual que el de las recaídas, no está bien definido, pero se sugiere el beneficio que podría aportar la cirugía de citorreducción, imitando el papel de esta en la cirugía de cáncer de ovario avanzado. En este capítulo se usará la clasificación FIGO 2009 para definir los estadios III-IV.

CITORREDUCCIÓN PRIMARIA EN LOS ESTADIOS III Y IV

El papel de la cirugía de citorreducción para el tratamiento del CE no está bien establecido debido a la baja incidencia de estos estadios avanzados, lo que hace que las publicaciones sobre cáncer de endometrio avanzado (CEA) se limiten a series retrospectivas de pocos casos. En un análisis retrospectivo de 672 casos, se demostró la eficacia en cuanto a la supervivencia global en las pacientes con CEA en quienes se conseguía una disminución del volumen tumoral (**Algoritmo 21-1**).

La variante histológica de carcinoma seroso de útero muestra una agresividad mayor, y en más del 70 % de las pacientes se presenta en estadio avanzado. La supervivencia de estas pacientes es escasa, del 0-15 % a los 5 años. Del mismo modo que sucede con la histología endometrioide, en los diversos estudios analizados se demuestra que la supervivencia de las pacientes es mayor cuando el residuo macroscópico está ausente. El comportamiento de este tumor se asemeja mucho al del ovario, por lo que necesitará el tratamiento adyuvante con quimioterapia para prevenir las recidivas a distancia.

Cirugía de citorreducción en el estadio IIIa

El estadio IIIa se define por la afectación por contigüidad de los órganos pélvicos (serosa uterina y ovarios/trompas). La afectación de la serosa uterina parece conllevar un mayor riesgo de recurrencia y de metástasis a distancia. El CE muestra una tendencia especial a producir metástasis en los ovarios y las trompas, al contrario de lo que sucede en los tumores ováricos, que casi nunca metastatizan en el endometrio. Entre un 5 y un 10 % de los cánceres endometriales presentan metástasis en un ovario o en ambos, sobre todo si se trata de tumores con histologías agresivas (células claras, serosos y G3).

Las consideraciones para el tratamiento quirúrgico de los estadios IIIa son:

- Si el útero es resecable, se intentará la histerectomía con anexectomía, y linfadenectomía pélvica y aórtica como método principal para el control de la enfermedad.
- La omentectomía y la cirugía de citorreducción se considerarán como opcionales en casos de histología agresiva (seroso y de células claras) y de lesiones peritoneales.

Cirugía de citorreducción en el estadio IIIb

La metástasis vaginal o la invasión parametrial en el cáncer de endometrio son de aparición infrecuente, aproximadamente del 1,3 % de todos los casos de este tipo de cáncer, y suelen asociarse a histologías no endometrioides o tumores muy indiferenciados. En el CE se produce afectación parametrial en aproximadamente el 8 % de los casos de estadio II, siendo la invasión linfovascular la forma de afectación parametrial más frecuente.

Las consideraciones para el tratamiento quirúrgico de los estadios IIIb son:

- En los casos de metástasis vaginales:
  - Es importante realizar una biopsia de la lesión antes de plantear la cirugía, descartando la presencia de metástasis a distancia.
  - El tratamiento quirúrgico dependerá de la posibilidad de resección de la lesión y del tumor primario.
  - Cuando sea resecable, se realizará cirugía primaria (histerectomía, anexectomía y linfadenectomía pélvica y aórtica, y cirugía de citorreducción).
  - En los casos inoperables en primera instancia, la opción de quimioterapia neoadyuvante ± radioterapia pélvica externa y «cirugía de intervalo» también se considerará.
- En los casos de afectación parametrial:
  - Generalmente, la afectación parametrial se descubre en el análisis histológico de la pieza de histerectomía radical al tratar un estadio II de cáncer de endometrio.
  - En los casos con afectación parametrial evidente, puede considerarse la opción de quimioterapia neoadyuvante ± radioterapia externa pélvica y «cirugía de intervalo» (histerectomía radical ± parametrectomía extendida, anexectomía y linfadenectomia pélvica y aórtica, y cirugía de citorreducción).

Cirugía de citorreducción en los estadios IIIc1 y IIIc2

La diseminación más importante del CE se realiza a través de los ganglios linfáticos. La afectación de los ganglios pélvicos (IIIc1) o aórticos (IIIc2) en el CE se produce en el 15 % de los casos y la afectación de los ganglios aórticos (IIIc2), únicamente en el 1,5-2 %, pero cuando los ganglios pélvicos están afectados, más de la mitad de los aórticos también lo están. La mayor parte de los estadios IIIc se diagnosticarán en tumores de estadios iniciales en los que las pruebas de imagen descartan la afectación ganglionar, pero en la histología aparecen ganglios positivos.

Las consideraciones para el tratamiento quirúrgico de los estadios IIIc son:

- El tamaño de los ganglios condiciona técnicamente su posibilidad de resección, pero, una vez más, la resección incompleta condiciona la supervivencia.
- La citorreducción completa de los ganglios aumentados de tamaño es importante, sobre todo si se puede realizar una exéresis completa de estos.
- En los casos de tumores de alto riesgo y, en principio, confinados al útero, la linfadenectomía debe ser completa hasta la vena renal izquierda.

Cirugía de citorreducción en el estadio IV

La mayor parte de los estadios IV se deben a la extensión, tanto pélvica como abdominal, de la enfermedad. Los casos de enfermedad extraabdominal constituyen un 25 % de todos los estadios IV de CE, sobre todo el derrame pleural con citología positiva, las metástasis pulmonares y los ganglios inguinales. Parece que en > 50 % de los casos se puede lograr una cirugía de citorreducción óptima en pacientes previamente seleccionadas.

Las consideraciones para el tratamiento quirúrgico de los estadios IV son:

- Enfermedad intraabdominal resecable: la cirugía de citorreducción completa será la mejor indicación en pacientes seleccionadas.
- Enfermedad intraabdominal no resecable: se considerará la quimioterapia neoadyuvante y la reevaluación posterior de la posibilidad de una cirugía de citorreducción óptima.
- Enfermedad extraabdominal: se valorará la cirugía solo si se puede conseguir una cirugía de citorreducción óptima (± quimioterapia neoadyuvante).

PAPEL DE LA CIRUGÍA EN LA RECIDIVA DEL CÁNCER DE ENDOMETRIO

En el CE se produce recidiva en el 10-15 % de los casos, y más de la mitad de ellos durante los 3 primeros años de seguimiento tras el tratamiento. La tasa de recidiva aumenta en los casos de estadios avanzados iniciales y de histologías agresivas (G3, células claras, seroso). Desde el punto de vista clínico, las recidivas se pueden clasificar según su vía de diseminación y su localización topográfica en cuatro modelos (**Tabla 21-1**).

El tratamiento de estas pacientes dependerá del sitio de la recidiva, el estado funcional (*performance status*) de la paciente y el tratamiento previo que recibió (radioterapia, quimioterapia, cirugía o una combinación de estas).

La evidencia científica en el manejo de estas situaciones es limitada, debido a la escasez de bibliografía sobre ello. El tratamiento de las recidivas deberá

Tabla 21-1. Clasificación de las recidivas del cáncer de endometrio según la vía de diseminación y la localización topográfica en cuatro modelos y procedimientos quirúrgicos indicados

Diseminación	Recidiva	Procedimiento quirúrgico
Locorregional	Vagina aislada	Exenteración pélvica o escisión local ± IORT
	Vagina, vulva, sigma-recto, vejiga-uretra	Exenteración pélvica o escisión local ± IORT
Linfática	Ganglios linfáticos	Escisión completa ± IORT
Peritoneal	Implantes pélvicos, carcinomatosis	Citorreducción completa
Hematógena	Cerebro	Resección + radioterapia holocraneal
	Pulmón	Resección
	Hígado	Resección
	Ósea	Resección, legrado intralesional y fijación ósea, descompresión paliativa de la médula

IORT: radioterapia intraoperatoria.

individualizarse en cada caso y necesitará un abordaje multidisciplinario para poder llevarse a cabo. En estas situaciones, las mejores candidatas para la cirugía serán las pacientes con un estado funcional bueno, con un intervalo libre de enfermedad prolongado y en las que se prevé una citorreducción de las lesiones con márgenes quirúrgicos libres.

Recurrencia vaginal o locorregional

Las recidivas más frecuentes se producen en la vagina, sobre todo en las pacientes no irradiadas. Un 20 % de estas recidivas se asocian a enfermedad a distancia. Tampoco es infrecuente la afectación locorregional pélvica (vagina, vulva, sigma-recto, vías urinarias inferiores) (**Algoritmo 21-2**).

En las recidivas pélvicas en pacientes previamente irradiadas, la exenteración (en sus distintas variantes) constituye un buen método de control de la enfermedad, con supervivencias aceptables, cercanas al 50-75 % en casos de recidivas aisladas. En las pacientes sin irradiación previa, la cirugía más radioterapia adyuvante constituye el mejor método de control de la enfermedad. En determinadas ocasiones, se puede contemplar una resección más limitada de la lesión, siempre que se puedan conseguir márgenes libres de enfermedad. En los casos con irradiación previa y resección con márgenes libres, la opción de radioterapia intraoperatoria (IORT) (**Fig. 21-1**) sobre esos márgenes puede disminuir la tasa de recidivas locales tras la cirugía. Algunos autores han descrito técnicas de resección lateral más agresivas (resección lateral endopélvica extendida) para obtener márgenes de seguridad libres de tumor (**Fig. 21-2**).

En cualquier caso, la opción quirúrgica dependerá en principio del estado general de la paciente, de la existencia o no de metástasis a distancia, aunque esto podría pasar a ser secundario en caso de metástasis aisladas con posibilidad de resección, y, por último, de la decisión de la propia paciente en cuanto a la calidad de vida. La cirugía de tipo paliativo (exenteración, derivaciones digestivas o urinarias) puede contemplarse como una opción válida para mejorar la calidad de vida de estas pacientes en las situaciones con recidivas pélvicas muy sintomáticas y enfermedad metastásica no resecable.

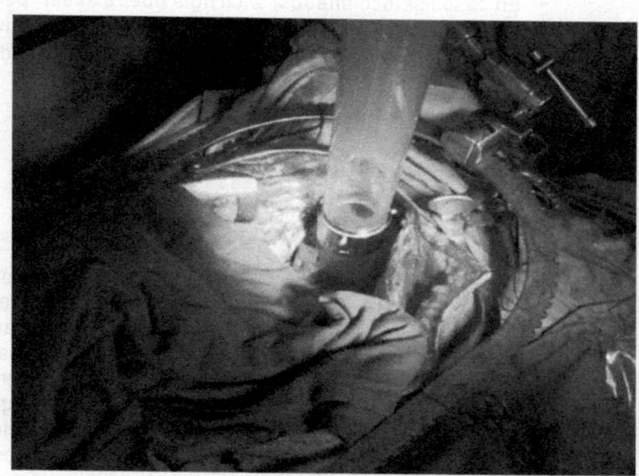

Figura 21-1. Radioterapia intraoperatoria.

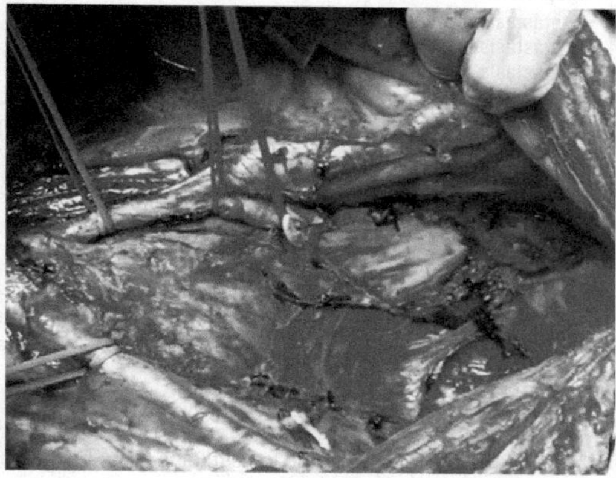

Figura 21-2. Resección lateral endopélvica extendida.

Recurrencia ganglionar

En el **algoritmo 21-3** se muestra su tratamiento.

Recurrencia peritoneal

En el **algoritmo 21-4** se muestra su tratamiento.

PUNTOS CLAVE

- La supervivencia de los estadios avanzados y las recidivas del cáncer de endometrio es escasa. La evidencia científica en el abordaje de estas situaciones es limitada.
- En casos seleccionados, la cirugía puede desempeñar un papel importante en el que la resección completa debe ser el objetivo principal.
- Las complicaciones y la calidad de vida resultante deben tenerse en cuenta.

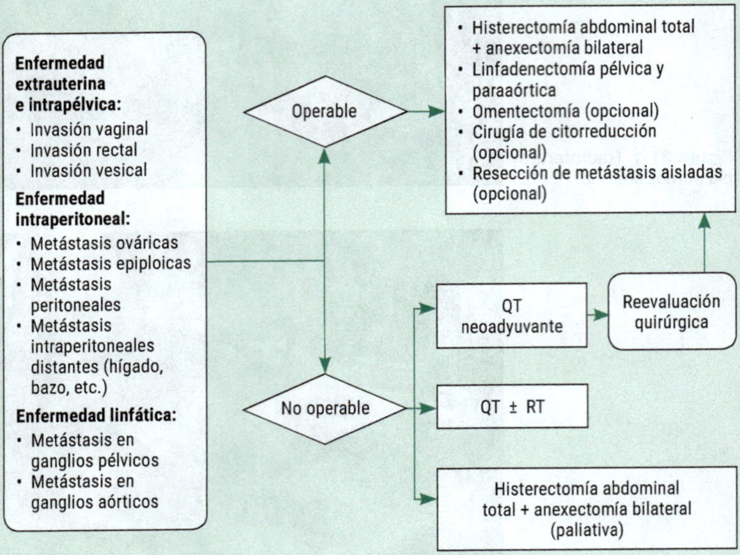

Enfermedad extrauterina e intrapélvica:
- Invasión vaginal
- Invasión rectal
- Invasión vesical

Enfermedad intraperitoneal:
- Metástasis ováricas
- Metástasis epiploicas
- Metástasis peritoneales
- Metástasis intraperitoneales distantes (hígado, bazo, etc.)

Enfermedad linfática:
- Metástasis en ganglios pélvicos
- Metástasis en ganglios aórticos

→ Operable →
- Histerectomía abdominal total + anexectomía bilateral
- Linfadenectomía pélvica y paraaórtica
- Omentectomía (opcional)
- Cirugía de citorreducción (opcional)
- Resección de metástasis aisladas (opcional)

→ No operable →
- QT neoadyuvante → Reevaluación quirúrgica → (cirugía)
- QT ± RT
- Histerectomía abdominal total + anexectomía bilateral (paliativa)

Algoritmo 21-1. Tratamiento de los estadios III-IV. QT: quimioterapia; RT: radioterapia.

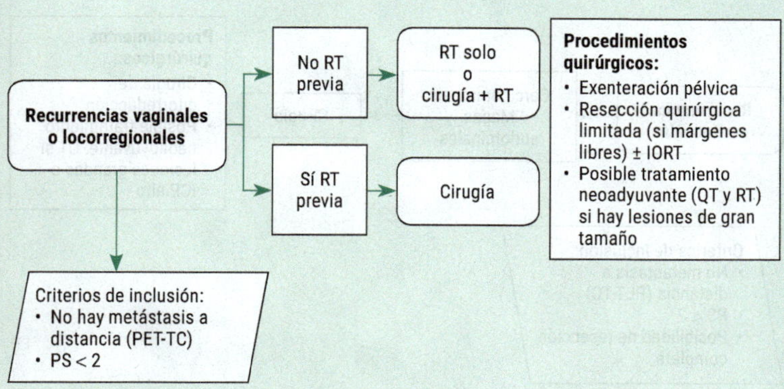

Algoritmo 21-2. Recurrencias vaginales. IORT: radioterapia intraoperatoria; PET-TC: tomografía por emisión de positrones con tomografía computarizada; PS: estado funcional (*performance status*); QT: quimioterapia; RT: radioterapia.

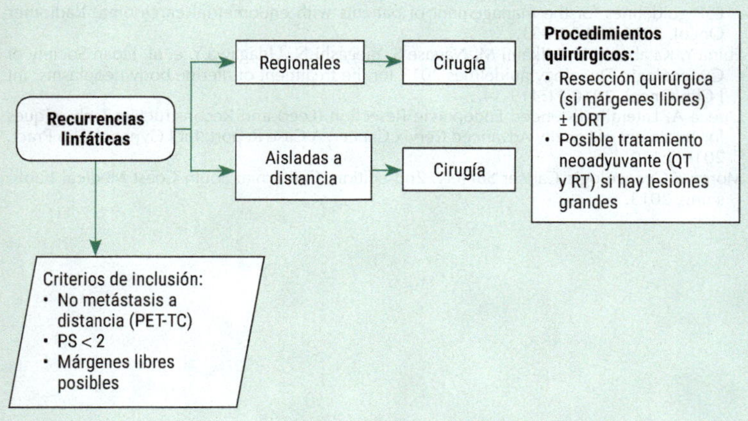

Algoritmo 21-3. Recurrencias linfáticas. IORT: radioterapia intraoperatoria; PET-TC: tomografía por emisión de positrones con tomografía computarizada; PS: estado funcional (*performance status*); QT: quimioterapia; RT: radioterapia.

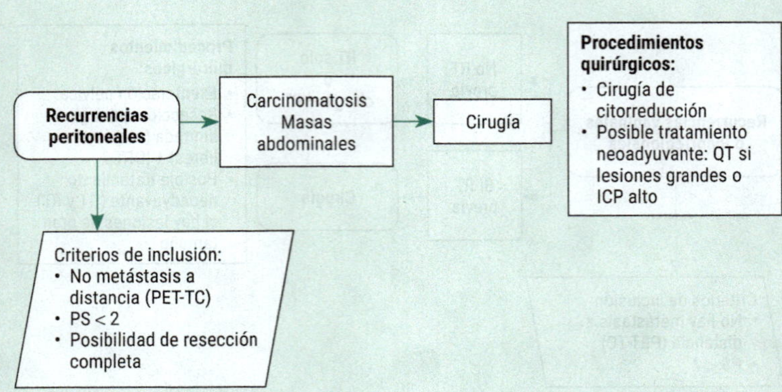

Algoritmo 21-4. Recurrencias peritoneales. ICP: índice de carcinomatosis peritoneal; PET-TC: tomografía por emisión de positrones con TC; PS: estado funcional (*performance status*); QT: quimioterapia.

BIBLIOGRAFÍA

Abu-Rustum N, Yashar C, Arend R, Barber E, Bradley K, Brooks R, et al. Uterine Neoplasms, Version 1.2023, NCCN Clinical Practice Guidelines in Oncology. J Natl Compr Canc Netw. 2023;21(2):181-209.

Concin N, Matias-Guiu X, Vergote I, Cibula D, Mirza MR, Marnitz S, et al. ESGO/ESTRO/ESP guidelines for the management of patients with endometrial carcinoma. Radiother Oncol. 2021;154:327-53.

Ebina Y, Katabuchi H, Mikami M, Nagase S, Yaegashi N, Udagawa Y, et al. Japan Society of Gynecologic Oncology guidelines 2013 for the treatment of uterine body neoplasms. Int J Clin Oncol. 2016;21:419-34.

Llueca A. Laterally Extended Endopelvic Resection (Leer) and Reconstructive Tech- niques for Treatment of Locally Advanced Cervix Cancer: A Case Report. Int J Gynecol Clin Pract. 2016;3:120.

Morrow. Gynecologic Cancer Surgery. 2nd edition. California: South Coast Medical Publishing, 2013.

Tratamiento médico de la enfermedad avanzada y de la recaída

22

A. Santaballa Bertrán, C. Salvador Coloma y H. de la Cueva Sapiña

INTRODUCCIÓN

Aunque la mayor parte de casos de cáncer de endometrio (CE) se detectan en estadios iniciales, un número significativo de mujeres se diagnostica en estadios avanzados o presenta metástasis a distancia en la evolución. En estos casos la intención del tratamiento sistémico, a pesar de los recientes avances, sigue siendo paliativa. A la hora de decidir el tratamiento más adecuado es fundamental tener en cuenta tanto los factores moleculares del tumor como las variables clínicas de la paciente: edad, estado funcional, comorbilidad, tratamientos previos o toxicidades esperadas (**Algoritmo 22-1**).

HORMONOTERAPIA

Una proporción importante de CE, en particular los tumores endometrioides de bajo grado, expresa receptores de estrógeno (RE) o de progesterona (RP), por lo que la hormonoterapia (HT) es una estrategia atractiva tanto por su mecanismo de acción como por su perfil de toxicidad.

Los fármacos estudiados incluyen los progestágenos, moduladores selectivos del RE y los inhibidores de la aromatasa. Las combinaciones de tamoxifeno alternando con progestágenos han sido también estudiadas en este contexto. La tasa de respuesta (TR) de estos tratamientos está entre el 10 y el 33 % (**Tabla 22-1**), siendo muy duraderas en algunas pacientes. Entre los factores predictivos de respuesta a la HT destacan: la expresión de receptores hormonales, el grado 1 o 2, el intervalo de progresión prolongado y la baja carga tumoral.

QUIMIOTERAPIA

Tanto la monoquimioterapia como las combinaciones obtienen respuestas objetivas, aunque la mediana de tiempo hasta la progresión está entre 3 y 6 meses y la supervivencia global es generalmente inferior a 12 meses.

Los fármacos con mejores TR en el tratamiento de primera línea del CE avanzado son los derivados del platino (TR: 20-33 %), los taxanos (TR: 21-36 %) y las antraciclinas (TR: 17-37 %).

Tabla 22-1. Tasa de respuestas de los tratamientos hormonales en el carcinoma de endometrio avanzado

Fármaco	Tasa de respuestas (%)
Progestágenos	15-20
Inhibidores de aromatasa	9
Tamoxifeno	10
Tamoxifeno/progestágenos	27-33

La monoterapia con doxorubicina ha sido comparada en ensayos en fase III aleatorizados con los dobletes de doxorubicina-ciclofosfamida y doxorubicina-cisplatino. Las combinaciones aumentan la TR (17-25 % *vs*. 33-43 %) pero no la supervivencia global. El triplete de doxorubicina-cisplatino-paclitaxel (TAP) se ha mostrado superior, aunque también es más tóxico. Carboplatino-paclitaxel es igual de eficaz que TAP, pero menos tóxico, por lo que esta última combinación se ha convertido en el estándar de tratamiento en primera línea del CE avanzado o en recaída (**Tabla 22-2**).

No existe un tratamiento estándar de quimioterapia de segunda línea en el CE. Las TR con monoquimioterapia son escasas. El fármaco con mayor TR es el paclitaxel (20 %). Otros fármacos estudiados son el oxaliplatino (TR: 13,5 %), la doxorubicina liposomal (TR: 9,5 %), la ifosfamida (TR: 15 %), el etopósido (TR: 14 %) y la ixabepilona (TR: 12 %).

El retratamiento con esquemas con platino en pacientes con un intervalo largo que fueron tratadas en adyuvancia o primera línea con esquemas de platino podría considerarse.

Tabla 22-2. Quimioterapia de primera línea en el cáncer de endometrio avanzado

Tratamientos	TR (%)	Mediana de SLP (meses)	p para SLP	Mediana de SG (meses)	p para SG
Doxorubicina *vs.* Doxorubicina/cisplatino	17 43	7 8	0,81	7 9	0,65
Doxorubicina/cisplatino *vs.* Doxorubicina/cisplatino/paclitaxel (TAP)	34 57	5,3 8,3	<0,001	12.3 15.3	0,37
Carboplatino/paclitaxel *vs.* Doxorubicina/cisplatino/paclitaxel (TAP)	ND ND	14 14	ND	32 38	ND

ND: no determinada; SG: supervivencia global; SLP: supervivencia libre de progresión.

TERAPIAS DIRIGIDAS

La mejora en el conocimiento de las alteraciones moleculares del CE ha permitido el desarrollo de terapias dirigidas.

En el CE hay una proporción relativamente alta de tumores con elevada inestabilidad de microsatélites (IMS) o déficit de las proteínas del sistema *mismatch repair* (dMMR), biomarcadores predictivos de respuesta a inhibidores de *checkpoint* inmune (ICI). En los últimos años estos ICI se están incorporando al tratamiento del CE avanzado. Por un lado, en pacientes pretratadas y que presentan elevada IMS o dMMR tanto dostarlimab como pembroliumab en monoterapia tienen estudios con tasas de respuesta y duración de la misma superiores a las de la quimioterapia clásica. Además, en este contexto de segunda línea o superior, pero independientemente de la presencia de IMS/dMMR, la combinación de pembrolizumab más lenvatinib, un antiangiogénico inhibidor de tirosina-cinasa por vía oral, ha demostrado aumentar la supervivencia libre de progresión y la supervivencia global frente a la quimioterapia convencional (adriamicina o paclitaxel) en un estudio en fase III y puede considerarse el estándar actual en aquellas pacientes candidatas (hay que tener en cuenta que la toxicidad de este esquema es elevada). Dostarlimab y el esquema pembrolizumab-lenvatinib están aprobados en Europa en el CE. En primera línea ha sido recientemente aprobado el uso de dostarlimab en combinación con quimioterapia como tratamiento de primera línea para el CE avanzado con inestabilidad de microsatélites (dMMR/MSI-H). Existen ensayos en marcha que comparan la inmunoterapia con la quimioterapia.

Otra diana a considerar en el CE de tipo seroso es el receptor HER2, que se encuentra sobreexpresado hasta en el 30 % de los casos. En esta población, un estudio en fase II aleatorizado muestra un aumento de la supervivencia libre de progresión asociando trastuzumab a carboplatino-paclitaxel en primera línea o posteriores con un intervalo libre de platino de al menos 6 meses.

Respecto a los antiangiogénicos, bevacizumab en monoterapia tiene una TR de en torno al 15 %. La combinación de paclitaxel, carboplatino y bevacizumab seguido de mantenimiento con bevacizumab se ha estudiado en un estudio en fase II aleatorizado, obteniendo una TR y supervivencia libre de progresión y global superiores a la quimioterapia sola, pero los resultados no fueron estadísticamente significativos.

La vía de PI3K/Akt está alterada con frecuencia en el CE; sin embargo, los resultados con inhibidores de mTOR muestran TR menores del 10 %. La combinación de everolimus y letrozol ha mostrado una TR del 32%.

Otra combinación prometedora es la del tratamiento endocrino con inhibidores de cinasas dependientes de ciclinas 4/6 como letrozol más palbociclib, que es superior a letrozol solo en un estudio en fase II, y se va a estudiar un esquema similar en un ensayo en fase III.

Trastuzumab, bevacizumab, everolimus o palbociclib en el CE no tienen indicación en la Unión Europea.

PUNTOS CLAVE

- En las pacientes con CE de bajo grado, con expresión de RE y/o RP, poca carga tumoral y escasos síntomas la hormonoterapia puede considerarse una opción de tratamiento.
- Carboplatino-paclitaxel es el estándar de quimioterapia en primera línea en pacientes con CE metastásico o en recaída.
- Tras progresión a platino se debe considerar la inmunoterapia, sola o en combinación, en función de la presencia de elevada IMS/dMMR. La quimioterapia sigue siendo una alternativa con beneficio limitado y no se considera que haya un esquema estándar.

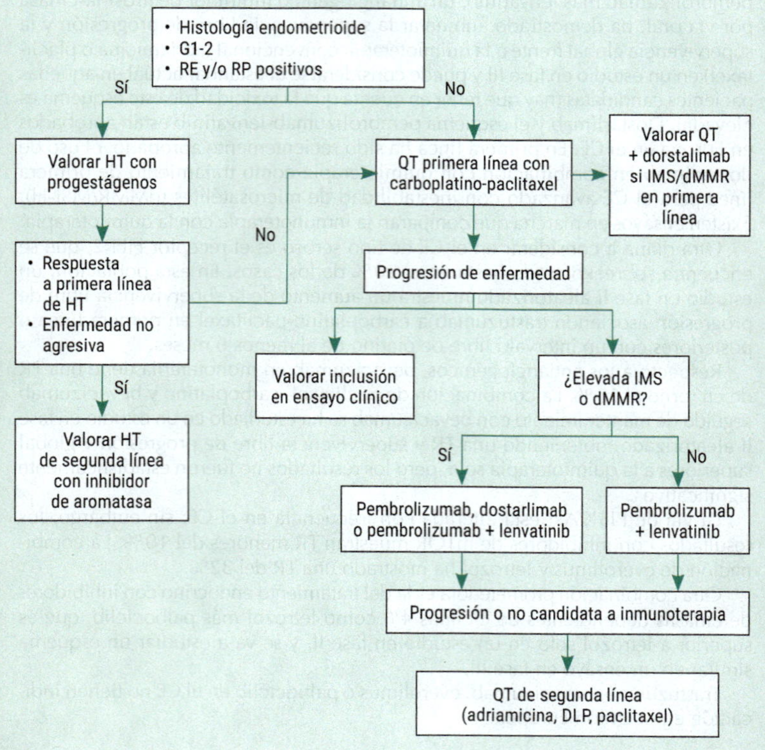

Algoritmo 22-1. Tratamiento médico del carcinoma de endometrio avanzado o en recaída. DLP: doxorrubicina liposomal pegilada; dMMR: *mismatch repair deficient*; HT: hormonoterapia; IMS: inestabilidad de microsatélites; QT: quimioterapia; RE: receptores de estrógenos; RP: receptores de progesterona.

BIBLIOGRAFÍA

Decruze SB, Green JA. Hormone therapy in advanced and recurrent endometrial cancer: a systematic review. Int J Gynecol Cancer. 2007;17:964.

Fader AN, Roque DM, Siegel E, Buza N, Hui P, Abdelghany O, et al. Randomized phase II trial of carboplatin-paclitaxel versus carboplatin-paclitaxel-trastuzumab in uterine serous carcinomas that overexpress human epidermal growth factor receptor 2/neu. J Clin Oncol. 2018;36(20):2044-51.

Makker V, Colombo N, Casado Herráez A, Santin AD, Colomba E, Miller DS, et al. Lenvatinib plus pembrolizumab for advanced endometrial cancer. N Engl J Med. 2022;386(5):437-48.

Oaknin A, Gilbert L, Tinker AV, Brown J, Mathews C, Press J, et al. Safety and antitumor activity in patients with advanced or recurrent DNA mismatch repair deficient/microsatellite instability-high (dMMR/MSI-H) or proficient/stable (MMRp/MSS) endometrial cancer: interim results from GARNET-a phase I, single-arm study. J Immunother Cancer. 2022;10(1):e003777.

O'Malley DM, Bariani GM, Cassier PA, Marabelle A, Hansen AR, De Jesus Acosta A, et al. Pembrolizumab in patients with microsatellite instability high advanced endometrial cancr: results from the KEYNOTE-158 study. J Clin Oncol. 2022;40:752-61.

Seguimiento

23

P. Padilla Iserte y V. Lago Leal

INTRODUCCIÓN

El objetivo de la vigilancia postratamiento está dirigido a la detección temprana de la enfermedad recurrente y a la valoración de las complicaciones a largo plazo de los tratamientos realizados. Actualmente no hay evidencia que avale un seguimiento específico de pacientes con cáncer de endometrio (CE) una vez completado su tratamiento primario, dado que no se ha observado una mejora en su supervivencia (estudio TOTEM).

La incidencia de recaída en el CE es muy variable, dependerá de la histología y estadio al diagnóstico. En líneas generales la tasa de recaída general está descrita en el 12-13 % de las pacientes; esta tasa de recaída en el grupo catalogado como bajo riesgo disminuye a menos del 3 %. Estos datos están cambiando con la irrupción de la clasificación molecular, y hablaremos de recaídas en función de la clasificación molecular por grupos pronósticos.

NIVEL DE EVIDENCIA

Recientemente se han publicado los resultados del estudio prospectivo TOTEM, en el que se valoró un seguimiento intensivo, con exploración física, pruebas de imagen (TC y ecografía pélvica), determinación de CA-125 y citología de cúpula, comparado con un seguimiento básico con exploración física. Las pacientes fueron divididas en dos grupos: bajo riesgo (FIGO IA histología endometrioide de bajo grado) y alto riesgo (FIGO IA histología endometrioide de alto grado, ≥IB endometrioide e histología no endometrioide sin importar el estadio); en ambos grupos se ofreció seguimiento básico e intensivo. Con una media de seguimiento de 66 meses, la supervivencia en ambas modalidades de seguimiento (básico *vs.* intensivo) fue similar en los dos brazos (*hazard ratio*: 1,12; intervalo de confianza del 95 %: 0,85-1,48; p = 0,42). La tasa de recaída fue del 12,3 %, no observando diferencias entre las dos modalidades de seguimiento en los diferentes subgrupos. Este estudio ha servido para actualizar el seguimiento de las pacientes con CE, por lo que seguimientos más estrictos no están indicados de manera general, individualizando el seguimiento en función de cada paciente, sobre todo en aquellas con alto riesgo de recaída.

SEGUIMIENTO

La mayoría de las recaídas (70-95 %) ocurren los 3 primeros años, siendo lo más frecuente las recaídas pélvicas (sobre todo en la cúpula vaginal) y a distancia (abdominal y pulmonar). Por ello el seguimiento se basa en la monitorización de síntomas clínicos y en la exploración física, ya que la gran mayoría de las recaídas (70 %) serán sintomáticas (**Tabla 23-1**). Debe informarse a la paciente de los posibles signos de recaída que, aun siendo muy inespecíficos, son orientativos: sangrado genital, anorexia, pérdida de peso inexplicable, dolor pélvico, estreñimiento persistente de nueva aparición, disnea o tos recurrente.

Respecto a la exploración física, la paciente debe ser explorada con espéculo (valoración de vagina y cúpula) y tacto bimanual. Cualquier lesión sospechosa identificable durante el examen pélvico debe ser biopsiada (**Algoritmo 23-1**).

La citología vaginal no está recomendada, dado que las recurrencias vaginales son detectadas en la exploración física (las citologías en pacientes con una exploración normal detectan recaídas en el 0-4 %). De la misma forma, la determinación de CA-125 no debe realizarse de forma rutinaria, sino que se valorará de manera individual en aquellas pacientes con estadios avanzados o carcinoma seroso de endometrio. El nivel de CA-125 por sí solo no debe influir en las decisiones de tratamiento.

PERIODICIDAD DEL SEGUIMIENTO

De acuerdo con nivel de evidencia SEGO y ESMO de 2023, se propone:

- **Pacientes de bajo riesgo (FIGO IA histología de bajo grado):** no se recomienda la ecografía transvaginal u otras pruebas de imagen, reservándose solo cuando exista sospecha de enfermedad recurrente, evitando el riesgo de irradiación

Tabla 23-1. Modalidad de diagnóstico para la detección de recaídas en pacientes asintomáticas durante el seguimiento

Modalidad	Tasa de detección en pacientes asintomáticas
Exploración física	5-33 %
Ecografía abdominal	4-13 %
TC abdominopélvica	5-21 %
Radiografía de tórax	0-14 %
Determinación de CA-125	15 %
Citología vaginal	0-4 %

TC: tomografía computarizada.

innecesaria. Tampoco la citología vaginal ni marcadores tumorales seriados. El seguimiento se realizará con exploración física cada 6-12 meses. La ESMO propone incluso como alternativa un seguimiento telefónico en estas pacientes, tras explicar síntomas/signos de alarma.

- **Pacientes de alto riesgo (IA histología de alto grado, FIGO ≥ IB e histologías no endometrioides):** se individualizará el uso rutinario de pruebas de imagen y marcadores tumorales, como parte del seguimiento. Se recomienda la realización de una exploración física cada 3-6 meses, individualizando la necesidad de TC cada 6-12 meses, sobre todo en aquellas que tuvieron afectación ganglionar al diagnóstico. Es importante dado el riesgo de exposición a radiación prolongada y la posibilidad de una segunda neoplasia.

En pacientes con diagnóstico de CE está triplicado el riesgo de desarrollo de una segunda neoplasia, con lo que la educación sanitaria es importante: disminución de peso, ejercicio físico regular, prevención del síndrome metabólico, cese del hábito tabáquico y consejo nutricional. A su vez, cada vez es más importante el impacto de los tratamientos realizados en la sexualidad de la paciente.

TERAPIA ESTROGÉNICA

El uso de terapia estrogénica continua en pacientes jóvenes (< 40-45 años) con CE en las que se realiza anexectomía bilateral es un tema controvertido, con escaso nivel de evidencia. La hipótesis de su uso radica en que son pacientes jóvenes que serán grandes supervivientes del CE que verán incrementada su morbilidad derivada de patología cardiovascular, tromboembólica... por una deprivación precoz de estrógenos. La última revisión de Cochrane limita su indicación en el CE, debido al escaso nivel de evidencia disponible. Si es preciso su uso, deberá ser totalmente individualizado, explicando detalladamente los pros/contras, pudiendo ser administrada en aquellos estadios iniciales de bajo riesgo confinado al útero y siempre que hayan fallado las medidas previas.

PUNTOS CLAVE

- La recaída del CE suele presentarse los 3 primeros años tras el diagnóstico inicial, siendo frecuentemente sintomática (sangrado).
- El seguimiento se basa en una anamnesis dirigida con especial atención a los signos/síntomas de sospecha y la exploración ginecológica. Según esta primera valoración, se indicarán pruebas complementarias si se precisa.
- Debe individualizarse la realización de marcadores tumorales y pruebas de imagen en las pacientes de alto riesgo.
- La periodicidad de seguimiento será cada 6-12 meses los 2 primeros años en pacientes de bajo riesgo y cada 3-6 meses los 2 primeros años en aquellas de alto riesgo.

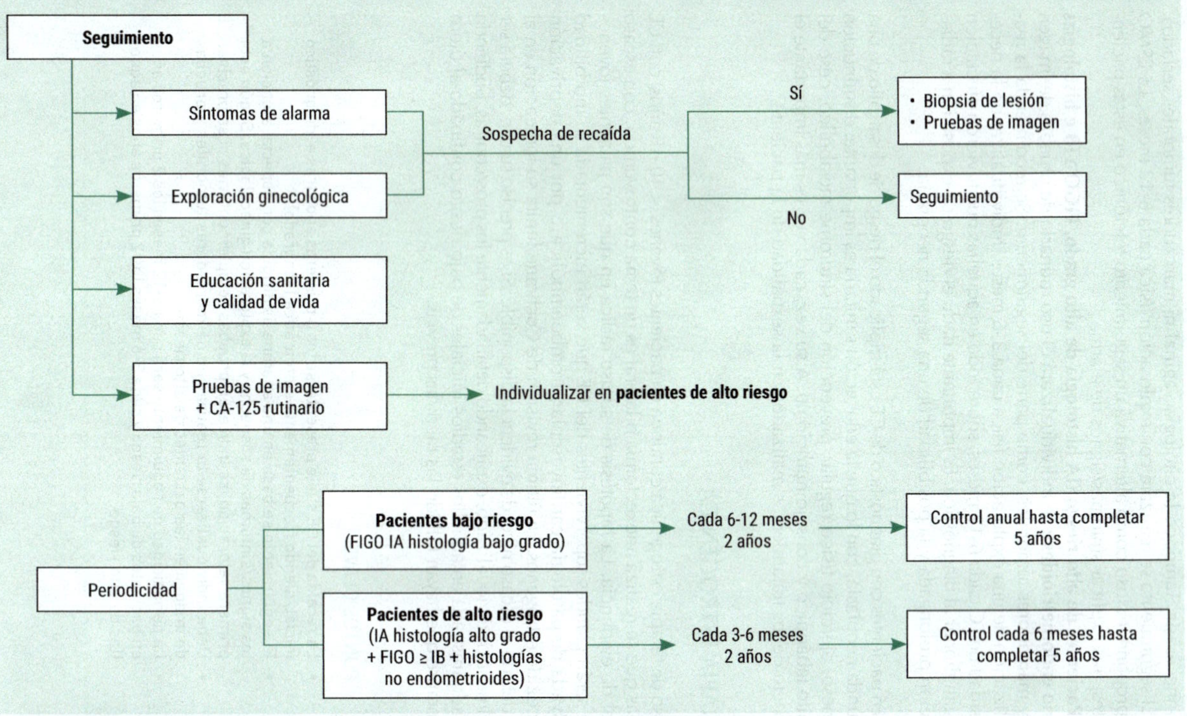

Algoritmo 23-1. Seguimiento. Bajo grado: endometrioide G1-G2. Alto grado: endometrioide G3.

BIBLIOGRAFÍA

Oaknin A, Bosse TJ, Creutzberg CL, Giornelli G, Harter P, Joly F, et al. Endometrial cancer: ESMO Clinical Practice Guideline for diagnosis, treatment and follow-up. Ann Oncol. 2022;33(9):860-77.

Oncoguía SEGO: Cáncer de endometrio 2023.

Salani R, Khanna N, Frimer M, Bristow RE, Chen LM. An update on post-treatment surveillance and diagnosis of recurrence in women with gynecologic malignancies: Society of Gynecologic Oncology (SGO) recommendations. Gynecol Oncol. 2017;146:3-10.

Sartori E, Pasinetti B, Chiudinelli F, Gadducci A, Landoni F, Maggino T, et al. Surveillance procedures for patients treated for endometrial cancer: a review of the literature. Int J Gynecol Cancer. 2010;20:115.

Zola P, Ciccone G, Piovano E, Fuso L, Di Cuonzo D, Castiglione A, et al. Effectiveness of Intensive Versus Minimalist Follow-Up Regimen on Survival in Patients With Endometrial Cancer (TOTEM Study): A Randomized, Pragmatic, Parallel Group, Multicenter Trial. J Clin Oncol. 2022;40(33):3817-27.

Sarcomas uterinos

4

Clasificación histológica y molecular

24

B. Vieites Pérez-Quintela, M. Á. López García, G. Civantos Jubera y E. de Álava Casado

INTRODUCCIÓN

Los sarcomas uterinos constituyen aproximadamente el 1 % de los tumores malignos ginecológicos y representan el 3-7 % de las neoplasias uterinas. Su incidencia es mayor en mujeres peri o postmenopáusicas (<50 años) y, aunque su etiología es desconocida, se ha sugerido una probable relación con el estatus estrogénico (obesidad, diabetes *mellitus*, tamoxifeno, etc.).

Globalmente presentan un comportamiento agresivo, pero su escasa prevalencia y su gran diversidad histológica han llevado a una falta de consenso en su manejo y tratamiento. Su detección precoz se ve dificultada por la ausencia de síntomas clínicos, biomarcadores o hallazgos radiológicos específicos que permitan sospechar la enfermedad.

El avance en el conocimiento de las bases moleculares de estos sarcomas está permitiendo una mejor clasificación de los mismos y la correlación con su pronóstico. Sin embargo, en ocasiones su diagnóstico sigue siendo preferentemente de base histológica, siendo necesaria una evaluación morfológica extensa para valorar tanto el patrón de crecimiento como diferentes características morfológicas e inmunofenotípicas. La biopsia de estas lesiones puede no ser suficiente para el diagnóstico definitivo de las mismas y requerir de su extirpación completa.

Atendiendo a la última clasificación de los tumores ginecológicos (OMS 2020), los sarcomas uterinos incluyen dos grandes grupos: tumores derivados del *músculo liso uterino* y tumores del *estroma endometrial*. Aunque clásicamente los *carcinosarcomas*, también llamados tumores müllerianos mixtos malignos, se han considerado dentro del grupo de los sarcomas uterinos, atendiendo a la nueva clasificación, constituyen un tipo histológico de carcinoma endometrial y como tal deben ser manejados.

En este capítulo se abordan las características histológicas y moleculares de los dos tipos más frecuentes de sarcomas uterinos: leiomiosarcomas (LMS) y sarcomas del estroma endometrial (SEE).

LEIOMIOSARCOMA UTERINO

Los tumores de músculo liso son las lesiones mesenquimales uterinas más frecuentes. Los leiomiomas (LM) constituyen la mayor parte de estas, correspondiendo un pequeño porcentaje, alrededor del 1-2 %, a LMS. Estos suponen el 40-50 % de los sarcomas uterinos.

Características macroscópicas

Se presentan como grandes masas uterinas únicas, mal delimitadas, con una superficie de corte «carnosa», con hemorragia y necrosis. La posibilidad de que algunos LM u otros tumores mesenquimales puedan mostrar alguno de estos cambios obliga a un muestreo extenso en la inclusión.

Histología

La caracterización de las lesiones de músculo liso uterinas puede causar problemas diagnósticos. Los LM, especialmente algunas de sus variantes o cuando se dan en etapas premenopáusicas, en casos de toma progestágenos, embarazo o en la fase secretora del ciclo, pueden mostrar un amplio espectro de rasgos macroscópicos e histológicos que, en ocasiones, generan dudas sobre su malignidad. Por otra parte, los criterios diagnósticos para los diferentes tipos de LMS no son homogéneos.

La distinción entre LM y LMS se realiza fundamentalmente mediante criterios morfológicos convencionales (criterios de Stanford): atipia nuclear, índice mitótico y presencia de necrosis de tipo tumoral o licuefactiva. La asociación de dos o más de estos criterios establece el diagnóstico (**Tabla 24-1**). Es fundamental interpretar de forma adecuada y estricta la presencia de atipia, identificar mitosis y establecer la presencia de necrosis de tipo licuefactiva o tumoral, caracterizada por la transición brusca, sin fibrosis y/o tejido de granulación entre la zona necrosada y la viable adyacente.

Los LMS se dividen en fusocelulares/convencionales, epitelioides y mixoides. Con respecto al *diagnóstico diferencial* es importante distinguir los LMS de variantes de LM.

Tumores de músculo liso de significado incierto

Existen una serie de tumores que muestran cambios morfológicos que exceden los criterios para establecer un diagnóstico de LM o sus variantes, pero no son suficientes para diagnosticar un LMS; este grupo constituye la categoría denominada tumores de músculo liso de potencial maligno incierto (STUMP); su comportamiento es agresivo en un porcentaje pequeño de casos. Realizar este diagnóstico puede suponer un desafío para el clínico en términos de seguimiento y/o tratamiento, fundamentalmente cuando se realiza en edad reproductiva, tratándose de una entidad poco frecuente.

Patología molecular

Los LMS se caracterizan por complejas anormalidades citogenéticas numéricas y estructurales. Hasta un 75 % presenta pérdida de heterocigosidad (LOH) del

Tabla 24-1. Criterios histológicos para el diagnóstico de los tumores uterinos de músculo liso

Necrosis celular	Atipia	Mitosis (m/10 CGA)	Diagnóstico
+	++/+++ (difusa)	Cualquiera	LMS
+	–	≥10	
–	++/+++ (difusa)	≥10	
+	–/+	Cualquiera	STUMP
–	++/+++ (difusa)	6-9	
–	–	>15	
–	++/+++ (difusa)	«Limitado»	
–	++/+++ (difusa)	<5	LM con células bizarras
–	++/+++ (focal)	<5	
–	–/+	≥5	LM mitóticamente activo
–	–/+	<5	LM

LM: leiomiomas; LMS: leiomiosarcoma; STUMP: tumores de músculo liso de significado incierto.

cromosoma 10. Se han descrito mutaciones funcionales en TP53, RB1 y ATRX. Por otra parte, mutaciones en el gen supresor *NM-23* podrían contribuir al potencial metastático de los LMS y las alteraciones en PTEN se han observado con mayor frecuencia en las metástasis de LMS que en el tumor primario. Estudios relacionados con el desarrollo de terapias dirigidas han identificado activación y sobreexpresión de mTORC2 y PLD-DA en LMS y STUMP sugiriendo la importancia de la vía del factor de crecimiento *insulin-like* en el crecimiento y progresión de los LMS.

Pronóstico

Clínicamente los LMS son tumores muy agresivos, pueden mostrar extensión local o regional y característicamente, a través de la diseminación hematógena, afectación pulmonar. Incluso cuando se presentan en estadios precoces muestran muy mal pronóstico, con tasas de supervivencia global de todos los estadios a 5 años del 15-25 %, aumentando a 40-70 % en los estadios I y II. El estadio, TNM y FIGO para sarcomas uterinos (LMS y SEE), es el factor pronóstico más importante. Para tumores confinados al útero, el tamaño ha demostrado ser relevante; las lesiones <5 cm asocian mejores tasas de supervivencia (v. **Anexos II** y **III**).

SARCOMAS DEL ESTROMA ENDOMETRIAL

Se definen como aquellas neoplasias mesenquimales cuya celularidad remeda a las células del estroma endometrial durante la fase proliferativa del ciclo menstrual.

Son los segundos sarcomas uterinos en frecuencia (< 10 %), tras los LMS, constituyendo < 1 % de todas las neoplasias malignas del útero. Tienen una alta tendencia a la recidiva local, variable según el subtipo histológico; por el contrario, el riesgo de metástasis linfáticas es bajo (< 10 %), de ahí que la linfadenectomía no parece aportar beneficio.

De acuerdo con la clasificación de la OMS 2020, debemos distinguir cuatro tipos de tumores del estroma endometrial (TEE): nódulo del estroma endometrial (NEE); sarcoma del estroma endometrial de bajo grado (SEEBG); sarcoma del estroma endometrial de alto grado (SEEAG) y sarcoma indiferenciado (SI).

Nódulo del estroma endometrial (NEE)

Lesión benigna, que no infiltra el miometrio, ni muestra invasión vascular; genera problemas de diagnóstico diferencial.

Sarcoma del estroma endometrial de bajo grado (SEEBG)

Habitualmente localizado en el cuerpo uterino en forma de masa irregular, mal delimitada y de crecimiento multinodular.

Histología

Destaca el patrón de infiltración miometrial, en forma de proyecciones o lengüetas, así como una frecuente invasión vascular. Está compuesto por células tipo estroma endometrial, con escasa atipia, ausencia de necrosis y un índice mitótico bajo (< 5 mitosis/10 CGA). Suele presentar abundantes vasos con disposición de las células tumorales alrededor de los mismos.

Existen diferentes variantes histológicas (muscular, rabdomioblástica, mixoide, fibroblástica, epitelioide y tipo cordones sexuales), pero ninguna de ellas parece tener un valor pronóstico *per se*, siendo el componente estromal el que marcará la evolución.

Diagnóstico diferencial

No existe en la actualidad un marcador inmunohistoquímico específico de SEEBG, por lo que el inmunofenotipo de estos tumores, y del resto de sarcomas uterinos, debe basarse en un panel de anticuerpos que ayudará en el diagnóstico diferencial de estas entidades (**Tabla 24-2**).

Tabla 24-2. Perfil inmunohistoquímico y molecular: diagnóstico diferencial de los sarcomas uterinos

	LM	LMS	NEE	SEEBG	SEEAG		SI
					«Clásico»	«Fusocelular»	
AML	+	+	–	–	–	± (focal)	–
Desmina	+	+	–	–	–	–	–
H-Caldesmon	+	+	–	–	–/+	± (focal)	–
CD10	–	–	–	+	–	+	–/+
CiclinaD1	–	+/+++	–	+/+++	+++/+++	+++/+++	+++/+++
RE	±	+	+	+	–	±	–/+
RP	±	+	+	+	–	±	–/+
BCOR	–	–	–	–	–	+	–
Alteraciones moleculares							
Traslocaciones - Fusiones génicas Otras		**LOH**-cr10 **Mut:** TP53, RB1, ATRX, NM23, PTEN		JAZF1-SUZ12 JAZF1-PHF1 ZC3H7B-BCOR MBTD1-CXorf67	YWHAE-NUTM2A/B	ZC3H7B-BCOR	Def SMARC4 Fusiones NTRK Reordenamiento PDGF-B

AML: actina músculo liso; LM: leiomioma; LMS: leiomiosarcoma; NEE: nódulo estroma endometrial; RE: receptores de estógenos; RP: receptores de progesterona; SEEAG: sarcoma del estroma endometrial de alto grado; SEEBG: sarcoma del estroma endometrial de bajo grado; SI: sarcoma indiferenciado.

Patología molecular

La translocación t (7; 17) (p15; q21), que produce la fusión génica *JAZF1-SUZ12* (anteriormente *JAZF1-JJAZ1*), es la anomalía genética más común en los tumores del estroma endometrial, presente en el 48 % de los SEEBG; dicha translocación parece ser específica para los TEE puros y no estar presente en otras neoplasias mesenquimales uterinas como el LM, o el LMS, lo que facilita su diagnóstico diferencial. Sin embargo, la frecuencia demostrada hasta ahora es del 48 % de los SEEBG, con menor presencia en algunas variantes histológicas, pero también en hasta el 65 % de los NEE, lesiones benignas de la misma estirpe celular. El hecho de que ambas entidades compartan esta translocación t (7; 17) sugiere que dicha alteración genética pueda constituir un evento temprano en la patogénesis de los tumores del estroma endometrial.

La segunda alteración más frecuente es t(6;7)(p21;p15), que produce el gen de fusión *JAZF1-PHF1*.

Pronóstico

La estadificación quirúrgica parece ser el factor pronóstico más importante en los SEEBG. Tumores en estadio I/II tienen un excelente pronóstico, con supervivencia libre de enfermedad (SLE) a los 5 años del 90%, mientras que en los estadios III/IV dicha SLE cae al 50%.

Sarcoma del estroma endometrial de alto grado (SEEAG)

Sarcoma con características morfológicas intermedias entre el SEEBG y el SI. Son tumores muy poco frecuentes que a menudo se diagnostican en estadios avanzados, con un mal pronóstico. Su crecimiento suele ser polipoide, intracavitario, con una extensa invasión miometrial, en forma de proyecciones o lengüetas, o bien de forma destructiva.

En este grupo de sarcomas uterinos se encuadran tumores previamente considerados como indiferenciados, en los que la mejora en el conocimiento molecular está permitiendo establecer diagnósticos específicos.

Histología

El SEEAG convencional se caracteriza por combinar áreas tipo SEEBG hipocelulares, con cambio mixoide o fibroso, núcleos redondos-ovales, escasa atipia y bajo índice mitótico, con áreas de SEEAG (hipercelulares, de crecimiento cordonal, células epitelioides, atipia nuclear y alto índice mitótico [>10 mitosis/10 CGA], con una red vascular prominente arborizada).

El perfil inmunohistoquímico de ambos componentes también es diferente, tal como se muestra en la **tabla 24-2**. La expresión inmunohistoquímica de BCOR puede ser una herramienta útil en el diagnóstico diferencial de los SEEAG, el cual se plantea preferentemente con SEEBG, SI, LMS epitelioide y más raramente con el sarcoma del estroma gastrointestinal.

Patología molecular

El SEEAG «clásico» muestra la translocación t (10; 17) (q22; p13) que involucra la fusión de *YWHAE* y *FAM22*. Esta fusión génica se ha identificado también en un subconjunto de sarcomas de células claras del riñón, pero no es habitual en otros tumores mesenquimales no ginecológicos, ni uterinos (incluyendo LM, LMS, carcinosarcoma, adenosarcoma o sarcoma endometrial indiferenciado).

Pronóstico

Agresividad intermedia entre los SEEBG y los SI, con altas tasas de recurrencia en el primer año. Mala respuesta al tratamiento hormonal, siendo la cirugía la indicación terapéutica. Aunque con escasa evidencia hasta el momento, parece que la adyuvancia puede aportar beneficios en supervivencia.

PUNTOS CLAVE

- Los sarcomas uterinos incluyen tumores derivados del músculo liso uterino y tumores del estroma endometrial. El carcinosarcoma debe considerarse un tipo histológico de carcinoma endometrial.
- Los leiomiosarcomas son los más frecuentes, y para su diagnóstico correcto es importante la atipia nuclear, el índice mitótico y la presencia de necrosis de tipo tumoral.
- El sarcoma del estroma endometrial es una neoplasia mesenquimal cuya celularidad remeda a las células del estroma endometrial.

BIBLIOGRAFÍA

Davidson B, Micci F. Molecular characteristics of uterine sarcomas. Expert Rev Mol Diagn. 2017;17(5):515-22.

Ferreira J, Félix A, Lennerz JK, Oliva E. Recent advances in the histological and molecular classification of endometrial stromal neoplasms. Virchows Arch. 2018;473(6):665-78.

Hensley ML, Chavan SS, Solit DB, Murali R, Soslow R. Genomic landscape of Uterine Sarcomes defined through prospective clinical sequencing. Clin. Cancer Res. 2020:26:3881-8.

Lokuhetty D, White VA, Cree IA (IARC eds). WHO Classification of Tumours: Female Genital Tumours. 5th ed. Lyon, France: IARC; 2020.

Tratamiento quirúrgico de los sarcomas uterinos

25

S. Cabrera Díaz y L. Illán Hernández

INTRODUCCIÓN

El tratamiento primario de los sarcomas uterinos es la resección completa de toda la enfermedad macroscópica, tanto uterina como abdominal y retroperitoneal, con márgenes libres de tumor. La obtención de márgenes quirúrgicos libres es un factor de pronóstico independiente en todos los subtipos histológicos, por lo que debe ser el objetivo de la cirugía (v. estadificación FIGO 2018, **Anexos II** y **III**) (**Tabla 25-1**).

En diferentes series retrospectivas se evidencia que más del 30% de las pacientes con sarcomas uterinos son diagnosticadas tras una cirugía realizada con sospecha de patología benigna, y en más de la mitad de estas pacientes se ha producido fragmentación tumoral durante la cirugía. Hay que destacar que la morcelación (fragmentación del tumor durante el acto quirúrgico para facilitar su extracción de la cavidad abdominal) incrementa el riesgo de diseminación peritoneal de la enfermedad y comporta un impacto negativo en la supervivencia y en el período libre de enfermedad. Debido a ello, antes de realizar intervenciones en las que se prevé el uso de un morcelador, se recomienda informar a la paciente sobre la posibilidad de diseminación tumoral y empeoramiento del pronóstico, así como reconsiderar su uso en los miomas cuya sintomatología o formas de presentación resulten sospechosas.

Ante el hallazgo incidental de un sarcoma uterino en una pieza quirúrgica, se recomienda la realización de técnicas de imagen de reestadificación (TC o RM abdominopélvica para estudiar la extensión locorregional y TC torácico para evaluar la diseminación pulmonar) y, siempre que esté indicado, se debe completar el tratamiento quirúrgico con un objetivo de citorreducción completa de la enfermedad residual.

TRATAMIENTO DE LOS ESTADIOS INICIALES

El tratamiento de los sarcomas uterinos confinados al útero es la histerectomía total con anexectomía bilateral. Puede considerarse la vía de abordaje mínimamente invasiva, siempre y cuando proporcione los mismos resultados oncológicos que la laparotomía y no suponga la fragmentación o morcelación del tumor (**Algoritmo 25-1**).

Tabla 25-1. Estadificación FIGO de los sarcomas uterinos

Leiomiosarcoma y sarcoma del estroma endometrial		Adenosarcoma	
I	**Tumor limitado al útero**	**I**	**Tumor limitado al útero**
IA	Tamaño tumoral ≤5 cm	IA	Tumor limitado al endometrio o endocérvix
IB	Tamaño tumoral >5 cm	IB	Tumor infiltra ≤50 % miometrio
		IC	Tumor infiltra >50 % miometrio
II	**Tumor que se extiende más allá del útero, dentro de la pelvis**	**II**	**Tumor que se extiende más allá del útero, dentro de la pelvis**
IIA	Infiltra anejos	IIA	Infiltra anejos
IIB	Infiltra otros tejidos pélvicos	IIB	Infiltra otros tejidos pélvicos
III	**Tumor que infiltra tejidos abdominales (no solo protruye dentro del abdomen)**	**III**	**Tumor que infiltra tejidos abdominales (no solo protruye dentro del abdomen)**
IIIA	Una localización	IIIA	Una localización
IIIB	Más de una localización	IIIB	Más de una localización
IIIC	Infiltración ganglios linfáticos pélvicos y/o aórticos	IIIC	Infiltración ganglios linfáticos pélvicos y/o aórticos
IV		**IV**	
IVA	Tumor infiltra la vejiga y/o recto	IVA	Tumor infiltra la vejiga y/o recto
IVB	Metástasis a distancia	IVB	Metástasis a distancia

Adaptado de Mbatani N, et al., 2018.

La linfadenectomía no ha demostrado beneficio, y solo debe considerarse como parte de un procedimiento de citorreducción ante la sospecha clínica o radiológica de enfermedad ganglionar. La preservación ovárica en mujeres premenopáusicas es posible, y se recomienda la realización de receptores de estrógenos y progesterona (RE/RP) para guiar la decisión de la preservación ovárica. La cirugía preservadora de la fertilidad no es una opción segura en estas pacientes, y no debe ser recomendada.

Leiomiosarcoma

El tratamiento quirúrgico del leiomiosarcoma (LMS) es la histerectomía total en bloque con doble anexectomía, junto con una inspección cuidadosa de la cavidad abdominopélvica intraperitoneal y retroperitoneal.

Podría considerarse la preservación ovárica en las mujeres premenopáusicas en estadios iniciales, dado que la incidencia de metástasis ováricas es inferior al 4 % y no existe evidencia suficiente sobre el beneficio de la ooforectomía bilateral en la supervivencia de las pacientes afectas de LMS.

La linfadenectomía sistemática con intención de estadificación no está indicada, y debe realizarse exclusivamente ante el hallazgo preoperatorio o intraoperatorio de adenopatías sospechosas. La incidencia de la afectación ganglionar en estos tumores se sitúa, según las series, entre el 3 y el 11 %.

Sarcoma del estroma endometrial y sarcoma uterino indiferenciado

El tratamiento habitual del sarcoma del estroma endometrial (SEE) y del sarcoma uterino indiferenciado consiste en una histerectomía total en bloque y doble anexectomía con márgenes quirúrgicos libres. Si en la evaluación preoperatoria o intraoperatoriamente se objetiva la afectación de los parametrios, se deberá valorar la realización de una histerectomía radical para obtener márgenes de resección libres de tumor.

En general, la ooforectomía se recomienda en pacientes con SEE de bajo grado o tumores que expresen receptores hormonales, aunque el manejo de los ovarios debe individualizarse en cada paciente. Se recomienda la determinación de receptores hormonales (RE/RP) para guiar la decisión sobre la ooforectomía en pacientes premenopáusicas.

El riesgo de afectación ganglionar es <10 %, por lo que la linfadenectomía solo estará indicada en caso de hallazgo preoperatorio o intraoperatorio de adenopatías sospechosas.

TRATAMIENTO DE LOS ESTADIOS AVANZADOS

En los estadios avanzados de la enfermedad, el papel de la cirugía primaria dependerá de la resecabilidad de la lesión, por lo que, en caso de enfermedad diseminada pero potencialmente resecable con márgenes libres de tumor, está indicada la histerectomía con doble anexectomía y citorreducción quirúrgica de implantes intrabdominales y retroperitoneales.

TRATAMIENTO DE LA RECURRENCIA

En caso de recurrencia, el tratamiento quirúrgico se debe considerar como primera opción siempre que se trate de lesiones tributarias de resección completa. En la enfermedad diseminada o irresecable, se debe recurrir al tratamiento radioterápico o quimioterápico.

PUNTOS CLAVE

- El tratamiento primario de los sarcomas uterinos es quirúrgico, con una rigurosa exploración de la cavidad abdominopélvica, histerectomía y anexectomía bilateral, con la resección completa del tumor con márgenes quirúrgicos libres.
- La linfadenectomía se debe considerar cuando existan adenopatías sospechosas en las pruebas de imagen o intraoperatoriamente, con el objetivo de conseguir la citorreducción completa.
- La preservación ovárica puede estar indicada en casos de estadios iniciales de la enfermedad, aunque en general se contraindica en SEE de bajo grado o tumores con expresión de receptores hormonales.

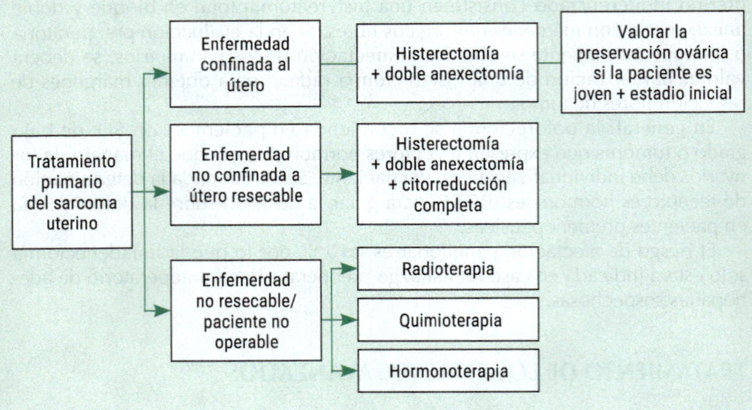

Algoritmo 25-1. Tratamiento quirúrgico del sarcoma uterino.

BIBLIOGRAFÍA

Cabrera S, Bebia V, Acosta U, Franco-Camps S, Mañalich L, García-Jiménez A, et al. Survival outcomes and prognostic factors of Endometrial Stromal Sarcoma and Undifferentiated Uterine Sarcoma. Retrospective analysis of stromal malignant tumors. Clin Transl Oncol. 2021;23(6):1210-9.

Gronchi A, Miah AB, et al. Soft tissue and visceral sarcomas: ESMO-EURACAN-GENTURIS Clinical Practice Guidelines for diagnosis, treatment and follow-up. Ann Oncol. 2021;32(11):1348-65.

NCCN Clinical Practice Guidelines in Oncology (NCCN Guidelines®) Uterine Neoplasms version 2.2024.

Nobre SP, Hensley ML, So M, Zhou QC, Iasonos A, Leitao MM Jr, et al. The impact of tumor fragmentation in patients with stage I uterine leiomyosarcoma on patterns of recurrence and oncologic outcome. Gynecol Oncol. 2021;160(1):99-105.

Uterine Morcellation for Presumed Leiomyomas: ACOG Committee Opinion Summary, Number 822. Obstet Gynecol. 2021;137(3):552-3.

Tratamiento adyuvante y de la enfermedad avanzada 26

R. Díaz Beveridge

INTRODUCCIÓN

Debido a lo infrecuente de los sarcomas uterinos, no existe una gran evidencia científica de las mejores opciones de tratamiento adyuvante y en la enfermedad avanzada. A su vez, muchos estudios antiguos incluían a pacientes con carcinosarcomas (los que antes se denominaban tumores mixtos malignos müllerianos), que en realidad debieran considerarse carcinomas endometriales de alto grado.

El capítulo se divide en el tratamiento del sarcoma del estroma endometrial de bajo grado y en el tratamiento de los sarcomas uterinos de alto grado (leiomiosarcoma, sarcoma uterino indiferenciado y sarcoma endometrial de alto grado). El tratamiento del carcinosarcoma y del rabdomiosarcoma uterino (muy infrecuente) no se comentará aquí.

TRATAMIENTO ADYUVANTE DEL SARCOMA DEL ESTROMA ENDOMETRIAL

El sarcoma del estroma endometrial es una neoplasia mesenquimal de bajo grado con un bajo potencial metastásico. En diversas series de pacientes, se han demostrado intervalos prolongados libres de enfermedad en ausencia de tratamientos adyuvantes específicos, poniendo en duda el posible valor de cualquier tratamiento complementario. En general, la radioterapia adyuvante puede disminuir el riesgo de recidiva local, sin efecto alguno sobre la supervivencia global de estas pacientes. Sin embargo, debido a la naturaleza indolente de estos tumores, las posibles complicaciones a largo plazo de la radioterapia y la supervivencia prolongada en estas pacientes, el papel de la radioterapia adyuvante es controvertido y debe individualizarse a casos concretos.

Estos tumores expresan habitualmente receptores estrogénicos y de progestágenos. La posible eficacia del tratamiento hormonal adyuvante se describe en series retrospectivas y se usa de forma similar a otras neoplasias hormonosensibles, como en el cáncer de mama y el cáncer de próstata. Es una opción razonable, junto a la observación, en el estadio I (tumor limitado al útero), y está recomendada en estadios II-IV resecados, debido al riesgo elevado de recidiva. Son opciones de tratamiento hormonal los progestágenos (medroxiprogestrona y megestrol), los inhibidores de la aromatasa y los análogos de la hormona GnRH. El tamoxifeno está contraindicado, ya que puede aumentar, paradójicamente, el riesgo de recidiva, por su actividad agonista en las células endometriales del estroma. No hay recomendaciones formales en cuanto a la duración del tratamiento adyuvante, aunque es razonable su uso más prolongado en los estadios más avanzados, desde 5 años hasta indefinidamente (**Algoritmo 26-1**).

TRATAMIENTO DE LA ENFERMEDAD AVANZADA DEL SARCOMA DEL ESTROMA ENDOMETRIAL

En este grupo de pacientes no existen ensayos aleatorizados para definir la mejor opción terapéutica. En las pacientes sin tratamientos sistémicos previos, la hormonoterapia es la primera opción terapéutica, con los mismos agentes descritos en el apartado del tratamiento adyuvante. En los casos ya tratados con hormonoterapia, ya sea adyuvante o como tratamiento de la enfermedad avanzada, las opciones de quimioterapia utilizadas en los sarcomas de alto grado como el leiomiosarcoma (v. apartado siguiente) son opciones razonables (v. **Algoritmo 26-1**).

TRATAMIENTO ADYUVANTE DE LOS SARCOMAS UTERINOS DE ALTO GRADO

La mayor parte de la evidencia científica se refiere a los leiomiosarcomas uterinos. En este sentido, lamentablemente no existe una gran evidencia de que el tratamiento adyuvante mejore la supervivencia frente a la observación. Debido al mal pronóstico de estas pacientes, su inclusión en ensayos clínicos debería ser una prioridad.

En estadios iniciales, el ensayo EORTC 55874 demostró que la radioterapia adyuvante no mejoraba la supervivencia ni el control local en las pacientes con leiomiosarcoma en estadio I-II (localizado en la pelvis) frente a la observación. En cuanto a la quimioterapia, en un ensayo del *Gynecologic Oncology Group*, la adriamicina adyuvante no mejoró, frente a la observación, ni la supervivencia libre de progresión ni la supervivencia global. En las pacientes con leiomiosarcomas de alto grado localizados en el útero, el uso adyuvante de gemcitabina-docetaxel y de gemcitabina-docetaxel seguido de adriamicina ha demostrado supervivencias libres de progresión a los 3 años del 59 % y el 57 %, datos superiores a los obtenidos en series históricas; sin embargo, son estudios en fase II sin rama control, lo que dificulta la generalización de estos resultados.

En los estadios III-IV con resección completa de la enfermedad intraabdominal o metastática, y debido al pronóstico muy desfavorable, la mayor parte de los autores recomiendan la administración de quimioterapia adyuvante, lo que parece una opción razonable, aunque de nuevo no existen ensayos aleatorizados que demuestren que ese tratamiento mejore la supervivencia a largo plazo (**Algoritmo 26-2**).

TRATAMIENTO DE LA ENFERMEDAD AVANZADA DE LOS SARCOMAS UTERINOS DE ALTO GRADO

La quimioterapia sistémica es una opción adecuada como tratamiento paliativo en las pacientes con un buen estado general; en las pacientes con un mal estado general, es preferible un tratamiento sintomático paliativo. Como tratamiento quimioterápico de primera línea, son razonables las combinaciones de gemcitabina-docetaxel y las basadas en adriamicina.

- La combinación de gemcitabina-docetaxel ha sido evaluada en dos ensayos prospectivos no aleatorizados en pacientes con leiomiosarcoma uterino metastásico, tanto en primera como en segunda línea. Las tasas de respuesta global fueron del 36 % y del 27 %, respectivamente. Un ensayo en fase III de varios tipos de sarcoma de partes blandas demostró la superioridad, en cuanto a la tasa de respuestas y en la supervivencia, de la combinación frente a la gemcitabina en monoterapia; el máximo beneficio se observó en el subgrupo de leiomiosarcomas uterinos.
- La adriamicina es una opción de tratamiento estándar en los sarcomas de partes blandas, incluidos los leiomiosarcomas, con tasas de respuesta en torno al 12-15 % y medianas de supervivencia global de 12-14 meses en varios ensayos aleatorizados en fase III. En los casos donde se necesite una rápida respuesta, la combinación de adriamicina-ifosfamida o de adriamicina-dacarbazina puede ser útil, con tasas de respuesta del 26 %, aunque estas combinaciones no parece que mejoren la supervivencia a largo plazo frente a la adriamicina en monoterapia.
- El ensayo en fase III GeDDIS ha comparado la adriamicina en monoterapia frente a la combinación de gemcitabina-docetaxel como tratamiento de primera línea en los sarcomas de partes blandas. No se observaron diferencias en cuanto a la supervivencia libre de progresión ni en la tasa de respuestas (19 % frente a 20 %) entre ambas ramas. Un 28 % de las pacientes presentaban leiomiosarcomas uterinos; tampoco existían diferencias en este subgrupo.
- Recientemente se han publicado los datos del ensayo LMS-04, un estudio en fase III aleatorizado de adriamicina en monoterapia frente a la combinación de adriamicina-trabectedina en pacientes con leiomiosarcoma avanzado, el 45 % de ellas con leiomiosarcomas uterinos. La mediana de supervivencia libre de progresión fue mejor para la rama de combinación (12,2 meses frente a 6,2 meses), con una mayor tasa de respuestas a expensas de una mayor toxicidad hematológica. No hay datos de supervivencia global a largo plazo, pero esta puede ser una nueva alternativa terapéutica en estas pacientes.

Tras el fracaso de las combinaciones de adriamicina y de gemcitabina-docetaxel, existen varias opciones de tratamiento sistémico en las pacientes candidatas a continuar el tratamiento sistémico, como la trabectedina (si no lo ha llevado previamente), el pazopanib, la ifosfamida y la dacarbazina, que se administran habitualmente en monoterapia. La mayor parte de estos tratamientos no han sido comparados entre sí y su secuenciación está poco definida; depende en gran medida de las características de la paciente (estado general, comorbilidad, edad), de la toxicidad esperable con cada tratamiento, de la experiencia del médico prescriptor y de las preferencias de la paciente. A pesar de la positividad ocasional en los receptores estrogénicos y de progestágenos, la evidencia sobre la utilidad de los tratamientos hormonales es escasa (v. **Algoritmo 26-2**).

PUNTOS CLAVE

- Los sarcomas uterinos son neoplasias poco frecuentes, en las que es fundamental un diagnóstico anatomopatológico correcto para poder plantear el pronóstico a largo plazo y ofrecer el mejor tratamiento local y sistémico.
- Los sarcomas endometriales de bajo grado son neoplasias indolentes, y el tratamiento hormonal es la primera opción como tratamiento adyuvante y en la enfermedad avanzada.
- A pesar de su agresividad, existe escasa evidencia del valor del tratamiento adyuvante en los leiomiosarcomas uterinos y en otros sarcomas uterinos de alto grado. En la enfermedad avanzada, son razonables las combinaciones de gemcitabina-docetaxel y las combinaciones basadas en la adriamicina.

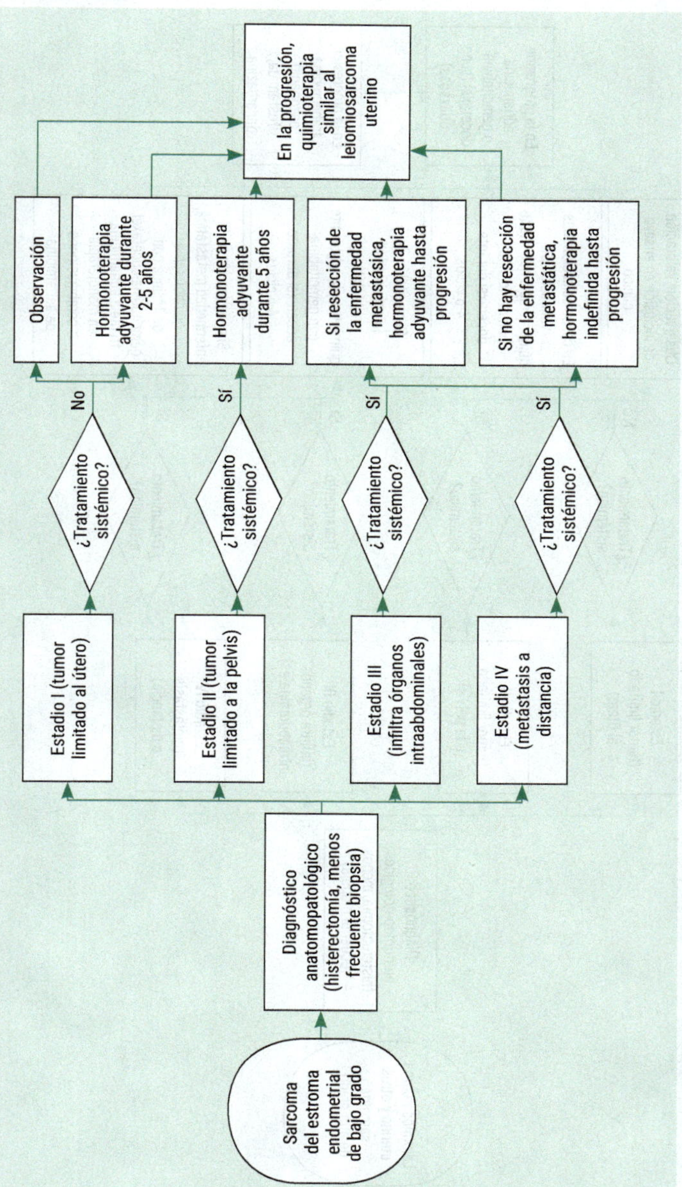

Algoritmo 26-1. Manejo del sarcoma del estroma endometrial de bajo grado.

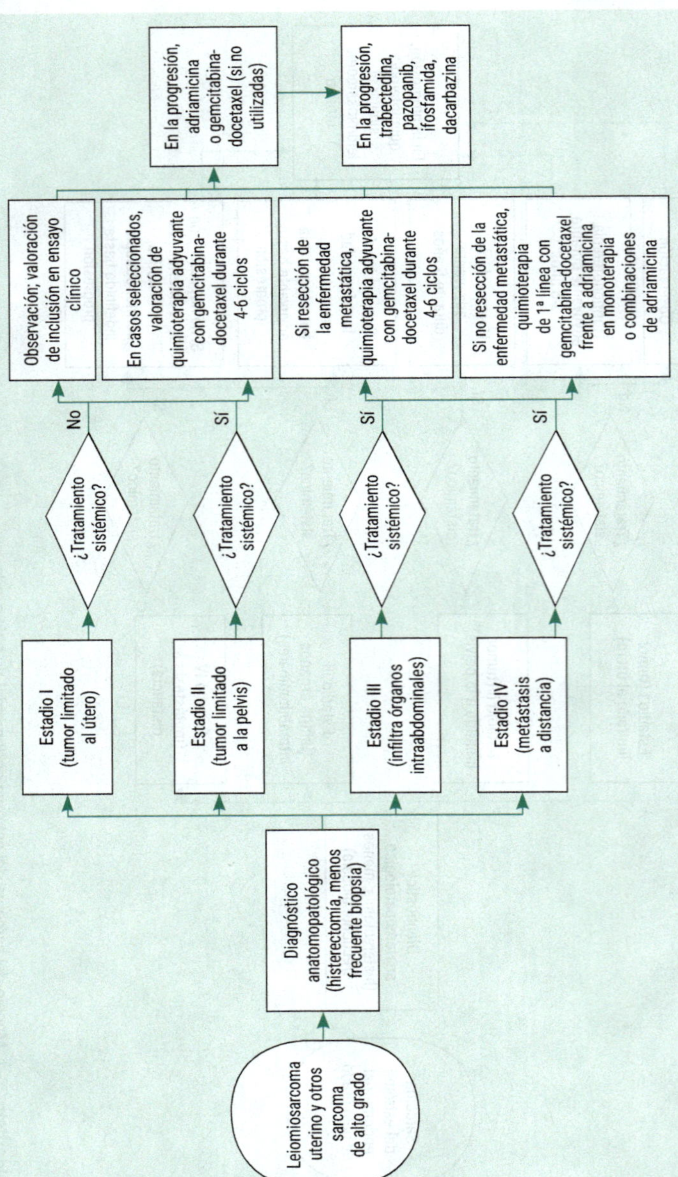

Algoritmo 26-2. Manejo del leiomiosarcoma y otros sarcomas de alto grado.

BIBLIOGRAFÍA

Amant F, Coosemans A, Debiec-Rychter M, Timmerman D, Vergote I. Clinical management of uterine sarcomas. Lancet Oncol. 2009;10:1188-98.

Capozzi VA, Monfardini L, Ceni V, Cianciolo A, Butera D, Gaiano M, et al. Endometrial stromal sarcoma: A review of rare mesenchymal uterine neoplasm. J Obstet Gynaecol Res. 2020;46:2221-36.

Cui RR, Wright JD, Hou JY. Uterine leiomyosarcoma: a review of recent advances in molecular biology, clinical management and outcome. BJOG. 2017;124:1028-37.

Ducoulombier A, Cousin S, Kotecki N, Penel N. Gemcitabine-based chemotherapy in sarcomas: A systematic review of published trials. Crit Rev Oncol Hematol. 2016;98:73-80.

Pérez-Fidalgo JA, Ortega E, Ponce J, Redondo A, Sevilla I, Valverde C, et al. Uterine sarcomas: clinical practice guidelines for diagnosis, treatment, and follow-up, by Spanish group for research on sarcomas (GEIS). Ther Adv Med Oncol. 2023;15:17588359231157645.

Cáncer de ovario 5

Sección I. Cáncer epitelial de ovario

Sección II. Otros tipos histológicos

Epidemiología, factores de riesgo y protectores y clínica

27

S. Alonso Salvador y J. de Santiago García

INTRODUCCIÓN

El cáncer de ovario (CO) es el octavo tumor en orden de frecuencia en las mujeres en todo el mundo, con alrededor de 239.000 casos nuevos al año. La mayor incidencia se encuentra en Europa Central y del Este. La enfermedad suele diagnosticarse en estadios avanzados, cuando la supervivencia global a los 5 años es de solo un 30%; es el tumor ginecológico más letal y provoca aproximadamente 152.000 muertes anuales a nivel mundial. En la población general, el riesgo de desarrollar cáncer de ovario es del 1,4% y la edad media de aparición es de 60 años. El riesgo aumenta con la edad, aproximadamente un 2% por año de vida y un 11% anual por encima de los 50 años; se considera que este riesgo aumenta hasta los 80 años.

En los países desarrollados, más del 90% de los tumores son de origen epitelial. En realidad, el CO representa una enfermedad heterogénea, con distintos subtipos histológicos que difieren en cuanto al origen celular, la patogenia, las alteraciones moleculares, la expresión genética y el pronóstico. Por tanto, el origen del cáncer epitelial de ovario no está claramente establecido, y su patogenia varía según el subtipo histológico.

FACTORES DE RIESGO/FACTORES PROTECTORES

Uno de los factores de riesgo más importantes para padecer CO es el componente genético de la enfermedad. Un familiar de primer grado de una mujer con CO tiene un riesgo entre tres y siete veces mayor, sobre todo si hay varios miembros de la familia afectados o si la enfermedad debuta en edades tempranas. Alrededor de un 31% de los tumores de ovario se relacionan con condiciones hereditarias y, por tanto, con alteraciones genéticas. De ellos, en un 65-85% de los casos la alteración genética es una mutación en la línea germinal *BRCA* (**Algoritmo 27-1**).

Se conocen al menos 16 genes relacionados con el cáncer hereditario: *BRCA1, BRCA2, RAD51C, RAD51D, BRIP1, BARD1, CHEK2, MPE11A, NBN, PALB2, RAD50, MLH, MSH2, MSH6, PMS2* y *TP53*. La asociación de varias anomalías genéticas conforma los síndromes de cáncer hereditario (v. **cap. 12**).

Otras causas relacionadas con el CO son los factores hormonales y reproductivos. Clásicamente, se ha descrito que cuanto mayor es el número de ciclos ovulatorios, mayor es el riesgo de mutaciones espontáneas. De este modo, se ha propuesto que la edad temprana de menarquia y tardía de menopausia aumentaría el riesgo de tener cáncer de ovario al aumentar el número de ciclos ovulatorios. Sin embargo, los datos no se confirman a lo largo de las últimas series, probablemente porque la etiología es muy heterogénea, según los subtipos histológicos, y esto hace que los resultados no sean consistentes. En esta línea, el uso de anticonceptivos hormonales orales tiene un efecto protector, con una reducción del riesgo del 20 % por cada 5 años de uso, efecto que perdura después de haber suspendido el tratamiento. Por el contrario, la terapia hormonal sustitutiva puede provocar una proliferación (dependiente de estrógenos) de las células del ovario, con el consiguiente aumento del riesgo, sobre todo de tumores endometrioides. Este efecto es más evidente con el tratamiento estrogénico solo que con los combinados, y con el mayor tiempo de uso, efecto que perdura incluso una década después de suspender el tratamiento. La obesidad también es un factor de riesgo de sufrir CO, debido a la aromatización de los andrógenos y a la síntesis de estrógenos en el tejido adiposo, tanto en las mujeres premenopáusicas como en las mujeres postmenopáusicas.

Por otro lado, las mujeres nulíparas tienen un 24 % más de riesgo de sufrir cáncer de ovario que las pacientes con un hijo. Cada gestación a término disminuye el riesgo entre un 6 % y un 15 %, aunque parece que el mayor impacto en la reducción del riesgo se produce con el primer parto que con los siguientes. El efecto de la paridad sobre la disminución del riesgo es más evidente en los subtipos endometrioide y de células claras, pero no influye en los tumores serosos de alto grado. No está claro que la edad tardía del primer parto (>30 años) sea un factor de riesgo. En la mayor parte de los estudios, la infertilidad parece ser un factor de riesgo; sin embargo, no está claro si es la nuliparidad *per se* o la causa de infertilidad la que aumenta el riesgo de CO.

La lactancia inhibe la secreción de gonadotropinas y produce anovulación, por lo que tiene un efecto protector, especialmente cuando es de duración prolongada. Doce meses de lactancia materna proporcionan hasta un 10 % de reducción del riesgo.

Con respecto a las enfermedades ginecológicas benignas, la endometriosis se ha asociado a los tumores endometrioides y de células claras, así como a tumores serosos de bajo grado. Las pacientes con endometriosis tienen un riesgo tres veces mayor de desarrollar un tumor de células claras. Se observa la coexistencia de endometriosis y tumor de células claras en el mismo ovario hasta en un 50 % de las pacientes. Se estima que la transformación de la endometriosis en cáncer de ovario puede producirse hasta en un 1,6 % de las pacientes. Las pacientes con carcinoma de células claras y endometriosis pélvica son más jóvenes, y cuando coexiste el tumor con la enfermedad endometriósica tienen peor pronóstico porque la supervivencia global es menor.

La enfermedad inflamatoria pélvica es un factor de riesgo bien establecido, sobre todo si se diagnostica antes de los 35 años de edad.

Determinadas intervenciones quirúrgicas se asocian a una reducción del riesgo. En las mujeres de alto riesgo, la realización de una salpingooforectomía bilateral reduce el riesgo en un 90 %. Además, la realización de una histerectomía o una ligadura tubárica también se ha relacionado con una reducción del riesgo del 30-40 %, sobre todo en los tumores endometrioides y de células claras.

Con respecto a los hábitos de vida, la vida sedentaria y la ingesta de grasas saturadas se asocian a un aumento del riesgo, y el tabaco se asocia a un mayor riesgo de padecer tumor mucinoso de ovario. Parece que otros factores ambientales, como el talco y el amianto, son factores de riesgo para el CO (**Tabla 27-1**).

CLÍNICA

En los estadios iniciales, los síntomas son leves e inespecíficos, y los más frecuentes son: sensación de inflamación, dolor pélvico o abdominal, dificultad con la digestión o síntomas urinarios. Estos síntomas se pueden confundir con los de otras patologías benignas del abdomen, lo que hace que el diagnóstico se establezca en la mayor parte de los casos (85 %) en estadios avanzados. Cuando la enfermedad sale del ovario, puede afectar a estructuras vecinas (vejiga y recto) y producir micción frecuente, diarrea o estreñimiento. Cuando aparece ascitis o existe un gran volumen de enfermedad, puede observarse aumento del perímetro abdominal, dolor lumbar, pérdida de apetito y sensación de plenitud. Si existe derrame pleural, puede aparecer disnea o dolor costal. En ocasiones, pueden aparecer sangrado ginecológico o alteraciones menstruales, pero son menos frecuentes.

Tabla 27-1. Factores de riesgo y protectores en el cáncer de ovario

Factores de riesgo	Factores protectores
• Mutación genética • Terapia hormonal sustitutiva • Nuliparidad • Endometriosis • Enfermedad inflamatoria pélvica • Tabaco, talco, asbestosis • Obesidad, sedentarismo	• Anticonceptivo hormonal oral • Multiparidad • Cirugía: salpingectomía, salpingooforectomía, histerectomía, ligadura tubárica • Lactancia materna >12 meses

PUNTOS CLAVE

- El cáncer de ovario es el tumor ginecológico con mayor mortalidad, con ausencia de clínica inicial y, por tanto, con diagnóstico en estadios avanzados en la mayoría de los casos.
- La etiología es muy diversa según el tipo histológico, pero la causa genética, los factores hormonales o reproductivos y la endometriosis influyen en el riesgo de desarrollar cáncer de ovario.
- A pesar de la heterogeneidad de su etiología y de los factores de riesgo, se puede aplicar una prevención a través de la detección de las mujeres con mayor predisposición a sufrir cáncer de ovario mediante la cirugía profiláctica y evitando los factores que aumentan el riesgo.

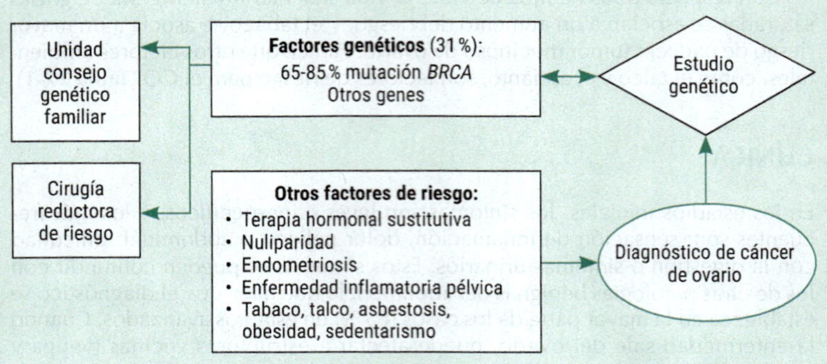

Algoritmo 27-1. Factores de riesgo en relación con el cáncer epitelial de ovario.

BIBLIOGRAFÍA

Gaitskell K, Green J, Pirie K,Barnes I, Hermon C, Reeves GK, et al.; Million Women Study Collaborators. Histological subtypes of ovarian cancer associated with parity and breastfeeding in the prospective Million Women Study. Int J Cancer. 2018;142(2):281-9.

Reid BM, Permuth JB, Sellers TA. Epidemiology of ovarian cancer: a review. Cancer Biol Med. 2017;14:9-32.

Schnack TH, Hogdall E, Pharm C, Thomsen LN, Hogdall C. Demographic, clinical, and prognostic factors of ovarian clear cell adenocarcinomas according to endometriosis status. Int J Gynecol Cancer. 2017;27:1804-12.

Schrader KA. The role of hereditary factors in ovarian carcinoma. Clin Obstet Gynecol. 2017;60:728-37.

Clasificación histológica, factores pronósticos y predictivos 28

L. Serrano Munné

INTRODUCCIÓN

El cáncer de ovario es la principal causa de muerte de origen ginecológico en países desarrollados. Más del 90 % de los tumores malignos ováricos son de origen epitelial, lesiones que se clasifican según el tipo de diferenciación celular. Procedemos a revisar la vigente clasificación histológica del cáncer epitelial de ovario propuesta por la OMS y los estudios histopatológicos, inmunohistoquímicos y de biología molecular que aportan información pronóstica y predictiva.

CLASIFICACIÓN

Carcinoma seroso de alto grado (CSAG)

- **Etiopatogenia:** 70 % de los carcinomas epiteliales de ovario (CEO). Origen en lesiones intraepiteliales tubáricas. Inmensa mayoría con mutaciones en *TP53*.
- **Morfología:** crecimiento invasivo destructivo en forma de papilas o áreas sólidas. Celularidad con marcada atipia (*ratio* nuclear mayor de 3:1) y alta tasa de mitosis (más de 12 mitosis por 10 campos de gran aumento).
- **Inmunofenotipo:** positividad frente a receptores de estrógenos (ER), receptores de progesterona (PR) y WT1 y negatividad frente a napsina A. Estudio inmunohistoquímico de p53 con valor diagnóstico; excelente marcador subrogado del estatus mutacional de *TP53*.

Carcinoma endometrioide

- **Etiopatogenia:** 10 % de los CEO. Aparecen en relación con la endometriosis. Pequeña proporción asociada a síndrome de Lynch. Alteraciones moleculares más frecuentes: mutaciones en *CTNNB1*, *PIK3CA*, *PTEN*, *KRAS* y *ARID1A*.
- **Morfología:** crecimiento infiltrante en forma de glándulas confluentes con variable proporción de áreas sólidas. Celularidad de tipo endometrioide con atipia leve-moderada. Frecuentes cambios metaplásicos (metaplasia escamosa) y diferenciación mucinosa. Se gradan según el sistema FIGO de gradación del carcinoma endometrioide de endometrio.

- **Inmunofenotipo:** positividad frente a ER, PR, negatividad frente a WT1 y napsina A y tinción frente a p53 de patrón *wild-type* (tinción de p53 de tipo no mutado).

Carcinoma de células claras (CCC)

- **Etiopatogenia:** 10 % de los CEO. Aparecen en el contexto de endometriosis. Pequeña proporción asociada a síndrome de Lynch. Alteraciones moleculares más frecuentes: mutaciones de *ARID1A, PIK3CA, KRAS, PTEN* y mutaciones del promotor de *TERT*.
- **Morfología:** típica combinación de diferentes patrones de crecimiento: túbulo-quístico, papilar y sólido. Celularidad poliédrica, en tachuela o plana, de citoplasma claro o eosinófilo y con núcleos grandes, hipercromáticos, angulados o redondos. No existe un sistema de gradación de los carcinomas de células claras (CCC); se consideran lesiones de alto grado.
- **Inmunofenotipo:** positividad frente a napsina A y negatividad frente a ER, PR y WT1.

Carcinoma mucinoso (CM)

- **Etiopatogenia:** 3 % de los CEO. Asociados a tumor mucinoso *borderline*, teratoma o tumor de Brenner. Alteraciones moleculares más frecuentes: mutaciones de *KRAS*, pérdida de número de copias de *CDKN2A*, amplificaciones de *ERBB2*.
- **Morfología:** en un contexto de áreas benignas y *borderline*, presencia de foco/s invasivos de 5 o más milímetros, de patrón confluente/expansivo (el más frecuente y de mejor pronóstico) y/o infiltrante/destructivo. Celularidad de citoplasma mucinoso con atipia leve-moderada. Pueden existir nódulos murales de tipo sarcoma-*like*, sarcoma, carcinoma anaplásico o mixtos. No existe un método estandarizado de gradación del carcinoma mucinoso, empleándose un sistema de tres grados; la presencia de nódulos murales de tipo sarcoma otorga un alto grado.
- **Inmunofenotipo:** positividad frente a queratina 7, queratina 20, CDX2 y STATB2. Tinción frente a PAX8 focal y leve. Negatividad frente a WT1, ER y PR. Patrón inespecífico, no permite realizar el diferencial con una lesión metastásica en base solo a inmunohistoquímica.

Carcinoma seroso de bajo grado (CSBG)

- **Etiopatogenia:** 3 % de los CEO. Asociados a tumor seroso *borderline* (TSB). Oncogénesis distinta a la del carcinoma seroso de alto grado (CSAG): no presentan mutaciones de *TP53*. Mutaciones de *KRAS, NRAS, BRAF, USP9X* y *EIF1AX*.
- **Morfología:** en contexto de TSB, foco/s de infiltración del estroma de 5 o más milímetros, constituidos por nidos, glándulas, micropapilas y/o macropapi-

las invertidas. Celularidad con atipia leve-moderada y bajo índice mitótico. Frecuentes cuerpos de *Psammoma*. *Carcinoma seroso de bajo grado (CSBG) extraovárico*: el componente infiltrante se halla en un «implante» invasivo en el contexto de un TSB; nomenclatura en discusión ya que se piensa que puede llevar a confusión.

- **Inmunofenotipo:** positividad frente a ER, PR y WT1 y tinción frente a p53 de tipo *wild-type*.

Otros

- **Carcinoma mixto:** neoplasia constituida por dos o más subtipos histológicos distintos (los más frecuentes: carcinoma endometrioide y células claras). Lesiones poco frecuentes, se aconseja realizar un cuidadoso diferencial con CEO puros con morfología heterogénea.
- **Carcinoma indeferenciado:** lesión epitelial de alto grado en la que no es posible demostrar la presencia de una línea concreta de diferenciación celular.
- **Carcinoma desdiferenciado:** lesión epitelial de alto grado constituida por un componente inderenciado y un componente diferenciado.
- **Carcinosarcoma:** neoplasia bifásica constituida por dos componentes de alto grado, uno con diferenciación epitelial (el más frecuente: CSAG) y otro con diferenciación mesenquimal.
- **Adenocarcinoma *Mesonephric-like*:** carcinomas con diferenciación de tipo mesonéfrico de origen en restos wolffianos o en fenómenos de transdiferenciación de lesiones müllerianas.
- **Tumor de Brenner maligno:** carcinoma de características similares a un carcinoma urotelial que aparece en el contexto de un tumor de Brenner *borderline* o benigno.

FACTORES PRONÓSTICOS Y PREDICTIVOS

Estudios inmunohistoquímicos

Se recomienda realizar estudio inmunohistoquímico de proteínas de los genes reparadores del ADN como *screening* de síndrome de Lynch en todos los carcinomas endometrioides y CCC. Esta información aporta valor diagnóstico, pronóstico y en un futuro tendrá valor predictivo, determinando la eligibilidad para recibir inmunoterapia.

Estudios de biología molecular

Aproximadamente el 50 % de CSAG presentan déficit de recombinación homóloga (HRD), incluyendo un 13 % con mutaciones en línea germinal de *BRCA1/2*, un 7 % con mutaciones somáticas de *BRCA1/2*, lesiones con alteraciones epigenéticas de *BRCA1/2* y lesiones con mutaciones en otros genes de la recombinación homóloga. El HRD confiere mejor pronóstico y tiene valor predictivo:

lesiones más sensibles a tratamientos basados en platino y susceptibles de ser tratadas con inhibidores de PARP (iPARP). El hallazgo de HRD mantiene su valor pronóstico y predictivo en el estudio de otros tipos de CEO. Los protocolos varían según la sociedad emisora, siendo una recomendación de consenso europeo el estudiar HRD y mutaciones de *BRCA1/2* (en línea somática y/o germinal) en todos los CEO. Estos estudios tendrán su máxima rentabilidad en lesiones no mucinosas y/o de alto grado y/o en estadios avanzados. No existe un *gold standard* en el estudio de HRD, recomendándose los tests basados en estudios de cicatrices genómicas, ofrecidos por plataformas comerciales validadas (MyChoice CDx, FoundationOne CDx, IdBRCA). Es esencial la obtención de una muestra tumoral adecuada y su óptimo procesamiento para la correcta realización de los estudios moleculares, especialmente antes del inicio de la quimioterapia. En pacientes con diagnóstico incidental de carcinoma seroso intraepitelial tubárico (STIC) en piezas quirúrgicas realizadas por otro motivo (p. ej., en patología benigna) se recomienda testar mutaciones en *BRA1/2* germinal y otros genes de alta penetrancia.

Asignación de sitio de origen tumoral

Se han emitido una serie de criterios para estandarizar esta determinación en los carcinomas serosos de alto grado (**Tabla 28-1**) y mejorar la estadificación de estas lesiones, evaluación de especial relevancia en estadios iniciales.

Score de respuesta a la quimioterapia (CRS)

Se recomienda el uso del *score* de respuesta a la quimioterapia (CRS) en la valoración anatomopatológica de piezas de cirugía de intervalo (de elección en el omento) de CSAG tras tratamiento neoadyuvante; se ha demostrado su valor pronóstico y permite la estandarización de la evaluación histopatológica de estos casos.

- CRS1: ausencia de respuesta o mínima respuesta.
- CRS2: respuesta tumoral apreciable, fácilmente identificable y tumor residual/viable de distribución regular.
- CRS3: respuesta completa (ausencia de tumor residual) o casi completa (focos tumorales residuales mínimos, distribuidos irregularmente, de menos de 2 mm).

Tabla 28-1. Criterios para la asignación de sitio tumoral primario en casos de CSAG

Sitio tumoral	Criterios
Trompa de Falopio	• Presencia de STIC o • CSAG en mucosa de trompa uterina, en presencia o ausencia de STIC o • Parte o totalidad de la trompa uterina incorporada e inseparable de una masa tuboovárica
Ovario	• Afectación ovárica macroscópica o microscópica y • Ambas trompas uterinas separadas de la masa ovárica y • Ausencia de STIC o de CSAG en ambas trompas uterinas
Tuboovárico	• Hallazgos patológicos consistentes con CSAG extrauterino y • No se puede realizar un examen completo de ambas trompas y ovarios*
Peritoneal	• Afectación peritoneal y • Se ha realizado examen completo de ambas trompas y ovarios pretratamiento quimioterápico** y • No se ha identificado evidencia macroscópica o microscópica de STIC o de CSAG en trompas u ovarios

*Aplicable a biopsias pequeñas y a casos de pacientes con salpingooforectomía previa con examen incompleto de trompas y ovarios y podría aplicarse a ejemplares postratamiento quimioterápico.
**Trompas uterinas macroscópicamente normales examinadas siguiendo el protocolo SEE-FIM.
CSAG: carcinoma seroso de alto grado; STIC: carcinoma seroso intraepitelial tubárico.
Adaptado de Cheung et al., 2020.

PUNTOS CLAVE

- El CEO más frecuente es el carcinoma seroso de alto grado, seguido de carcinoma endometriode y células claras. El diferencial de estas lesiones es básicamente morfológico, usando la inmunohistoquímica en los casos de mayor dificultad.
- Se recomienda realizar estudio inmunohistoquímico de proteínas de los genes reparadores del ADN en todos los carcinomas endometrioides y células claras como *screening* del síndrome de Lynch.
- Se recomienda realizar estudio de HRD y de mutaciones en *BRCA1/2* en todos los CEO para determinar la susceptibilidad al tratamiento con iPARP.
- Es imprescindible disponer de una muestra tumoral adecuada y su óptimo procesamiento para la correcta realización de los estudios de biología molecular, especialmente antes del inicio de la quimioterapia.

BIBLIOGRAFÍA

Cheung AN, Ellenson LH, Gilks CB, et al. Tumours of the ovary. En: WHO Classification of Tumours Editorial Board. Female genital tumours. 5th edition. Lyon (France): International Agency for Research on Cancer; 2020.

Colombo N, Sessa C, du Bois A, Ledermann J, McGluggage WG, McNeish I, et al. ESMO-ESGO consensus conference recommendations on ovarian cancer: pathology and molecular biology, early and advanced stages, borderline tumours and recurrent disease. Int J Gynecol Cancer. 2019;29:728-60.

Ledermann JA, Matias-Guiu X, Amant F, Concin N, Davidson B, Fotopoulou C, et al. ESGO-ESMO-ESP consensus conference recommendations on ovarian cancer: pathology and molecular biology and early, advanced and recurrent disease. Ann Oncol. 2024;35(3):248-66.

Vergote I, González-Martín A, Ray-Coquard I, Harter P, Colombo N, Pujol P, et al. European experts consensus: BRCA/Homologous recombination deficiency testing in first-line ovarian cancer. Ann Oncol. 2022;33(3):276-87.

WHO Classification of Tumours Editorial Board. Female genital tumours. 5th edition. Lyon (France): International Agency for Research on Cancer; 2020.

Estudio de extensión y diagnóstico 29

Á. Tejerizo García y G. López González

INTRODUCCIÓN

El diagnóstico y manejo de una neoplasia de ovario sospechosa, benigna o maligna, va a venir determinado finalmente por su extirpación quirúrgica y el posterior análisis anatomopatológico del tumor. Sin embargo, la evaluación preoperatoria es fundamental para un correcto manejo y tratamiento, que va a depender de la sintomatología, los hallazgos físicos y el estado general de la paciente (**Algoritmo 29-1**).

SINTOMATOLOGÍA

La presentación clínica del carcinoma de ovario puede ser aguda o subaguda. Las mujeres que presentan síntomas de forma aguda suelen ser aquellas con enfermedad avanzada y acuden para una evaluación urgente por cuadros como derrame pleural u obstrucción intestinal.

Habitualmente, la enfermedad se presenta de forma subaguda, con síntomas larvados de larga duración (dolor pélvico o abdominal, distensión abdominal, síntomas gastrointestinales, etc.), presentes tanto en estadios iniciales como en estadios avanzados. En ocasiones, puede descubrirse una masa anexial incidentalmente al realizar técnicas de imagen por otra indicación.

MARCADORES TUMORALES

Los marcadores tumorales han de ser utilizados como pruebas de apoyo ante una sospecha de malignidad debido a su baja precisión diagnóstica y no deben ser utilizados como pruebas diagnósticas ni para el cribado poblacional.

Se recomienda analizar los niveles de CA-125 en todas las mujeres con una masa anexial sospechosa, y en las menores de 30 años se añadirá la determinación de alfafetoproteína (AFP) y la gonadotropina coriónica humana para descartar tumores germinales. Aproximadamente el 85 % de las pacientes con carcinoma epitelial de ovario presentan valores de CA-125 > 35 UI/mL, encontrándose cifras elevadas en el 50 % de las pacientes en estadio I y en más del 90 % de las pacientes en estadios II, III y IV. Su elevación es más frecuente en los tumores serosos que en los mucinosos y los *borderline*.

La proteína epididimal humana (human epididymis protein, HE-4) no se expresa en el epitelio normal del ovario y su elevación sugiere posible malignidad. Tiene una sensibilidad similar al CA-125, pero una mayor especificidad, sobre todo en el diagnóstico diferencial con los tumores ováricos benignos (v. **cap. 11**).

ESTUDIOS DE IMAGEN

Ecografía

Actualmente, el estudio ecográfico es la primera herramienta diagnóstica ante la aparición de una masa pélvica. En manos expertas, la valoración subjetiva ecográfica es la prueba diagnóstica con mayor rendimiento. Permite la caracterización de los tumores ováricos, diferenciando claramente las formaciones sólidas de las quísticas e identificando signos sospechosos de malignidad. La ecografía transvaginal combinada con el estudio Doppler es el primer paso en la valoración de una masa anexial, pudiendo incluir la ecografía transabdominal en el caso de tumores de gran tamaño.

En caso de ecografistas menos experimentados son útiles otros modelos predictivos que estandarizan la valoración ecográfica de las masas anexiales según características como tamaño, ecogenicidad, vascularización, presencia de componente sólido, etc. El *International Ovarian Tumor Analysis Group* (IOTA) establece una serie de criterios de la ecografía y el Doppler color ampliamente analizados desde hace casi dos décadas (**Tabla 29-1**). Este modelo tiene una sensibilidad del

Tabla 29-1. Características ecográficas del IOTA

Características ecográficas de malignidad (M)	Características ecográficas de benignidad (B)
M1: lesión sólida de contornos irregulares	B1: lesión unilocular
M2: presencia de ascitis	B2: presencia de componentes sólidos (el mayor con un diámetro de <7 mm)
M3: ≥4 proyecciones papilares	B3: presencia de sombras acústicas
M4: tumor sólido irregular multilocular (diámetro mayor ≥100 mm)	B4: tumor multilocular sin áreas sólidas con diámetro mayor <100 mm
M5: vascularización abundante	B5: vascularización ausente
Maligno si ≥1 criterio de malignidad sin criterios de benignidad Benigno si ≥1 criterio de benignidad sin criterios de malignidad No clasificable si no cumple ningún criterio de B o M o cumple criterios de ambos grupos	

IOTA: *International Ovarian Tumor Analysis Group*.

89-95 % y una especificidad del 76-85 %, y puede aplicarse en el 79-89 % de las masas anexiales. En el grupo de tumores no clasificable, la malignidad varía entre el 23 % y el 51 % (v. **cap. 5**).

Tomografía computarizada (TC)

La tomografía computarizada (TC) de tórax, abdomen y pelvis es la técnica de imagen estándar para el estudio preoperatorio de estadificación. Además, permite excluir cánceres sincrónicos de otros lugares que puedan variar el manejo y tratamiento. En los casos de carcinomas avanzados de ovario intenta clasificar a las pacientes como candidatas para cirugía citorreductora primaria o para quimioterapia neoadyuvante. También es la primera opción para el seguimiento de la paciente y para la valoración de la respuesta tras el tratamiento.

La técnica se debe realizar administrando un contraste por vía oral y, si no existen contraindicaciones, con contraste intravenoso, que mejora la calidad de la imagen. La principal limitación de la TC es la incapacidad para detectar depósitos tumorales de pequeño tamaño fuera del ovario (<5 mm), como puede ser la serosa intestinal, el mesenterio o el peritoneo, especialmente si no hay ascitis. Estos límites se han modificado con el tiempo, en paralelo a los avances técnicos; sin embargo, la valoración de la extensión de la afectación del mesenterio y la enfermedad peritoneal continúa siendo un reto. En las mejores condiciones, la TC puede presentar una capacidad diagnóstica del 70-90 % para la detección de enfermedad en todos los estadios (v. **cap. 4**).

Resonancia magnética (RM)

La resonancia magnética (RM) es una técnica que logra una mayor capacidad de discriminación de las masas anexiales que la TC, y presenta una sensibilidad del 92 % (89-94 %) y una especificidad del 88 % (84-92 %) para clasificar en el estudio preoperatorio la patología anexial como benigna o maligna. Sin embargo, tanto el uso de la RM convencional como el de la RM con contraste debería limitarse a esclarecer el carácter de las masas anexiales en las que la ecografía no ha podido establecer un diagnóstico claro. El uso de técnicas funcionales de la RM (*diffusion-weighted imaging* [DWI, imagen ponderada por difusión] y *dynamic contrast enhancement* [DCE, realce de contraste dinámico]) mejora la valoración de estas lesiones. Existen pocos datos que apoyen el uso de las técnicas avanzadas de la RM para la estadificación del cáncer de ovario, aunque su uso puede aportar ventajas frente a la TC en la identificación de lesiones peritoneales de pequeño tamaño. Un estudio prospectivo concluye que el uso de RM y DWI es superior a la TC y la PET-TC en la valoración de la serosa intestinal y del mesenterio.

Tomografía por emisión de positrones (PET)

El papel de la tomografía por emisión de positrones (PET) para la evaluación inicial de mujeres con un cáncer de ovario es muy limitado, especialmente en los estadios iniciales y para la caracterización de las masas anexiales como benignas o malignas. El uso de la PET aislada presenta una sensibilidad de solo el 67 % y una especificidad del 79 % para la valoración de la malignidad de los tumores anexiales. Combinada con la TC, estos valores mejoran en cuanto a la sensibilidad (82-98 %), pero se mantienen estables en cuanto a la especificidad (74-77 %). Además, muchas lesiones benignas también muestran actividad en la PET (endometriomas, teratomas quísticos benignos, lesiones inflamatorias y cambios fisiológicos).

La PET-TC tampoco tiene un papel importante para la estadificación del cáncer de ovario, aunque sí es útil para el estudio de las recurrencias de este cáncer y es más sensible en la detección de metástasis supradiafragmáticas.

ESTUDIO ANATOMOPATOLÓGICO

El diagnóstico definitivo del cáncer de ovario vendrá determinado por el estudio anatomopatológico, y con este, el planteamiento de la mejor estrategia terapéutica para cada caso.

Ante la presencia de masas anexiales sospechosas, la masa debe extirparse. No se puede realizar una punción de las masas anexiales, para evitar así la diseminación tumoral. En pacientes seleccionadas, la laparoscopia puede usarse como herramienta diagnóstica en el manejo, ya que permite la visualización directa de la lesión y de los tejidos adyacentes, así como la obtención de biopsias o la exéresis de esta. Es importante que toda masa anexial se manipule de la forma más cuidadosa posible con el fin de evitar la diseminación o rotura. Una vez extirpada, se puede realizar un estudio anatomopatológico diferido o un análisis intraoperatorio de la pieza, completando el protocolo quirúrgico si fuera necesario. Todo ello dependerá de la edad de la paciente, de la sospecha preoperatoria y de los protocolos específicos de cada centro.

En los casos de carcinoma avanzado de ovario se puede plantear realizar una laparoscopia diagnóstica para obtención de biopsia y valoración de resecabilidad. Otra opción es la punción preoperatoria, guiada por TC o por ecografía, para la toma de biopsias de los implantes tumorales antes de iniciar el tratamiento. A partir de diferentes trabajos, se recomienda que el diagnóstico se realice mediante biopsia y no solo por citología, ya que hasta en un 3 % de los casos se producen errores diagnósticos y, en consecuencia, tratamientos inapropiados identificados en la cirugía definitiva.

PUNTOS CLAVE

- La ecografía transvaginal es la técnica de primera línea para la caracterización de las masas anexiales preoperatoriamente. La RM es útil en las lesiones en las que la ecografía no ha podido determinar el carácter benigno o maligno.
- La continua progresión de las técnicas quirúrgica y radiológica hace que los límites entre la resecabilidad y la no resecabilidad varíen a lo largo del tiempo.
- La TC torácica, abdominal y pélvica es la prueba estándar para el estudio prequirúrgico.

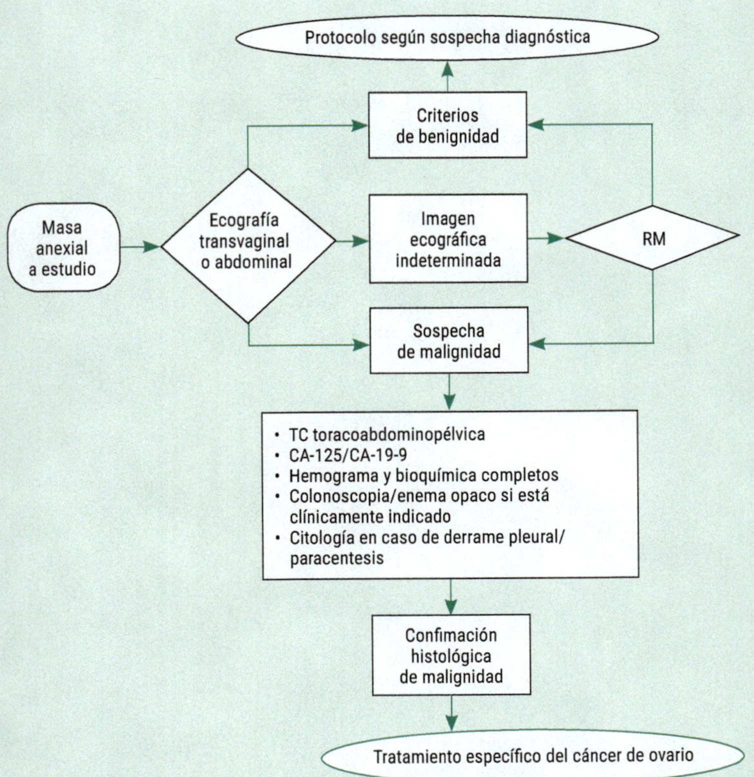

Algoritmo 29-1. Masa anexial a estudio. RM: resonancia magnética; TC: tomografía computerizada.

BIBLIOGRAFÍA

Ledermann JA, Matias-Guiu X, Amant F, Concin N, Davidson B, Fotopoulou C, et al. ESGO-ESMO-ESP consensus conference recommendations on ovarian cancer: pathology and molecular biology and early, advanced and recurrent disease. Ann Oncol. 2024;35(3):248-66.

Oncoguía SEGO: Cáncer de ovario 2022.

Penny SM. Ovarian Cancer: An Overview. Radiol Technol. 2020;91(6):561-75.

Timmerman D, Planchamp F, Bourne T, Landolfo C, du Bois A, Chiva L, et al. ESGO/ISUOG/IOTA/ESGE Consensus Statement on pre-operative diagnosis of ovarian tumors. Int J Gynecol Cancer. 2021;31(7):961-82.

Manejo quirúrgico de los estadios iniciales: estadificación

30

B. Gil-Ibáñez y L. López Marín

INTRODUCCIÓN

El Comité de Ginecología Oncológica de la *International Federation of Gynecology and Obstetrics* (FIGO) considera los estadios I-IIA como cáncer de ovario inicial. La cirugía de estadificación completa pretende identificar la enfermedad más allá del aparato genital interno en la pelvis, que se estima de media en un 25-30 % de los casos clasificados en primera instancia como iniciales.

MANEJO QUIRÚRGICO

El manejo quirúrgico puede ser radical o conservador (**Algoritmo 30-1**).

Abordaje radical

El tratamiento quirúrgico se solapa con la estadificación. Para realizar el examen adecuado es imprescindible una visión amplia de la cavidad abdominal, motivo por el que se recomienda el abordaje laparotómico frente al laparoscópico, si bien no se han demostrado diferencias en cuanto a resultados oncológicos.

La exploración y estudio a efectuar consisten en:

- Inspección de toda la cavidad abdominal.
- Estudio citológico de la ascitis y/o lavado citológico de la pelvis, ambas correderas y la superficie hepatodiafragmática.
- Omentectomía inframesocólica.
- Linfadenectomía pélvica y paraaórtica hasta la vena renal izquierda*.
- Biopsia o resección de cualquier lesión sospechosa y de las adherencias.

---

* Dos situaciones especiales se presentan con los tumores de células claras y los mucinosos por cuestionarse la tasa de afectación ganglionar. La revisión de la literatura médica muestra una afectación del 5-7 % cuando la histología es de células claras y del 0 % cuando es mucinosa. Estos datos dan soporte a la realización de la linfadenectomía en los tumores de células claras y la ponen en entredicho en los tumores mucinosos.

- Biopsias aleatorias de la superficie peritoneal: pared de la pelvis, plica vesicouterina, fondo de saco de Douglas, hemidiafragma derecho y ambas correderas.
- Histerectomía total con anexectomía bilateral.
- Apendicectomía si hay sospecha de afectación macroscópica o en caso de tumor primario metastásico.

Abordaje conservador

La finalidad del tratamiento conservador en el CO es mantener la fertilidad y la función ovárica sin que ello represente una disminución del pronóstico de la enfermedad, tanto en supervivencia global como en intervalo libre de enfermedad.

La pauta quirúrgica consiste en la anexectomía unilateral o bilateral (extirpación del tumor), con lavados peritoneales, biopsias aleatorias, omentectomía y linfadenectomía pélvica y paraaórtica hasta la vena renal izquierda, sin practicar la biopsia del ovario sano y conservando el útero.

No existen estudios aleatorizados que permitan tener unas indicaciones concretas del tratamiento conservador. En los distintos estudios retrospectivos los puntos divergentes entre los autores son el grado 3, la histología de células claras y el estadio IC (sobre todo, el IC3).

No hay consenso tampoco en si es necesario completar la cirugía cuando se termina el deseo genésico. La tasa de recidiva en el ovario contralateral es similar al tratamiento convencional y, al ser rescatable quirúrgicamente, no afecta a la supervivencia.

Del conjunto de estudios revisados, con sus diversas indicaciones, se observa que la supervivencia global y el porcentaje de recidivas tras cirugía conservadora son equivalentes a los que se observan estadio por estadio cuando se practica la cirugía radical con los datos del ICON 1/ACTION (2003, 2010).

ESTADIFICACIÓN

La clasificación quirúrgica del CO de la FIGO de 2014 (v. **Anexo IV**) aporta cambios respecto a la de 2009. Cabe destacar la subdivisión del estadio IC en cápsula rota intraquirúrgicamente (IC1), cápsula rota previamente a la cirugía (IC2) y ascitis positiva (IC3), así como la subdivisión del estadio IIIA, diferenciando entre afectación ganglionar retroperitoneal exclusiva (IIIA1) y metástasis extrapélvicas microscópicas con o sin afectación ganglionar (IIIA2).

Reestadificación

El porcentaje de infraestadificación si no se efectúa la cirugía completa varía según los estudios entre el 16 y el 42 %. La importancia de la estadificación, o reestadificación en caso de que la primera cirugía no haya seguido la pauta quirúrgica óptima, queda consolidada en el estudio ACTION de 2003 y su revisión por Trimbos en 2010 (**Tabla 30-1**).

Tabla 30-1. Supervivencia específica y porcentaje de recidiva libre de enfermedad según el tipo de estadificación: quimioterapia adyuvante en el estudio de neoplasias de ovario

Tipo de supervivencia y brazo	Porcentaje de supervivencia (IC 95 %)		*p*
	Estadificación óptima	Estadificación no óptima	
Supervivencia específica			
Observación	89	69	0,002
Quimioterapia	85	80	0,52
Intervalo libre de recaída			
Observación	72	56	0,009
Quimioterapia	78	65	0,09

Adaptada de Trimbos et al., 2010. IC: intervalo de confianza.

Un estudio más reciente de Lago *et al.* de 2016 hace una revisión de la incidencia de afectación linfática en los supuestos cánceres de ovario en estadio I-II tras una reestadificación completa. Con un análisis sobre un total de 1.403 pacientes provenientes de 13 estudios retrospectivos, encuentra un 13 % de casos que aumentan su estadio del I-II preestadificación al IIIC postestadificación por la presencia de ganglios patológicos (IIIA1). Cuando subanaliza a las pacientes con estadio inicial y bajo grado (grado 1), encuentra solo un 2,9 % de pacientes con afectación linfática presente. Los estudios iniciales planteaban la linfadenectomía unilateral cuando el tumor afectaba solo a un ovario. No obstante, como se ve en la **tabla 30-2**, adaptada de Lago *et al.*, diversos estudios han mostrado que la

Tabla 30-2. Localización de los ganglios afectos encontrados en pacientes supuestamente en estadio I-II preestadificación completa (N = 185), n (%)

Afectación ganglionar	Nomura, 2010	Desteli, 2010	Powless, 2011	García-Soto, 2012	Li, 2014	Ulker, 2014
Pélvica	1 (50 %)	1 (50 %)	8 (32 %)	3 (60 %)	16 (50 %)	4 (50 %)
Paraaórtica	4 (40 %)	1 (50 %)	12 (48 %)	2 (40 %)	7 (22 %)	3 (37 %)
Pélvica y paraaórtica	5 (50 %)	0 (0 %)	5 (20 %)	0 (0 %)	9 (28 %)	1 (13 %)

Adaptado de Lago et al., 2016.

diseminación del CO puede afectar a los dos lados de las cadenas linfáticas. Por todo ello, el riesgo de afectación ganglionar en general se establece en un 20 % en estadios I y en un 40 % en estadios II, pero puede ajustarse en función del tipo histológico y grado (p. ej., series retrospectivas estiman riesgo en células claras en estadios iniciales del 12 % y de un 17 % en endometrioides de alto grado).

Laparotomía/laparoscopia

Los estudios sobre la laparoscopia como vía de acceso para la cirugía en el CO abarcan un número escaso de pacientes. En los verdaderos estadios iniciales de cáncer de ovario la laparoscopia puede utilizarse para la estadificación y la reestadificación, ya que en estas circunstancias equivale a la cirugía de tratamiento. No obstante, la revisión de la literatura sobre el uso de la vía laparoscópica advierte sobre la dificultad de una adecuada inspección del hemiabdomen superior, dado que la laparoscopia no permite la palpación visceral ni peritoneal, que podría conllevar una infraestadificación tumoral, y concluye que la vía de abordaje más recomendable es la laparotómica.

Pacientes BRCA

En pacientes BRCA mutadas en las que se realiza cirugía profiláctica (salpingooforectomía), tras estudio exhaustivo con protocolo SEE-FIM, la incidencia de STIC se encuentra entre un 0,4-8,5 % (una incidencia 10 veces mayor que en la población general). El consenso europeo de 2024 recomienda, en estas pacientes, realizar una estadificación peritoneal (sin estadificación ganglionar) dado el elevado riesgo de desarrollo de carcinoma peritoneal si hay STIC presente.

PUNTOS CLAVE

- La estadificación del cáncer de ovario es quirúrgica y la vía de abordaje recomendada es la laparotómica para evitar la infraestadificación. Cuando una primera cirugía no ha sido completa, la reestadificación es imprescindible.
- En los estadios IA-IB G1-G2 de la FIGO la cirugía conservadora de la fertilidad obtiene resultados similares a la cirugía radical. En el estadio IC y en los G3 no hay consenso y se debe individualizar.

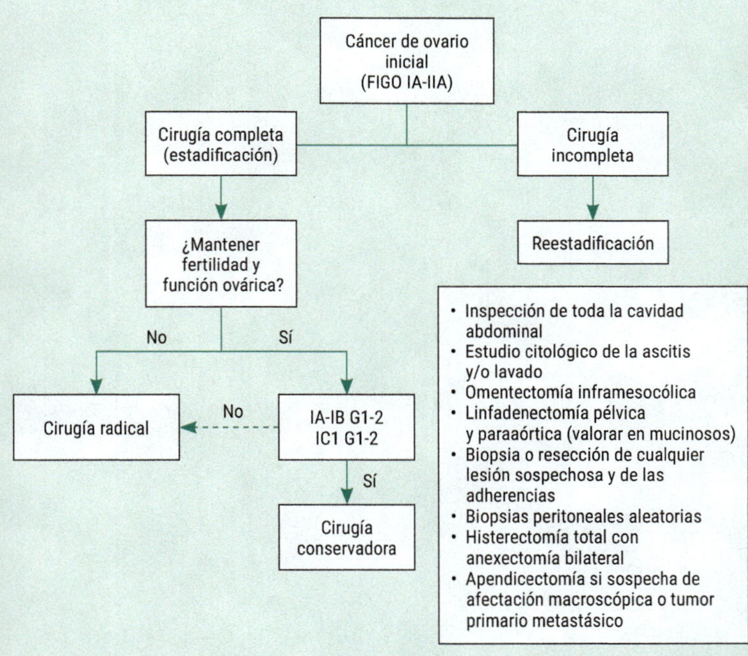

Algoritmo 30-1. Manejo quirúrgico del cáncer de ovario inicial.

BIBLIOGRAFÍA

Lago V, Minig L, Fotopoulou C. Incidence of Lymph Node Metastases in Appare nt Early-Stage Low-Grade Epithelial Ovarian Cancer: A Comprehensive Review. Int J Gynecol Cancer. 2016; 26(8):1407-14.

Ledermann JA, Matias-Guiu X, Amant F, Concin N, Davidson B, Fotopoulou C, et al. ESGO-ESMO- ESP consensus conference recommendations on ovarian cancer: pathology and molecular biology and early, advanced and recurrent disease. Ann Oncol. 2024;35(3):248-66.

Oncoguía SEGO. Cáncer de ovario 2022.

Prat J; FIGO Committee on Gynecologic Oncology. Staging classification for cancer of the ovary, fallopian tube, and peritoneum. Int J Gynaecol Obstet. 2014;124(1):1-5.

Trimbos JB, Timmers P, Pecorelli S, Coens C, Ven K, van der Burg M, et al. Surgical Staging and Treatment of Early Ovarian Cancer: Long-term Analysis From a Randomized Trial. J Natl Cancer Inst. 2010;102:982-7.

Trimbos JB. Surgical treatment of early-stage ovarian cancer. Best Pract Res Clin Obstet Gynaecol. 2017;41:60-70.

31 Tratamiento adyuvante en los estadios iniciales en el cáncer de ovario

Y. García García, P. Andreu Cobo y M. Sierra Boada

INTRODUCCIÓN

Alrededor del 20-30 % de los carcinomas de ovario se detectan en etapas tempranas (estadios I y II según la clasificación FIGO). El primer paso del tratamiento consiste en la realización de una cirugía, que implica una histerectomía total abdominal y una salpingooforectomía bilateral. Debido al patrón de diseminación de esta enfermedad, es crucial realizar una estadificación quirúrgica completa mediante omentectomía, lavado peritoneal, toma de múltiples biopsias peritoneales (tanto de áreas sospechosas como a ciegas) y linfadenectomía sistemática (como hemos visto en el capítulo anterior). Una adecuada estadificación es un factor pronóstico independiente para la supervivencia y también influye en el manejo posterior de las pacientes.

Tras la cirugía inicial con intención radical, la tasa de supervivencia libre de enfermedad es del 76 % y la tasa de supervivencia global a los 5 años es del 82 %. Aproximadamente el 25 % de las pacientes presentará una recaída y/o fallecerá debido a esta enfermedad. Por esta razón, se han investigado durante años los factores pronósticos que pueden ayudar a seleccionar a las pacientes y mejorar los resultados quirúrgicos mediante tratamiento adyuvante.

Los principales factores pronósticos independientes identificados en estudios retrospectivos son la edad, el estadio, la rotura de la cápsula, el subtipo histológico, el grado de diferenciación y la presencia de citología positiva en el líquido ascítico. De esta manera, es posible clasificar a las pacientes con cáncer de ovario (CO) en estadios tempranos en diferentes subgrupos, considerando principalmente el estadio FIGO, el grado de diferenciación y la histología (**Algoritmo 31-1**).

TRATAMIENTO ADYUVANTE

El CO en estadios precoces es menos frecuente, lo que dificulta reclutar a un gran número de pacientes para ensayos clínicos. Varios estudios han valorado qué tratamiento adyuvante basado en quimioterapia es el más adecuado es estas pacientes.

La revisión más reciente, que actualizó sus resultados en 2015 e incluyó los cuatro estudios principales (ACTION 2003, Bolis 1995, ICON1 2003, Trope 2000), reveló un beneficio global tanto en la supervivencia global (SG) (*hazard ratio* [HR]: 0,76; intervalo de confianza [IC] del 95 % = 0,62-0,94) como en la supervivencia libre de enfermedad (SLE) (HR: 0,67; IC 95 %: 0,53-0,84) para el tratamiento adyuvante en el estadio inicial.

De acuerdo con los resultados del estudio ACTION, el análisis de subgrupos confirmó que las pacientes sometidas a un estadificación quirúrgica subóptima se beneficiaron al recibir quimioterapia tanto en términos de SLE como de SG. Sin embargo, las pacientes que habían sido sometidas a una cirugía óptima no obtuvieron beneficios en la SLE ni en la SG con el tratamiento adyuvante. En el análisis según el riesgo, solo las pacientes de alto riesgo (todos los grados de IC, estadios II y IA-B G3) se beneficiaron al recibir quimioterapia adyuvante tanto en relación con la SLE como con la SG (**Tabla 31-1**).

TIPO DE QUIMIOTERAPIA

La combinación de platinos y taxanos es el estándar de tratamiento por excelencia en enfermedad avanzada. No existe un acuerdo sobre el régimen óptimo para el tratamiento adyuvante en estadios precoces. En 2004, el grupo GOG recomendó de manera consensuada la administración de tres ciclos de carboplatino-paclitaxel como terapia adyuvante. No obstante, dado que la evidencia no es concluyente, actualmente la monoterapia con carboplatino puede ser considerada como una alternativa válida.

También se ha investigado el papel de la quimioterapia intraperitoneal (IP) para estadios precoces. En 2003, se publicó un estudio en fase III que incluyó a 251 pacientes sometidas a cirugía por cáncer de ovario en estadios IA o IB G3, IC y estadio II sin enfermedad residual. Estas pacientes fueron asignadas aleatoriamente para recibir tratamiento con fosfato crómico (P23) IP o quimioterapia basada en cisplatino-ciclofosfamida. No se encontraron diferencias significativas ni en cuanto a la supervivencia ni en cuanto a la recurrencia. Ambos regímenes fueron bien tolerados, pero la quimioterapia IP presentó problemas de distribución y se reportó algún caso de perforación intestinal, lo que llevó a los autores a concluir que no sustituye al tratamiento estándar. Esta estrategia se contempla actualmente dentro de ensayos clínicos y en situaciones de enfermedad avanzada.

DURACIÓN DE LA QUIMIOTERAPIA

En los estudios ACTION e ICON 1 se utilizó la quimioterapia basada en platinos. En el estudio ACTION, se administraron de 4 a 6 ciclos de quimioterapia con

Tabla 31-1. Grupos de riesgo

Bajo riesgo	IA G1 IB G1
Alto riesgo	G 2-3 IC-II Células claras

cisplatino-paclitaxel, mientras que en el estudio ICON 1 se administraron 6 ciclos de quimioterapia con cisplatino o carboplatino combinado con paclitaxel.

En 2006, se publicó un estudio de fase III realizado por Bell *et al*. que incluyó a 457 pacientes con CO de riesgo intermedio/alto. Las pacientes fueron asignadas aleatoriamente para recibir tratamiento adyuvante con una combinación de carboplatino (AUC 7,5) y paclitaxel (175 mg/m^2 trisemanal) durante 3 o 6 ciclos. Los hallazgos fueron importantes ya que prolongar la duración del tratamiento adyuvante en el cáncer de ovario precoz no se tradujo en una reducción del riesgo de recurrencia y, al mismo tiempo, puede aumentar la carga de toxicidad para las pacientes.

Un análisis exploratorio posterior de este estudio reveló que las pacientes con tumores serosos presentaron un riesgo significativamente menor de recurrencia después de seis ciclos de quimioterapia en comparación con aquellas que recibieron solo tres ciclos (HR: 0,33; IC 99 %: 0,14-0,77; p = 0,04). Sin embargo, al realizar una prueba de homogeneidad, no se encontraron diferencias en los efectos del tratamiento entre los diferentes subtipos histológicos (p = 0,285).

Además, no se observó ningún beneficio del tratamiento adyuvante prolongado en ningún otro subgrupo de interés, como la edad, el estado funcional, el estadio, el grado y la presencia de ascitis, la rotura tumoral y la citología positiva.

Se ha evaluado el tratamiento de mantenimiento en etapas precoces en un estudio de fase III en el que se incluyeron 571 pacientes en estadios IA o B grado 3, IC, II o con histología de células claras tras cirugía óptima sin enfermedad residual y quimioterapia adyuvante con tres ciclos de carboplatino-paclitaxel, y que fueron aleatorizadas para observación o para recibir tratamiento de mantenimiento con paclitaxel 40 mg/m^2 durante 24 semanas. No se detectaron diferencias ni en la supervivencia global ni en la SLE, pero sí más toxicidad en la rama de tratamiento de mantenimiento.

TIPOS HISTOLÓGICOS MENOS FRECUENTES

La evidencia de que se dispone en base a estudios clínicos aleatorizados no diferencia entre subtipos histológicos menos frecuentes y el carcinoma seroso de alto grado, y, aunque se sabe que diferentes vías moleculares están implicadas en la carcinogénesis de tumores serosos de bajo grado, tumores mucinosos, tumores de células claras y tumores endometrioides, actualmente no existen estudios aleatorizados que avalen tratamientos diferentes a quimioterapia basada en platino. Recientemente Oseledchyk *et al*. han publicado resultados retrospectivos de más de 6.500 pacientes que sugieren ausencia de beneficio del tratamiento adyuvante en pacientes con etapas iniciales de alto riesgo e histología de células claras.

Así la nueva recomendación en el consenso europeo ESMO/ESGO/ESP de 2024, la administración de quimioterapia en pacientes con CO células claras en estadio IA-IB, correctamente estadificadas, puede omitirse. En cambio, con la misma histología, pero estadios IC1, debería considerarse, estando totalmente recomendada en todas las pacientes con estadios IC2 o superiores.

Pacientes con histología mucinosa de alto grado estadios I-II deben recibir quimiteroapia adyuvante con esquema estándar basado en platino.

VALOR DE LA BIOPSIA LÍQUIDA EN ESTADIOS PRECOCES

A medida que se avanza hacia una era de medicina de precisión, el ADN circulante (ctADN) y las células tumorales circulantes (CTC) se han convertido en una herramienta clave para la detección temprana, la monitorización de la respuesta al tratamiento y como factor pronóstico y de recurrencia en diversos tipos de cáncer.

En el caso del cáncer de ovario en estadios precoces, se ha descrito que el número de CTC en pacientes con estadio I es significativamente menor que en aquellas en etapa III y IV ($p < 0,05$). En comparación con controles benignos, los estadios tempranos (I y II) y los estadios avanzados (III y IV) tenían una probabilidad 8,4 y 16,9 veces mayor de tener CTC, respectivamente.

En cuanto al ctADN, se ha descrito que la dinámica del mismo se correlaciona con la respuesta a la quimioterapia adyuvante y puede predecir la progresión o respuesta antes que el CA-125 o las pruebas radiológicas. Pereira *et al.* demostraron que los niveles indetectables de ctADN a los 6 meses del tratamiento primario inicial estaban asociados con una mejor supervivencia libre de progresión de forma significativa ($p = 0,001$) y una mejor supervivencia global ($p < 0,05$). Los autores también mostraron que la detección de ctADN tenía una ventaja predictiva de 7 meses sobre el TC, aunque el estudio incluía principalmente pacientes en estadios avanzados, por lo que actualmente no es una información que nos permita discriminar y tomar decisiones en la práctica clínica para optimizar el tratamiento adyuvante.

PUNTOS CLAVE

- La estadificación quirúrgica sistemática por un equipo experto es necesaria para una correcta valoración inicial en estadios precoces. Por ello, en caso de no haberse podido realizar inicialmente, se debe recomendar completarla.
- El tratamiento de quimioterapia basada en platinos se recomienda a las pacientes con una cirugía de estadificación subóptima en las que no se complete la cirugía independientemente del grupo de riesgo y en todos los grupos de riesgo intermedio y alto con estadificación quirúrgica completa.
- Se recomienda como esquema carboplatino-paclitaxel por consenso. Ante la ausencia de evidencia clara de tratamiento combinado de quimioterapia, carboplatino en monoterapia puede ser una opción para minimizar la toxicidad a largo plazo.
- Se deber recomendar un mínimo de tres ciclos y un máximo de seis.

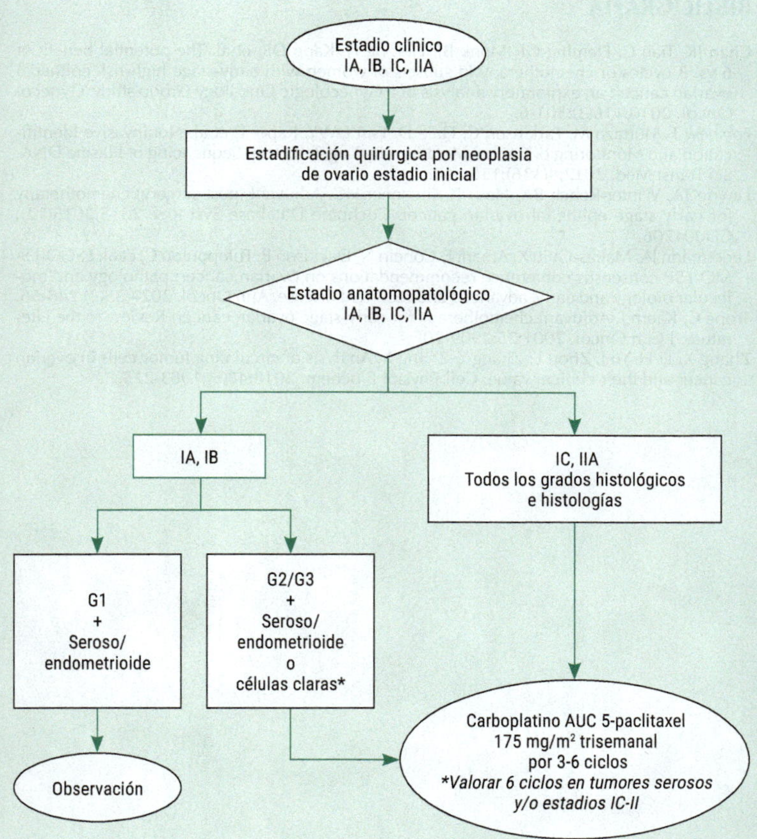

Algoritmo 31-1. Indicación del tratamiento adyuvante en estadio inicial. AUC: área bajo la curva. *Actualmente las pacientes con células claras estadio IA-IB correctamente estadificadas puede omitirse el tratamiento adyuvante.

BIBLIOGRAFÍA

Chan JK, Tian C, Fleming GF, Monk BJ, Herzog TJ, Kapp DS, et al. The potential benefit of 6 vs. 3 cycles of chemotherapy in subsets of women with early-stage high-risk epithelial ovarian cancer: an exploratory analysis of a Gynecologic Oncology Group study. Gynecol Oncol. 2010;116(3):301-6.

Forshew T, Murtaza M, Parkinson C, Gale D, Tsui DWY, Kaper F, et al. Noninvasive Identification and Monitoring of Cancer Mutations by Targeted Deep Sequencing of Plasma DNA. Sci Transl Med. 2012;4(136):136ra68.

Lawrie TA, Winter-Roach BA, Heus P, Kitchener HC. Adjuvant (post-surgery) chemotherapy for early stage epithelial ovarian cancer. Cochrane Database Syst Rev. 2015;2015(12): CD004706.

Ledermann JA, Matias-Guiu X, Amant F, Concin N, Davidson B, Fotopoulou C, et al. ESGO-ESMO-ESP consensus conference recommendations on ovarian cancer: pathology and molecular biology and early, advanced and recurrent disease. Ann Oncol. 2024;35(3):248-66.

Tropé C, Kaern J. Adjuvant chemotherapy for early-stage ovarian cáncer: Review fo the Literature. J Clin Oncol. 2001;25:2909-20.

Zhang X, Li H, Yu J, Zhou L, Zhang Y, Zhang X. Analysis of circulating tumor cells in ovarian cancer and their clinical value. Cell Physiol Biochem. 2018;48(5):1983-225.

Citorreducción primaria

32

S. Domingo del Pozo y P. Padilla Iserte

INTRODUCCIÓN

La cirugía es el pilar del tratamiento del cáncer epitelial de ovario avanzado. Se sabe que la citorreducción primaria, consiguiendo la resección completa de la enfermedad macroscópica, se asocia a un incremento significativo en la supervivencia global y en el período libre de enfermedad.

Todos los consensos y las guías clínicas afirman que la exéresis completa de la enfermedad macroscópica con ausencia de resto tumoral tras la cirugía primaria es el factor pronóstico independiente más importante en las mujeres intervenidas de carcinoma de ovario en estadio avanzado (COA), por lo que tiene que ser el objetivo quirúrgico en todas las pacientes que puedan tolerar el procedimiento (**Algoritmo 32-1**).

ARGUMENTOS A FAVOR DE LA CITORREDUCCIÓN

La cirugía citorreductora (*debulking*) se define como el conjunto de maniobras quirúrgicas cuyo objetivo es la exéresis total de la enfermedad macroscópica. Este hecho conlleva una mejora teórica debido a las siguientes razones:

- La resección de grandes masas necróticas facilita la llegada de quimioterapia a tumores de pequeño tamaño mejor vascularizados, evitando la existencia de santuarios.
- Gracias a la resección de hipotéticos clones resistentes a los platinos, la resistencia inicial al platino es mucho menor.
- Los pequeños implantes microscópicos tienen mayor quimiosensibilidad por su elevada tasa de crecimiento, dado que la fracción de crecimiento disminuye al aumentar el tamaño tumoral.
- La exéresis de la enfermedad mejorará el estado nutricional y la competencia inmunológica de la paciente.

A pesar que los estudios de neoadyuvancia (EORTC55971 y CHORUS) encontraron similares resultados oncológicos comparando citorreducción primaria *vs.* cirugía de intervalo, deben interpretarse con precaución. Solo se consiguió exéresis completa de la enfemedad en <20% de las pacientes, lo que indica el impacto del resto tumoral en la cirugía del cáncer de ovario avanzado.

IMPORTANCIA DEL RESTO TUMORAL

Existe un impacto negativo sobre la supervivencia global de las pacientes cuando la cirugía primaria deja resto tumoral tras ella. De entre el gran nivel de evidencia que existe, cabe destacar el de fase III, publicado por Du Bois, con inclusión de 3.126 pacientes: la supervivencia global en citorreducción completa de 99,1 meses descendía a 36,2 meses cuando se dejaba resto tumoral de 1-10 mm y a 29,6 meses cuando se dejaba tumor >1 cm.

Con ello, se reafirma que el objetivo de la citorreducción primaria es la resección completa de toda la enfermedad presente. Se exige que en todo informe quirúrgico de una paciente intervenida de cáncer de ovario se describa el resultado quirúrgico (si existe o no resto tumoral y si está presente, su tamaño y localización), y se clasifique la cirugía según el consenso de Vancouver:

- Óptima: ausencia de resto tumoral macroscópico tras la cirugía.
- Subóptima: presencia de resto macroscópico tras la cirugía (tumor residual presente sin importar tamaño).

Por lo tanto, el objetivo de la citorreducción primaria es la exéresis completa de la enfermedad macroscópica con no resto tumoral. La ESGO recomienda como buen criterio de calidad presentar tasas de cirugía completas >65 % (mínimo: >50 %) con unas tasas de neoadyuvancia menores al 50 % de los casos por centro. Hay que recordar que el estudio LION presentó tasas de citorreducciones óptimas del 99,4 %, lo que traduce la necesidad de centros entrenados en este tipo de cirugías (al menos >20 casos por centro y >10 casos por cirujano/año).

Por ello, la citorreducción primaria es de elección en aquellas pacientes que se pueda realizar una exéresis completa de la enfermedad, tolerando el procedimiento con una morbilidad asumible. Pero el consenso europeo ESGO-ESMO-ESP de 2024 especifica que en pacientes con seroso de bajo grado el criterio es diferente. En este subgrupo se debe intentar la cirugía de inicio con objetivo de no enfermedad residual, pero si no es posible, se acepta la posibilidad de cirugía de inicio con tumor residual <1 cm. Esto se explica porque existe un mejor beneficio oncológico en estas pacientes con citorreducción primaria con ausencia de tumor o tumor residual <1 cm, si es comparado con esquema de neoadyuvancia o no cirugía.

La terminología relacionada con los resultados R0, R1 y R2 (**Tabla 32-1**) debe usarse con precaución, dado que es una clasificación histológica del resultado quirúrgico validada en otros tumores.

Valoración quirúrgica

El abordaje quirúrgico consiste en la realización de una laparotomía media xifopúbica para la valoración correcta del hemiabdomen superior, dado que más del 40 % de las pacientes presentarán afectación supramesocólica. Es totalmente inaceptable la realización de una incisión Pfannenstiel en estas pacientes. Para evitar laparotomías innecesarias se recomienda, como muestra el **algoritmo 32-1**, la valoración de la paciente en comité multidisciplinar; si en las pruebas de imagen no existe contraindicación de cirugía (**Tabla 32-2**), se recomienda el uso

Tabla 32-1. Términos en relación con la cirugía y el resultado quirúrgico

American Joint Committee on Cancer*	
Rx	El resto tumoral no puede ser valorado
R0	Ausencia de resto tumoral
R1	Resto tumoral microscópico
R2	Resto tumoral macroscópico
Oncoguía SEGO 2022**	
R0	Ausencia de resto tumoral macroscópico tras la cirugía
R1	Implante de mayor tamaño al finalizar la cirugía <1 cm
R2	Implante de mayor tamaño al finalizar la cirugía ≥1 cm

**Adaptado de Hermanek et al., 1994. **Adaptado de Oncoguía SEGO 2022.*

Tabla 32-2. Contraindicación de una citorreducción primaria

Paciente	• Estado funcional (ECOG ≥2) • Presencia de comorbilidades que no permitan el máximo esfuerzo quirúrgico para conseguir una completa citorreducción • No aceptación por parte de la paciente de los riesgos y consecuencias inherentes a la citorreducción (colocación de estoma, transfusiones, etc.)
Tumor	• Extensión a nivel de raíz del mesenterio no resecable • Invasión no resecable del tronco celíaco/hilio hepático • Afectación carcinomatosa difusa de la serosa del intestino delgado cuya resección comporte un alto riesgo de síndrome de intestino corto (longitud menor de 1,5 m) • Afectación difusa y/o profunda de estómago, duodeno y/o cabeza-porción media de páncreas • Afectación pleural difusa • Adenopatías retroperitoneales no resecables • Presencia de metástasis viscerales múltiples con: – Afectación central o multisegmentaria del parénquima hepático – Afectación múltiple pulmonar (preferiblemente con diagnóstico histológico) – Afectación del sistema nervioso central

Adaptado de Oncoguía SEGO 2022. ECOG: escala que se usa para objetivar la calidad de vida del paciente o *performance status*.

de la laparoscopia diagnóstica antes de la indicación final de una citorreducción primaria (v. **cap. 34**).

Se debe visualizar y explorar la cavidad abdominal, valorando los denominados puntos de no retorno, lugares de afectación que van a impedir la resección completa de la enfermedad, por lo que, si existe afectación, no se continuará con la cirugía al considerarse que el tumor es quirúrgicamente no resecable (p. ej., afectación gástrica importante, afectación del cuerpo del páncreas, afectación irresecable del hilio hepático, retracción del meso intestinal).

Se deben explorar con precaución todos los compartimentos supramesocólicos (v. **caps. 70** y **71**), valorando ambos diafragmas, la superficie hepática, el espacio de Morrison, la superficie gástrica, la cavidad transepiploica, el bazo, el pedículo hepático y el omento (epiplón) menor. Del mismo modo, se debe explorar con detalle todo el paquete intestinal desde el ángulo de Treitz hasta el ciego. La retracción del meso intestinal o la afectación masiva de la serosa intestinal son criterios de irresecabilildad; para ello, se deberán conocer las maniobras de movilización de todo el paquete intestinal (v. **caps. 72** y **74**).

PROCEDIMIENTOS QUIRÚRGICOS QUE REALIZAR

Wright *et al.* revisaron un total de 28.651 pacientes sometidas a cirugía primaria por COA. Catalogaron como procedimientos radicales la realización de esplenectomía, resección de intestino delgado, resección de recto-sigma, otros tipos de colectomía, resección diafragmática, resección hepática y vesical, denominándose procedimientos extendidos, dado que conllevan mayor morbilidad (**Tabla 32-3**). Por todo ello, el cirujano que se enfrente a estos tipos de cirugía debe hacerlo desde un abordaje multidisciplinar, con entrenamiento quirúrgico en centros especializados con apoyo institucional. Tras la publicación del estudio LION no se deben realizar linfadenectomías sistemáticas en el cáncer de ovario avanzado, solo se recomienda *debulking* ganlionar en aquellas adenopatías aumentadas o sospechosas de enfermedad, como parte de la cirugía citorreductora.

Tabla 32-3. Términos en relación con el tipo de cirugía

Estadificación	Cirugía realizada en estado inicial para conocer la extensión histológica de la enfermedad
Citorreducción primaria	Resección de toda la enfermedad en estadios avanzados, antes de comenzar cualquier otro tratamiento
Cirugía de intervalo	Resección de toda la enfermedad después de haber administrado 3 o 4 ciclos de quimioterapia
Cirugía de rescate	Rescate quirúrgico de la enfermedad en persistencia tras completar quimioterapia de primera línea
Citorreducción secundaria	Cirugía de la recaída

MORBIMORTALIDAD

A pesar de la mejora en los cuidados perioperatorios, la inducción de la anestesia y las estancias en unidades de cuidados intensivos postoperatorios, la citorreducción primaria en el COA presenta una tasa de mortalidad perioperatoria de hasta el 3,7 %, derivada principalmente de la agresividad quirúrgica (por el número de procedimientos radicales realizados) y de complicaciones tromboembólicas. En las pacientes mayores de 80 años, esta tasa se eleva al 11,7 %.

Lamentablemente, no existen puntuaciones validadas para la identificación preoperatoria correcta del riesgo quirúrgico y de las complicaciones médicas en el postoperatorio en las pacientes sometidas a citorreducción primaria. Como tampoco marcadores biológicos predictores de cirugía óptima.

Hay que tener en cuenta que la paciente debe ser capaz de tolerar el procedimiento. Si, en su valoración preoperatoria, existen dudas sobre la tolerancia, la paciente deberá recibir quimioterapia neoadyuvante con cirugía de intervalo, en función de la respuesta (v. **cap. 34**).

De ahí la importancia de implementar en todas estas cirugías protocolos de recuperación intensificada.

Se recomienda el inicio de la quimioterapia a los 21-50 días de la cirugía, y hay que ser conscientes de la morbilidad creada a la paciente, evitando al máximo la demora del inicio de la quimioterapia.

PUNTOS CLAVE

- La citorreducción primaria o cirugía de *debulking* tiene como objetivo la exéresis completa de la enfermedad macroscópica, hecho que tiene un impacto en la supervivencia global y en el período libre de enfermedad.
- El abordaje debe realizarse por laparotomía media xifopúbica, con una valoración correcta y completa de la cavidad abdominal. En todo informe quirúrgico debe constar si existe o no resto tumoral, así como su tamaño y localización.
- Es una cirugía agresiva que conlleva una morbilidad importante, por lo que la paciente tiene que ser capaz de tolerar el procedimiento quirúrgico con una morbilidad aceptable, y se recomienda siempre su inclusión en protocolos de recuperación intensificada.

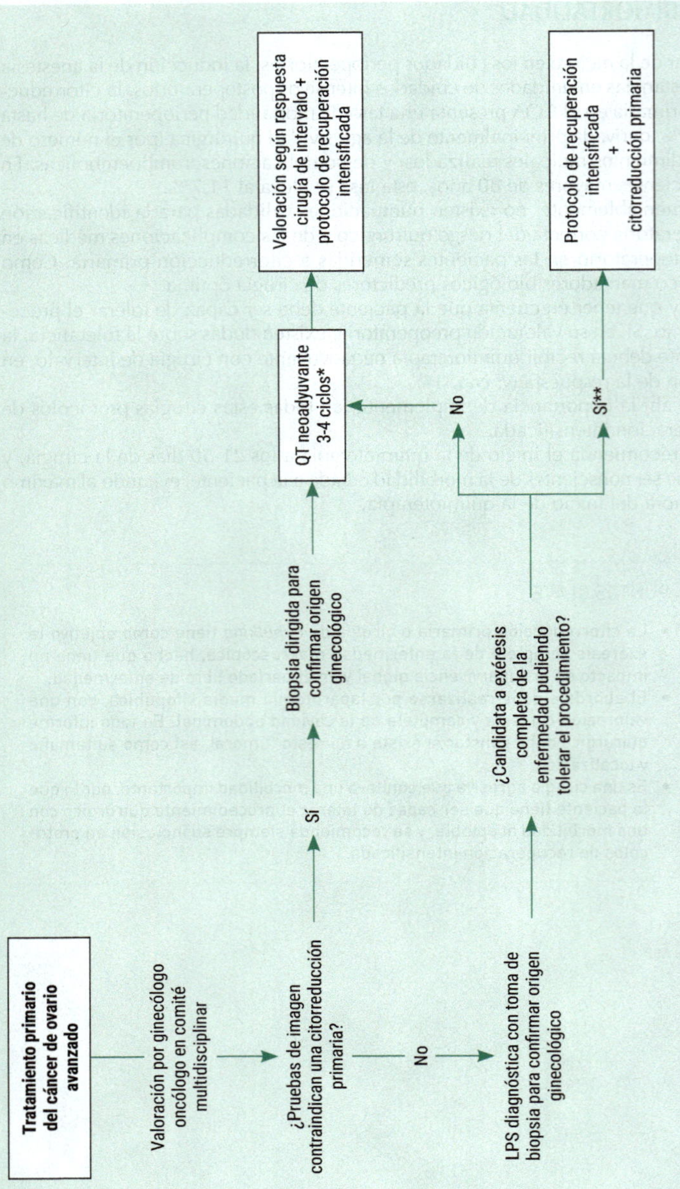

Algoritmo 32-1. Esquema del tratamiento primario del cáncer de ovario avanzado. LPS: laparoscopia; QT: quimioterapia. * Esquema carboplatino-paclitaxel-bevacizumab. ** En pacientes con seroso de bajo grado se acepta citorreducción primaria con resto tumoral <1 cm.

BIBLIOGRAFÍA

Chi DS, Bristow RE, Armstrong DK, Karlan BY. Is the easier way ever the better way? J Clin Oncol. 2011(1);29:4073-5.

Colombo N, Sessa C, du Bois A, Ledermann J, McCluggage WG, McNeish I, et al. ESMO-ESGO consensus conference recommendations on ovarian cancer: pathology and molecular biology, early and advanced stages, borderline tumours and recurrent disease. Ann Oncol. 2019;30(5):672-705.

du Bois A, Reuss A, Pujade-Lauraine E. Role of surgical outcome as prognostic factor in advanced epithelial ovarian cancer: a combined exploratory analysis of 3 prospectively randomized phase 3 multicenter trials: by the Arbeitsgemeinschaft Gynaekologische Onkologie Studiengruppe Ovarialkarzinom (AGO-OVAR) and the Groupe d'Investigateurs Nationaux Pour les Etudes des Cancers de l'Ovaire (GINECO). Cancer. 2009;115:1234-44.

Harter P, Sehouli J, Lorusso D, Reuss A, Vergote I, Marth C, et al. A Randomized Trial of Lymphadenectomy in Patients with Advanced Ovarian Neoplasms. N Engl J Med. 2019;380(9): 822-32.

Ledermann JA, Matias-Guiu X, Amant F, Concin N, Davidson B, Fotopoulou C, et al. ESGO-ESMO-ESP consensus conference recommendations on ovarian cancer: pathology and molecular biology and early, advanced and recurrent disease. Ann Oncol. 2024;35(3):248-66.

Nelson G, Bakkum-Gamez J, Kalogera E, Glaser G, Altman A, Meyer LA, et al. Guidelines for perioperative care in gynecologic/oncology: Enhanced Recovery After Surgery (ERAS) Society recommendations-2019 update. Int J Gynecol Cancer. 2019;29(4):651-68.

Oncoguía SEGO. Cáncer de ovario 2022.

Tratamiento neoadyuvante 33

M. M. Gordon Santiago, A. Vacas Rama y M. L. Calvo Castillo

INTRODUCCIÓN

Aproximadamente el 75 % de las mujeres con cáncer epitelial de ovario tienen enfermedad avanzada en el momento del diagnóstico, o bien estadio III (enfermedad peritoneal y/o ganglionar), o bien estadio IV (enfermedad a distancia).

La citorreducción primaria seguida de quimioterapia sistémica es el tratamiento inicial de elección para las mujeres con cáncer de ovario en estadio III o IV. Las pacientes que no son buenas candidatas para la cirugía, debido a la localización y/o el volumen de la enfermedad o las comorbilidades médicas en el momento del diagnóstico, pueden ser consideradas para quimioterapia neoadyuvante seguida de cirugía de intervalo.

El objetivo de la quimioterapia neoadyuvante es reducir la morbilidad y mortalidad perioperatoria, así como aumentar el índice de resecciones completas. Además, esta estrategia permite evaluar la efectividad del tratamiento, lo cual puede ayudar en estrategias terapéuticas posteriores, sin olvidar que el tratamiento estándar de primera línea aun en estadios avanzados es la cirugía de citorreducción primaria completa seguida de quimioterapia de primera línea con carboplatino y paclitaxel asociado o no a tratamiento de mantenimiento (**Algoritmo 33-1**).

JUSTIFICACIÓN DE LA QUIMIOTERAPIA NEOADYUVANTE

Hay varios ensayos que han evaluado el beneficio de la quimioterapia neoadyuvante seguida de cirugía de intervalo y posterior tratamiento adyuvante en términos de supervivencia libre de progresión (SLP) y supervivencia global (SG). En mujeres seleccionadas con estadios IIIC y IV, los resultados son similares a la citorreducción primaria seguida de quimioterapia adyuvante, con respecto a la SG y la SLP, y se asocian con una menor morbilidad y mortalidad perioperatorias.

En una revisión Cochrane que incluye tres ensayos aleatorizados con 1.521 mujeres con cáncer de ovario en estadio III/IV, las asignadas al azar a quimioterapia neoadyuvante seguida de cirugía citorreductora experimentaron una SG similar a la de las asignadas a cirugía citorreductora primaria seguida de quimioterapia (cociente de riesgos instantáneos [HR]: 0,95; intervalo de confianza [IC] del 95 %: 0,84-1,07). Con respecto a la SLP, en cuatro ensayos aleatorizados, los resultados también fueron similares entre los grupos (HR: 0,97; IC del 95 %: 0,87-1,07). Sin embargo, el tratamiento neoadyuvante se asoció con una mortalidad posoperatoria más baja (riesgo relativo: 0,18; IC del 95 %: 0,06-0,54). Las tasas de infección, la necesidad de formación de estomas y la resección intestinal también fueron más bajas en el grupo de la neoadyuvancia.

SELECCIÓN DE PACIENTES

La indicación de cirugía primaria o quimioterapia neoadyuvante seguida de cirugía de intervalo debe ser consensuada por un equipo multidisciplinar, debiendo reservarse el tratamiento neoadyuvante para:

- Pacientes con comorbilidad importante, que no son candidatas para soportar una citorreducción quirúrgica inicial agresiva, pero que probablemente tolerarán la cirugía después de la quimioterapia.
- Pacientes con estadios avanzados (IIIC y IV) con enfermedad irresecable en las que clínicamente es poco probable conseguir una citorreducción primaria óptima (presencia de resto tumoral tras la cirugía).

Sin embargo, la citorreducción completa no depende únicamente de las características de la paciente y del tumor, sino también de la experiencia quirúrgica y la infraestructura de la institución. En centros oncológicos multidisciplinarios con experiencia avanzada en ginecología oncológica, se consiguen tasas de reducción óptima superiores al 70 % incluso para pacientes con enfermedad voluminosa en estadio IIIC. Por ello, hay que insistir en que la decisión quirúrgica y la secuencia de tratamiento en estas circunstancias deben tomarse en el seno de un comité multidisciplinar.

Con respecto a la evaluación de la irresecabilidad, hay muchos expertos que recomiendan la laparoscopia diagnóstica en pacientes que parecen tener una enfermedad irresecable exclusivamente por técnicas de imágenes. En las pacientes que no se someten a una laparoscopia, se debe obtener una biopsia guiada por TC/ecografía antes de comenzar el tratamiento para confirmar la malignidad y establecer un adecuado diagnóstico histológico y molecular.

CRITERIOS DE IRRESECABILIDAD PRIMARIA

- Infiltración difusa y/o profunda del mesenterio del intestino delgado.
- Carcinomatosis difusa que involucra el estómago y/o grandes partes del intestino delgado o grueso.
- Infiltración difusa del duodeno (resecciones concretas son posibles) y/o partes del páncreas (la cola pancreática es resecable).
- Compromiso de los grandes vasos del ligamento hepatoduodenal, tronco celíaco o detrás de la *porta hepatis*.
- Afectación difusa del parénquima hepático.
- Metástasis pulmonares no resecables.
- Metástasis en ganglios linfáticos en axila o mediastino (individualizar).

SECUENCIA DE TRATAMIENTO NEOADYUVANTE

El esquema de quimioterapia recomendado en neoadyuvancia es la combinación de carboplatino y paclitaxel, en 3-4 ciclos. Se puede contemplar añadir bevacizumab en aquellas pacientes con más volumen de enfermedad (derrame pleural y/o asicitis) de manera similar al entorno adyuvante.

Para evaluar la respuesta al tratamiento neoadyuvante se aconseja repetir CA-125 y TC, midiendo la enfermedad siguiendo criterios RECIST, después del tercer ciclo y programar la cirugía de intervalo en todas aquellas pacientes que no han progresado durante el tratamiento neoadyuvante y en las que se objetive una respuesta al tratamiento que permita resecar toda la enfermedad residual o lograr una citorreducción óptima.

Se recomienda continuar con el mismo esquema de carboplatino y paclitaxel adyuvante tras la cirugía de intervalo hasta completar 6-8 ciclos con o sin bevacizumab y seguido o no de tratamiento de mantenimiento con iPARP ± bevacizumab según el esquema empleado en la neoadyuvancia y el perfil molecular.

Las pacientes con progresión de la enfermedad durante el tratamiento neoadyuvante, así como aquellas que han tenido una respuesta insuficiente después de tres ciclos de quimioterapia neoadyuvante para que sea factible la citorreducción óptima, representan un grupo de mal pronóstico donde es probable que la cirugía de intervalo aumente la morbilidad con un beneficio poco claro. En estos casos hay que individualizar el tratamiento y, o bien continuar la quimioterapia y en casos seleccionados posteriormente ir a una cirugía de rescate, o bien desechar la cirugía y continuar con estrategias de tratamiento similares a la enfermedad en recaída.

El enfoque quirúrgico de la cirugía de intervalo es similar al de la cirugía primaria y el objetivo es la citorreducción completa sin enfermedad macroscópica residual.

HIPEC EN EL TRATAMIENTO QUIRÚRGICO TRAS QUIMIOTERAPIA NEOADYUVANTE

La estrategia de quimioterapia intraperitoneal intraoperatoria hipertérmica (HIPEC) en la cirugía de intervalo fue evaluada en un ensayo aleatorizado con 245 pacientes con cáncer de ovario en estadios III tratadas con quimioterapia neoadyuvante comparándola en dos brazos, con o sin cisplatino 100 mg/m^2 intraperitoneal en el momento de la cirugía. Todas recibieron de forma posterior a la cirugía tres ciclos más de carboplatino y paclitaxel. Con una mediana de seguimiento de 4,7 años, la SLP fue de 14 *vs*. 11 meses y la de SG, de 46 *vs*. 34 meses, favoreciendo al brazo con HIPEC.

Sin embargo, en otro estudio con 184 pacientes con cirugía primaria y de intervalo, no se consiguió ningún beneficio en el brazo con HIPEC en términos de SLP ni SG. En el subgrupo de cirugía de intervalo (77 pacientes), HIPEC sí demostró beneficio en SLP (30 *vs*. 24 meses; HR: 0,60; IC 95 %: 0,37-0,99) y SG (62 *vs*. 48 meses; HR: 0,53; IC 95 %: 0,29-0,96).

Por tanto, la HIPEC en la cirugía de intervalo tiene resultados prometedores, aunque aún está por definirse como un estándar de tratamiento, y son necesarios más ensayos clínicos en este supuesto. A día de hoy no hay la suficiente evidencia para que sea recomendada como parte del tratamiento estándar del cáncer de ovario.

PUNTOS CLAVE

- La citorreducción primaria seguida de quimioterapia es el tratamiento inicial de elección para las mujeres con cáncer de ovario en estadio III o IV. Las pacientes que no son buenas candidatas para la cirugía pueden ser consideradas para quimioterapia neoadyuvante seguida de cirugía de intervalo con el objetivo de reducir la morbilidad y mortalidad. perioperatoria, así como aumentar el índice de resecciones completas.
- La indicación de cirugía primaria o quimioterapia neoadyuvante seguida de cirugía de intervalo debe ser consensuada por un equipo multidisciplinar, debiendo reservarse el tratamiento neoadyuvante para mujeres con comorbilidad que contraindique la cirugía primaria o para aquellas con criterios establecidos de irresecabilidad.
- La secuencia en la estrategia de neoadyuvancia es 3-4 ciclos de carboplatino y paclitaxel seguidos de cirugía de intervalo y continuar posteriormente con la quimioterapia hasta completar 6-8 ciclos seguidos o no de tratamiento de mantenimiento.

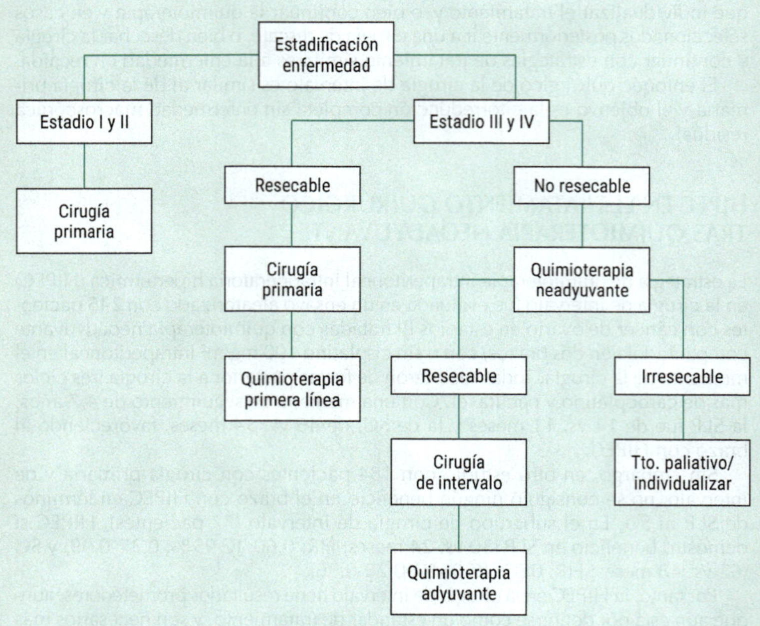

Algoritmo 33-1. Algoritmo del tratamiento neoadyuvante.

BIBLIOGRAFÍA

Rouzier R. Efficacy and safety of bevacizumab-containing neoadjuvant therapy followed by interval debulking surgery in advanced ovarian cancer: Results from the ANTHALYA trial. Eur J Cancer. 2017;70:133-42.

Van Driel WJ. Hyperthermic Intraperitoneal Chemotherapy in Ovarian Cancer. N Engl J Med. 2018;378(3):230.

Vergote I. Neoadjuvant chemotherapy or primary surgery in stage IIIC or IV ovarian cancer. N Engl J Med. 2010;363(10):943.

Vergote I. Neoadjuvant chemotherapy versus debulking surgery in advanced tubo-ovarian cancers: pooled analysis of individual patient data from the EORTC 55971 and CHORUS trials. Lancet Oncol. 2018;19:1680-87.

Cirugía de intervalo: selección de la paciente. Papel de la laparoscopia 34

J. de Santiago García y S. Alonso Salvador

INTRODUCCIÓN

En el cáncer de ovario, se entiende como cirugía de intervalo la que se realiza con el objetivo de conseguir una citorreducción óptima después de la administración de quimioterapia neoadyuvante en aquellas pacientes que inicialmente no han sido seleccionadas para cirugía, independientemente de la causa.

Tradicionalmente, la cirugía citorreductora inicial, propuesta por Meigs en 1934, ha sido considerada como clave y asociada a un beneficio de supervivencia. Sin embargo, dos estudios aleatorizados, el EORTC 55971 y el CHORUS (ambos han comparado de forma directa la cirugía inicial con la quimioterapia neoadyuvante), han venido a cuestionar esta creencia histórica, documentando resultados similares en cuanto a supervivencia libre de enfermedad y supervivencia global. En cualquier caso, y con cualquiera de las opciones que se escoja, la intención de la cirugía debe ser conseguir la ausencia de enfermedad visible.

SELECCIÓN DE PACIENTES

Estos dos estudios aleatorizados han suscitado grandes controversias, pero han hecho que la tasa de utilización de la quimioterapia neoadyuvante haya ido incrementándose. Uno de los argumentos utilizados en contra de estos estudios es la ausencia de selección de pacientes para uno y otro grupo, por lo que se incluyen pacientes con alta y baja carga tumoral en el mismo grupo; es decir, intervienen pacientes con muy pocas posibilidades de citorreducción, con escaso beneficio en la supervivencia y una tasa elevada de complicaciones, junto con pacientes con escasa carga tumoral susceptibles de cirugía óptima y del beneficio de una supervivencia con escasas complicaciones.

El objetivo final de cualquiera de las opciones debe perseguir la ausencia de enfermedad residual visible al terminar el planteamiento terapéutico. Para ello, es absolutamente necesario personalizar el tratamiento, de forma que cada paciente reciba el mejor tratamiento posible según su estado y su carga tumoral, para conseguir el mayor beneficio en cuanto a la supervivencia y la calidad de vida. La selección de pacientes se realiza basándose en tres variables fundamentales: el estado basal de la paciente, la biología del tumor (fundamentalmente, la carga y la distribución de la enfermedad) y las capacidades y posibilidades del cirujano y del centro donde se trata a la paciente (**Algoritmo 34-1**).

Estado basal de la paciente

Los datos disponibles sugieren que las pacientes de más de 75 años y con un estado nutricional y basal deficiente son mejores candidatas para la quimioterapia neoadyuvante. Aletti *et al.* presentaron un estudio retrospectivo en el que se observó que la edad, la puntuación ASA, la presencia de ascitis y la albúmina <3,5 g/dL eran variables que afectaban directamente a la posibilidad de complicaciones tempranas y tardías, a la imposibilidad para recibir quimioterapia adyuvante posterior y a la duración de la hospitalización. Son pacientes con escasa posibilidad de tolerar una cirugía extensa de *debulking*, por lo que pueden beneficiarse de una quimioterapia neoadyuvante (**Tabla 34-1**).

Biología del tumor (carga y distribución de la enfermedad)

Como se ha comentado al principio del capítulo, tras el estudio EORTC 55971 que establecía la quimioterapia neoadyuvante seguida de cirugía como una opción válida, se produjo un cambio en el planteamiento terapéutico, sujeto a enorme controversia, pero que fue adoptado por muchos centros y ginecólogos.

Tabla 34-1. Contraindicación de una citorreducción primaria

Paciente	• Estado funcional (ECOG ≥2) • Presencia de comorbilidades que no permitan el máximo esfuerzo quirúrgico para conseguir una completa citorreducción • No aceptación por parte de la paciente de los riesgos y consecuencias inherentes a la citorreducción (colocación de estoma, transfusiones, etc.)
Tumor	• Extensión a nivel de raíz del mesenterio no resecable • Invasión no resecable del tronco celíaco/hilio hepático • Afectación carcinomatosa difusa de la serosa del intestino delgado cuya resección comporte un alto riesgo de síndrome de intestino corto (longitud menor de 1,5 m) • Afectación difusa y/o profunda de estómago, duodeno y/o cabeza-porción media del páncreas • Afectación pleural difusa • Adenopatías retroperitoneales no resecables • Presencia de metástasis viscerales múltiples con: – Afectación central o multisegmentaria del parénquima hepático – Afectación múltiple pulmonar (preferiblemente con diagnóstico histológico) – Afectación del sistema nervioso central

ECOG: escala que se usa para objetivar la calidad de vida del paciente o *performance status*.

Uno de los aspectos más controvertidos es si el hecho de que la quimioterapia neoadyuvante no es inferior podría aplicarse a todas las pacientes, y si la selección de pacientes para un tratamiento u otro podría realizarse antes de llevar a la paciente al quirófano, debido a que las pacientes incluidas en este estudio tenían una gran carga tumoral en relación con lo que se observa de forma habitual. Esto tiene una influencia directa sobre las posibilidades de conseguir una citorreducción óptima o completa.

Se han utilizado numerosos modelos de predicción que incorporan variables radiológicas y serológicas, pero su uso no se ha universalizado y se han convertido en predictores propios de cada centro, adecuados a su experiencia y sus posibilidades.

Otro aspecto controvertido es qué localización de la enfermedad puede considerarse irresecable. Hace unos años, la consideración de irresecabilidad se extendía a los casos con afectación del abdomen superior, pero el adiestramiento quirúrgico sobre estas zonas ha modificado esta idea. A pesar de no existir un acuerdo universal, parece existir una uniformidad en considerar irresecable la afectación masiva del hilio hepático, del tronco celíaco o de la mesentérica superior, la afectación miliar en la serosa del intestino delgado que requiera una extirpación amplia de este con posibilidad de un síndrome de intestino corto y la afectación importante de la raíz del mesenterio o mesenterio retráctil, o metástasis viscerales en el hígado o la cabeza o el cuerpo del páncreas.

En cuanto a la biología del tumor, se sabe que existen tumores que debido a determinados cambios genéticos o moleculares son particularmente quimiorresistentes o con menor posibilidad de respuesta (p. ej., tumores serosos de bajo grado o mucinosos). También se han visto diferencias en cuanto a la supervivencia libre de enfermedad en las pacientes *BRCA* negativas en las que se realiza cirugía inicial frente al mismo grupo cuando se administra quimioterapia neoadyuvante, a favor del grupo tratado con cirugía.

Posibilidades del centro/cirujano

No hay duda de que la cirugía del cáncer de ovario es una cirugía compleja que requiere, en muchas ocasiones, una preparación preoperatoria e intraoperatoria especial, con participación multidisciplinar y con personal sanitario entrenado y con enorme experiencia, algo que no siempre es posible en todos los centros.

Se sabe que la posibilidad de conseguir una citorreducción óptima o completa, y, por tanto, una mayor supervivencia, es mayor cuando el tratamiento lo realiza un ginecólogo oncólogo con experiencia. Esta posibilidad también es mayor cuando el ginecólogo oncólogo trabaja en un centro donde estos procedimientos se realizan de forma frecuente.

PAPEL DE LA LAPAROSCOPIA

En los últimos años la laparoscopia ha ido introduciéndose cada vez más en el arsenal terapéutico del cáncer ginecológico. En algunos tipos de cáncer y en estadios iniciales (endometrio), se considera como el estándar de tratamiento.

Sin embargo, en el cáncer de ovario su utilización está sujeta a una mayor controversia.

En el cáncer de ovario avanzado, se acepta su utilización como procedimiento diagnóstico y útil para seleccionar pacientes candidatas a citorreducción inicial o a quimioterapia neoadyuvante, sobre todo en los casos en los que exista duda sobre las posibilidades de realizar una citorreducción completa (**Tabla 34-2**). Se han publicado puntuaciones laparoscópicas validadas de forma multicéntrica para este fin. A día de hoy, no hay ningún sistema *score* universalmente aceptado que pueda recomendarse.

Del mismo modo, la laparoscopia podría ser útil para la valoración de la respuesta a la quimioterapia y la selección de pacientes para cirugía de intervalo o una segunda línea de quimioterapia.

Muchas de las pacientes que son seleccionadas para recibir quimioterapia neoadyuvante experimentan una importante regresión de la enfermedad, incluso

Tabla 34-2. Índice predictivo laparoscópico (índice de Fagotti)

Parámetro	Puntuación
Afectación omental	0: implantes aislados 2: afectación difusa hasta la curvatura mayor gástrica
Carcinomatosis peritoneal	0: afectación limitada en determinadas regiones que permita su resección 2: afectación masiva y/o miliar irresecables
Carcinomatosis diafragmática	0: resecable 2: afectación masiva o confluente de la mayor parte de la superficie diafragmática
Raíz del mesenterio*	0: no retracción de la raíz del mesenterio 2: nódulos o afectación del mesenterio valorada como limitación de movilización de segmentos intestinales
Afectación intestinal*	0: afectación resecable sin riesgo de intestino corto 2: difusa, que haga imposible la resección sin provocar un síndrome del intestino corto
Afectación gástrica	2: nódulos infiltrando el omento, bazo u omento gastrohepático
Metástasis hepáticas	2: cualquier lesión capsular >2 cm
Se asigna un valor de 0 o 2 dependiendo de si la enfermedad está presente en estas ubicaciones. Si las pacientes puntúan ≥10, es muy poco probable que se produzca una citorreducción óptima. Si obtienen una puntuación <10, se consideran candidatas a cirugía citorreductora.	

*Criterios de irresecabilidad independiente de la puntuación Fagotti: infiltración de la raíz del mesenterio. Afectación miliar de la serosa del intestino delgado. *Adaptado de Petrillo M et al., 2015 y Fagotti A et al., 2008.*

con respuestas clínicas completas. Existen estudios que sugieren que la cirugía mínimamente invasiva es factible y segura en pacientes con una aparente respuesta clínica completa tras el tratamiento neoadyuvante, realizada por equipos con experiencia quirúrgica en laparoscopia avanzada. En estos casos, la laparoscopia presentaría la ventaja adicional de una recuperación mejor y un menor tiempo para reiniciar y completar la quimioterapia. Se trata de estudios con un escaso número de pacientes y no aleatorizados realizados en pacientes muy seleccionadas, por lo que habrá que esperar para tener alguna evidencia científica y establecer el valor real de la laparoscopia en este tipo de cirugía y sobre qué pacientes tendría una mayor aplicabilidad.

PUNTOS CLAVE

- El objetivo de la cirugía en el cáncer de ovario, tanto en cirugía primaria como en cirugía tras quimioterapia neoadyuvante, es la citorreducción óptima (ausencia de enfermedad macroscópica).
- En las pacientes en las que, por su estado basal o por la extensión de la enfermedad, no pueda realizarse una cirugía inicial óptima, la quimioterapia neoadyuvante ha demostrado ser una opción válida.
- La laparoscopia es una técnica útil en la selección de pacientes para la cirugía óptima.
- Cuando las pruebas de imagen no contraindican una cirugía de inicio, se recomienda una laparoscopia exploradora para evaluar el volumen y extensión tumoral y estimar la posibilidad de citorreducción basada en índices validados.

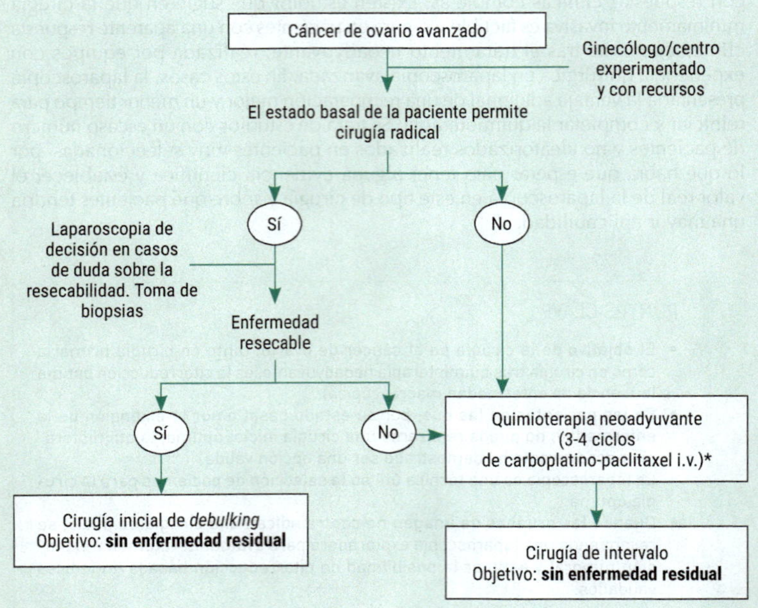

Algoritmo 34-1. Selección de la paciente con cáncer de ovario avanzado. *Puede contemplarse el uso de bevacizumab en esquema neoadyuvante.

BIBLIOGRAFÍA

Bristow RE, Tomacruz RS, Armstrong DK. Survival effect of maximal cytoreductive surgery for advanced ovarian carcinoma during the platinum era: a meta-analysis. J Clin Oncol. 2002;20:1248-59.

Fagotti A, Ferrandina G, Fanfani F, Garganese G, Vizzielli G, Carone V, et al. Prospective validation of a laparoscopic predictive model for optimal cytoreduction in advanced ovarian carcinoma. Am J Obstet Gynecol. 2008;199(6):642.e1-6.

Fagotti A, Vizzielli G, De Iaco P. A multicentric trial (Olympia MITO 13) on the accuracy of laparoscopy to assess peritoneal spread in ovarian cancer. Am J Obstet Gynecol. 2013;209:462.

Makar A, Tropé C, Tummers P. Advanced Ovarian Cancer: Primary or Interval Debulking? Five Categories of Patients in View of the Results of Randomized Trials and Tumor Biology: Primary Debulking Surgery and Interval Debulking Surgery for Advanced Ovarian Cancer. Oncologist. 2016;21:745-54.

Oncoguía SEGO: Cáncer de ovario 2022.

Petrillo M, Vizzielli G, Fanfani F, Gallotta V, Cosentino F, Chiantera V, et al. Definition of a dynamic laparoscopic model for the prediction of incomplete cytoreduction in advanced epithelial ovarian cancer: Proof of a concept. Gynecol Oncol. 2015;139(1):5-9.

Vergote I, Trope C, Amant F. Neoadjuvant chemotherapy or primary surgery in stage IIIC or IV ovarian cancer. N Engl J Med. 2010;363:943-53.

Papel de la cirugía en la recaída: citorreducción secundaria

35

Ú. Acosta Sánchez, A. Luzarraga Aznar y N. Rodríguez Gómez-Hidalgo

INTRODUCCIÓN

A pesar de los avances en la cirugía de citorreducción y el desarrollo de nuevos tratamientos oncoespecíficos, el 80 % de las mujeres con cáncer de ovario avanzado y el 15 % en estadios iniciales presentarán una recurrencia. El pronóstico dependerá de varios factores: tumorales (tipo histológico, tipo de recidiva, estatus BRCA, presencia de ascitis o tiempo libre de tratamiento) y de la paciente (estado funcional, preferencias, comorbilidades, terapias previas…). El tratamiento estándar se basa en quimioterapia de segunda línea o regímenes basados en platino (± bevacizumab), dependiendo del tiempo desde el último tratamiento con platino, y terapia de mantenimiento con bevacizumab o inhibidores del PARP, mientras que la cirugía de citorreducción secundaria ofrece beneficio pronóstico en casos seleccionados, y se deben tener en cuenta los factores mencionados anteriormente (**Algorimo 35-1**).

CIRUGÍA DE CITORREDUCCIÓN SECUNDARIA

La publicación de tres ensayos clínicos aleatorizados (GOG-0213, SOC-1 y DESKTOP III) sobre el impacto de la cirugía en la recaída de tumores epiteliales de ovario que acontece más de 6 meses desde el último ciclo de quimioterapia basada en platino ha demostrado que la cirugía de citorreducción secundaria presenta beneficio pronóstico respecto al tratamiento exclusivo con quimioterapia. Estos estudios muestran que la cirugía es segura, presenta una morbilidad aceptable y un impacto en la calidad de vida comparable al tratamiento único con quimioterapia. Los criterios de inclusión de las pacientes, el modelo predictivo de resecabilidad utilizado y los resultados principales se detallan en la **tabla 35-1**.

En estos estudios se observa que el beneficio de la cirugía en la supervivencia depende de la resección completa de la enfermedad macroscópica. La posibilidad de éxito dependerá, por una parte, de la adecuada selección de las pacientes y, por otra, de la experiencia del equipo quirúrgico. El máximo esfuerzo para conseguir la resección completa de la enfermedad con una baja morbilidad puede requerir de la colaboración de varios especialistas. Por ello, todas las pacientes deben ser tratadas en centros de referencia con un volumen de casos suficiente y

Tabla 35-1. Ensayos clínicos aleatorizados sobre el papel de la cirugía de citorreducción secundaria en el cáncer epitelial de ovario

Título y año de publicación	Pacientes por grupo	Modelo predictivo de resecabilidad y % de resección completa	Supervivencia global* (meses)	Supervivencia libre de progresión* (meses)	Tiempo de seguimiento* (meses)
GOG-0213 (2019)	240 Cx	A discreción del cirujano	Cx 50,6; QT 64,7	Cx 18,9; QT 16,2	48,1
	245 QT	67 %	HR 1,29 (IC 95 % 0,97-1,72)	HR 0,82 (IC 95 % 0,66-1,01)	
SOC-1 (2021)	182 Cx	iMODEL + PET-TC	Cx 58,1; QT 53,9	Cx 17,4; QT 11,9	36
	175 QT	77 %	HR 0,82 (IC 95 % 0,57-1,19)**	HR 0,58 (IC 95 % 0,45-0,74)	
DESKTOP III (2021)	206 Cx	*AGO score*	Cx 53,7; QT 46	Cx 18,4; QT 14	69,8
	201 QT	75,5 %	HR 0,75 (IC 95 % 0,59-0,96)	HR 0,66 (IC 95 % 0,54-0,82)	

* Mediana. ** Análisis interino. Cx: grupo de cirugía + quimioterapia; HR: *hazard ratio*; QT: grupo de solo quimioterapia.

los recursos necesarios. Además, siempre se deben tener en cuenta las preferencias de la paciente y su estado funcional.

Es importante recordar que no existe ningún tipo de evidencia en ofrecer esquema neoadyuvante y posterior cirugía en pacientes con recaída. De la misma forma que la administración de HIPEC en este contexto, solo puede recomendarse dentro de ensayo clínico.

MODELOS DE PREDICCIÓN DE RESECABILIDAD

La correcta selección de pacientes para la cirugía es crucial para conseguir la resección completa del tumor, ya que la cirugía incompleta puede empeorar la supervivencia. Existen al menos tres modelos validados de predicción de resecabilidad en la cirugía de citorreducción secundaria en el cáncer de ovario: *AGO score* (**Tabla 35-2**), *TIAN score system/iMODEL* (**Tabla 35-3**) y *Memorial Sloan Kettering (MSK) Criteria*. Todos presentan un alto valor predictivo positivo, pero pueden resultar demasiado estrictos, por lo que la ausencia de cumplimiento de estos criterios no implica la contraindicación de la cirugía. Existen herramientas complementarias como la PET-TC y/o la laparoscopia exploradora, ambos con buenos resultados en términos de predicción de resecabilidad. La PET-TC permite, además, excluir la enfermedad a distancia.

Tabla 35-2. ***AGO score*: positivo si todos los parámetros se cumplen**

- Intervalo libre de platino mayor a 6 meses
- ECOG 0
- No enfermedad residual tras primera cirugía (si información no disponible, estadio FIGO I-II)
- Ascitis menor de 500 ml

ECOG: escala que se usa para objetivar la calidad de vida del paciente o *performance status*.

Tabla 35-3. ***TIAN score system/iMODEL*: puntuación ≤4,7 bajo riesgo y >4,7 alto riesgo de no conseguir resección completa en cirugía de la recaída**

	0	0,8	1,5	1,8	2,4	3,0
Estadio FIGO	I/II	III/IV				
Enfermedad residual tras cirugía primaria	0		>0			
SLP (meses)	≥16				<16	
ECOG	0-1				2-3	
CA-125 (U/mL)	≤105			>105		
Ascitis	No					Sí

ECOG: *Eastern Cooperative Oncology Group*; FIGO: Federación Internacional de Ginecología y Obstetricia. SLP: supervivencia libre de progresión.

En cambio, no son candidatas a cirugía las pacientes con recaídas precoces (antes de 6 meses del fin de la quimioterapia basada en platino o durante el tratamiento). En estos casos, los riesgos asociados a la cirugía y el impacto en la calidad de vida no compensan el escaso beneficio pronóstico, dada la pobre respuesta a la quimioterapia.

En el futuro, se esperan estudios acerca del valor de las características moleculares (mutación *BRCA*, deficiencia de recombinación homóloga-HRD u otros) y el uso de terapias como inhibidores del PARP y/o bevacizumab en la selección de las pacientes en la cirugía de la recurrencia, dada la tendencia hacia el tratamiento personalizado del cáncer de ovario.

Por último, no hay estudios prospectivos que evalúen el papel de la cirugía en recurrencias sucesivas, por lo se debe considerar la posibilidad de citorreducción de forma de forma individual (citorreducciones terciarias o cuaternarias) en cada recaída, utilizando los criterios anteriores y teniendo en cuenta el estado general y las preferencias de la paciente.

OTRAS HISTOLOGÍAS

Los tumores epiteliales de histología distinta al seroso de alto grado (serosos de bajo grado, endometrioides o mucinosos) presentan, en general, una baja tasa de respuesta a la quimioterapia. Por ello, la cirugía es especialmente relevante en este subgrupo de pacientes, con el objetivo de conseguir la citorreducción completa de la enfermedad y mejorar el pronóstico.

PAPEL DE LA VÍA MÍNIMAMENTE INVASIVA EN LA CIRUGÍA DE CITORREDUCCIÓN SECUNDARIA

Los estudios referidos utilizan la vía laparotómica, si bien se ha propuesto la vía mínimamente invasiva para la cirugía de la recurrencia en el cáncer de ovario. En series retrospectivas se presenta como una vía segura y factible en casos seleccionados con recurrencias únicas u oligometastásicas, y realizada por cirujanos expertos en centros de referencia. Sin embargo, para evaluar su seguridad oncológica son necesarios estudios prospectivos aleatorizados.

PUNTOS CLAVE

- La cirugía de citorreducción secundaria en el cáncer de ovario se debe considerar en pacientes con tumores de estirpe epitelial con remisión completa tras el tratamiento de primera línea, recaídas más de 6 meses tras el último ciclo de quimioterapia basada en platino, enfermedad resecable y buen estado funcional.
- Se debe realizar el máximo esfuerzo para conseguir la resección completa de la enfermedad. Para ello, la cirugía debe ser realizada por equipos expertos en centros de referencia, y es crucial la selección adecuada de las pacientes utilizando modelos predictivos validados, la PET-TC y/o la laparoscopia exploradora.
- La vía de abordaje que ha demostrado seguridad oncológica a día de hoy es la laparotomía.

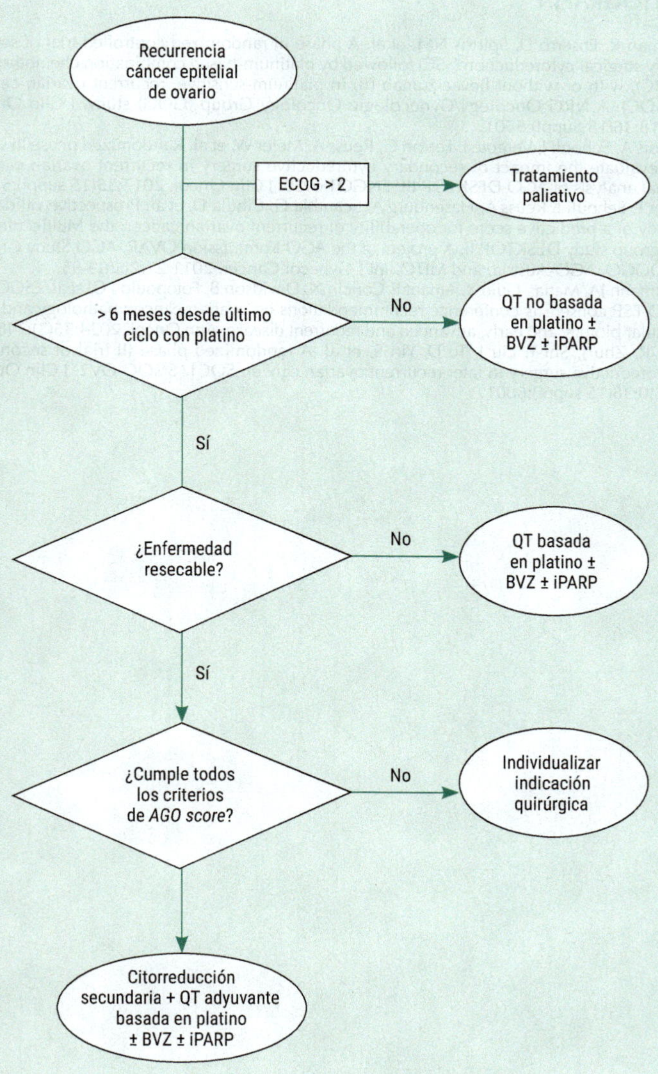

Algoritmo 35-1. Valoración de paciente para citorreducción secundaria. BVZ: bevacizumab; ECOG: *Eastern Cooperative Oncology Group*; iPARP: inhibidores del PARP; QT: quimioterapia.

BIBLIOGRAFÍA

Coleman R, Enserro D, Spirtos NM, et al. A phase III randomized controlled trial of secondary surgical cytoreduction (SSC) followed by platinum-based combination chemotherapy (PBC), with or without bevacizumab (B) in platinum-sensitive, recurrent ovarian cancer (PSOC): A NRG Oncology/Gynecologic Oncology Group (GOG) study. J Clin Oncol. 2018;36(15 Suppl):5501.

Du Bois A, Sehouli J, Vergote I, Ferron G, Reuss A, Meier W, et al. Randomized phase III study to evaluate the impact of secondary cytoreductive surgery in recurrent ovarian cancer: Final analysis of AGO DESKTOP III/ ENGOT-ov20. J Clin Oncol. 2017;35(15 suppl):5501.

Harter P, Sehouli J, Reuss A, Hasenburg A, Scambia G, Cibula D, et al. Prospective validation study of a predictive score for operability of recurrent ovarian cancer: the Multicenter Intergroup study DESKTOP II. A project of the AGO Kommission OVAR, AGO Study Group, NOGGO, AGO-Austria, and MITO. Int J Gynecol Cancer. 2011;21(2):289-95.

Ledermann JA, Matias-Guiu X, Amant F, Concin N, Davidson B, Fotopoulou C, et al. ESGO-ESMO-ESP consensus conference recommendations on ovarian cancer: pathology and molecular biology and early, advanced and recurrent disease. Ann Oncol. 2024;35(3):248-66.

Zang R, Zhu J, Shi T, Liu J, Tu D, Yin S, et al. A randomized phase III trial of secondary cytoreductive surgery in later recurrent ovarian cancer: SOC1/ SGOG-OV2. J Clin Oncol. 2020;38(15 suppl):6001.

Quimioterapia intraperitoneal intraoperatoria hipertérmica (HIPEC) en el cáncer de ovario 36

A. R. Guijarro Campillo, P. Padilla Iserte y J. Vaqué Urbaneja

INTRODUCCIÓN

La vía de extensión más frecuente del carcinoma de ovario es la peritoneal. Los estadios avanzados, que representan el 80% de los diagnósticos, debutan con una importante afectación del peritoneo abdominopélvico, conocido como carcinomatosis peritoneal (**Fig. 36-1**). El pilar del tratamiento de esta enfermedad es la citorreducción (resección quirúrgica completa de la enfermedad macroscópica) seguida de la administración de quimioterapia (QT) basada en platino, siendo el esquema más frecuente carboplatino-paclitaxel por vía intravenosa (iv.), para el control de la enfermedad microscópica. Tras finalizar el tratamiento primario, hasta el 80% de las pacientes presentarán una recaída de la enfermedad. Todos los esfuerzos terapéuticos se han centrado en prolongar la vida de las pacientes (incremento de la supervivencia global [SG]) o retrasar al máximo la aparición

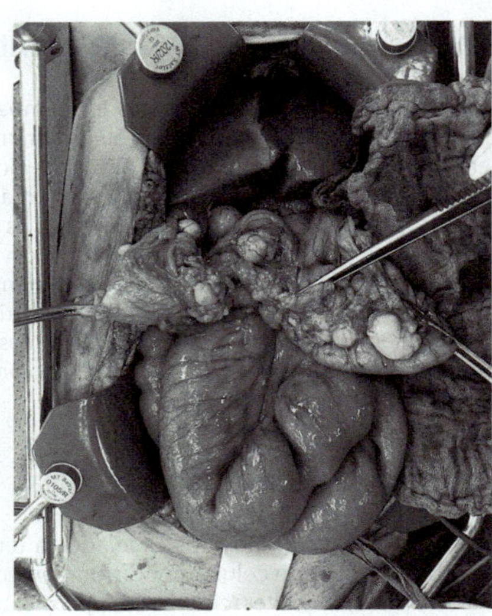

Figura 36-1. Carcinomatosis de origen ovárico candidata a citorreducción primaria, con afectación importante de omento.

de la enfermedad (incremento de la supervivencia libre de progresión [SLP]), proporcionando en todo momento una adecuada calidad de vida. La aparición de los agentes antiangiogénicos e inhibidores de la poli-(ADP-ribosa)-polimerasa (PARP) como terapias de mantenimiento han supuesto una revolución con una mejora significativa de las tasas de supervivencia relacionadas.

La administración de QT por vía intraperitoneal (IP) presentó un incremento de la SG en estas pacientes, propiciando una alerta sanitaria en 2006 a la luz de los resultados del ensayo clínico de Armstrong *et al.* (GOG 172). Sin embargo, debido una mayor incidencia de eventos adversos, a las controversias en cuanto a la falta de estandarización y sobre todo a las dudas de su eficacia real, se sitúa actualmente como una técnica experimental en el tratamiento del cáncer de ovario (**Algoritmo 36-1**).

QUIMIOTERAPIA INTRAPERITONEAL INTRAOPERATORIA HIPERTÉRMICA

La quimioterapia intraperitoneal intraoperatoria hipertérmica (HIPEC) es una técnica quirúrgica que permite la administración de una infusión de agentes citotóxicos directamente en la cavidad peritoneal utilizando la técnica del circuito cerrado descrita por el Dr. P. H. Sugarbaker. Podría suponer una mejora respecto a la QT IP estándar, dado que la HIPEC se administra una única vez directamente sobre la cavidad peritoneal, con lo que evitaría la hipotética mala distribución por adherencias postoperatorias, siendo un proceso controlado en todo momento por el cirujano, lo cual facilitaría la adhesión al tratamiento, así como mayor exposición al fármaco, permitiendo completarlo en una única sesión.

Bases biológicas de la vía intraperitoneal intraoperatoria

Presenta ventajas farmacológicas en comparación con la vía iv. debido a un mayor acceso del fármaco a la célula tumoral, mayor vida media, incremento en la intensidad de efecto para la misma dosis, bajo aclaramiento peritoneal, consiguiendo una absorción sistémica más prolongada con menos efectos adversos que el tratamiento intravenoso. Las concentraciones tisulares logradas con los QT IP son del orden de 20 a 400 veces superiores a las conseguidas mediante la administración iv., y los gradientes peritoneo/plasmáticos, de 20:1 a 1.400:17,8. El máximo beneficio citotóxico se consigue cuando se utiliza inmediatamente después de la cirugía, antes del «atrapamiento» celular tumoral por la fibrina y de la compartimentación de la cavidad abdominal por las adherencias quirúrgicas.

Bases biológicas de la hipertemia

Los mecanismos citotóxicos asociados a temperatura supranormal (42-45 °C) conllevan la muerte celular por disrupción en la membrana celular, desnaturalización proteica y alteraciones en la permeabilidad del calcio. La hipertemia es bien tolerada por la célula sana, no así por la célula tumoral debido a su mala perfusión y su estado basal acidótico. Se conoce que la hipertemia favorece el efecto citotóxico de la QT (especialmente el cisplatino), mediado por una mayor disrupción en la cadena del ADN.

Formas de administración

La técnica más empleada y eficaz para la administración de HIPEC es con el abdomen abierto, mediante la técnica del Coliseum. Al terminar el procedimiento de citorreducción se sobreelevan con puntos los bordes de la piel sujetos por un marco creado con el separador de Thompson u Omni-Track, para prevenir derrames del líquido. Se colocan dos catéteres de perfusión del líquido y tres de succión del mismo, conectados a una bomba de intercambio de calor para mantener la temperatura de la solución de QT a 41-43 ºC. La temperatura central se monitoriza mediante dos termómetros IP y otro esofágico. Se coloca un termómetro adicional para el control de la temperatura a la entrada de la perfusión. Mediante la cobertura de una película de plástico se aísla la cavidad, con un cierre en forma de campana, en cuyo interior se coloca un aspirador de aire que recogerá los vapores generados durante la perfusión con el quimioterápico. Un orificio en dicha cobertura permitirá al cirujano, equipado con guantes especiales, el acceso y control manual de la distribución de los fluidos por el interior de toda la cavidad abdominal (**Fig. 36-2**). La perfusión con hipertermia se hace durante 30-90 minutos, según el fármaco empleado. El flujo de la perfusión oscila entre 500 y 1.000 mL/min, con una solución de dextrosa al 1,5 % (3-5 L) o de diálisis

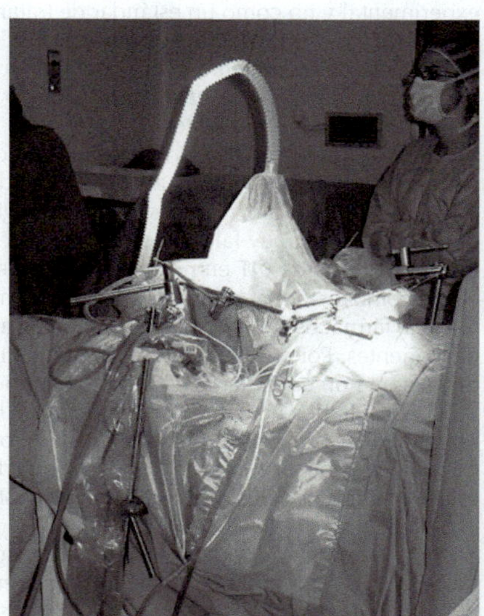

Figura 36-2. Sistema de administración de HIPEC (técnica del Coliseum).

peritoneal, a los que se añade el citostático. Durante todo el procedimiento debe haber un especial control y monitorización de las constantes de la paciente, buscando mantener una diuresis de unos 400 mL/h.

QUIMIOTERAPIA INTRAPERITONEAL INTRAOPERATORIA HIPERTÉRMICA Y CÁNCER DE OVARIO

Derivado del uso de HIPEC en carcinomatosis originadas por tumores de origen gastrointestinal (colon, recto, estómago, pseudomixoma peritoneal), se ha intentado aplicar en las de origen ovárico. Cabe destacar que no se han demostrado beneficios de esta terapia en el cáncer colorrectal con metástasis peritoneales después de las recientes publicaciones de tres ensayos clínicos diseñados con dicho objetivo.

Se ha intentado dilucidar en cuál de los escenarios de la enfermedad se podría obtener beneficio en términos de SG y SLP (**Tabla 36-1**). Los ensayos y estudios prospectivos realizados hasta la fecha no han demostrado ningún beneficio del uso de HIPEC asociado a citorreducción primaria o secundaria. Se ha identificado cierto beneficio de HIPEC en el contexto de la cirugía de intervalo en pacientes con exposición reciente a la QT sistémica. Dicha evidencia se basa en gran medida en el ensayo publicado por Van Driel *et al.* en 2018, ciertamente controvertido. Se teoriza que, con la exposición reciente a la QT, el volumen tumoral disminuye y se seleccionan las células resistentes a la QT, formando hipotéticamente unas condiciones aptas para HIPEC.

Así sigue siendo un tema de debate muy presente, con diferencias en la práctica clínica y recomendaciones no homogeneizadas. Si bien la HIPEC se considera solo experimental y no como un estándar de tratamiento de acuerdo con el consenso ESMO-ESGO-ESP, las pautas actuales de la NCCN de 2024 proponen HIPEC como una opción de tratamiento válida asociado a la cirugía de intervalo apoyándose en el ensayo de van Driel *et al.*, conduciendo así a discrepancias significativas en la atención de estas pacientes.

Los estudios realizados en carcinomatosis de origen ovárico son muy heterogéneos (v. **Tabla 36-1**): no existe una homogeneidad en la cirugía (se incluyen cirugías primarias, de intervalo, recaídas, incluso cirugías realizadas por diferentes equipos quirúrgicos, etc.), hay falta de estratificación (histología, estado del BRCA, etc.), múltiples líneas de QT en neoadyuvancia y en adyuvancia (tanto en número de ciclos como en fármacos usados), variedad en la propia técnica de HIPEC (tipo de técnica, fármacos QT empleados, tiempo de administración) y poca participación de pacientes. Por todo ello, no se consigue un nivel de evidencia adecuado para una valoración correcta de esta opción terapéutica.

Los resultados actuales revelan que la HIPEC es una técnica segura con un riesgo similar de efectos adversos que la citorreducción sin HIPEC. La ausencia de toxicidad observada que contrasta estudios pasados puede deberse a que estas recientes conclusiones provienen de estudios en instituciones con ya larga experiencia en HIPEC.

Se debe recordar que la citorreducción completa es uno de los factores pronósticos más importantes del CEO primario en etapa avanzada y que ni la HIPEC ni la QT neoadyuvante compensan los malos resultados de supervivencia de las

Tabla 36-1. Estudios completados con HIPEC en CEO

Nº	Estudio (año)	Período	Diseño del estudio	Momento en que se trata la enfermedad	Sensibilidad al platino	Estadio	Tumor residual después de la cirugía	Nº de pacientes		Régimen	Intervalo de quimioterapia a HIPEC	Resultados
								HIPEC	No HIPEC			
1	Ryu (2004)	1994-2000	Casos y controles	Primaria	N/A	Ic-IIIc	< 10 mm (84,8 %) o ≥ 10 mm	26	27	Carbo 350 mg/m²	≤1 meses	Dif. SLP No dif. SG
2	Gori (2005)	1991-1997	Casos y controles	Primaria	N/A	IIIb-IIIc	Ningún tumor visible (81,3 %) o <20 mm	29	19	Cis 100 mg/m²	1–2 meses	No dif. SG
3	Kim* (2010)	1991-2004	Casos y controles	Primaria	N/A	Ic-IIIc	Óptimo (72,1%) o no óptimo*	19	24	Paclitaxel 175 mg/m²	≤1 meses	Dif. SLP Dif. SG
4	Le Brun (2014)	1997-2011	Casos y controles	Recurrente	Sensible	II-IV	Ningún tumor visible (54,8 %), <2,5 mm (14,3 %) o ≥2,5 mm	23	19	Cis (n=16), eloxatina (n=6), mitomicina C (n=1)	>6 meses	Dif. SG
5	Cascales-Campos (2015)	2001-2012	Casos y controles	Recurrente	Sensible	I-IV	Sin tumor visible (100 %)	32	22	Paclitaxel 60 mg/m²	≤12 meses	No dif. SLP
6	Baiocchi (2016)	2000-2014	Casos y controles	Recurrente	Sensible	I-IV	Sin tumor visible (77,9 %), <2,5 mm (11,7 %) o ≥2,5 mm	29	50	Mitomicina C + cis (n=15), doxorubicina + cis (n=8), cis (n=3), oxaliplatino (n=3)	≥18 meses	No dif. SLP No dif. SG

(Continúa)

Tabla 36-1. Estudios completados con HIPEC en CEO (*cont.*)

Nº	Estudio (año)	Período	Diseño del estudio	Momento en que se trata la enfermedad	Sensibilidad al platino	Estadio	Tumor residual después de la cirugía	Nº de pacientes		Régimen	Intervalo de quimioterapia a HIPEC	Resultados
								HIPEC	No HIPEC			
7	Marocco (2016)	1995-2012	Casos y controles	Recurrente	Sensible	I-IV	Ningún tumor visible (76,7 %) o < 10 mm (10,0 %)	19	27	Cis 100 mg/m^2 + doxorubicina 15,2 mg	24,2 meses	No dif. SLP No dif. SG
8	Mendivil (2017)	2012-2015	Casos y controles	Primaria	N/A	IIIa-IV	< 10 mm (96,4 %) o ≥ 10 mm	69	69	Carbo AUC10	3 semanas	Dif. SLP No dif. SG
9	Ceresoli (2018)	2010-2016	Casos y controles	Primaria QTNA	N/A	IIIc-IV	Sin tumor visible (84,4 %), <2,5 mm (6,5 %) o ≥ 2,5 mm	28	28	Cis 100 mg/m^2 + paclitaxel 175 mg/m^2	3 semanas	No dif. SLP No dif. SG
10	Lei (2020)	2010-2017	Casos y controles	Primaria CCR	N/A	III	≤ 10 mm (72,1%) o > 10 mm	425	159	Cis 50 mg/m^2	N/A	Dif. SG
11–1	Spiliotis (2015)	2016-2013	ECA	Recurrente	Sensible	IIIc-IV	Ningún tumor visible (60,0 %), <2,5 mm (26,7 %) o ≥ 2,5 mm*	38	36	Cis 100 mg/m^2 + paclitaxel 175 mg/m^2	≥ 6 meses	No dif. SG

11–2	Spiliotis** (2015)	2016-2013	ECA	Recurrente	Resistente	IIIc-IV	Ningún tumor visible (60,0 %), <2,5 mm (26,7 %) o ≥2,5 mm*	22	24	Doxorubicina 35 mg/m² + paclitaxel 175 mg/m²	<6 meses	No dif. SG
12	Van Driel (2018)	2007-2016	ECA	Primaria QTNA	N/A	III	Ningún tumor visible (67,8 %) o ≤10 mm	122	123	Cis 100 mg/m²	≤1 meses	Dif. SLP Dif. SG
13	Zivanovic (2021)	2014-2019	ECA	Recurrente	Sensible	I-IV	Ningún tumor visible (87,8 %) o ≤5 mm	49	49	Carbo 800 mg/m²	6–30 meses	No dif. SLP No dif. SG
14–1	Lim (2021)	2010-2020	ECA	Primaria QTNA	N/A	III-IV	Sin tumor visible (84,2 %) o macroscópico	34	43	Cis 75 mg/m²	≤1 meses	Dif. SLP Dif. SG
14–2	Lim (2021)	2010-2020	ECA	Primaria CCR	N/A	III-IV	Sin tumor visible (83,1 %) o macroscópico	58	49	Cis 75 mg/m²	N/A	No dif. SLP No dif. SG
15	Cascales-Campos (2021)	2012-2018	ECA	Primaria QTNA	N/A	III-IV	Ningún tumor visible (91,5 %) o <2,5 mm	35	36	Cis 75 mg/m²	N/A	Dif. SLP No dif. SG

Carbo: carboplatino; CCR: cirugía citorreductora; CEO: cáncer epitelial de ovario; Cis: cisplatino; Dif: diferencias; ECA: ensayo clínico aleatorizado; HIPEC: quimioterapia intraperitoneal intraoperatoria hipertérmica; N/A: no aplicable; QTNA: quimioterapia neoadyuvante; SG: supervivencia global; SLP: supervivencia libre de progresión. *No hubo descripción de la definición de citorreducción óptima. **No existen datos de subgrupos.

cirugías subóptimas. Esta patología debe ser operada en unidades multidisciplinares con gran entrenamiento, buscando la resección completa de la enfermedad. Representa un sesgo importante comparar los resultados obtenidos de HIPEC tras una gran citorreducción con cirugías en unidades de menor experiencia y baja calidad (presencia de resto tumoral o resecciones incompletas de la enfermedad peritoneal).

Existen en realidad pocos ensayos controlados aleatorizados (ECA) sobre HIPEC en CEO. Los resultados del fase III OVHIPEC-02 (NCT03772028) y de KOV-HIPEC-02 (NCT05316181), entre otros actualmente en curso, cuyos resultados se esperan en 2026, podrían aclarar definitivamente el papel de la HIPEC en el entorno de la enfermedad primaria y la recurrencia, respectivamente. Las cuestiones por abordar en el futuro incluyen una selección de pacientes más dirigida (pacientes con *BRCA* mutado, pacientes resistentes al platino), la incorporación de agentes biológicos (bevacizumab), inhibidores de la PARP o inmunoterapias.

Se espera que la realización de estos estudios permita delinear el verdadero valor de HIPEC también en subgrupos específicos y ayude a promover una atención óptima a las pacientes mejorando los estándares en todo el mundo, evitando al mismo tiempo la exposición de las que no se beneficiarán de modalidades de tratamiento innecesarias. Hasta entonces, la HIPEC no debe considerarse el estándar de tratamiento para las pacientes con carcinomatosis por CEO y solo debe emplearse en el contexto de un ensayo clínico.

PUNTOS CLAVE

- El uso de HIPEC está indicado en el tratamiento de las carcinomatosis de origen gastrointestinal: colon/recto, estómago y pseudomixoma peritoneal.
- Su efecto se basa en un efecto doble del quimioterápico mediante contacto directo sobre las superficies peritoneales y el efecto térmico derivado de la hipertemia.
- En la actualidad no existe evidencia suficiente para recomendar HIPEC en la carcinomatosis secundaria a cáncer de ovario, si no es dentro de un ensayo clínico.

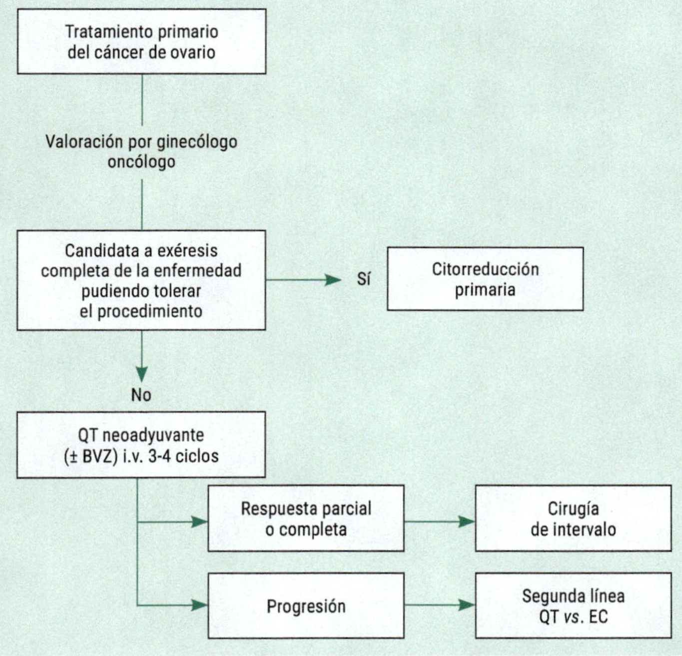

Algoritmo 36-1. Esquema del manejo del carcinoma de ovario de origen epitelial. BVZ: bevacizumab; EC: ensayo clínico; i.v.: vía intravenosa; QT: quimioterapia.

BIBLIOGRAFÍA

Armstrong DK, Bundy B, Wenzel L, Huang HQ, Baergen R, Lele S, et al. Intraperitoneal cisplatin and paclitaxel in ovarian cancer. N Engl J Med. 2006;354:34-43.

Elias D, Detroz B, Debaene B, Damia E, Leclercq B, Rougier P, et al. Treatment of peritoneal carcinomatosis by intraperitoneal chemo-hyperthermia: reliable and unreliable concepts. Hepatogastroenterology. 1994;41:207-13.

Filis P, Mauri D, Markozannes G, Tolia M, Filis N, Tsilidis K. Hyperthermic intraperitoneal chemotherapy (HIPEC) for the management of primary advanced and recurrent ovarian cancer: a systematic review and meta-analysis of randomized trials. ESMO Open. 2022; 7(5):100586.

Sommariva A, Tonello M, Coccolini F, De Manzoni G, Delrio P, Pizzolato E, et al. Colorectal Cancer with Peritoneal Metastases: The Impact of the Results of PROPHYLOCHIP, COLOPEC, and PRODIGE 7 Trials on Peritoneal Disease Management. Cancers (Basel). 2022;15(1):165.

Tratamiento sistémico de primera línea

37

A. de Juan Ferré, L. Alonso Buznego y A. Saiz Herrero

INTRODUCCIÓN

El cáncer de ovario (CO) constituye el tumor ginecológico con más mortalidad. Su localización pélvica y su clínica insidiosa provocan que el diagnóstico sea tardío en tres cuartas partes de las pacientes (estadios III-IV de la FIGO). Clásicamente, la administración de quimioterapia (QT) adyuvante con o sin bevacizumab, tras cirugía citorreductora de máximo esfuerzo, obtenía unos porcentajes de respuesta en torno al 70-80 %, siendo la mitad de las respuestas completas serológicas y radiológicas. A pesar de ello, la gran mayoría de las pacientes recaían, con una mediana libre de progresión de entre 12 y 18 meses. En este capítulo se comentará cómo está cambiando la historia natural gracias a la identificación de alteraciones moleculares (mutaciones BRCA 1 y 2 y déficit en la recombinación homóloga [HRD]) y a la incorporación de los inhibidores de PARP (iPARP).

TRATAMIENTO SISTÉMICO EN PRIMERA LÍNEA

En el enfoque del tratamiento sistémico del CO avanzado (COA) en primera línea hay que considerar varios factores para el correcto enfoque terapéutico. Algunos de estos factores están ligados al propio tumor (histología, resecabilidad, presencia o no de residuo tumoral, alteraciones moleculares…) y otros se relacionan con la situación general de la paciente (edad biológica, comorbilidades, tromboembolismo reciente, etc.). Todos ellos, junto con la respuesta al platino en pacientes que reciben QT neoadyuvante, determinará si la paciente es candidata a tratamiento de mantenimiento con iPARP (con o sin antiangiogénicos) (**Algoritmo 37-1**).

Antes de la llegada de los inhibidores de PARP

El tratamiento estándar del COA de la FIGO tras cirugía de entrada, antes de la llegada de iPARP, consistía en seis ciclos de QT con carboplatino (AUC 5-6) y paclitaxel (175 mg/m²) en esquema trisemanal. La adición de bevacizumab concomitante con la QT y posterior mantenimiento hasta completar 12 (estudio ICON-7) o 15 meses (estudio GOG 218) se consideraba especialmente en la enfermedad de alto riesgo (etapa IV y etapa III con residuo o alta carga tumoral). Concretamente en el estudio GOG 218 se compararon tres brazos: QT; QT y bevacizumab concomitante; y QT con bevacizumab concomitante y secuencialmente bevacizumab de mantenimiento. El estudio se diseñó para comparar QT frente a QT y el antiangiogénico, y, en caso de superioridad, comparar los dos brazos experimentales entre sí. Se incluyeron 1.873 pacientes con COA y enfermedad residual macroscópica. Con una mediana de seguimiento de 17,4 meses, se encontró una diferencia significativa en la supervivencia libre de progresión (SLP) a favor del brazo con bevacizumab de mantenimiento (10,3, 11,2 y 14,1 meses, respectivamente; *hazard ratio* [HR]: 0,717; p < 0,001), sin alcanzarse diferencias en la supervivencia global (SG), si bien es cierto que sí se evidenció en un subanálisis *post hoc* en el subgrupo de pacientes con etapa IV.

Un segundo estudio, el ICON-7, incluyó a 1.528 pacientes en estadios Ic-IV (70 % etapas IIIc y IV), utilizó dosis menores de bevacizumab y comparó solo dos brazos, QT frente a QT y bevacizumab (concomitante y mantenimiento de un año). Los resultados mostraron también una reducción del riesgo de progresión (20,3 frente a 21,8 meses; HR: 0,81; intervalo de confianza [IC]: 0,70-0,94; p = 0,004), más evidente en la población de alto riesgo (14,5 frente a 18,1 meses). No se alcanzaron diferencias en SG en la población global, pero sí en el subgrupo de alto riesgo (34,5 frente a 39,3 meses: p = 0,03).

La incorporación de los inhibidores de PARP

La identificación de mutaciones somáticas y germinales en BRCA1/2 y de HRD, así como la aparición de los iPARP han revolucionado el tratamiento de la primera línea del CO, permitiendo incrementar la supervivencia. A continuación, se detallan los ensayos clínicos con fármacos aprobados por las agencias reguladoras y en las **tablas 37-1** y **37-2** se contextualizan con el resto de los estudios con iPARP publicados.

El *estudio SOLO-1* es un ensayo clínico en fase III que evaluó el uso olaparib como terapia de mantenimiento en mujeres con COA, peritoneal primario o trompa de Falopio, con histología serosa o endometrioide de alto grado, que habían respondido a la QT de primera línea y que tenían mutaciones en los genes *BRCA1/2*. El estudio incluyó a 391 mujeres que fueron asignadas al azar para recibir en una proporción 2:1 olaparib o placebo, siendo el objetivo primario la SLP. Las pacientes que recibieron olaparib, con un seguimiento de 5 años, tuvieron una mediana de SLP de 56 meses, en comparación con los 13,8 meses de las que recibieron placebo (HR: 0,33; IC 95 %: 0,25-0,43). Además, demuestra una diferencia clínicamente significativa en SG, aunque sin cumplir los requisitos estadísticos: un 67 % de las pacientes que recibieron olaparib estaban vivas a los 7 años frente a un 46,5 % de las que recibieron placebo (HR: 0,55; IC 95 %: 0,40-0,76), a pesar de que el 40 % de las pacientes del grupo placebo recibieron iPARP como terapia subsiguiente. El tiempo hasta el primer y segundo tratamiento subsiguiente también favorecía el mantenimiento con olaparib.

El *estudio PRIMA/ENGOT-OV26/GOG-3012* evaluó el uso de la terapia de mantenimiento con niraparib en mujeres con COA que habían respondido a la QT de primera línea, independientemente de si tenían o no mutaciones en los genes *BRCA1/2*. El estudio incluyó a 733 mujeres que fueron aleatorizadas para

Tabla 37-1. Diseño de los principales estudios en primera línea de CO con inhibidores de PARP

	N Random	Objetivos	Brazo control	mBRCA	wtBRCA	Concomitante con QT	Mantenimiento
SOLO-1	391 2:1	SLP	Placebo	X	NA	No	Olaparib 2 años
PRIMA	733 2:1	SLP HRD → ITT	Placebo	X	X	No	Niraparib 3 años
PAOLA-1	762 2:1	SLP ITT → HRD	BVZ	X	X	Sí Beva	Olaparib 2 años BVZ 15 meses
PRIME	384 2:1	SLP ITT → HRD	Placebo	X	X	No	Niraparib 3 años
ATHENA	538 4:1	SLP HRD → ITT	Placebo	X	X	No	Rucaparib 2 años

BVZ: bevacizumab; CO: cáncer de ovario; HRD: déficit en la recombinación homóloga; ITT: análisis por intención de tratar; mBRCA: paciente con mutación BRCA; N: tamaño de la muestra; NA: no aplicable; PARP: poli (ADP ribosa) polimerasa; QT: quimioterapia; SLP: supervivencia libre progresión; wtBRCA: paciente sin mutación BRCA.

Tabla 37-2. Características de pacientes y tumores de los estudios en CO con iPARP en primera línea

	FIGO III FIGO IV	Cirugía primaria (R0)	Cirugía de intervalo (R0)	Respuesta platino	mBRCA	HRD	HRP	HRD desconocido
SOLO-1	84% 15%	61% (76,9%)	36% (80%)	RC 81,9% RP 18,1%	BRCA1 73% BRCA2 25%	NA	NA	NA
PRIMA	65% 36%	31% (-)	69% (-)	RC 69% RP 31%	31%	51%	35%	15%
PAOLA-1	70% 28%	50% (59%)	42% (71%)	RC 20% RP 26%	29%	48%	34%	18%
PRIME	71,4% 28,6%	52,5%	47,5%	RC 83,1% RP 16,9%	33,3%	66,7%	33,3%	
ATHENA	75,6% 24,4%	48,9%	51,1%	RC 75,4% RP 24,6%	21,3%	43,3%	44,3%	12,4%

CO: cáncer de ovario; HRD: déficit en la recombinación homóloga; HRP: sin déficit en la recombinación homóloga; NA: no aplicable; RC: remisión completa; RP: remisión parcial.

recibir niraparib o placebo. Los resultados mostraron que el tratamiento con niraparib redujo el riesgo de recurrencia o muerte en un 38 % en comparación con el placebo en la población general del estudio y en un 60 % en las mujeres con mutaciones en los genes *BRCA1/2*. Con una mediana de seguimiento de 3,5 años, las pacientes que recibieron niraparib tuvieron una mediana de SLP de 13,8 meses, en comparación con los 8,2 meses para las pacientes que recibieron placebo en la población general del estudio (HR: 0,66; IC 95 %: 0,56-0,79; p <0,001) y de 21,9 meses en las mujeres con mutaciones en los genes *BRCA1/2*, en comparación con 10,4 meses para las pacientes que recibieron placebo. De las pacientes incluidas, 373 tenían HRD y 360 no tenían HRD. Los resultados mostraron que el tratamiento con niraparib redujo el riesgo de progresión o muerte en un 48 % en comparación con el placebo en la población con HRD y en un 21 % en las mujeres sin HRD. Las pacientes que recibieron niraparib tuvieron una mediana de SLP de 24,5 meses en la población con HRD, en comparación con 11,2 meses para las pacientes que recibieron placebo (HR: 0,52; IC 95 %: 0,40-0,68). En la población sin HRD, las pacientes que recibieron niraparib tuvieron una mediana de SLP de 8,2 meses, en comparación con 5,4 meses para las pacientes que recibieron placebo (HR: 0,64; IC 95 %: 0,46-0,89).

Finalmente, el *estudio PAOLA-1* evaluó el uso de olaparib en combinación con bevacizumab en mujeres con COA. El estudio incluyó a 806 mujeres que fueron aleatorizadas 2:1, tras recibir QT con carboplatino y paclitaxel con/sin bevacizumab, a terapia de mantenimiento con olaparib y bevacizumab o con placebo y bevacizumab. Las pacientes que recibieron la combinación de QT, bevacizumab y olaparib tuvieron una mediana de SLP de 22,9 meses, en comparación con 16,6 meses para las pacientes que recibieron QT seguida de placebo y bevacizumab (HR: 0,59; IC 95 %: 0,49-0,72).

Se realizó un análisis preespecificado en las pacientes con mutaciones en *BRCA1/2* y en pacientes con HRD positivo. Se encontró que el beneficio de QT y bevacizumab y posterior mantenimiento con olaparib y bevacizumab se mantuvo en ambos subgrupos. En el grupo de pacientes con HRD con mutaciones en *BRCA1/2*, la mediana de SLP fue de 37,2 meses para el grupo experimental en comparación con 17,7 meses para el grupo de control (HR: 0,43; IC 95 %: 0,28-0,66). En el grupo de pacientes con HRD positivo sin mutación en *BRCA1/2* la mediana de SLP fue de 28,1 meses en el brazo experimental en comparación con 16,6 meses con el control. No se encontraron diferencias significativas en el subgrupo sin deficiencia en recombinación homóloga. Tampoco se encontraron diferencias en la SG en toda la población, pero en el subgrupo HRD positivo, y a pesar de que en el brazo control un alto porcentaje de pacientes recibieron iPARP a la progresión, se encontraron diferencias en SG a 5 años de seguimiento: 65,5 % frente 48,4 % (HR: 0,62; IC 95 %: 0,45-0,85).

PUNTOS CLAVE

- La determinación HRD incluyendo las mutaciones en BRCA 1 y 2 es imprescindible para el enfoque terapéutico en la primera línea de pacientes con COA. Otros factores como la histología, el momento y el tipo de cirugía realizada, el residuo tumoral, la carga tumoral y la situación de la paciente ayudarán a la selección de la mejor opción entre las disponibles en la práctica clínica.
- Mutación BRCA 1 y 2 (somática o germinal). Se considerará mantenimiento con iPARP en monoterapia (en la gran mayoría de los casos).
- HRD con *score* positivo (sin mutación BRCA 1 y 2). Se puede considerar olaparib y bevacizumab (este último se iniciará concomitante con la QT) o niraparib de mantenimiento.
- HRD con *score* negativo. Si se constata respuesta a platino se puede considerar niraparib de mantenimiento y si no hay respuesta o no se puede constatar, se puede considerar bevacizumab.

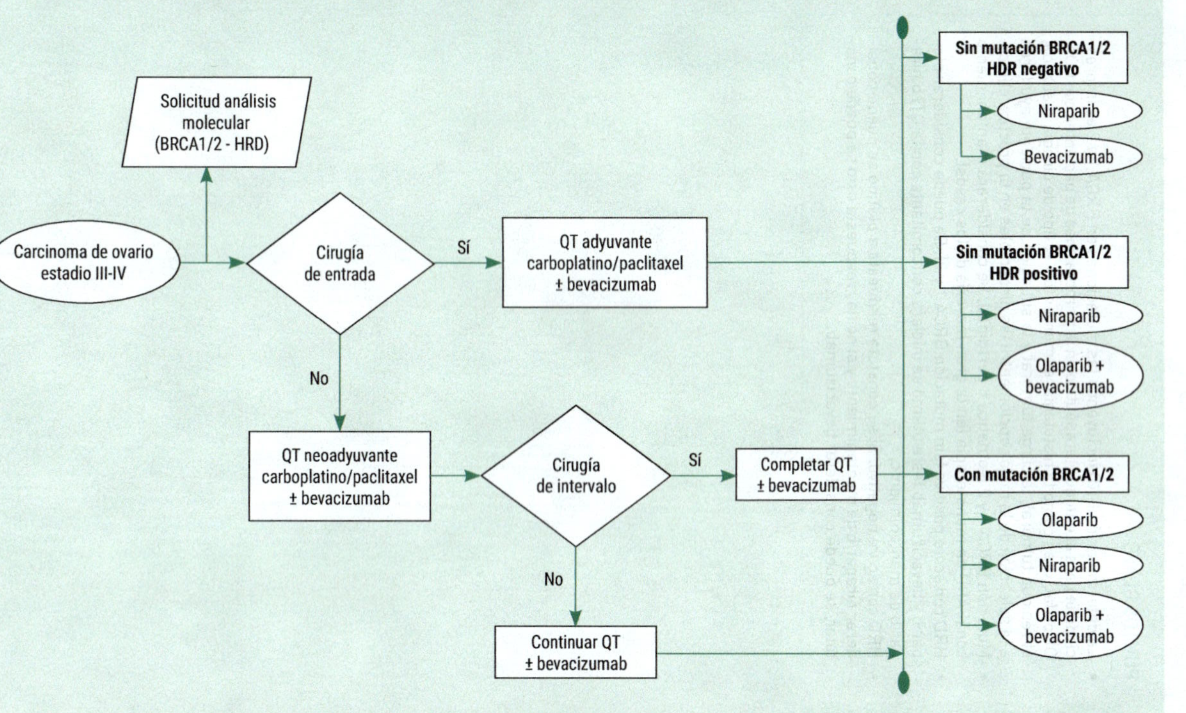

Algoritmo 37-1. Algoritmo del cáncer de ovario (CO). HRD: déficit en recombinación homóloga; QT: quimioterapia.

BIBLIOGRAFÍA

Banerjee S, Moore KN, Colombo N, Scambia G, Kim BG, Oaknin A, et al. Maintenance olaparib for patients with newly diagnosed advanced ovarian cancer and a BRCA mutation (SOLO1/GOG 3004): 5-year follow-up of a randomised, double-blind, placebo-controlled, phase 3 trial. Lancet Oncol. 2021;22(12):1721-31.

González-Martín A, Pothuri B, Vergote I, DePont Christensen R, Graybill W, Mirza MR, et al. Niraparib in Patients with Newly Diagnosed Advanced Ovarian Cancer. N Engl J Med. 2019;381(25):2391-402.

González-Martín A, Pothuri B, Vergote I, Graybill W, Lorusso D, McCormick CC. Progression-free survival and safety at 3.5 years of follow-up: results from the randomised phase 3 PRIMA/ENGOT-OV26/GOG-3012 trial of niraparib maintenance treatment in patients with newly diagnosed ovarian cancer. Eur J Cancer. 2023;189:112908.

Ray-Coquard I, Pautier P, Pignata S, Pérol D, González-Martín A, Berger R, et al. Olaparib plus Bevacizumab as First-Line Maintenance in Ovarian Cancer. N Engl J Med. 2019;381(25):2416-28.

Redondo A, Guerra E, Manso L, Martin-Lorente C, Martinez-Garcia J, Perez-Fidalgo JA, et al. SEOM clinical guideline in ovarian cancer (2020). Clin Transl Oncol. 2021;23(5):961-8.

Tratamiento de la recaída candidata a platino

38

M. Quindós Varela, R. Lesta Mellid y B. Alonso de Castro

INTRODUCCIÓN

Aproximadamente, el 80-85 % de las pacientes con cáncer de ovario avanzado (COA) recaerán en los primeros 10 años tras el diagnóstico. El tratamiento de las pacientes con enfermedad recurrente se presenta como un desafío, dados la heterogeneidad de esta y los diferentes escenarios clínicos tras la incorporación de los iPARP al tratamiento del COA en primera línea. Se ha sustituido la clasificación clásica platinosensible (PS) y platinorresistente (PR) tras el *5th Ovarian Cancer Consensus Conference (OCCC) of the Gynecological Cancer Intergroup* del año 2015 y el consenso ESMO-ESGO-ESP por si el platino puede ser la mejor opción de tratamiento teniendo en cuenta una serie de factores. Los factores dependientes del tumor son el subtipo histológico, el estatus de BRCA y el déficit de recombinación homóloga (HRD). Factores dependientes del paciente serían el estado general, las comorbilidades y preferencias del paciente, las toxicidades acumuladas y el tipo de recurrencia (síntomas, carga tumoral, etc.). También hay que considerar factores dependientes del tratamiento como el intervalo libre de tratamiento especificando el tratamiento previo con platino (ILTp), iPARP, etc.; si hubo cirugía a la recaída, la respuesta obtenida al tratamiento previo y el número de líneas previas.

TRATAMIENTO DE LA RECAÍDA CANDIDATA A PLATINO

En este capítulo se revisan la evidencia científica y las opciones de tratamiento actuales en estas pacientes con COA en recaída candidatas a platino (**Algoritmo 38-1**).

Cirugía en la recaída

El ensayo aleatorizado Desktop III demostró un beneficio significativo en supervivencia global (SG) de la cirugía en recaída en las pacientes que cumplían los criterios AGO, sobre todo si la resección había sido completa. Por lo tanto, se debe recomendar la cirugía en la recaída en pacientes que cumplan criterios predictivos de resección completa: intervalo libre de platino >6 meses, sin enfermedad residual tras cirugía de citorreducción primaria, ausencia o menos de 500 ml de ascitis y buen *performance status* 0-1 (v. **cap. 35**).

Quimioterapia

En las pacientes elegibles para platino la primera opción de tratamiento es un esquema basado en la combinación con platino. Existen tres combinaciones con paclitaxel, gemcitabina o doxorubicina liposomal pegilada (DLP) que se asocian con una supervivencia libre de progresión (SLP) y una SG más prolongadas en comparación con el platino como agente único. Ninguna de estas combinaciones puede considerarse superior en términos de eficacia; la selección del doblete se realiza en función del perfil de efectos secundarios. En el estudio CALYPSO, donde se comparó carboplatino-paclitaxel con carboplatino-DLP, la SLP fue de 11,3 *vs*. 9,4 meses (*hazard ratio* [HR]: 0,82), sin diferencias en SG, y con un perfil de seguridad favorable al esquema carboplatino-DLP.

Trabectedina-DLP (AGO-OVA 301) puede ser una alternativa en pacientes tratadas con ≥2 líneas de platino, iPARP y bevacizumab previos. Este esquema ofrece un beneficio en SLP de 3 meses y en SG de 9,7 meses en relación con la DLP en monoterapia.

Terapia de mantenimiento

Con la evidencia actual disponible se puede considerar que el tratamiento de mantenimiento en recaída tras respuesta a platino con bevacizumab e iPARP (olaparib, rucaparib, niraparib) ha demostrado beneficio significativo, en los estudios pivotales de fase III, en SLP frente a placebo.

En los últimos 3-4 años ha habido un cambio de paradigma en el tratamiento del COA dado el beneficio demostrado en SLP del mantenimiento con iPARP en primera línea del COA, que conllevó su aprobación por la Agencia Europea del Medicamento. Esto ha dado lugar a nuevos escenarios en la recaída, en función del tratamiento recibido en primera línea (bevacizumab, iPARP o ambos) y de si la recaída tuvo lugar durante el tratamiento o al finalizarlo, y supone un desafío a la hora de la elección del tratamiento de mantenimiento dada la escasa evidencia científica disponible en este contexto.

En el retratamiento con iPARP, se dispone del estudio en fase IIIb OReO/ENGOT Ov-38 presentado en ESMO 2021, que demostró beneficio estadísticamente significativo en SLP con el retratamiento de olaparib *vs*. placebo, aunque clínicamente poco relevante. Este beneficio es independiente del biomarcador: en BRCAmut es de 4,3 *vs*. 2,8 meses (HR: 0,57) y en BRCAwt, de 5,3 *vs*. 2,8 meses (HR: 0,43), respectivamente. Cabe destacar que solo el 7 % en BRCAmut y el 14 % en BRCAwt recibieron el tratamiento en segunda línea. Un 40-45 % de las pacientes fueron resistentes a olaparib, así como un 10 % de las pacientes en la cohorte BRCAm, y un 14 % en la BRCA wt logró un beneficio prolongado y clínicamente relevante con el retratamiento. El análisis por subgrupos orienta a un mayor beneficio en las pacientes que mantuvieron el iPARP ≥12 meses en la línea previa.

A continuación se repasa la evidencia científica disponible hasta la fecha.

Bevacizumab

El estudio aleatorizado en fase III de bevacizumab combinado con carboplatino-gemcitabina, en pacientes en primera recaída que no habían sido tratadas previamente con antiangiogénicos, mostró un beneficio en la tasa de respuesta (TR) y la SLP. La combinación de bevacizumab con carboplatino y paclitaxel en este contexto también ha mostrado una mejora en la SLP. Asimismo, la combinación de carboplatino-DLP y bevacizumab ha mostrado beneficios en la SLP y la SG en comparación con carboplatino-gemcitabina y bevacizumab. En el estudio MITO-16B se estudió la eficacia del retratamiento con bevacizumab tras su uso en primera línea, demostrando beneficio en SLP (**Tabla 38-1**).

En pacientes sintomáticas que precisen una rápida repuesta, sin contraindicación al bevacizumab y que hayan recibido iPARP en primera línea los esquemas anteriores serían de elección.

Mantenimiento con inhibidores de PARP

Los tres iPARP, olaparib, rucaparib y niraparib, han demostrado beneficio en SLP en mantenimiento tras respuesta a platino en cáncer de ovario recurrente (COR). La magnitud del beneficio es mayor en las pacientes con mutaciones de BRCA, seguidas de las pacientes HRD, pero también se benefician las pacientes sin mutación en BRCA, independientemente del estado de recombinación homóloga.

BRCA mutados

El mantenimiento con olaparib (SOLO-2) en pacientes con COR que hayan respondido al platino y presenten una mutación en BRCA ha demostrado un beneficio

Tabla 38-1. Estudios y evidencia científica de los tratamientos actuales

	OCEANS	GOG 213	MITO 16	AGO-OVAR 2.21
Ramas tratamiento	Carbo-gem ± BVZ	QT ± BVZ	QT ± BVZ	Carbo-gem-BVZ *vs.* carbo-DLP-BVZ
SLP (meses)	8,4 *vs.* 12,4	10,4 *vs.* 13,8	8,8 *vs.* 11,8	11,7 *vs.* 13,3
HR	0,48 (0,39-0,6)	0,63 (0,53-0,74)	0,51 (0,41-0,65)	0,81 (0,68-0,96)
SG (meses)	32 *vs.* 33,6	37,3 *vs.* 42,2	26,7 *vs.* 27,1	27,9 *vs.* 32
HR	0,95 (0,77-1,18)	0,83 (0,68-1,0)	1 (0,73-1,39)	0,81 (0,67-0,98)

BVZ: bevacizumab; carbo: carboplatino; DLP: doxorubicina liposomal pegilada; HR: *hazard ratio*; QT: quimioterapia; SG: supervivencia global; SLP: supervivencia libre progresión.

de 13,6 meses (HR: 0,30) en SLP y de 12,9 meses en SG (51,7 *vs.* 38,8 meses; HR: 0,74) frente a placebo. El niraparib (NOVA) y el rucaparib (ARIEL3) también han demostrado un beneficio en SLP en este contexto, con un beneficio de 15 y 11 meses frente a placebo, en pacientes con COR con una mutación en BRCA y respuesta a platino previo.

BRCA no mutado

En el estudio NOVA, el mantenimiento con niraparib en COR BRCA no mutado demostró un beneficio en SLP frente a placebo de 9,3 *vs.* 3,9 meses (HR: 0,45). En el análisis por subgrupos la SLP en la población HRD fue de 12,9 *vs.* 3,8 meses (HR: 0,38) mientras en la población HRP fue de 6,9 *vs.* 3,8 meses (HR: 0,58). En cuanto al rucaparib, en el estudio ARIEL3 el mantenimiento con este fármaco supuso un beneficio en SLP de 8,2 meses (HR: 0,32) para la población HRD y de 1,3 meses (HR: 0,58) para la población HRP.

PUNTOS CLAVE

- Se ha abandonado la clasificación tradicional y arbitraria platinosensible y platinorresistente por pacientes en las que el platino es una opción o no, teniendo en cuenta factores dependientes del tumor, de la paciente y del tratamiento, destacando el intervalo libre de tratamiento.
- En el COA en donde el platino es una opción, el estándar de tratamiento se basa en una combinación con platino. Respecto a la importancia del tratamiento de mantenimiento en el COR, si hay respuesta al platino y no ha recibido mantenimiento con IPARP en 1ª línea esta es la opción de elección. Se podría considerar el retratamiento con iPARP en pacientes con respuesta a platino, largo intervalo libre de tratamiento con platino o progresión tras completar mantenimiento con iPARP en primera línea.
- El tratamiento de combinación de platino-bevacizumab seguido de mantenimiento con bevacizumab es el tratamiento de elección en pacientes sintomáticas que precisen rápida respuesta sobre todo si BRCAwt y si han recibido mantenimiento con iPARP en 1ª línea.

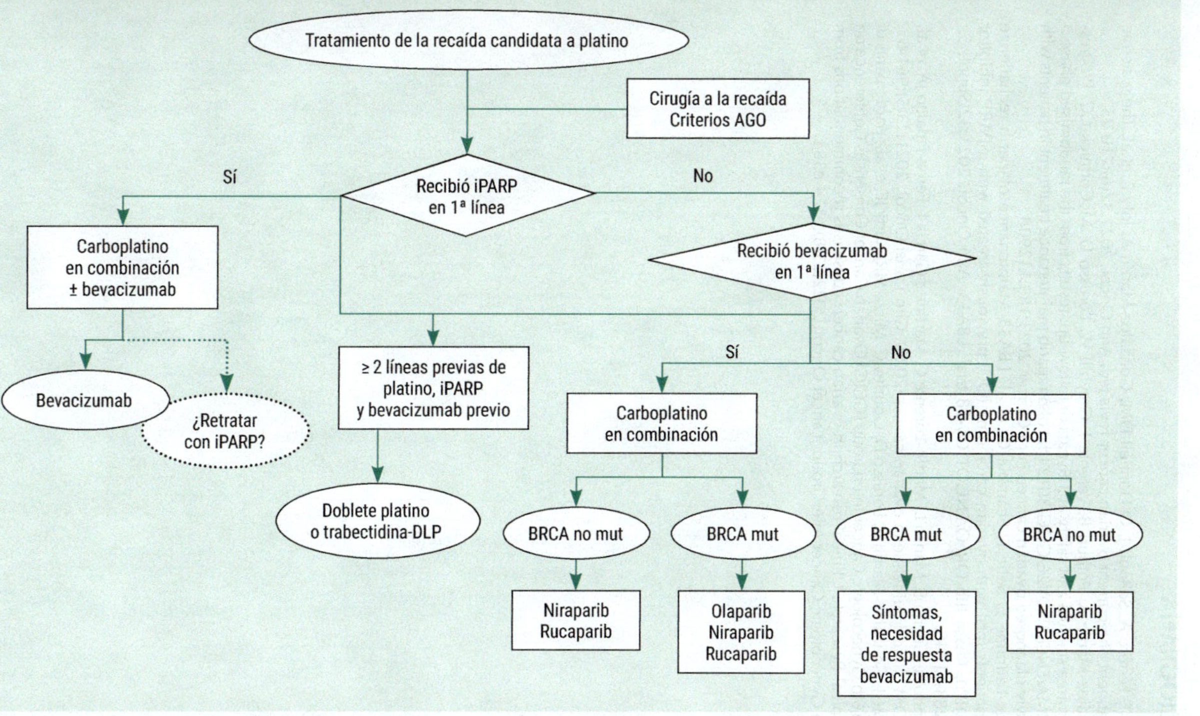

Algoritmo 38-1. Tratamiento de la recaída elegible a platino. BRCA mut: mutación BRCA; DLP: doxorubicina liposomal pegilada; IPARP: inhibidores de la poli ADP ribosa polimerasa.

BIBLIOGRAFÍA

Baert T, Ferrero A, Sehouli J, O'Donnell DM, González-Martín A, Joly F, et al. The systemic treatment of recurrent ovarian cancer revisited. Ann Oncol. 2021;32(6):710-25.

González-Martín A, Pothuri B, Vergote I, Graybill W, Lorusso D, McCormick CC. Progression-free survival and safety at 3.5years of follow-up: results from the randomised phase 3 PRIMA/ENGOT-OV26/GOG-3012 trial of niraparib maintenance treatment in patients with newly diagnosed ovarian cancer. Eur J Cancer. 2023;189:112908.

Pujade-Lauraine E, Selle F, Scambia G, et al. LBA33 Maintenance olaparib rechallenge in patients (pts) with ovarian carcinoma (OC) previously treated with a PARP inhibitor (PARPi): Phase IIIb OReO/ENGOT Ov-38 trial. LBA33. Ann Oncol. 2021;32(Suppl. 5): S1283-S1346.

Redondo A, Guerra E, Manso L, Martin-Lorente C, Martinez-Garcia J, Perez-Fidalgo JA, et al. SEOM clinical guideline in ovarian cancer (2020). Clin Transl Oncol. 2021;23(5):961-8.

Vergote I, Gonzalez-Martin A, Lorusso D, Gourley C, Mirza MR, Kurtz JE, et al.; participants of the 6th Gynecologic Cancer InterGroup (GCIG) Ovarian Cancer Consensus Conference on Clinical Research. Clinical research in ovarian cancer: consensus recommendations from the Gynecologic Cancer InterGroup. Lancet Oncol. 2022;23(8):e374-e384.

Tratamiento de la recaída no candidata a platino

39

C. Salvador Coloma

INTRODUCCIÓN

Las pacientes con cáncer epitelial de ovario (CEO) avanzado recaen en el 70% de los casos en los primeros 3 años y en el 80-85% en los 10 años siguientes, a pesar de un tratamiento adecuado. El manejo de la enfermedad en la recaída dependerá de diversos factores, algunos dependientes de la paciente, como el *performance status*, la comorbilidad, la edad, las preferencias de la paciente, la toxicidad residual, el número y tipos de tratamientos previos, y el intervalo libre de platino (ILP), y otros dependientes del tumor, como la histología, la mutación de BRCA y la extensión y localización del mismo.

INTERVALO LIBRE DE TRATAMIENTO CON PLATINO

El pronóstico y la probabilidad de respuesta a líneas subsiguientes dependerá del intervalo libre de tratamiento tras la última dosis de quimioterapia (QT) con platino. El *Gynecological Cancer Intergroup* (GCIG) definió clásicamente el ILP como el intervalo de tiempo que transcurre entre la última dosis de platino administrada hasta la progresión de la enfermedad. La enfermedad clásicamente se clasificaba en:

- Enfermedad platinosensible (su manejo se trata en un capítulo anterior): pacientes con ILP ≥6 meses.
- Enfermedad platinorresistente: pacientes con ILP <6 meses. En este último grupo se incluirá la enfermedad platinorrefractaria, que engloba a las pacientes que progresan durante la primera línea de platino o dentro de las 4 semanas a partir de la última dosis de QT con platino.

No se debe olvidar que la categorización según el ILP es probabilística, siendo la probabilidad de respuesta una variable continua. Además, la categorización de la enfermedad en platinorresistente/refractaria engloba una población muy heterogénea, con pacientes en recaída tras una primera o varias líneas de tratamiento. El comportamiento biológico del tumor en este grupo será muy variable, con tasas de crecimiento y distribución de síntomas diferentes que precisarán un abordaje personalizado. La definición clásica de enfermedad resistente al platino se limita al ILP <6 meses y dependerá en muchas ocasiones del momento de evaluación de la enfermedad. Para tratar de superar esta limitación, en el último consenso se engloba una población más extensa, denominada **enfermedad no candidata a platino**. Este grupo de pacientes tienen muy mal pronóstico, ya que presentan tasas de respuesta (TR) a la QT de un 20 % y una mediana de supervivencia de unos 12 meses.

OPCIONES TERAPÉUTICAS

No existe una estrategia de tratamiento estándar para el manejo del CEO no candidata a platino. La evidencia de un rescate quirúrgico es muy limitada y con escaso beneficio. Ante las pocas opciones terapéuticas se debe considerar la inclusión en un ensayo clínico. Existe un conjunto de fármacos que han demostrado actividad en este contexto clínico, pero sin diferencias significativas en eficacia. Tampoco se dispone de biomarcadores que faciliten la selección de pacientes.

Tratamiento con quimioterapia en monoterapia

Los estudios con combinaciones de QT frente a la monoterapia no han demostrado diferencias significativas en el tiempo a la progresión o en la TR, pero sí menor toxicidad de la monoterapia. Los fármacos con más evidencia en este escenario son el paclitaxel, topotecán, doxorubicina liposomal pegilada (DLP) y gemcitabina. Estos han demostrado una actividad modesta en estudios aleatorizados en fase III con una mediana de supervivencia global (SG) en un rango de 9 a 12 meses y una TR global del 10-15 %. La Cochrane realizó una revisión sistemática de ensayos en CEO platinorresistentes (n = 1323) y concluyó que paclitaxel, topotecán y DLP tienen una eficacia similar, pero diferente perfil de efectos secundarios. Por tanto, la elección entre estos fármacos dependerá del perfil de efectos adversos, el tratamiento previo y la experiencia del clínico (**Algoritmo 39-1**).

Paclitaxel

Se ha visto que es uno de los agentes más activos en el CEO, particularmente en las pacientes que no han sido tratadas previamente con paclitaxel, donde muestra una TR del 13-50 %. Un estudio en fase II demostró que el paclitaxel semanal presentaba una TR global del 21 % (46 % con estabilidad de la enfermedad [EE]). En el año 2016 se comparó el paclitaxel semanal frente al trisemanal en este grupo de pacientes, demostrando una SG de 16 frente a 11,9 meses y una supervivencia libre de progresión (SLP) de 7 frente a 4,5 meses a favor del tratamiento semanal. La toxicidad más frecuente es la neurotoxicidad, que en ocasiones puede limitar su utilización.

Topotecán

Es un fármaco muy utilizado en el CEO en recaída. Aunque previamente se administraba 5 días seguidos cada 28 días, en la actualidad, se prescribe de forma semanal. No se han observado diferencias en SG, SLP ni calidad de vida entre ambos brazos. Sin embargo, el brazo semanal se asoció con menor tasa de neutropenia de grado 3-4.

Doxorubicina liposomal pegilada (DLP)

Ha demostrado actividad tanto en pacientes resistentes a platino como en pacientes resistentes a paclitaxel. En uno de los estudios aleatorizados en fase III más amplios realizados en esta población se comparó frente a topotecán, con una TR del 20 % frente al 17 % y una mediana de SG de 66 frente a 56 semanas. Por tanto, tiene una eficacia similar, pero una administración cada 4 semanas y un perfil de efectos secundarios manejable la convierten en una opción a considerar.

Gemcitabina

Parece tener una actividad equivalente a la DLP. Existen datos de comparación directa de gemcitabina con DLP en un estudio en fase III con pacientes con CEO platinorresistentes, donde se muestra una TR global similar (9 % frente a 11 %), mayor control de la enfermedad (55 % frente a 39 %), así como una SG pareja (13 frente a 14 meses). Sin embargo, la gemcitabina presentaba mayor toxicidad digestiva (náuseas, vómitos [13 %]), fatiga (11 %) y neutropenia (38 %).

Bevacizumab en monoterapia

Se ha estudiado su utilización tanto en monoterapia como en combinación con QT. Como fármaco único destaca el estudio del *Gynecologic Oncology Group* 170D, donde las pacientes eran tratadas con bevacizumab 15 mg/kg cada 3 semanas. Se obtuvo una respuesta del 21 %. La mediana de SLP y de SG fue de 4,7 y 17 meses, respectivamente.

Otras opciones de quimioterapia en monoterapia

Existen otras opciones que podrían considerarse, como el etopósido (TR global del 27 %), el nab-paclitaxel (TR global del 23 % y EE del 36 %), el pemetrexed (TR global del 21 % y EE del 35 %) y el docetaxel (TR global del 23 % y tasas de EE del 28 %). Respecto al docetaxel, es importante destacar que administrado de forma trisemanal, frente a paclitaxel semanal, es más tóxico y menos eficaz. Y finalmente el mirvetuximab soravtansine (anticuerpo dirigido contra el receptor de folato alfa y un conjugado inhibidor de microtúbulo), por el momento, solo tiene una aprobación regulatoria en Estados Unidos.

Tratamiento de quimioterapia en monoterapia con bevacizumab

En pacientes adecuadamente seleccionadas, se valora la opción de la mono-QT con bevacizumab. Las pacientes diana serían aquellas que cumplen los criterios del estudio AURELIA con la precaución de que no tengan antecedentes de obstrucción intestinal en los últimos 6 meses o evidencia de compromiso intestinal tumoral. El estudio en fase III AURELIA incluyó 361 pacientes con CEO platinorresistentes que fueron aleatorizadas a recibir QT (paclitaxel semanal, topotecán o DLP) con o sin bevacizumab. Cabe destacar que, a la progresión, las pacientes de la rama sin antiangiogénico tenían permitido recibir bevacizumab en monoterapia. La combinación mostró un aumento de la TR global (31 % frente a 13 %), con una superior SLP (6,7 frente a 3,4 meses; HR: 0,48; IC 95 %: 0,38-0,60). El aumento en SG no fue estadísticamente significativo (16,6 frente a 13,3 meses; HR: 0,85; IC 95 %: 0,66-1,08), probablemente debido al entrecruzamiento (40 % de las pacientes). El beneficio máximo fue para la combinación de paclitaxel-bevacizumab (10,4 frente a 3,9 meses). Se reportaron un 2,2 % de perforaciones intestinales.

Opciones de tratamiento alternativas

Tratamientos combinados

Aunque existen varias opciones activas se prefiere, habitualmente, la opción de tratamientos secuenciales con agentes únicos antes que las combinaciones de QT. Esto es debido al efecto aditivo de la toxicidad y la falta de evidencia sólida de aumento de supervivencia en los tratamientos combinados.

Tratamiento hormonal

Podría plantearse para pacientes que presentan progresión pero tienen escasas opciones terapéuticas. Aunque presentan una baja TR, tienen un buen perfil de toxicidad. Entre las opciones estarían el tamoxifeno (TR del 10 % y EE del 32 %), el letrozol (TR del 9 %) y el fulvestrant (EE del 50 %).

Opciones en investigación

La inmunoterapia en CEO platinorresistente no ha demostrado presentar un impacto significativo hasta la fecha. Otras opciones que se encuentran en estudio son los inhibidores de WEE 1, anticuerpos conjugados e inhibidores de la tirosina-cinasa TIE, entre otros.

PUNTOS CLAVE

- Los estudios con combinaciones de QT frente a la monoterapia no han demostrado diferencias significativas en el tiempo a la progresión o en la TR, pero sí menor toxicidad de la monoterapia.
- Los fármacos con más evidencia en este escenario son paclitaxel, topotecán, DLP y gemcitabina.
- En pacientes adecuadamente seleccionadas se puede valorar la opción de la mono-QT con bevacizumab.

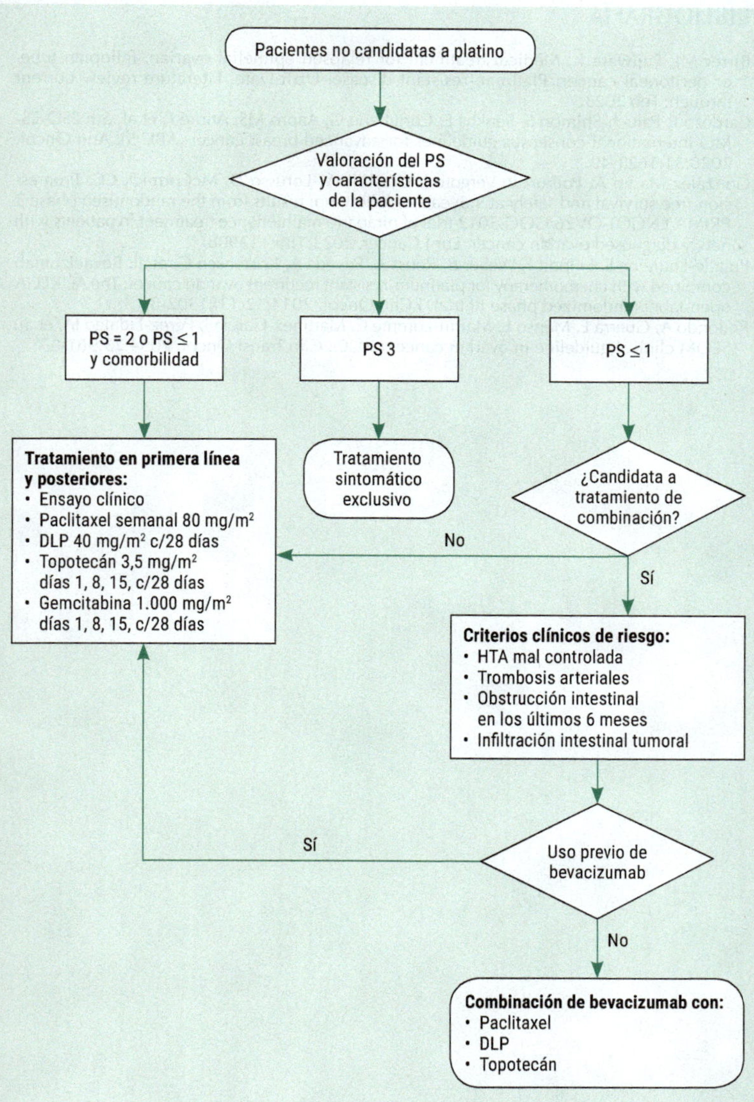

Algoritmo 39-1. Algoritmo del tratamiento sistémico de la recaída en CEO con enfermedad no candidata a platino. DLP: doxorubicina liposomal pegilada; HTA: hipertensión arterial; ILP: intervalo libre de platino; PS: *performance status*.

BIBLIOGRAFÍA

Birrer MJ, Fujiwara K. Medical treatment for relapsed epithelial ovarian, fallopian tube, or peritoneal cancer: Platinum-resistant disease. UpToDate. Literature review current through: Feb 2023.

Cardoso F, Paluch-Shimon S, Senkus E, Curigliano G, Aapro MS, André F, et al. 5th ESO-ESMO international consensus guidelines for advanced breast cancer (ABC 5). Ann Oncol. 2020;31:1623-49.

González-Martín A, Pothuri B, Vergote I, Graybill W, Lorusso D, McCormick CC. Progression-free survival and safety at 3.5years of follow-up: results from the randomised phase 3 PRIMA/ENGOT-OV26/GOG-3012 trial of niraparib maintenance treatment in patients with newly diagnosed ovarian cancer. Eur J Cancer. 2023;189:112908.

Pujade-Lauraine E, Hilpert F, Weber B, Reuss A, Poveda A, Kristensen G, et al. Bevacizumab combined with chemotherapy for platinum-resistant recurrent ovarian cancer: The AURELIA open-label randomized phase III trial. J Clin Oncol. 2014;32(13):1302-8.

Redondo A, Guerra E, Manso L, Martín-Lorente C, Martínez-García J, Pérez-Fidalgo JA, et al. SEOM clinical guideline in ovarian cancer (2020). Clin Transl Oncol. 2094;23:961-8.

Seguimiento en el cáncer de ovario epitelial

40

E. Garrigós Llabata y Ó. Piñero Sánchez

INTRODUCCIÓN

El cáncer epitelial de ovario es la principal causa de muerte por cáncer ginecológico en el mundo; la supervivencia a 5 años es de aproximadamente el 49%, aunque la supervivencia es mayor en pacientes con enfermedad en estadio temprano y ciertos subtipos histológicos.

El tratamiento quirúrgico del cáncer de ovario en estadio aparentemente inicial tiene un doble objetivo: resección completa del tumor y valoración de la extensión de la enfermedad. La tasa de recurrencia en estos casos es del 25%.

La cirugía de citorreducción en los casos avanzados de cáncer epitelial de ovario tiene una finalidad terapéutica demostrada. El objetivo de la cirugía ha de ser la exéresis completa (R0) de cualquier tumor visible sin dejar enfermedad residual macroscópica, dado que el volumen de enfermedad residual tras la cirugía impactará en el riesgo de recidiva y la tasa de supervivencia final de las pacientes. La tasa de recurrencia es superior al 80% en los casos avanzados.

El número de casos tratados de cáncer de ovario por centro y año y por especialistas con dedicación en ginecología oncológica se ha correlacionado con un mejor resultado oncológico de estas pacientes. Se considera un indicador de calidad en el tratamiento de esta patología (>20 casos por centro y >10 casos cirujano/año).

SEGUIMIENTO

La vigilancia y el seguimiento tras el tratamiento inicial de las pacientes tienen como objetivo la evaluación de la respuesta al tratamiento, detectar posibles complicaciones o efectos secundarios, así como secuelas de los mismos.

Actualmente, no existen pruebas que demuestren que el seguimiento sistemático de las pacientes tratadas por cáncer de ovario mejore la supervivencia.

El reconocimiento temprano de la recaída se debe realizar en la consulta médica a través de una historia clínica detectando posibles síntomas, mediante la exploración, que incluirá un examen físico, pélvico y abdominal.

El uso de la ecografía transvaginal, ampliamente realizado, no ha demostrado que detecte de manera precoz las recaídas.

El CA-125 u otros marcadores tumorales tienen su utilidad si inicialmente han estado elevados en el momento del diagnóstico. El tratamiento precoz de la recidiva del cáncer de ovario, basado únicamente en el aumento de la concentración del CA-125, no ha demostrado beneficio para la supervivencia.

La proteína epididimal humana 4, llamada comúnmente HE4, se ha propuesto como el biomarcador más prometedor pudiendo complementar al CA-125 y ha sido aprobada para controlar el seguimiento y la recidiva de las pacientes con cáncer de ovario. Se sobreexpresa en cánceres de ovario serosos y endometriodes. No se suele modificar por patologías benignas ni por factores externos. Presenta una sensibilidad y especificidad más elevada al combinarla con el CA-125.

Se recomiendan pruebas adicionales como hemograma, perfil químico, según esté clínicamente indicado.

Las pruebas de imagen se deben realizar de acuerdo con los síntomas relatados por las pacientes en la historia clínica, siendo la TC la prueba inicial para diagnosticar la posible recaída de la enfermedad.

Se recomienda la realización de pruebas moleculares tumorales, si no se han realizado previamente, y remitir a las pacientes para una evaluación del riesgo genético, si no se ha hecho antes.

Al planificar el seguimiento, un enfoque razonable podría ser evaluar a la paciente cada 3-4 meses durante los primeros 3 años y cada 6 meses del 3er al 5º año. A partir de los 5 años el seguimiento se puede individualizar en función de los factores de pronóstico y las modalidades de tratamiento, siendo una opción válida el seguimiento anual. El seguimiento se verá modificado con las posibles recaídas y sus tratamientos (**Algoritmo 40-1**).

A pesar de la evidencia limitada se recomienda una labor adicional del médico, que incluya educar a las pacientes sobre signos y síntomas (dolor pélvico, hinchazón abdominal, saciedad temprana, obstrucción, pérdida de peso o fatiga), consecuencias psicológicas, evaluación y apoyo de las necesidades familiares y sociales, así como el asesoramiento sobre riesgos genéticos, asesoramiento sobre fertilidad y tratamiento de los síntomas de la menopausia.

PUNTOS CLAVE

- No existe un consenso general en cuanto al seguimiento del cáncer de ovario con evidencia científica pero una estrategia ampliamente aceptada es una visita cada 3-4 meses durante los primeros 3 años y cada 6 meses del 3er al 5º año. A partir de los 5 años, anual, hasta el 10º año, cuando se podría plantear el alta.
- El HE4 y CA-125 presentan una sensibilidad y especificidad más elevada al combinarlos.
- El seguimiento se recomienda realizarlo con evaluación clínica y niveles séricos del CA-125, solicitando una prueba de imagen según criterio clínico y/o si se evidencia una elevación del CA-125.
- El tratamiento basado exclusivamente en la elevación del CA-125 no ha demostrado beneficio en la supervivencia.

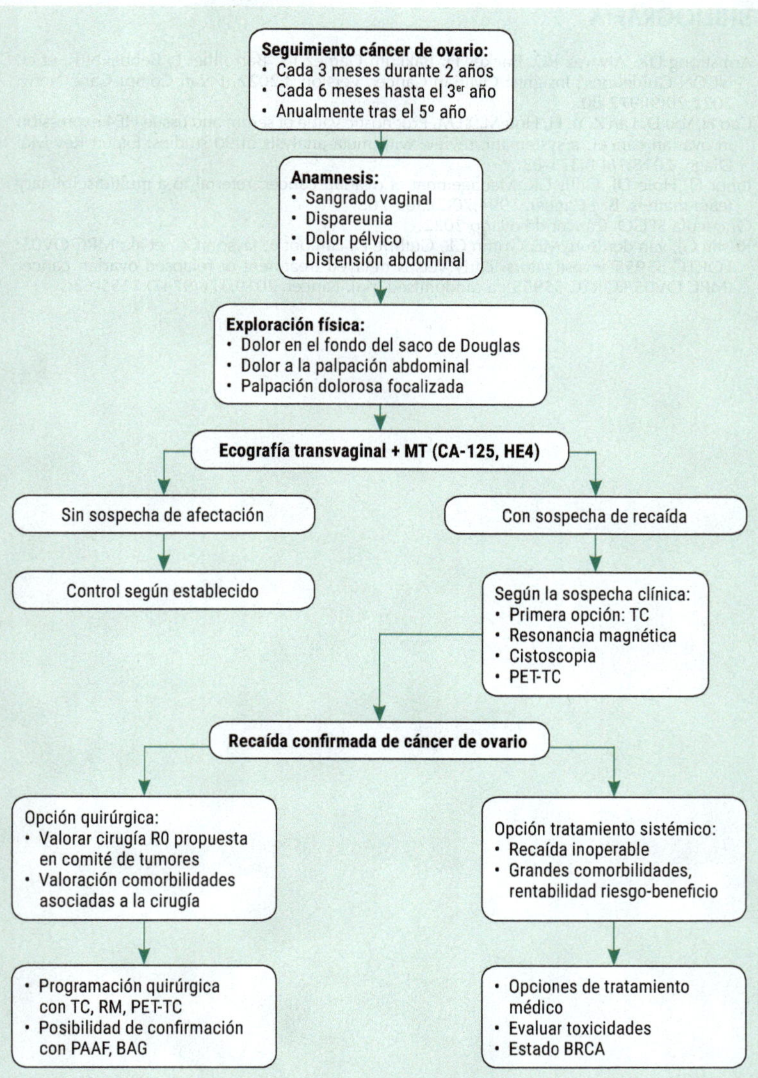

Algoritmo 40-1. Algoritmo del seguimiento del cáncer de ovario epitelial. BAG: biopsia aguja gruesa; HE4: proteína del epidídimo humano HE4; MT: marcadores tumorales; PAAF: punción aspirativa con aguja fina; PET-TC: tomografía por emisión de positrones; RM: resonancia magnética; TC: tomografía computerizada.

BIBLIOGRAFÍA

Armstrong DK, Alvarez RD, Backes FJ, Bakkum-Gamez JN, Barroilhet L, Behbakht K, et al. NCCN Guidelines® Insights: Ovarian Cancer, Version 3.2022. J Natl Compr Canc Netw. 2022;20(9):972-80.

Cao H, You D, Lan Z, Ye H, Hou M, Xi M. Prognostic value of serum and tissue HE4 expression in ovarian cancer: a systematic review with meta-analysis of 90 studies. Expert Rev Mol Diagn. 2018;18(4):371-83.

Junor EJ, Hole DJ, Gillis CR. Management of ovarian cancer: referral to a multidisciplinary team matters. Br J Cancer. 1994;70(2):363-70.

Oncoguía SEGO. Cáncer de ovario 2022.

Rustin GJ, van der Burg ME, Griffin CL, Guthrie D, Lamont A, Jayson GC, et al.; MRC OV05; EORTC 55955 investigators. Early versus delayed treatment of relapsed ovarian cancer (MRC OV05/EORTC 55955): a randomised trial. Lancet. 2010;376(9747):1155-63.

Tumores de ovario *borderline*

41

A. R. Guijarro Campillo y P. Padilla Iserte

INTRODUCCIÓN

Los tumores ováricos *borderline* (TOBL) son neoplasias epiteliales con proliferación papilar y atipia nuclear variable, sin mostrar invasión destructiva del estroma. Estos tumores se comportan biológicamente como una entidad nosológica distinta del cáncer epitelial de ovario (CEO) en cuanto a su historia natural, factores pronósticos y respuesta a la quimioterapia.

Los TOBL representan el 14-15 % de todas las neoplasias ováricas primarias y el 10-20 % de todos los tumores epiteliales ováricos, con una incidencia de 0,8 a 1,8 por cada 100.000 mujeres por año. La mayoría de los casos se diagnostican en estadios iniciales, con una supervivencia estimada a los 5 años superior al 95 % en estadio I y de un 65 % en estadios II-IV. Presentan características intermedias entre los tumores benignos y malignos, siendo típico el crecimiento papilar exofítico (**Fig. 41-1**).

CLASIFICACIÓN HISTOLÓGICA

Se clasifican en cinco subtipos histológicos según el tipo de célula epitelial. El más común es el seroso, seguido del mucinoso (**Tabla 41-1**). Existen cambios en la última actualización de la OMS en 2020 respecto a las clasificaciones pasadas:

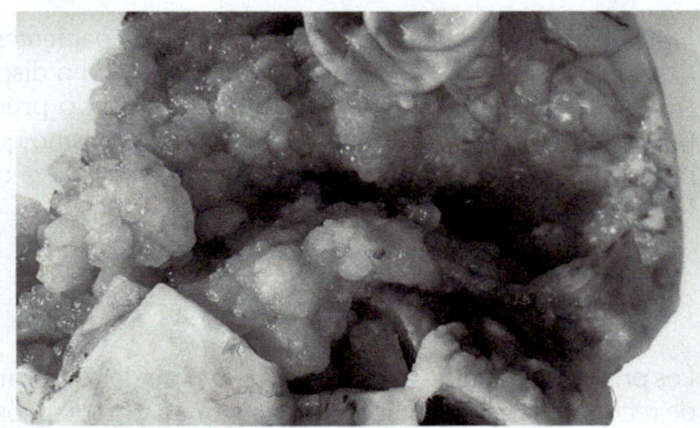

Figura 41-1. Pieza quirúrgica abierta procedente de un tumor seroso *borderline*, donde se puede observar el crecimiento papilar exofítico típico.

Tabla 41-1. Diferencias entre los dos subtipos más frecuentes de TOBL

TOBL seroso	TOBL mucinoso
Alta incidencia de bilateralidad	Comúnmente unilateral
Menor tamaño al diagnóstico (12 cm)	Mayor tamaño al diagnóstico (18 cm)
Implantes peritoneales frecuentes	Implantes peritoneales raros
Tasa de recurrencia mayor	Tasa de recurrencia menor
Mayor probabilidad de recidiva en forma de tumor *borderline*	Mayor riesgo de recidiva en forma de tumor maligno

TOBL: tumor ovárico *borderline*.

- Se recomienda el uso del término *tumor borderline*.
- Los implantes invasivos (>5 mm) en asociación con un TOBL seroso deben considerarse un carcinoma seroso de bajo grado extraovárico.
- La progresión de un TOBL seroso a carcinoma seroso de bajo grado es rara y ocurre aproximadamente en el 4-5 % de los casos.
- La definición de TOBL seroso con microinvasión se limita a lesiones únicas con un diámetro ≤5 mm.
- La variante micropapilar de los TOBL serosos se considera como un subtipo distinto dentro de estos, con mayor predisposición al desarrollo de un carcinoma.
- Se ha abandonado la diferenciación de los tumores *borderline* mucinosos en tipo endocervical e intestinal. La clasificación destaca la importancia de considerar la metástasis si hay un TOBL mucinoso, incluso si no se ha identificado un tumor primario (extragenital). El término *implante* no debe usarse en el contexto de TOBL mucinoso.

Clínica y diagnóstico

La clínica es la de cualquier masa anexial. Son pacientes en su mayoría asintomáticas o con síntomas de dolor abdomino-pélvico o dispareunia. Frecuentemente se detecta de forma incidental en una revisión o prueba de imagen realizada por otro motivo. El estudio de extensión es el mismo que en el CEO. Los valores del marcador CA-125 no han demostrado utilidad, ya que suelen ser normales o ligeramente elevados.

Factores pronósticos

Los principales factores pronósticos relacionados directamente con la probabilidad de recurrencia son el estadio de la enfermedad al diagnóstico (FIGO) y la presencia de implantes peritoneales microinvasivos (≤5 mm). Los factores pronósticos se presentan en la **tabla 41-2**.

Tratamiento

La cirugía es la piedra angular en el tratamiento de los TOBL. La cirugía estándar con estadificación intraperitoneal completa recomendada se basa en:

- Una detallada exploración y descripción de la cavidad abdominal.
- Citología de líquido peritoneal tras lavado.
- Quistectomía *vs.* anexectomía unilateral o bilateral según la edad, el deseo genésico y la presencia de tejido ovárico sano. Si se sospecha de tumor mucinoso se realizará anexectomía unilateral o bilateral.
- Biopsias peritoneales múltiples, de extensión y profundidad adecuadas.
- Omentectomía infracólica.
- No se consideran imprescindibles la histerectomía ni la anexectomía contralateral, salvo en los mucinosos que no deseen preservar fertilidad.
- No es necesaria la apendicectomía en los TOBL mucinosos.
- No es necesaria la linfadenectomía, ya que la afectación ganglionar no influye en la conducta terapéutica posterior.
- Ante enfermedad metastásica evidente en la exploración, es necesaria la citorreducción de máximo esfuerzo para lograr ausencia de residuo tumoral macroscópico.

El abordaje por técnicas de cirugía mínimamente invasiva se ha asociado con mayor probabilidad de rotura del quiste y de estadificación incompleta frente a la laparotomía. Sin embargo, no influye en la tasa de recidiva ni en la supervivencia global. Su elección debe individualizarse según la experiencia del equipo quirúrgico, el tamaño tumoral, las características histológicas y clínicas y la presencia de enfermedad extraovárica, siempre en consenso con la paciente (**Algoritmo 41-1**).

Tabla 41-2. Factores pronósticos del TOBL

Principales	Otros
Estadio FIGO	Edad
Implantes peritoneales	Estadificación quirúrgica incompleta
Patrón histológico micropapilar	Cirugía preservadora de la fertilidad
Microinvasión (≤5 mm)	Niveles elevados de CA-125 sérico preoperatorio
Enfermedad residual tras cirugía	Afectación ovárica bilateral

FIGO: *International Federation of Gynaecology and Obstetrics*; TOBL: tumor ovárico *borderline*.

Se plantean pues diferentes escenarios:

- **Pacientes sin deseo de gestación y/o sin deseo de preservación de la función ovárica.** Es estos casos se considera como tratamiento estándar realizar salpingooforectomía bilateral con o sin histerectomía y el resto de estadificación intraperitoneal completa antes descrita.
- **Pacientes con deseo de gestación y/o preservación de la función ovárica.** La cirugía preservadora de la fertilidad (definida como la preservación del útero y al menos una parte de un ovario) es el tratamiento estándar en pacientes en edad reproductiva con TOBL. El tratamiento conservador (en particular la quistectomía) en las pacientes con TOBL aumenta el riesgo de recidiva, aunque el riesgo de recurrencia con características invasivas se estima en un 0,5 %. En el caso de afectación bilateral, se ha demostrado que la quistectomía bilateral en comparación con una anexectomía unilateral y quistectomía contralateral (en pacientes con TOBL bilaterales, principalmente en el subtipo seroso) aumenta la tasa de fertilidad sin incrementar la tasa de recurrencia.
- **Diagnóstico diferido de TOBL.** En este caso el valor de la reestadificación es dudoso si no se ha realizado una estadificación completa en la primera cirugía, además de la morbilidad potencial asociada. Se debe considerar y consensuar con la paciente en las siguientes situaciones: ausencia de revisión completa de la cavidad peritoneal en la cirugía previa, sospecha de enfermedad residual e histología de TOBL seroso con patrón micropapilar. Los TOBL mucinosos recaen con menos frecuencia que aquellos de extirpe serosa, pero cuando se produce una recaída, el riesgo de recurrencia invasiva parece ser mayor. Por ello, en caso de haber realizado quistectomía, se recomienda también completar la cirugía con anexectomía ipsilateral.

Tratamiento adyuvante

No existe ningún beneficio al asociar tratamiento adyuvante a la cirugía inicial en pacientes con TOBL, incluso en estadios avanzados de la enfermedad. Los TOBL son refractarios al tratamiento con agentes quimioterápicos y su excelente pronóstico tampoco justifica su utilización. Sin embargo, existe controversia y algunos autores la recomiendan (esquema adyuvante similar al CEO) en TOBL en estadios FIGO III-IV.

Seguimiento

El seguimiento de estas pacientes se basa en una adecuada anamnesis y exploración física, marcadores tumorales (solo si inicialmente se encontraban elevados), ecografía, preferentemente transvaginal (si se realizó cirugía conservadora), y otras pruebas de imagen dirigidas según la clínica.

- **Pacientes con riesgo bajo de recidiva (estadio I-IIA, sin implantes y sin microinvasión):** control semestral durante 2 años. Posteriormente, control anual hasta los 5 años.

- **Pacientes con alto riesgo de recidiva (estadios IIB-IV o cualquier estadio con implantes y/o microinvasión [≤ 5 mm]):** seguimiento similar al CEO. Control cuatrimestral durante dos años, tras esto semestralmente hasta los 5 años y posteriormente control anual.

Se ha descrito una media de 31 meses hasta la recurrencia en estadios avanzados y de hasta 15 años en estadios iniciales, por lo que el tiempo de seguimiento de estas pacientes debe ser prolongado. No se ha encontrado evidencia en contra del uso de método anticonceptivo hormonal, de fármacos para la estimulación ovárica ni de terapia hormonal sustitutiva.

Manejo de la recidiva

Ante recidiva de TOBL se recomienda el tratamiento quirúrgico. El tipo de cirugía se basa en los mismos criterios que la primera intervención. En la mayoría de las ocasiones la recidiva será ovárica y en forma de TOBL. Cuando la recidiva es extraovárica, la cirugía citorreductora es el tratamiento de elección.

PUNTOS CLAVE

- Los TOBL se presentan en mujeres jóvenes, frecuentemente en estadios iniciales y asociados a un buen pronóstico.
- El tratamiento consiste en una estadificación quirúrgica. En mujeres jóvenes con deseo genésico, se realizará una cirugía conservadora en la medida de lo posible.
- Aunque la posibilidad de recaída es baja, se debe realizar un seguimiento estricto ante la posibilidad de recaída tardía.

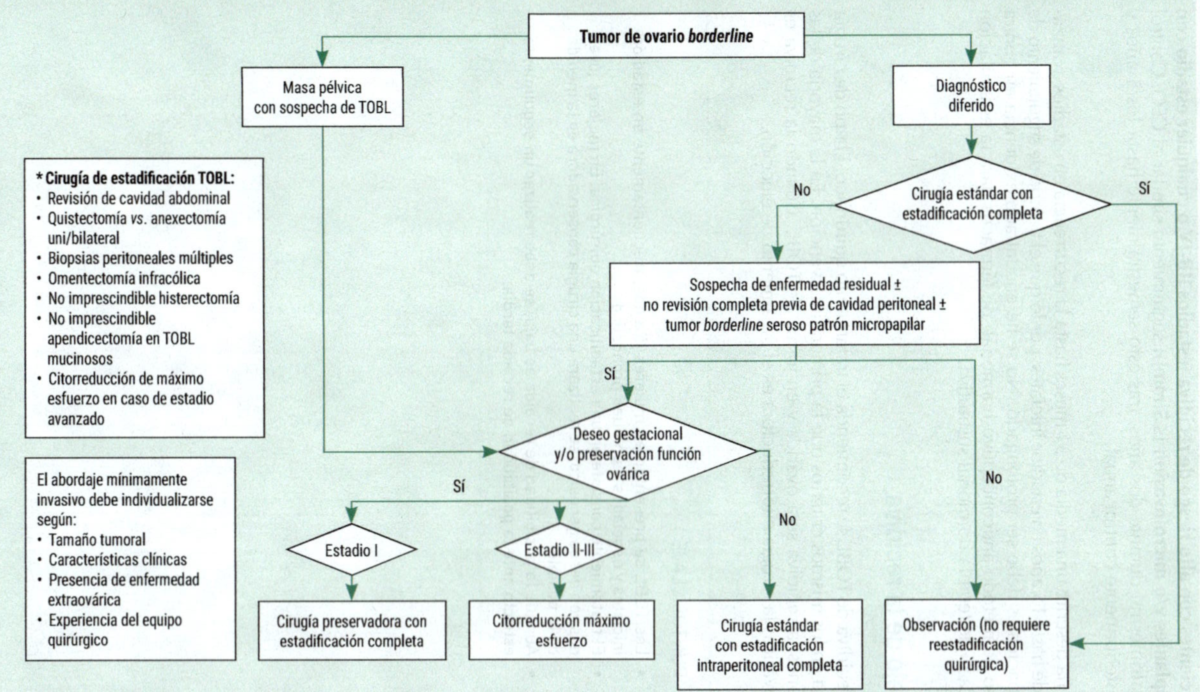
Tumor de ovario *borderline*
Masa pélvica con sospecha de TOBL
Diagnóstico diferido
Cirugía estándar con estadificación completa
Sí
No
Sospecha de enfermedad residual ± no revisión completa previa de cavidad peritoneal ± tumor *borderline* seroso patrón micropapilar
Sí
No
Deseo gestacional y/o preservación función ovárica
Sí
No
Estadio I
Estadio II-III
Cirugía preservadora con estadificación completa
Citorreducción máximo esfuerzo
Cirugía estándar con estadificación intraperitoneal completa
Observación (no requiere reestadificación quirúrgica)
* Cirugía de estadificación TOBL:
• Revisión de cavidad abdominal
• Quistectomía *vs.* anexectomía uni/bilateral
• Biopsias peritoneales múltiples
• Omentectomía infracólica
• No imprescindible histerectomía
• No imprescindible apendicectomía en TOBL mucinosos
• Citorreducción de máximo esfuerzo en caso de estadio avanzado
El abordaje mínimamente invasivo debe individualizarse según:
• Tamaño tumoral
• Características clínicas
• Presencia de enfermedad extraovárica
• Experiencia del equipo quirúrgico

Algoritmo 41-1. Esquema de tratamiento del tumor de ovario *borderline*. TOBL: tumor ovárico *borderline*.

BIBLIOGRAFÍA

Malpica A, Longacre TA. Prognostic indicators in ovarian serous borderline tumours. Pathology. 2018;50(2):205-13.

Meinhold-Heerlein I, Fotopoulou C, Harter P, Kurzeder C, Mustea A, Wim berger P, et al. Kommission Ovar of the AGO. Statement by the Kommis sion Ovar of the AGO: The new FIGO and WHO classifications of ovarian, fallopian tube and primary peritoneal cancer. Geburtshilfe Frauenheilkd. 2015;75(10):1021-7.

Oncoguía SEGO. Cáncer de ovario 2022.

Vasconcelos I, Darb-Esfahani S, Sehouli J. Serous and mucinous borderline ovarian tumours: differences in clinical presentation, high-risk histopathological features, and lethal recurrence rates. BJOG. 2016;123:498-508.

WHO Classification of Tumours Editorial Board. Female genital tumours. Lyon (France): International Agency for Research on Cancer; 2020 (WHO Classification of tumour series, 5th ed., vol. 4).

Tumores de los cordones sexuales-estroma

42

B. Segarra Vidal y P. Padilla Iserte

INTRODUCCIÓN

Los tumores de los cordones sexuales-estroma representan el 3-5 % de los tumores malignos ováricos. Suelen presentarse antes de los 30 años de vida, excepto el tumor de la granulosa del adulto, con un pico de incidencia a los 50 años. Los tumores suelen diagnosticarse en estadio inicial, pero las recurrencias pueden ser tardías. Estas neoplasias constituyen un grupo heterogéneo formado por diversos tipos celulares que provienen de los cordones sexuales primitivos (células de la granulosa y células de Sertoli) o de las células del estroma (células de la teca, fibroblastos y células de Leydig). El 90 % de estos tumores son de naturaleza benigna. Dentro de los malignos los más frecuentes son los tumores de la granulosa, que en su mayoría resultan de bajo grado de malignidad. La OMS en su revisión de 2020 clasifica clinicopatológicamente estos tumores diferenciando tumores entre estromales puros, de los cordones sexuales puros y mixtos de los cordones sexuales-estroma (**Tabla 42-1**).

TUMORES DE LA GRANULOSA

Estos tumores se originan a partir de la granulosa que prolifera de las células de los folículos preovulatorios tardíos, con los que comparten características bioquímicas, morfológicas y hormonales similares (inhibina, estrógeno y hormona antimülleriana). Estas hormonas explican mucha de la sintomatología y proporcionan marcadores tumorales para el seguimiento, progresión de la enfermedad y eficacia del tratamiento (**Algoritmo 42-1**).

Se diferencian dos formas de presentación con características diferenciadas:

- **Tipo adulto (95 %):** puede presentarse a cualquier edad (50-55 años), siendo más frecuente en postmenopáusicas. La mayoría son unilaterales y generalmente de apariencia multilocular, pudiendo asemejar a los tumores mucinosos. A diferencia de los tumores epiteliales, no suelen tener proyecciones papilares y no presentan diseminación peritoneal. En muchas ocasiones presentan contenido hemorrágico, por lo que en un 15 % pueden debutar como abdomen agudo por ruptura y hemoperitoneo. La mayor parte de los tumores

Tabla 42-1. Clasificación de la OMS de los tumores de los cordones sexuales-estroma

I. Tumores estromales puros
• Fibroma • Fibroma celular • Tecoma • Tecoma luteinizado asociado con peritonitis esclerosante • Fibrosarcoma • Tumor estromal esclerosante • Tumor del estroma en anillo de sello • Tumor estromal microquístico • Tumor de células de Leydig • Tumor de células esteroides
II. Tumores puros de los cordones sexuales
• Tumor de células de la granulosa en adultos • Tumor de células de la granulosa juvenil • Tumor de células de Sertoli • Tumor de cordón sexual con túbulos anulares
III. Tumores mixtos de células estromales del cordón sexual
• Tumor de células de Sertoli-Leydig • Tumores del estroma de los cordones sexuales, NOS

de la granulosa (70 %) son productores de estrógenos y ocasionalmente algunos son androgénicos. Por este motivo la clínica suele acompañarse de alteraciones menstruales o metrorragia. El 30 % de los tumores de la granulosa del adulto presentan metrorragia postmenopáusica como síntoma de inicio. La hiperplasia de endometrio puede encontrarse en un 32-85 % de los casos, e incluso se han descrito en el 3-22% de cánceres endometriales coexistentes (adenocarcinomas endometrioides de bajo grado). FOXL2 es un marcador altamente sensible y relativamente específico para el tumor de la granulosa adulta, así como una prueba de diagnóstico útil para distinguir entre ambos tipos de tumores de la granulosa y otros tumores de los cordones sexuales. Las pacientes con mayor expresión de FOXL2 tienen un peor pronóstico y peores índices de enfermedad libre supervivencia que las pacientes con expresión negativa o débil.

- **Tipo juvenil:** representa el 5 % y puede presentarse como pseudopubertad precoz con desarrollo mamario y del vello púbico y axilar si la aparición es antes de la menarquia, sangrado vaginal, irregularidades en la menstruación y, en casos raros, virilización o hirsutismo. A pesar de la estrogenicidad de estos tumores las determinaciones de estradiol no han demostrado utilidad ni en el diagnóstico ni en el seguimiento, y la fertilidad no parece verse afectada. La inhibina B (que inhibe la FSH) es la más frecuentemente elevada. Presentan pronóstico favorable y casi siempre son unilaterales y confinados al ovario con una expresión baja o nula de la proteína FOXL2, lo que proporciona una distinción clara entre tipos juveniles y adultos.

Para el estudio endometrial, se recomienda realizar una biopsia endometrial en pacientes mayores de 40 años o ante la presencia de síntomas, mientras que en los más jóvenes y asintomáticas se prefiere la evaluación con el grosor endometrial mediante ecografía transvaginal.

El tratamiento inicial de los tumores de la granulosa es quirúrgico:

- **Cirugía para la preservación de la fertilidad en pacientes con deseo genésico:** consiste en una salpingooforectomía unilateral con estadificación completa. El 70 % de las pacientes son diagnosticadas en estadio I y solo existe bilateralidad en el 2%. En general se acepta que ha de realizarse una exploración exhaustiva de la cavidad con lavado peritoneal, omentectomía infracólica y biopsias peritoneales, si bien la diseminación habitualmente es local. Respecto a la realización de linfadenectomía, no aporta beneficios en el tratamiento de estos tumores. Solo debe realizarse la resección de adenopatías sospechosas. La cirugía ultraconservadora (quistectomía) debe evitarse, ya que se asocia con un riesgo significativamente mayor de recurrencia. Los tumores de la granulosa presentan escasa quimiosensibilidad y, por lo tanto, la cirugía completa es el mejor tratamiento que puede ofrecerse. Completar la cirugía mediante una histerectomía con doble anexectomía se debe considerar tras finalizar el deseo genésico.
- **Cirugía en pacientes con deseo genésico cumplido:** histerectomía con doble anexectomía y estadificación intraperitoneal completa.

En las pacientes diagnosticadas en estadio I no se indica tratamiento adyuvante. Algunos autores y sociedades recomiendan QT para estadios IC por presencia de rotura tumoral y/o con elevado índice mitótico (controvertido). Existe consenso en realizar tratamiento adyuvante para los estadios II a IV, siendo el protocolo BEP (bleomicina, etopósido, cisplatino) el más usado. La introducción de la combinación paclitaxel y platino parece evidenciar buenos resultados con menores efectos secundarios, por lo que se ha constituido como tratamiento estándar en las pacientes con tumores de células de la granulosa juveniles. No existe evidencia del uso de RT, aunque puede utilizarse paliativamente para lesiones residuales o recurrentes aisladas. No hay evidencia que apoye el uso de hormonoterapia como tratamiento adyuvante en estos tumores, a pesar de la existencia de receptores de estrógenos (30 %) y de progesterona (100 %)

Las posibilidades de recidiva se cifran en el 5-30 % según los diferentes autores, la mayoría en pacientes tratadas mediante cirugía conservadora, con un tiempo medio de aparición de 4 a 6 años, si bien estas pueden aparecen tardíamente, a los 5-30 años. El estadio tumoral es claramente el principal factor pronóstico de recurrencia. La cirugía con quimioterapia posterior constituye el tratamiento de elección de la recidiva. Se ha comenzado a utilizar antiangiogénicos en pacientes con recurrencia con resultados alentadores.

El seguimiento debe incluir una detallada anamnesis, examen pélvico y marcadores, considerando la hormona antimulleriana (AMH) el más indicado. Por la posibilidad de recurrencia tardía este seguimiento ha de realizarse prolongadamente. En pacientes con fertilidad conservada debe realizarse una ecografía cada 6 meses y valorar TC o resonancia magnética anual. Por el perfil hormonal (hiperestrogenismo) debe tenerse en cuenta el seguimiento endometrial y mamario.

TUMORES DE SERTOLI-LEYDIG

Los tumores de Sertoli-Leydig aparecen en mujeres jóvenes (media de 25 años), describiéndose que el 75 % aparecen antes de los 40 años. Clínicamente hasta el 80 % de las pacientes presentan hiperandrogenismo con diferentes grados de virilización. Analíticamente se pueden encontrar cifras elevadas de testosterona y androstenodiona. Los tumores de Sertoli-Leydig también pueden presentarse como inactivos hormonalmente e incluso algunos son estrogénicos. Presentan niveles elevados de inhibina A y B y de hormona antimülleriana. El 29 % presentan elevación de alfafetoproteína.

Generalmente suele tratarse de tumores malignos unilaterales, bien diferenciados o de diferenciación intermedia, lo que les confiere un buen pronóstico. Ecográficamente no se definen con una imagen característica. Pueden presentarse como masas hipoecoicas o heterogéneas sólido-quísticas con múltiples espacios quísticos, pueden evidenciarse componentes papilares. Los tumores de Leydig tienden a ser pequeños y, por lo tanto, son más difíciles de detectar ecográficamente.

Dado que se trata de tumores que aparecen principalmente en mujeres jóvenes y con bilateralidad solo del 1-5 %, el tratamiento se centra en la salpingooforectomía unilateral con valoración ovárica contralateral en las pacientes sin deseo genésico cumplido. En mujeres con deseo genésico cumplido se recomienda la histerectomía con salpingooforectomía bilateral. Las metástasis ganglionares son excepcionales (2-3 %), por lo que debe omitirse la linfadenectomía.

Estos tumores están incluidos en el contexto del síndrome DICER1. El 69 % de las pacientes diagnosticadas con este tipo de tumor tienen riesgo de tener una mutación de línea germinal en DICER1. Se recomienda que cualquier mujer con un tumor Sertoli-Leydig reciba asesoramiento genético para el síndrome DICER1.

PUNTOS CLAVE

- Los tumores de los cordones sexuales-estroma constituyen un grupo heterogéneo que en su mayoría presentan bajo grado de malignidad.
- Por su origen celular en muchos casos presentan síntomas secundarios a hiperestrogenismo y/o virilización.
- La cirugía constituye la base del tratamiento. En pacientes jóvenes la salpingooforectomía unilateral y estadificación completa sin linfadenectomía constituye el tratamiento de elección para la preservación de la fertilidad.
- Cualquier mujer con un tumor de Sertoli-Leydig debe recibir asesoramiento genético para el síndrome DICER1.

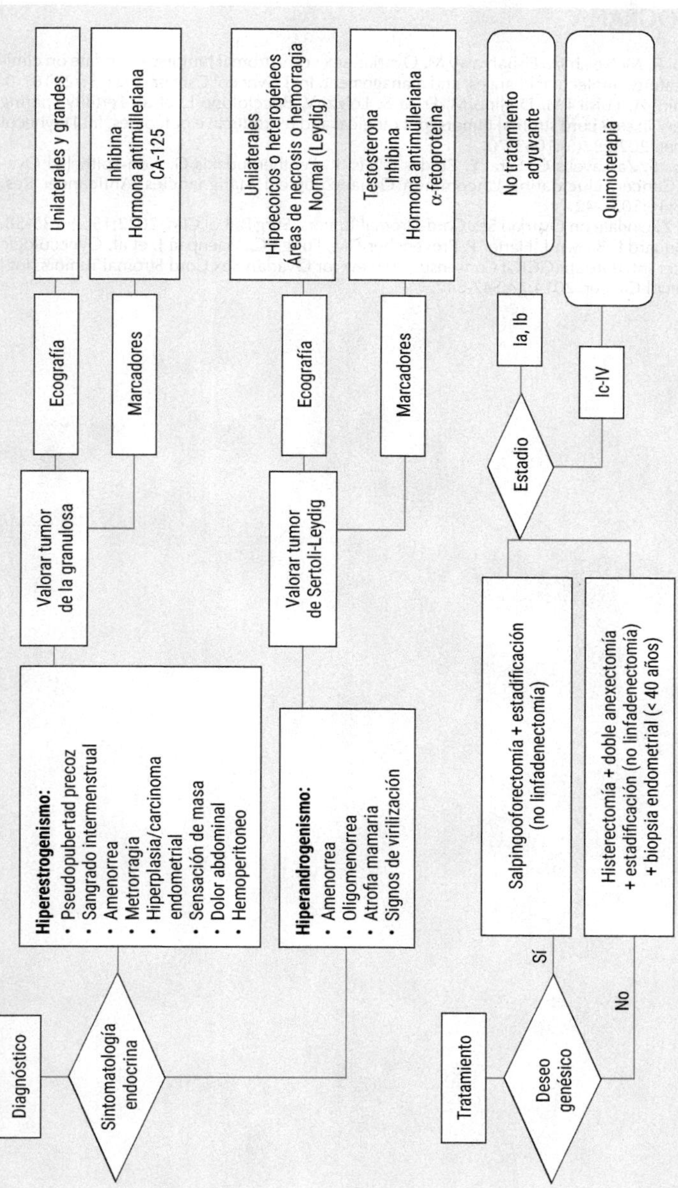

Algoritmo 42-1. Diagnóstico y tratamiento del tumor de los cordones sexuales-estroma.

BIBLIOGRAFÍA

Al Harbi R, McNeish IA, El-Bahrawy M. Ovarian sex cord-stromal tumors: an update on clinical features, molecular changes, and management. Int J Gynecol Cancer. 2021;31(2):161-8.

Bergamini A, Luisa FM, Dellino M, Erica S, Loizzi V, Bocciolone L, et al. Fertility sparing surgery in sex- cord stromal tumors: oncological and reproductive outcomes. Int J Gynecol Cancer. 2022;32(8):1063-70.

Boussios S, Zarkavelis G, Seraj E, Zerdes I, Tatsi K, Pentheroudakis G. Non-epithelial Ovarian Cancer: Elucidating Uncommon Gynaecological Malignancies. Anticancer Res. 2016;36:5031-42.

Ordulu Z. Update on Ovarian Sex Cord-Stromal Tumors. Surg Pathol Clin. 2022;15(2): 235-58.

Ray-Coquard I, Brown J, Harter P, Provencher DM, Fong PC, Maenpaa J, et al. Gynecologic Cancer InterGroup (GCIG) Consensus. Review for Ovarian Sex Cord Stromal Tumors. Int J Gynecol Cancer. 2014;24:S42-S47.

Tumores de células germinales 43

D. Erasun Mora y A. Muñoz Solano

INTRODUCCIÓN

Los tumores de células germinales del ovario (TCGO) derivan de las células germinales primordiales del ovario y pueden comportarse como tumores benignos o malignos (**Tabla 43-1**). Este tipo de neoplasias suponen aproximadamente el 20-25 % del total de tumores ováricos, pero solo el 5 % del total de los tumores malignos. La incidencia estimada en Reino Unido de los TCGO malignos ronda entre los 2,34 y 3,4 casos por 1.000.000 de mujeres, con una incidencia anual de 75-100 casos nuevos por año. Los tumores de células germinales se originan con mayor frecuencia en mujeres jóvenes, de entre 10 y 30 años, y representan el 70 % de los tumores ováricos en este intervalo de edades. A pesar de su limitada frecuencia, es importante pensar en ellos, ya que son los únicos tumores malignos ginecológicos en los que se consiguen tasas de curación completa elevadas, a pesar de que en el momento del diagnóstico sean estadios avanzados.

A diferencia de los tumores epiteliales de ovario, los TCGO pueden crecer rápidamente, especialmente aquellos que contienen un tumor de seno endodérmico (*yolk sac*) o trofoblasto, con capacidad para duplicar su tamaño en pocos días. Además, en muchos casos los TCGO producen enzimas y hormonas, que pueden determinarse en sangre.

Tabla 43-1. Espectro de tumores de células germinales del ovario

Premalignos	Malignos
• Teratoma quístico maduro • Teratoma inmaduro de grado I	• Disgerminoma • Teratoma inmaduro de grado 2-3 • Tumor de seno endodérmico • Tumores mixtos • Carcinoma embrionario puro • Coriocarcinoma de origen ovárico • Poliembriomas

CLASIFICACIÓN Y FRECUENCIA

Los TCGO se pueden clasificar en:

- Teratoma quístico maduro: es el tipo de TCGO más frecuente, siendo el 90 % de los TCGO diagnosticados, y es de comportamiento benigno. Es infrecuente, pero posible, la transformación maligna en el 0,2-2 % de los casos, e incluso la diseminación peritoneal sin componente infiltrante. La neoplasia secundaria más frecuente es el carcinoma escamoso desarrollado a partir de tejido ectodérmico.
- Disgerminomas (38 % de las neoplasias de células germinales): es la neoplasia maligna de células germinales más frecuente. Se componen de células germinales inmaduras y constituyen la versión femenina del seminoma en el varón. Con respecto al resto de TCGO, aunque en su mayoría tienen afectación unilateral, son los tumores que con mayor frecuencia producen una afectación bilateral de ambos ovarios.
- Teratoma quístico inmaduro (32 %).
- Tumor de seno endodérmico (*yolk sac*) (15 %).
- Tumores de células germinales mixtos (5,3 %): combinación de teratomas con tumores tipo *yolk sac*, disgerminomas o carcinomas embrionarios.
- Otros: carcinomas embrionarios puros (4 %), coriocarcinomas de origen ovárico (2 %) y poliembriomas (< 1 %).

DIAGNÓSTICO

El diagnóstico clínico puede variar desde un hallazgo de masa pélvica asintomática en un estudio por otro motivo o una sintomatología pélvica de efecto masa leve (distensión, dolor pélvico inespecífico, tenesmo urinario o rectal) hasta la presencia de un cuadro de abdomen agudo quirúrgico, generalmente por torsión de la masa ovárica, aunque también puede producirse por una rotura capsular con diseminación del contenido a la cavidad abdominal con peritonitis química asociada o hemoperitoneo (**Algoritmo 43-1**).

El cuadro clínico típico es el de una mujer en edad adolescente o reproductiva que consulta por clínica pélvica inespecífica. La anamnesis es determinante para observar la evolución del cuadro, y es importante valorar el inicio o la progresión de los síntomas, la irradiación, el grado de dolor, la analgesia precisada, la asociación a sintomatológica en la esfera urológica o digestiva. También es necesaria la anamnesis ginecoobstétrica, con inicio de la menarquia, fórmula menstrual, dismenorrea, etcétera.

La exploración es obligada, no solo la abdominal, sino la pélvica con tacto bimanual combinado vaginal-abdominal o rectal si no ha mantenido relaciones. Además, es preciso atender otros signos como el hiperandrogenismo o la acantosis *nigricans*, que orientan hacia una patología endocrina asociada.

PRUEBAS COMPLEMENTARIAS

La ecografía, principalmente la transvaginal, es el mejor método, por su seguridad y accesibilidad, para la valoración de una masa pélvica (filiación y origen). También permite la valoración de otros signos como la presencia de líquido libre, la homogeneidad o heterogeneidad en su contenido ecográfico o el comportamiento Doppler.

Sin embargo, para caracterizar con precisión las formaciones y planificar adecuadamente la cirugía, será de gran ayuda la información aportada por la resonancia magnética o la tomografía computarizada. De hecho, la Sociedad Europea de Ginecología Oncológica (ESGO) en colaboración con la Sociedad Europea de Pediatría Oncológica (SIOPE) recomiendan la resonancia magnética para el estudio de cualquier masa pélvica con componente sólido. Estas técnicas aportan más información sobre estructuras pélvicas adyacentes, así como sobre el peritoneo de Douglas, el recto-sigma, la pared abdominal y los peritoneos pélvicos, y sobre el estado ganglionar de las cadenas pélvicas y paraaórticas.

Desde el punto de vista analítico, se requiere un estudio general y hormonal, así como la determinación de otros marcadores como el CA-125 o el antígeno carcinoembrionario (CEA), aunque su resultado es inespecífico. Por su valor predictivo positivo, es fundamental la gonadotropina coriónica humana b (b-hCG) en su asociación al coriocarcinoma o la alfafetoproteína (AFP) con el tumor del saco embrionario *(yolk sac)*. Asimismo, la elevación de la enzima lactato-deshidrogenasa (LDH) en el contexto de una masa anexial en una mujer joven debe hacer sospechar la presencia de un disgerminoma. También es recomendable un análisis de calcio sérico y hormona antimülleriana.

La técnica diagnóstica de referencia (*gold standard*) es la laparoscopia/laparotomía exploradora, con extracción de material para su estudio y clasificación anatomopatológica. Por su seguridad y escasa morbilidad postoperatoria, se recomienda la técnica mínimamente invasiva, aunque debe ser realizada por personal experto en técnicas mínimamente invasivas en oncología. En función del tamaño, podría ser recomendable un acceso laparotómico con intención terapéutica para así poder extraer la masa íntegra evitando la rotura capsular, lo que puede ser fundamental en el pronóstico de la enfermedad. De cara a la estadificación, realizar lavados es necesario. En ningún momento se contempla, ante la sospecha de este tipo de tumores, en una técnica de morcelación, ya que el objetivo es la obtención de un espécimen íntegro para optimizar el tratamiento oncológico y su estudio histopatológico.

Si el hallazgo es una masa anexial compleja y complicada con un cuadro de abdomen agudo y el hallazgo es intraoperatorio, es fundamental pensar en este tipo de tumores y evaluar toda la cavidad abdominal, así como el ovario contralateral, quedando reflejado en el protocolo quirúrgico.

TRATAMIENTO QUIRÚRGICO, NEOADYUVANTE O MÉDICO ADYUVANTE

En general, los principios del tratamiento oncológico en estos pacientes deben ser discutidos dentro de un comité oncológico multidisciplinar. En los casos propuestos para tratamiento quirúrgico, los principios son similares a los que se aplican en los tumores epiteliales de ovario, teniendo que realizar durante la cirugía una exploración completa de la cavidad abdominal, estadificación (en los casos de estadios precoces) y citorreducción (en estadios avanzados), cuando sea posible y seguro. Sin embargo, es importante destacar que los tumores malignos de células germinales serán especialmente sensibles al tratamiento quimioterápico. De este modo, cuando no sea posible una citorreducción óptima, se dispondrá de una alternativa adyuvante o neoadyuvante (irresecabilidad quirúrgica en pruebas preoperatorias) muy efectiva consiguiéndose respuestas completas en un porcentaje elevado de casos.

Un factor importante a considerar es la preservación de la fertilidad, ya que, en la mayoría de los casos, estos tumores aparecen en mujeres jóvenes que no han cumplido aún sus deseos genésicos. De este modo, si es posible, se intentará conservar el ovario contralateral o, en caso contrario, emplear técnicas de preservación de ovocitos o tejido ovárico.

La mayor parte de los TCGO serán benignos, habitualmente teratomas quísticos maduros. El tratamiento en estos casos será la quistectomía, si es técnicamente posible, o la anexectomía unilateral, siendo adecuada la vía laparoscópica. Ya que en algunos casos la afectación puede ser bilateral, será importante inspeccionar el otro ovario, pero no su biopsia sistemática.

En los tumores malignos de células germinales, el tratamiento estándar será la cirugía de estadificación. La técnica debe incluir: obtención de lavados peritoneales, para estudio citológico, tras el acceso a la cavidad y observación de hallazgos, realización de biopsias peritoneales de zonas sospechosas de enfermedad metastásica, omentectomía, salpingooforectomía unilateral y muestreo si ganglios pélvicos y paraaórticos sospechosos. El útero y el ovario contralateral se preservarán cuando su aspecto sea normal y la paciente tenga deseos de mantener su fertilidad. En los casos en los que el deseo genésico esté cumplido, se realizará una histerectomía con doble anexectomía.

La vía de abordaje será preferiblemente la laparotomía, reservando la laparoscopia para pacientes bien seleccionadas y en manos de ginecólogos oncólogos experimentados. Será importante el esfuerzo quirúrgico por mantener íntegra la cápsula de la masa durante su extirpación, ya que la ruptura de esta podría suponer una diseminación peritoneal con un ascenso del estadio clínico.

La estadificación será fundamental para determinar qué pacientes seguirán un programa de seguimiento y cuáles recibirán quimioterapia adyuvante con bleomicina, etopósido y cisplatino (BEP). Las pacientes con disgerminomas en estadio I o con teratomas inmaduros en estadio I y grado 1, tienen un excelente pronóstico con el tratamiento quirúrgico aislado, por lo que no será recomendable la quimioterapia adyuvante. En casos de disgerminomas o teratomas inmaduros de estadios o grados superiores, tumores embrionarios o del seno endodérmico, sí se recomienda la quimioterapia posterior, con la intención de disminuir la posibilidad de recidivas.

PRONÓSTICO Y SEGUIMIENTO

A pesar de la aparente agresividad de su comportamiento, el pronóstico de estos tumores es muy bueno, con una supervivencia superior al 95 % a los 5 años, sobre todo en los subtipos más habituales como el teratoma quístico inmaduro y el disgerminoma. No obstante, es frecuente su recidiva, sobre todo en los primeros 2 años tras el tratamiento primario, debido en gran medida a la conducta basada en la preservación de la fertilidad; la incidencia de la recidiva es de hasta el 25 %, sobre todo en las pacientes tratadas con cirugía exclusivamente. Aun así, la recurrencia tiene un pronóstico excelente debido a la quimiosensibilidad de estos tumores al protocolo BEP o a su control adecuado con el tratamiento quirúrgico, en caso de recidiva única.

El seguimiento no tiene un patrón bien establecido debido a su escasa frecuencia y a la baja incidencia. No obstante, se aportan propuestas, como la de la ESGO en base a criterios clínicos, analíticos y de imagen para detectar de manera precoz su potencial recidiva (**Tabla 43-2**).

Tabla 43-2. Propuesta de la *European Society of Gynaecological Oncology* (ESGO)

	Examen clínico[a]	Ecografía abdominal/ vaginal	Marcadores tumorales[b]	Rx tórax o TC-BD[c]	RM o TC abdomino-pélvica[d]
0-6 meses:					
• Tratamiento quirúrgico exclusivo	Mensual	Mensual	Mensual	6 meses	6 meses
• Otros tratamientos	Cada 2 meses	Cada 2 meses	Cada 2 meses	Cada 6 meses	Cada 6 meses
6-12 meses	Cada 2 meses	Cada 2 meses	Cada 2 meses	Cada 6 meses	Cada 6 meses
2º año	Cada 3 meses	Cada 3 meses	Cada 3 meses	Cada 6 meses	Cada 6 meses
3er año	Cada 3-6 meses	Cada 3-6 meses	Cada 3-6 meses		
4º-5º año	Cada 6 meses	Cada 6 meses			
6º-10º año	Anual	Anual			

[a]Incluye anamnesis completa y dirigida, anamnesis reproductiva en casos de preservación de fertilidad, exploración sistemática y dirigida, cribado de otros tumores si están en edad. [b]CA-125 y LDH: hormona antimülleriana (si preservación de la fertilidad). Otros dirigidos según histología (BHCG, lactógeno placentario o alfafetoproteína). [c]Tomografía computarizada de baja dosis. [d]Para evitar sobreexposición a radiación, siempre que se pueda, RM como opción preferible.

PUNTOS CLAVE

- Los tumores de células germinales constituyen un grupo heterogéneo poco frecuente de tumores ováricos que se manifiestan sobre todo en la edad joven y reproductiva.
- La clínica es variada, abarcando desde una masa pélvica hasta un cuadro de abdomen agudo.
- El tratamiento es fundamentalmente quirúrgico y suele precisar quimioterapia neoadyuvante, con un excelente pronóstico oncológico y la posibilidad de preservar la fertilidad.

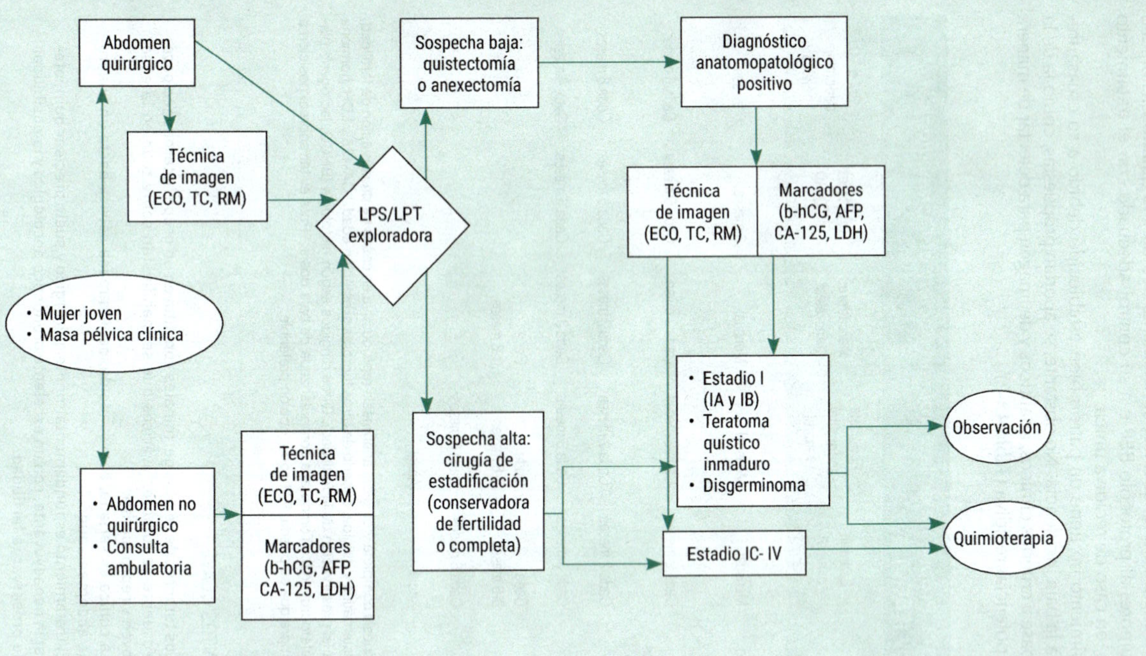

Algoritmo 43-1. Manejo de los tumores germinales del ovario. AFP: alfafetoproteína; b-hCG: gonadotropina coriónica humana beta; ECO: ecografía; LDH: lactato-deshidrogenasa; LPS: laparoscopia; LPT: laparotomía; RM: resonancia magnética; TC: tomografía computarizada.

BIBLIOGRAFÍA

Gică N, Peltecu G, Chirculescu R, Gică C, Stoicea MC, Serbanica AN, et al. Ovarian Germ Cell Tumors: Pictorial Essay. Diagnostics (Basel). 2022;12(9):2050.

Pocket Guidelines Based on ESGO-SIOPE guidelines for the management of non-epithelial ovarian cancers in adolescents and young adults.

Ramalingam P. Germ Cell Tumors of the Ovary: A Review. Semin Diagn Pathol. 2023;40(1): 22-36.

Tumores metastásicos en el ovario 44

M. T. Marina Martín

INTRODUCCIÓN

El 6-20 % de los tumores ováricos malignos corresponden a metástasis de tumores de otro origen. Las metástasis de otros tumores que se encuentran con frecuencia en los ovarios son mama, colon, endometrio y apéndice.

El diagnóstico clínico de los tumores de ovario secundarios o metastásicos (TOM) puede ser un desafío, ya que con frecuencia presentan características clínicas y de imagen similares al cáncer de ovario primario. El estudio histológico e inmunohistoquímico juega un papel importante en la distinción de los tumores ováricos primarios de las metástasis extraováricas. La diferenciación entre tumores metastásicos y primarios es fundamental de cara al tratamiento y pronóstico de las pacientes (**Algoritmo 44-1**).

Los datos disponibles sobre los tumores de ovario secundarios son bastante limitados debido a la relativa heterogeneidad de este grupo y la práctica ausencia de estudios prospectivos.

EPIDEMIOLOGÍA

La incidencia exacta de los TOM es muy difícil de precisar. Según la bibliografía más reciente, estos representan el 10-25 % de las tumoraciones malignas de ovario, el 15-25 % en el caso de que sean bilaterales.

La edad de diagnóstico de estos tumores parece estar asociada con el origen del tumor primario. Las pacientes con tumores primarios localizados dentro del tracto gastrointestinal (GI) son generalmente mayores que aquellas con un tumor primario localizado fuera del tracto digestivo. Por el contrario, las pacientes con cáncer de mama con metástasis ováricas son significativamente más jóvenes que aquellas con tumores primarios ubicados en otros lugares. Además, las pacientes con TOM generalmente son más jóvenes que aquellas con cáncer de ovario epitelial primario con una edad promedio de 50 años en el momento del diagnóstico. La edad más temprana en el diagnóstico de los TOM se puede atribuir al hecho de que los tumores primarios que metastatizan en los ovarios surgen a una edad más temprana que los tumores ováricos primarios y, además, una mayor vascularización del ovario en mujeres jóvenes facilita la diseminación hematógena.

PRONÓSTICO

Las pacientes con TOM tienen un pronóstico generalmente malo, ya que suele representar una etapa avanzada de la enfermedad. La supervivencia de estas pacientes es significativamente peor que la de aquellas con cáncer de ovario primario (tasa de supervivencia a 5 años del 18,5 % frente al 40 %), aunque existen diferencias en el pronóstico según el tumor primario. Se han identificado como factores pronósticos: nivel preoperatorio de antígeno carbohidrato 125 (CA-125) en suero, edad en el momento del diagnóstico, tamaño preoperatorio de la tumoración, origen del tumor primario, presencia de diseminación peritoneal, resultado oncológico de la cirugía citorreductora y unilateralidad *vs.* bilateralidad.

PATOGÉNESIS

El mecanismo exacto de cómo los tumores extraováricos dan lugar a metástasis ováricas sigue sin estar claro. Se han propuesto varios mecanismos, incluidas las vías linfática, hematógena, transcelómica y tubárica. Los dos primeros mecanismos implican la diseminación de las células tumorales a través de los vasos sanguíneos y linfáticos, respectivamente, mientras que la diseminación transcelómica significa la diseminación de las células tumorales a través de la cavidad peritoneal. Además, parece que diferentes tumores hacen metástasis a través de diferentes vías; por ejemplo, la diseminación hematógena parece ser la vía más frecuente en el cáncer de colon; por el contrario, una diseminación linfática retrógrada parece estar involucrada en las metástasis del cáncer gástrico. La diseminación transcelómica, que es la vía principal de metástasis en el cáncer de ovario primario, no parece desempeñar un papel importante en el desarrollo de los TOM ya que no hay signos de diseminación peritoneal en la mayoría de los casos de TOM y la superficie de los ovarios afectados suele ser lisa, sin depósitos tumorales. La tendencia de los tumores a metastatizar predominantemente en otros sitios específicos se denomina organotropismo metastásico. Los mecanismos moleculares que subyacen a este fenómeno son complejos y, en gran parte, desconocidos.

CLÍNICA

Al igual que las pacientes con cáncer de ovario primario, las mujeres con TOM permanecen asintomáticas hasta que el tumor crece hasta cierto tamaño. Esta es la razón por la cual la mayoría de las pacientes acuden a la consulta normalmente con la enfermedad avanzada. Los síntomas de presentación son inespecíficos y se pueden encontrar en la mayoría de los pacientes en el momento del diagnóstico; estos incluyen dolor abdominal (42 %), metrorragia posmenopáusica (18 %), pérdida de peso (6 %) y aumento del perímetro abdominal (15 %). La ascitis está presente en el 35-40 % de los casos en el momento del diagnóstico, lo que es menos frecuente que en el cáncer de ovario primario. Las pacientes con TOM de origen apendicular pueden presentar pseudomixoma peritoneal.

DIAGNÓSTICO

El diagnóstico correcto es el mayor desafío en el manejo de los TOM, ya que con frecuencia simulan el cáncer de ovario primario. La detección de un TOM precede al diagnóstico del tumor primario hasta en un 40 % de los casos, especialmente en pacientes con cáncer de colon y estómago. El único método fiable para su diagnóstico es el examen histopatológico, preferiblemente utilizando inmunohistoquímica (IHQ). Desafortunadamente, a pesar de una evaluación diagnóstica exhaustiva, en alrededor del 15 % de los casos el tumor primario permanece como desconocido.

Pruebas de imagen

El papel de estas técnicas es proporcionar información sobre la extensión de la enfermedad e identificar el posible origen del tumor primario. La ecografía, al igual que en el cáncer de ovario primario, juega un papel fundamental en el diagnóstico y siempre deben combinarse la vía transvaginal y la abdominal. Las características ecográficas de las metástasis ováricas de cáncer de mama o gástrico o linfoma se describen típicamente en el examen ecográfico como masas sólidas, y vascularizadas en el examen Doppler color. Por el contrario, las metástasis ováricas de colon-recto, tracto GI superior o apéndice se describen con mayor frecuencia como multiloculares o multiloculares-sólidas. Se debe realizar una tomografía computarizada (TC) con contraste intravenoso incluyendo tórax, abdomen y pelvis, como evaluación inicial, ya que se considera un estándar en los tumores de origen desconocido.

Marcadores tumorales

El uso de otros marcadores tumorales en el proceso diagnóstico está limitado por su falta de especificidad; varios marcadores tumorales pueden estar elevados de forma inespecífica, sin proporcionar ningún valor diagnóstico, predictivo o pronóstico. El CA-125 se encuentra elevado en cerca del 70 % de las mujeres con TOM. Sin embargo, el cociente CA-125/CEA podría tener utilidad clínica para distinguir los tumores de ovario primarios de las metástasis del carcinoma colorrectal. En particular, un valor de corte de 25 ha demostrado una alta precisión y, por lo tanto, es el que se utiliza en la práctica clínica. El uso de otros marcadores como CA-19-9 o CA-15-3 también podría orientar hacia el origen del tumor primario. Por ello, de forma rutinaria, no se puede recomendar el uso de marcadores tumorales epiteliales en el diagnóstico primario de los TOM. Sin embargo, estos pueden proporcionar información útil sobre la respuesta al tratamiento.

PRUEBAS ENDOSCÓPICAS

El uso rutinario de métodos endoscópicos no se recomienda para pacientes con masas anexiales a menos que haya síntomas específicos, imágenes sospechosas o un estudio histológico que sugieran el tracto GI como origen del tumor primario. Sin embargo, considerando que un gran porcentaje de las TOM son de origen GI, el estudio endoscópico parece ser un enfoque razonable y proporciona un método no invasivo para obtener una muestra histopatológica.

DIAGNÓSTICO HISTOPATOLÓGICO

Estudio macroscópico

La presencia de masas bilaterales es más frecuente en los TOM que en el cáncer de ovario primario, donde encontramos afectación bilateral hasta en un 69 % de los casos. La tendencia a metastatizar en ambos ovarios es aún más evidente en los tumores gástricos, de mama, estómago y apéndice que son bilaterales en más del 80 % de los casos; sin embargo, las metástasis del carcinoma colorrectal tienden a ser unilaterales.

Estudio microscópico

La histología de los TOM suele corresponderse con la del tumor primario, siendo el adenocarcinoma el hallazgo histológico más frecuente. En la gran mayoría de las metástasis del cáncer gástrico se puede observar una morfología celular poco en «anillo de sello». El tipo histológico predominante de cáncer de mama con metástasis ováricas es el carcinoma ductal infiltrante, seguido del carcinoma lobulillar.

Inmunohistoquímica

El estudio inmunohistoquímico (IHQ) siempre debe emplearse en los tumores de ovario, además de la evaluación morfológica, ya que proporciona información adicional. Las citoqueratinas 7 y 20 (CK7 y CK20) son los antígenos más comúnmente determinados en los tumores de ovario. Casi todos los carcinomas de ovario primarios son CK7 positivos (90-100 %), mientras que la inmunorreactividad a CK20 es generalmente negativa. Otro marcador de uso frecuente es el WT1, que está asociado con el carcinoma de ovario primario. Los inmunofenotipos de tumores de ovario secundarios seleccionados se enumeran en la **tabla 44-1**.

TRATAMIENTO

No existe uniformidad en el tratamiento de los TOM, ya que representan un grupo extremadamente heterogéneo de tumores con características biológicas y pronóstico distintos. El manejo de los TOM debe centrarse en un diagnóstico exhaustivo para diferenciar el origen del tumor primario, sus características biológicas y la extensión de la enfermedad. Si se detecta el tumor primario, debe tratarse de acuerdo con su tipo histológico y estadio según las guías clínicas.

Tabla 44-1. Inmunofenotipos de los tumores de ovario secundarios		
	Positivo	**Negativo**
Colorrectal	CK20, CDX2	CK7 (EV en mucinosos), CA-125, MUC5AC, HAM56 (EV)
Apéndice	CK20, MUC5AC (EV)	CK7(EV)
Estómago	CK7, CK20 (EV), MUC5AC	HAM56 (EV)
Mama	GCDFP15, mammaglobulina, GATA3, ER (EV), PR (VE)	Vimentin, WT1
Páncreas	CK7, CK20 (EV), MUC5AC	HAM56, DPC4 (negativo en ~50 %)
Renal (células claras)	Vimentin, AE1/AE3, CD10, RCC, PAX8	CK7, CK20, 34βE12
Cérvix	p16	ER, PR

EP: receptores de progesterona; ER: receptores de estrógenos; EV: expresión variable.

Cirugía de citorreducción

Si bien existe evidencia clara de que la citorreducción quirúrgica en el cáncer de ovario primario beneficia la supervivencia, hay poca información sobre el papel de la cirugía citorreductora en los TOM. La mayoría de los estudios coinciden en que puede proporcionar un beneficio en la supervivencia en subgrupos seleccionados de pacientes. El origen del tumor primario parece ser el factor más relevante para considerar este manejo.

La ooforectomía contralateral está indicada durante la cirugía por metástasis ováricas, incluso en el caso de un tumor confinado a un solo ovario, ya que el ovario contralateral puede ser un sitio para metástasis metacrónicas. La presencia de metástasis extraováricas asociadas es otro factor a considerar, ya que las pacientes con metástasis extraováricas tienen un pronóstico significativamente peor y la citorreducción óptima es menos factible.

PUNTOS CLAVE

- Los tumores metastásicos suponen el 15 % de los tumores ováricos malignos, por lo que siempre se debe considerar la posible naturaleza metastásica de todas las masas anexiales recién diagnosticadas.
- Los orígenes más frecuentes son el tubo digestivo, la mama y el endometrio.
- En el proceso diagnóstico la IHQ juega un papel importante en la distinción de los tumores ováricos primarios de los secundarios y puede orientar hacia el origen del tumor primario.
- El pronóstico de estos tumores es generalmente sombrío, aunque existen diferencias entre los distintos subtipos histológicos.
- La cirugía citorreductora puede proporcionar un beneficio de supervivencia en subgrupos seleccionados de pacientes, incluidos aquellos pacientes con buen estado funcional, metástasis limitadas a los ovarios, tumor primario de origen colorrectal y resultado quirúrgico con enfermedad residual ausente.

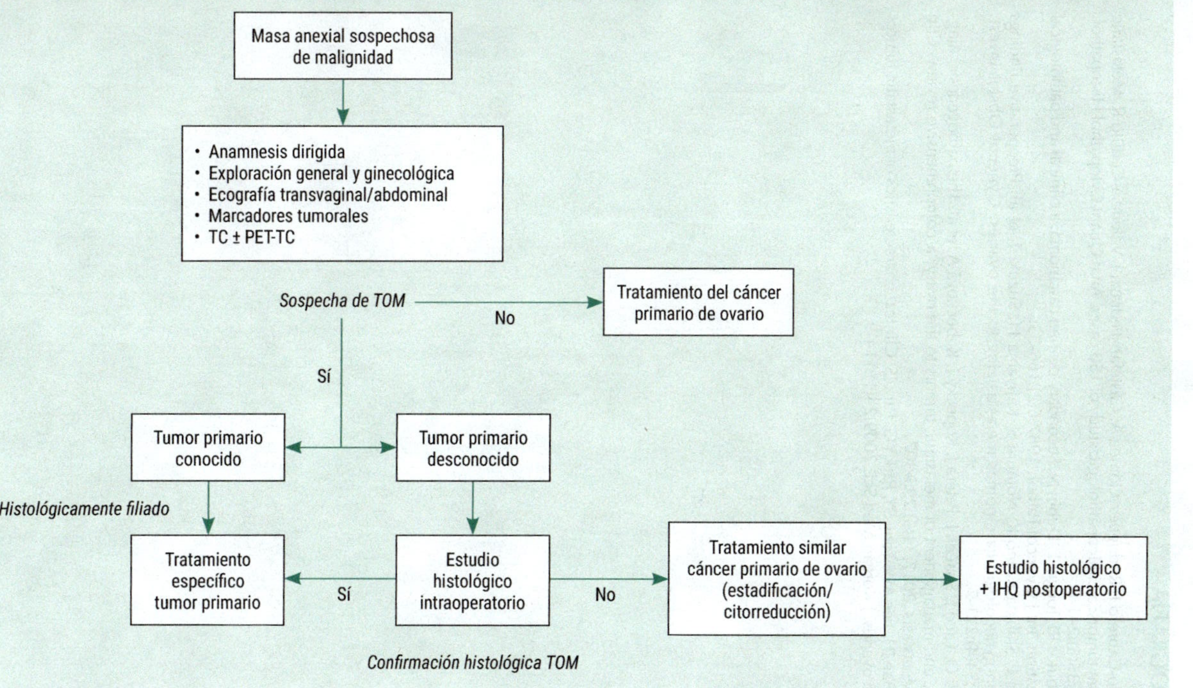

Algoritmo 44-1. Manejo de los tumores ováricos metastásicos. IHQ: inmunohistoquímica; PET-TC: tomografía por emisión de positrones con tomografía computarizada; TC: tomografía computarizada; TOM: tumores de ovario secundarios o metastásicos.

BIBLIOGRAFÍA

Alvarado-Cabrero I, Rodríguez-Gómez A, Castelan-Pedraza J, Valencia-Cedillo R. Metastatic ovarian tumors: a clinicopathologic study of 150 cases. Anal Quant Cytopathol Histopathol. 2013;35(5):241-8.

Demopoulos RI, Touger L, Dubin N. Secondary ovarian carcinoma: a clinical and pathological evaluation. Int J Gynecol Pathol. 1987;6(2):166-75.

Kikkawa F, Shibata K, Ino K, Nomura S, Kajiyama H, Suzuki T, et al. Preoperative findings in non-gynecologic carcinomas metastasizing to the ovaries. Gynecol Obstet Invest. 2002;54(4):221-7.

Kubeček O, Laco J, Špaček J, Petera J, Kopecký J, Kubečková A, et al. The pathogenesis, diagnosis, and management of metastatic tumors to the ovary: a comprehensive review. Clin Exp Metastasis. 2017;34(5):295-307.

Lee SJ, Bae JH, Lee AW, Tong SY, Park YG, Park JS. Clinical characteristics of metastatic tumors to the ovaries. J Korean Med Sci. 2009;24(1):114-9.

Cáncer de cérvix 6

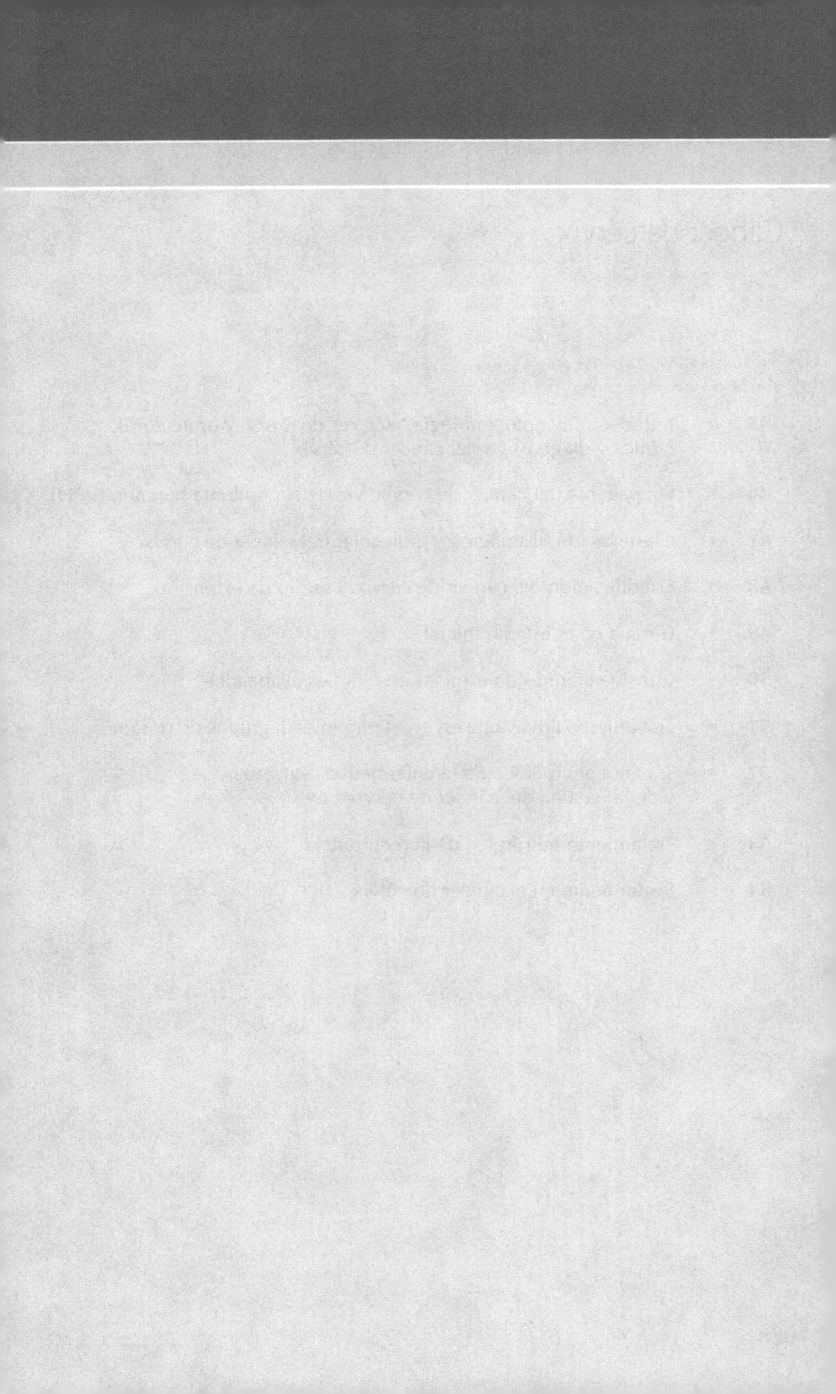

Introducción, epidemiología, factores de riesgo y protectores, clínica y diagnóstico del cáncer de cérvix

45

P. Coronado Martín y E. Ruipérez Pacheco

EPIDEMIOLOGÍA

El cáncer de cérvix es la tercera neoplasia más frecuente entre las mujeres a nivel mundial, con una incidencia de 13,3 casos por cada 100.000 mujeres/año. Cada año se diagnostican aproximadamente 600.000 casos nuevos de este cáncer, de los cuales más del 80 % se producen en países en desarrollo. En la Unión Europea en 2020 se diagnosticaron 58.000 nuevos casos, y más de 16.000 muertes son por esta causa. En España, la incidencia se encuentra en el segmento bajo europeo, con una tasa de 5,4 casos por cada 100.000 mujeres/año, y en 2020 se diagnosticaron 1.855 nuevos casos. Se aprecia una tendencia descendente de la incidencia en los últimos 10 años, siendo ya una enfermedad rara (<4 casos/100.000 mujeres) en Suiza y Malta.

Es un tumor propio de las edades medias de la vida, y la mayor parte de los casos se diagnostican entre los 35 y los 50 años. El pico de las tasas de incidencia varía por país: los países con mayores recursos muestran la mayor incidencia en torno a los 40 años, mientras que en los que tienen recursos limitados la tasa aumenta constantemente desde los 30 hasta los 55-69 años. En los países en vías de desarrollo sigue siendo un cáncer con una mortalidad próxima al 50 %; sin embargo, en países desarrollados la mortalidad ha disminuido un 75 % en los últimos 50 años.

El virus del papiloma humano (VPH) es el agente etiológico de casi todas las neoplasias de cérvix y sus lesiones precursoras (*squamous intraepitelial lesion*, SIL).

FACTORES DE RIESGO

En la **tabla 45-1** se muestran los factores de riesgo del cáncer de cérvix:

- **Infección genital por el VPH:** la infección por el VPH es una condición necesaria, pero no suficiente, para la progresión del cáncer cervical; es decir, no todas las personas infectadas por el VPH desarrollarán un cáncer. La infección por el VPH es la enfermedad de transmisión sexual más frecuente y puede llegar a afectar hasta a un 70 % de las mujeres a lo largo de su vida. La evolu-

Tabla 45-1. Factores de riesgo y factores protectores del cáncer de cérvix

Factores de riesgo	Factores protectores
Infección por el VPH (16 y 18)	Vacunación contra el VPH
Promiscuidad sexual	Circuncisión masculina
Multiparidad	Nuliparidad
Anticonceptivos hormonales orales	Anticoncepción de barrera: preservativo
Inmunodepresión	Estado inmunológico adecuado
Tabaco	Abandono del hábito tabáquico
Infecciones de transmisión sexual (VHS 2, *Clamydia*)	Cribado citológico poblacional

VHS 2: virus del herpes simple tipo 2; VPH: virus del papiloma humano.

ción de la lesión cervical está sujeta a variación individual, y depende de que aparezcan ciertas circunstancias que actuarían de cofactores o coinductores, favoreciendo la progresión de una lesión cervical hacia la malignidad. Los genotipos de alto riesgo (VPH-AR), en especial los genotipos 16 y 18, son los que tienen el mayor riesgo de evolución hacia el cáncer. La carga viral elevada y la coinfección por varios genotipos virales de alto riesgo favorecen la persistencia de la infección y el desarrollo de lesiones neoplásicas. Las lesiones de bajo grado (CIN 1/*low*-SIL) suelen ser transitorias y desaparecerán; solo una pequeña fracción de ellas progresará a CIN 2-3/*high*-SIL) y, finalmente, a cáncer invasor (**Fig. 45-1**).

- **Sexualidad:** la transmisión del VPH se produce fundamentalmente por vía sexual, probablemente a través de erosiones mínimas o imperceptibles de la piel o las mucosas. Se asocian al cáncer la edad temprana del primer coito (< 16 años), el número elevado de compañeros sexuales (el índice de infectividad del VPH es alto, de en torno al 65-88 %, y el tiempo de incubación, de 6 semanas a 8 meses) y las relaciones sexuales con hombres que tienen o han tenido múltiples parejas sexuales, sobre todo los no circuncidados (pareja sexual de riesgo).
- **Paridad:** diversos estudios sugieren que las mujeres con tres o más embarazos tienen un riesgo casi tres veces mayor de presentar cáncer que las mujeres nulíparas y que eso está relacionado con factores hormonales asociados al embarazo, al traumatismo cervical en el parto y a una mayor persistencia de la zona de transformación exocervical.
- **Anticonceptivos hormonales:** algunas investigaciones indican que existe una relación entre el uso prolongado de anticonceptivos hormonales combinados (ACH) y la aparición de cáncer cervical. En un metaanálisis que incluyó 10 estudios de casos y controles en pacientes con cáncer invasor del cuello uterino o CIN3, se constató que el uso prolongado de ACH podría aumentar hasta

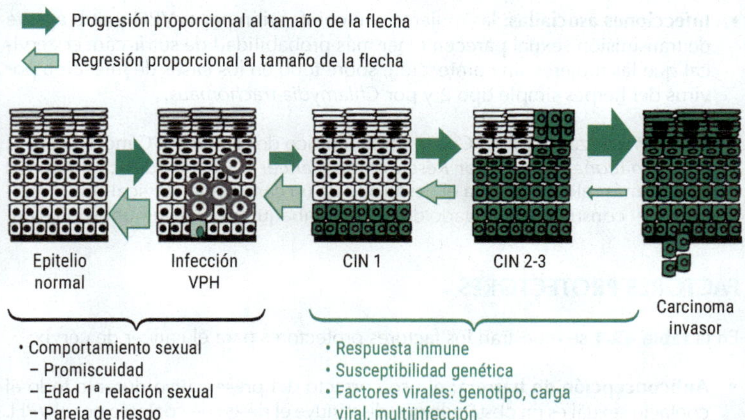

Figura 45-1. Cofactores asociados a la progresión de la infección por el VPH. CIN: neoplasia cervical intraepitelial; ETS: enfermedad de transmisión sexual; VIH: virus de la inmunodeficiencia humana; VPH: virus del papiloma humano.

cuatro veces el riesgo de padecer cáncer cervical en las mujeres infectadas por el VPH, no sucediendo lo mismo en las mujeres sin infección previa por el virus. Esto refleja que los ACH se comportarían como cofactores, más que como inductores oncogénicos.

- **Tabaco:** en las mujeres infectadas por el VPH, el tabaco aumenta el riesgo entre dos y cuatro veces frente a las no fumadoras, algo que parece estar más relacionado con el número de cigarrillos (>10/día) que con la duración, aunque ambas cosas influyen. Este aumento del riesgo también se ha identificado en las fumadoras pasivas.
- **Inmunodepresión:** es un factor determinante en la patogenia del VPH, puesto que facilita la infección por falta de respuesta del sistema inmunitario. Las variaciones genéticas individuales de los genes relacionados con la respuesta inmunitaria innata, humoral y celular pueden influir en la persistencia de la infección por el VPH y la progresión de lesiones preneoplásicas a cáncer. Este efecto es similar tanto en las inmunosupresiones médicas como en el caso de las mujeres trasplantadas o en la inmunodeficiencia adquirida por el VIH. El carcinoma de cérvix es la neoplasia más frecuente en las mujeres con infección por el VIH, en las que con frecuencia este tumor es rápidamente progresivo y agresivo. El riesgo de progresión de las lesiones cervicales en las mujeres infectadas por el VIH es mayor con recuentos de leucocitos CD4 <200/mL. La coinfección por VIH y VPH incrementa más el riesgo que la infección por separado.

- **Infecciones asociadas:** las mujeres con coinfección por el VPH y otro agente de transmisión sexual parecen tener más probabilidad de sufrir cáncer cervical que las mujeres sin coinfección, sobre todo en los casos de infección por virus del herpes simple tipo 2 y por *Chlamydia trachomatis*.

Estudios realizados por el Grupo Multicéntrico de Estudio de Cáncer Cervical de la *International Agency for Research on Cancer* (IARC) evidencian que los cofactores más relevantes para el desarrollo de un carcinoma cervical son la multiparidad, el consumo prolongado de ACH, el tabaquismo y la inmunosupresión.

FACTORES PROTECTORES

En la **tabla 45-1** se muestran los factores protectores para el cáncer de cérvix:

- **Anticoncepción de barrera:** el uso correcto del preservativo durante todo el contacto sexual es un obstáculo que disminuye el riesgo de contagio por el VPH. Sin embargo, no lo anula, ya que durante el coito se exponen áreas no protegidas. En este sentido, tiene mayor protección el uso de preservativo femenino.
- **Dispositivo intrauterino:** el DIU se ha sugerido como un factor protector del cáncer de cérvix. En las mujeres que usan DIU y que están infectadas por el VPH se acelera la eliminación del virus, probablemente por un estímulo de la inmunidad local provocada por el dispositivo, aunque estudios observacionales más recientes no lo han confirmado.
- **Circuncisión masculina:** la circuncisión no solo reduce en el hombre el riesgo de contagiarse por el VPH, sino que, además, las mujeres monógamas que tienen relaciones con un varón promiscuo circuncidado tienen un riesgo significativamente menor de presentar un cáncer cervical.
- **Vacunación frente al VPH:** varios estudios de las vacunas frente al VPH realizados en países que han implementado programas de vacunación sistemática con elevada cobertura sugieren una efectividad muy alta a nivel poblacional, con reducciones superiores al 80 % de la prevalencia de infección por genotipos incluidos en la vacuna, así como de la incidencia de verrugas genitales, lesiones cervicales de alto grado y cáncer invasor. La vacunación del VPH es la medida más eficaz de prevención primaria del cáncer de cérvix.
- **Cobertura del cribado citológico:** se ha demostrado que la disminución de la incidencia y la mortalidad por cáncer de cérvix está directamente relacionada con la cobertura del cribado (deseable: >80 %) y la frecuencia de la realización de la citología (3 años como máximo) o del test de VPH (5 años como máximo).

CLÍNICA

En los estadios iniciales, la enfermedad es con frecuencia asintomática. El síntoma más precoz y característico es el sangrado genital anómalo; también puede aparecer flujo maloliente y sangrado postcoital o coitorragia. Los síntomas asociados (como dolor pélvico, disuria, tenesmo rectal y linfedema de las extremidades inferiores) harán sospechar una enfermedad avanzada. En la mayor parte de los casos de cáncer invasivo existe lesión cervical visible, pero el rango pude ir desde la normalidad cervical macroscópica hasta la sustitución total del cérvix (y la vagina) por el tumor (**Algoritmo 45-1**).

DIAGNÓSTICO

Cribado del cáncer de cérvix

Debido a su evolución natural, el cáncer de cérvix es una neoplasia que puede evitarse mediante la detección precoz y el tratamiento de sus lesiones precursoras. El cáncer de cérvix, junto con el cáncer de mama y de colon, son los únicos autorizados por la OMS para realizar el cribado poblacional. El cribado clásico del cáncer de cérvix se basa en la realización de la citología cervicovaginal, y es probablemente uno de los más efectivos. Sin embargo, se ha demostrado que el cribado basado en la detección del VPH como prueba primaria presenta una mayor sensibilidad que la citología, con una pérdida mínima de especificidad. Los datos publicados apoyan su utilización a partir de los 30-35 años de edad y los intervalos de al menos 5 años. En los estudios recientes, se ha considerado que a partir de los 40 años podría aumentarse hasta los 10 años tras pruebas negativas en las anteriores rondas.

Siguiendo las directrices del Ministerio de Sanidad, el cribado del cáncer de cérvix en España debe basarse en la detección del VPH como test primario en mujeres de 30 o más años. Se aconseja realizar el genotipado parcial 16/18 y la citología como test de triaje para derivar a colposcopia. La tinción dual (p16/Ki67) y el test de la metilación están posicionándose como alternativas de triaje.

Diagnóstico definitivo

El diagnóstico definitivo requiere siempre la confirmación histológica mediante biopsia. Las técnicas de cribado son solo orientativas. Al igual que las lesiones premalignas, prácticamente todos los carcinomas de cérvix uterino, independientemente de su tipo histológico, se originan en la zona de transformación, desde donde se extienden al exocérvix, al endocérvix o a ambos. En las formas subclínicas, el uso de la colposcopia permite la identificación y la biopsia dirigida de las lesiones cervicales. En las lesiones microinvasivas, la conización cervical es el único modo de diagnóstico y, además, informa sobre la presencia o la ausencia de invasión del espacio linfovascular, que es esencial a la hora de planificar el tratamiento en los casos de tumores con invasión menor de 3 mm (estadios IA1 de FIGO 2018). El pronóstico está directamente relacionado con el estadio en el momento del diagnóstico.

Si tras el estudio no se consigue un diagnóstico histológico, se deberá reevaluar la citología, realizar una adecuada colposcopia con estudio endocervical, vaginoscopia, con repetición de biopsia, y si persiste una discordancia diagnóstica mayor, se valorará realizar una conización.

PUNTOS CLAVE

- El cáncer de cérvix es la tercera neoplasia más frecuente entre las mujeres a nivel mundial, y el VPH es la causa necesaria, pero no suficiente, de la práctica totalidad de las neoplasias de cérvix y sus lesiones precursoras.
- El síntoma más precoz y característico del cáncer de cérvix es el sangrado genital anómalo.
- El cribado se basa en la detección del VPH, sustituyendo a la citología, pero el diagnóstico se establece siempre tras la biopsia. La citología y la colposcopia son orientativas, pero no diagnósticas.

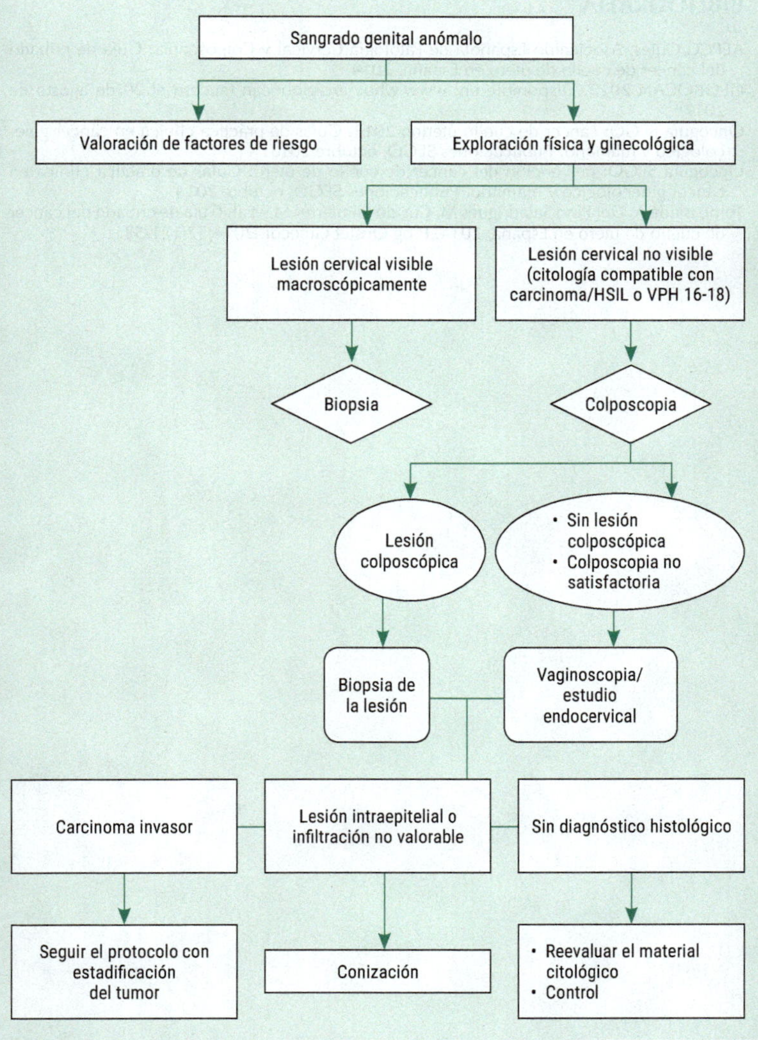

Algoritmo 45-1. Diagnóstico del cáncer de cérvix. HSIL: *High Grade-SIL*; VPH: virus del papiloma humano.

BIBLIOGRAFÍA

AEPCC Guías. Asociación Española de Patología Cervical y Colposcopia. Guía de cribado del cáncer de cuello de útero en España, 2014.

GLOBOCAN 2012. Disponible en: www.who./iarc/globocan (acceso el 29 de agosto de 2017).

Oncoguía SEGO: cáncer de cuello uterino 2013. Guías de práctica clínica en cáncer ginecológico y mamario. Publicaciones SEGO, octubre 2013.

Oncoguía SEGO: prevención del cáncer de cuello de útero. Guías de práctica clínica en cáncer ginecológico y mamario. Publicaciones SEGO, octubre 2014.

Torné Bladé A, Del Pino Saladrigues M, Cusidó Gimferrer M, et al. Guía de cribado del cáncer de cuello de útero en España, 2014. Prog Obstet Ginecol. 2014;57(1):1-53.

Etiopatogenia del cáncer de cérvix: virus del papiloma humano (VPH)

46

A. Torné Bladé y M. del Pino Saladrigues

INTRODUCCIÓN

El factor etiopatogénico que explica casi todos los casos de cáncer de cérvix y sus lesiones precursoras es el virus del papiloma humano (VPH). Este virus epiteliotropo infecta la piel y las mucosas, y se transmite por contagio sexual. El VPH es la causa necesaria, pero no suficiente, para el desarrollo del cáncer de cérvix. Existen cofactores que favorecen la persistencia de la infección por el VPH, requisito necesario para que se produzcan lesiones intraepiteliales premalignas (*squamous intraepithelial lesions*, SIL) y, finalmente, cáncer de cérvix (**Algoritmo 46-1**).

El conocimiento exacto de los tipos de VPH y los mecanismos oncogénicos que intervienen en la patogenia del cáncer de cérvix ha permitido desarrollar métodos para su detección (prevención secundaria) y vacunas que impiden la adquisición del virus y permiten la prevención del cáncer de cérvix (prevención primaria).

VIRUS DEL PAPILOMA HUMANO: TAXONOMÍA, ESTRUCTURA Y RIESGO ONCOGÉNICO

El VPH es un virus ADN, de pequeño tamaño (aproximadamente 55 nm), que pertenece a la familia *Palovaviridae*, del que se han identificado más de 200 genotipos (tipos). Cada tipo de VPH ha evolucionado adaptándose a un tipo específico de epitelio humano, de forma que aproximadamente 40 tipos afectan al área anogenital. Los virus con capacidad transformante se denominan de alto riesgo oncogénico (VPH-AR), a diferencia de los virus que producen lesiones benignas, o condilomas acuminados, denominados de bajo riesgo oncogénico (VPH-BR). En la **tabla 46-1** se resumen los principales VPH según la categoría de riesgo oncogénico.

El riesgo de persistencia vírica y de progresión de una lesión cervical premaligna a cáncer de cérvix es notablemente diferente dependiendo del tipo de VPH-AR. Los genotipos 16 y 18, y de modo especial el 16, presentan una mayor capacidad de persistencia y mayor riesgo de progresión.

Tabla 46-1. Clasificación de los principales virus del papiloma humano que afectan al tracto genital, según el riesgo oncogénico

Categoría (IARC)	Efecto	Género + especie	Genotipo
1	Carcinógeno	Alfa-5, 6, 7, 9	51, 56, 18, 39, 45, 59, 16, 31, 33, 35, 52, 58
2A	Posible carcinógeno	Alfa-7	68
2B	Probable carcinógeno	Alfa-5, 6, 7, 9	26, 69, 82, 30, 53, 66, 70, 85, 67
3	No carcinógeno	Alfa-1, 2, 3, 4, 8, 10, 14	32, 28, 29, 77, 61, 62, 72, 81, 83, 84, 86, 87, 89, 2, 27, 57, 7, 40, 91, 6, 11, 13, 44, 74, 90, 106

IARC: *International Agency for Research on Cancer.*

VIRUS DEL PAPILOMA HUMANO: ACCIÓN ONCOGÉNICA

Los VPH son virus que contienen una doble cadena de ADN circular de 8.000 pares de bases dentro de una cápside icosaédrica de 72 capsómeros. El mecanismo carcinógeno del VPH se basa fundamentalmente en la acción de dos oncogenes víricos: *E6*, que degrada a p53, una proteína supresora del ciclo celular, y *E7*, que interfiere en la acción de la proteína del retinoblatoma (pRB) que actúa como supresora tumoral, confiriendo las propiedades de transformación e inmortalización de las células infectadas. Estas oncoproteínas son capaces de interaccionar con proteínas reguladoras del ciclo celular de las células huésped.

La oncoproteína E7 se une a la pRb de forma que esta se activa y se libera el factor de transcripción E2F, que activa procesos de transcripción celular que habilitan la entrada en la fase S de la célula. En condiciones normales, una fase S no programada conduciría a la apoptosis mediada por la proteína p53; sin embargo, la oncoproteína E6 inhibe la función de p53, por lo que impide que esta desarrolle su función. Esta degradación de p53 produce una desvinculación de la célula de los mecanismos normales de control del ciclo celular.

GENOTIPOS VÍRICOS IMPLICADOS EN LA CARCINOGÉNESIS

Los diferentes genotipos de VPH-AR capaces de producir lesiones proliferativas presentan un potencial variable de provocar lesiones intraepiteliales y cáncer de cérvix. Con gran diferencia, el genotipo con mayor poder oncogénico es el VPH tipo 16, responsable de aproximadamente el 60 % de todos los cánceres de cérvix del mundo. En segundo lugar, el VPH tipo 18 causa aproximadamente el 15 % de esas neoplasias, pero está especialmente involucrado en la génesis de los adenocarcinomas. Estudios epidemiológicos a nivel mundial han observado que la mayoría de los cánceres de cérvix están causados por ocho tipos de VPH (16, 18, 45, 31, 33, 35, 52, 58). En la **tabla 46-2** se resume el porcentaje de detección de ADN del VPH-AR en muestras histológicas de cáncer de cérvix para los ocho tipos más frecuentes.

EVOLUCIÓN NATURAL DE LA INFECCIÓN POR EL VPH: INFECCIÓN PRODUCTIVA E INFECCIÓN TRANSFORMANTE

La infección genital por el VPH es enormemente frecuente. Se estima que el 50-80 % de las mujeres sexualmente activas entran en contacto con el VPH a lo largo de la vida, con una prevalencia del 20-30 % durante los primeros años de vida sexual. La infección es asintomática y en la mayor parte de los casos se elimina espontáneamente en los 2 años siguientes a la infección. La mayoría de las infecciones son, por tanto, «infecciones productivas» y transitorias, lo que significa que el VPH utiliza los queratinocitos y la maduración normal del epitelio para replicarse y ensamblar nuevos viriones. La falta de queratinólisis y destrucción celular contribuye a la evasión del sistema inmunitario, cuya respuesta es tardía y no sistemática. A pesar de ello, en la mayor parte de los casos y después de varios meses, el sistema inmunitario consigue eliminar la infección (aclaramiento viral).

Tabla 46-2. Porcentaje de detección de ADN del VPH de alto riesgo en muestras histológicas de cáncer de cérvix uterino para los ocho tipos aislados con más frecuencia

Tipo de VPH	Cáncer invasor	Cáncer escamoso	Adenocarcinoma
16	61 %	62 %	50 %
18	10 %	8 %	32 %
31	4 %	4 %	< 1 %
33	4 %	4 %	< 1 %
35	2 %	2 %	< 1 %
45	6 %	5 %	12 %
52	3 %	3 %	–
58	2 %	2 %	–

VPH: virus del papiloma humano.

En un 10-15 % de los casos, la infección por el VPH es persistente y evade la respuesta inmunitaria. La persistencia viral es la condición necesaria para la génesis de lesiones premalignas y malignas («infección transformante»). La persistencia del VPH está condicionada por múltiples factores o cofactores que contribuyen al proceso transformante.

COFACTORES DE PERSISTENCIA Y PROGRESIÓN

Existen tres tipos de cofactores (víricos, del huésped y ambientales) capaces de influir en que la infección por el VPH se convierta en persistente y finalmente en una neoplasia:

- Cofactores víricos:
  - Genotipo vírico: las diferencias génicas o epigenéticas entre los tipos, subtipos o variantes del VPH condicionan un potencial mayor o menor de transformación.
  - Carga vírica por unidad celular: en el estudio de otras infecciones víricas, como el VIH o el VHB, la utilidad clínica de la carga vírica en el diagnóstico, el pronóstico y la modulación del tratamiento está clara. Sin embargo, en el caso del VPH, la asociación entre carga vírica y riesgo de progresión es controvertida.
- Cofactores del huésped:
  - Respuesta inmunitaria: la respuesta del sistema inmunitario específica frente al VPH explica la mayor susceptibilidad de unas personas respecto a las otras. Todas las enfermedades que conllevan inmunosupresión (infección por el VIH, trasplantados, enfermedades crónicas que requieren un uso prolongado de inmunosupresores, etc.) predisponen a un mayor riesgo de adquisición, persistencia y desarrollo de lesiones premalignas y malignas.
  - Tipo celular infectado: estudios recientes defienden la existencia de una población celular de origen embrionario específico, localizada en la unión escamocolumnar del cérvix uterino, que presenta un perfil génico único y diferente del epitelio endocervical y ectocervical adyacente. Se propone que la infección de este tipo celular en concreto generaría las lesiones premalignas con riesgo de progresión a cáncer de cérvix. Por tanto, estos nuevos estudios proponen que este grupo celular sería, una vez infectado por el VPH, el responsable de los casos de cáncer de cérvix asociados al VPH.
  - Antígenos de histocompatibilidad de la célula huésped: existen ciertos haplotipos HLA de clase II que se han asociado al desarrollo de lesiones premalignas o cáncer de cérvix, mientras que otros, como el HLA-DRB1*13, tienen un efecto protector. Se ha sugerido también que haplotipos específicos del HLA de clase II pueden influir en la presentación de antígenos del VPH y, por tanto, en la respuesta inmunitaria a la infección.
- Cofactores amientales:
  - Tabaco: el consumo de tabaco conlleva cierta genotoxicidad, a la vez que ejerce una inmunomodulación (interfiere en la actividad de las células presentadoras de antígenos del epitelio y favorece la evasión del VPH y su persistencia). Se estima que, en términos generales, el tabaco aumenta entre 2 y

5 veces el riesgo de desarrollar una lesión de alto grado o cáncer de cérvix en comparación con las mujeres no fumadoras. Existe correlación entre el riesgo y la duración y la dosis de tabaco consumido.

- Elevada paridad: el riesgo de cáncer de cérvix aumenta en las mujeres con mayor número de gestaciones (especialmente, entre las que han tenido más de siete hijos).
- Anticoncepción hormonal: en algunos estudios de casos y controles se observa la asociación y el riesgo, que aumenta con los años de uso y disminuye al cesar el consumo.

PRECURSORES DEL CÁNCER DE CÉRVIX: LESIONES TRANSFORMANTES, LESIONES INTRAEPITELIALES

Prácticamente todos los cánceres de cérvix se desarrollan sobre lesiones precursoras que, en general, preceden varios años al cáncer de cérvix. Clásicamente, estas lesiones se habían denominado neoplasias cervicales intraepiteliales (*cervical intraepithelial neoplasias*, CIN). Las CIN se gradúan, según el riesgo de evolución a cáncer de cérvix, en CIN1, 2 y 3 o carcinoma *in situ*. En 2012, el Colegio Americano de Patólogos y la Sociedad Americana de Patología Cervical y Colposcopia propusieron una nueva clasificación para denominar estas lesiones precursoras del carcinoma escamoso, la clasificación *Lower Anogenital Squamous Terminology* (LAST). La clasificación LAST plantea un sistema basado en dos niveles: bajo (*low grade-SIL*, LSIL) y alto grado (*high grade-SIL*, HSIL). Este sistema es un reflejo más fiel de la biología de las lesiones precursoras del cáncer de cérvix y unifica, además, la nomenclatura utilizada en los informes de citología y de histología. En la nueva clasificación, HSIL incluye las lesiones CIN2 y CIN3 de la terminología clásica, mientras que LSIL incluye CIN1 y la presencia de cambios citopáticos asociados a la infección aguda por el VPH. Esta propuesta ha sido recogida en la última clasificación de la OMS (2014) y de la *International Society for the Study of Vulvovaginal Diseases* (2015).

Existe una clara evidencia de que el riesgo de progresión de las HSIL es muy elevado: el 30 % de estas lesiones progresará a cáncer de cérvix a corto plazo, y hasta el 50 % a largo plazo si no se tratan correctamente, por lo que se consideran lesiones con capacidad de transformación o lesiones transformantes. En cambio, la mayoría de las lesiones de LSIL (60-80 %) se resuelven espontáneamente, por lo que se consideran lesiones productivas, reflejo de infecciones transitorias. Solo un 5-10 % de las LSIL progresan a HSIL.

PUNTOS CLAVE

- El factor etiopatogénico principal y que explica la práctica totalidad de casos de cáncer de cérvix es la infección por el VPH. Los VPH 16 y 18 causan cerca del 70 % de todos los cánceres de cérvix en el mundo.
- La mayoría de las infecciones por VPH son transitorias y sin riesgo. Las infecciones persistentes son una condición necesaria para el desarrollo de lesiones premalignas y malignas.
- En las mujeres infectadas por el VPH, los cofactores pueden contribuir a un mayor riesgo de persistencia, progresión y transformación neoplásica.

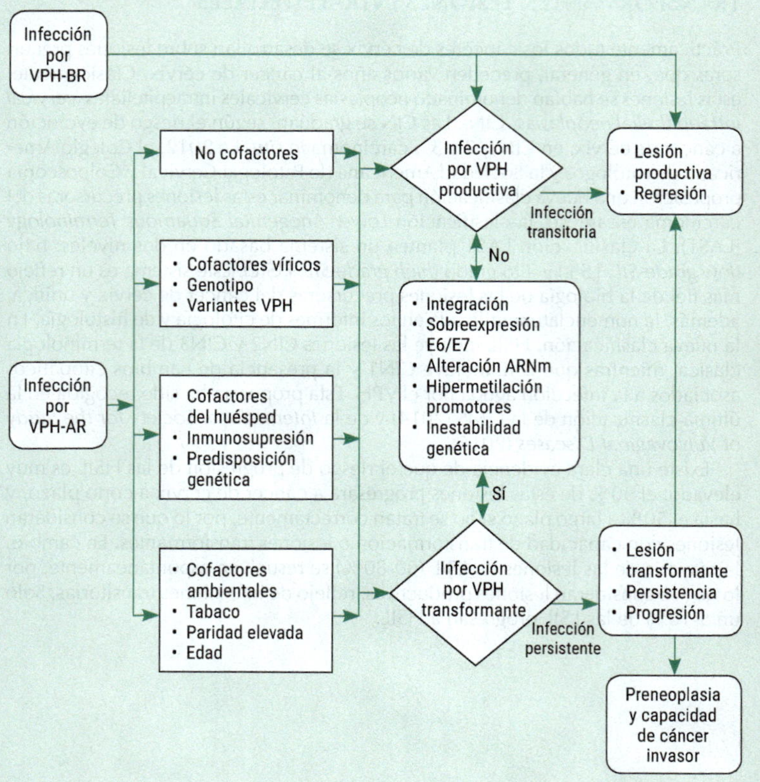

Algoritmo 46-1. Etiopatogenia del cáncer de cérvix. Infección por el virus del papiloma humano. VPH: virus del papiloma humano; VPH-AR: virus del papiloma humano de alto riesgo; VPH-BR: virus del papiloma humano de bajo riesgo.

BIBLIOGRAFÍA

Crosbie EJ, Einstein MH, Franceschi S, Kitchener HC. Human papillomavirus and cervical cancer. Lancet. 2013;382(9895):889-99.

De Sanjosé S, Quint WG, Alemany L, Geraets DT, Klaustermeier JE, Lloveras B, et al. Retrospective International Survey and HPV Time Trends Study Group. Human papillomavirus genotype attribution in invasive cervical cancer: a retrospective cross-sectional worldwide study. Lancet Oncol. 2010;11:1048-56.

Schiffman M, Doorbar J, Wentzensen N, de Sanjosé S, Fakhry C, Monk BJ, et al. Carcinogenic human papillomavirus infection. Nat Rev Dis Primers. 2016;1(2):16086.

World Health Organization & International Agency for Research on Cancer. IARC Monographs on the evaluation of carcinogenic risks to humans. Biological agents. Volume 100B: a review of human carcinogens. IARC. Disponible en: http://monographs.iarc.fr/ENG/Monographs/vol100B/mono100B.pdf.

Clasificación histológica y molecular del cáncer de cérvix

47

J. Velasco Alonso y H. E. Torres Rivas

INTRODUCCIÓN

La nomenclatura y la clasificación de los cánceres se basan en la actualidad en algunos rasgos histológicos, como el tipo histológico y el grado histológico, y también, al igual que ocurre con algunos tumores, se empieza a vislumbrar la utilidad de los marcadores moleculares en el manejo de las pacientes con cáncer cervical. Una clasificación basada en la histología y en los hallazgos moleculares tiene como finalidad principal que pueda ser utilizada como una guía para el manejo de los pacientes con cáncer y su capacidad para establecer un riesgo, definir un pronóstico y definir una terapia individualizada. El manejo actual de algunos carcinomas implica un asesoramiento de rutina, tanto de la morfología como de datos obtenidos por técnicas inmunohistoquímicas o moleculares; los paradigmas son el cáncer de mama y el colorrectal. No obstante, esta tendencia es imparable y se va extendiendo progresivamente a otros órganos.

CLASIFICACIÓN HISTOLÓGICA

La clasificación histológica que se usa en la actualidad es el producto del consenso de un grupo de trabajo seleccionado por la OMS y aprobado en una conferencia editorial en 2014 (**Tabla 47-1**). Los tipos histológicos más prevalentes de cáncer cervical son el carcinoma escamoso infiltrante y el adenocarcinoma infiltrante, y cada una de estas categorías engloba varios subtipos que muestran unas características morfológicas diferenciadas, aunque, en general, tienen escaso impacto en su comportamiento biológico. Las células de un carcinoma escamoso infiltran el estroma subyacente que muestra una respuesta desmoplásica (**Fig. 47-1**). Se recomienda el término *carcinoma escamoso superficialmente invasivo*, entidad que emergió con el proyecto *The Lower Anogenital Squamous Terminology* para designar aquellos carcinomas escamosos mínimamente invasivos que hayan sido completamente extirpados y que son candidatos a un tratamiento quirúrgico conservador (**Tabla 47-2**).

Para la clasificación del carcinoma cervical, además de proporcionar el tipo histológico de cáncer, es muy recomendable que el anatomopatólogo aporte todas las variables morfológicas incluidas en el protocolo de cáncer de cérvix del grado histológico del College of American Pathologists (http://www.cap.org/), entre ellas

Tabla 47-1. Clasificación de la Organización Mundial de la Salud (2014) de las neoplasias epiteliales de cérvix

- Tumores de células escamosas y precursores
  - Lesiones escamosas intraepiteliales
    - Lesión escamosa intraepitelial de bajo grado
    - Lesión escamosa intraepitelial de alto grado
  - Carcinoma de células escamosas, NOS
    - Queratinizante
    - No queratinizante
    - Papilar
    - Basaloide
    - Verrucoso
    - Transicional
    - Tipo linfoepitelioma
  - Lesiones de células escamosas benignas
    - Metaplasia escamosa
    - Condiloma acuminado
    - Papiloma escamoso
    - Metaplasia transicional
- Tumores de células glandulares y precursores
  - Adenocarcinoma *in situ*
  - Adenocarcinoma
    - Adenocarcinoma endocervical, tipo usual
    - Adenocarcinoma mucinoso, NOS
      - Tipo gástrico
      - Tipo intestinal
      - Tipo de células en anillo de sello
      - Carcinoma villoglandular
      - Adenocarcinoma endometrioide
      - Adenocarcinoma de células claras
      - Adenocarcinoma seroso
      - Carcinoma mesonéfrico
      - Adenocarcinoma con carcinoma neuroendocrino

NOS: *not otherwise specified*.

el grado histológico, para lo que se recomienda usar un sistema de cinco grados basados en la similitud con el tejido originario de la neoplasia: GX (no se puede evaluar), G1 (bien diferenciado), G2 (moderadamente diferenciado), G3 (poco diferenciado) y G4 (indiferenciado) (**Fig. 47-2**). De manera independiente y agrupados por estadio, el tipo y el grado histológico no gozan, salvo algunas excepciones como puede ser el caso del carcinoma verrucoso, de un valor predictivo reseñable.

CLASIFICACIÓN MOLECULAR

La clasificación molecular se basa en la acción de oncogenes del virus del papiloma humano (VPH) o en las mutaciones generadas en el proceso de canceriza-

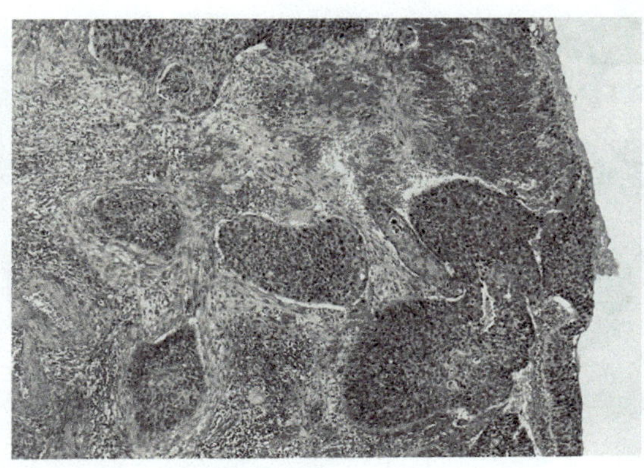

Figura 47-1. Pieza de conización de cérvix uterino con carcinoma *in situ* en superficie (izquierda de la imagen) y nidos que invaden el estroma subyacente, propios de un carcinoma infiltrante (hematoxilina-eosina ×100).

ción. El mecanismo de oncogénesis asociado al VPH se conoce bien; básicamente, la infección por este virus induce la expresión de varias oncoproteínas, entre ellas E5, E6 y E7. La proteína E6 se une a p53, provocanco una degradación de esta molécula por un mecanismo de ubiquitinización. La proteína E7 se une a la proteína del gen del retinoblastoma (pRB) e inactiva su función, induciendo una activación de E2F que, a su vez, provoca una sobreexpesión de la proteína p16.

La sobreexpresión de p16 carece de valor pronóstico, pero sí es de gran utilidad como herramienta diagnóstica, especialmente en la diferenciación entre lesiones intraepiteliales de alto grado y simuladores de estas. Un modo de subclasificar los carcinomas cervicales en función del p16 será:

- p16 (+): los relacionados patogenéticamente con una infección por el VPH y que son casi todos los carcinomas escamosos y una fracción de los adenocarcinomas.
- p16 (–): adenocarcinoma mucinoso de tipo gástrico, carcinoma mucinoso con células en anillo de sello, carcinomas endometrioides asociados a endometriosis cervical, carcinomas serosos de mujeres jóvenes y carcinomas mesonéfricos.

Tabla 47-2. Carcinoma escamoso superficialmente invasivo

- Criterios para clasificar un carcinoma escamoso superficialmente invasivo:
  - Es un carcinoma escamoso infiltrante
  - No es visible microscópicamente
  - La profundidad de la invasión es ≤3 mm
  - La extensión horizontal es ≤7 mm
  - Ha sido extirpado en su totalidad
- Datos que se deben incluir sistemáticamente en el informe anatomopatológico:
  - Presencia o ausencia de invasión de espacios angiolinfáticos
  - Presencia de carcinomas multifocales, si es que existen, especificando el número de carcinomas independientes

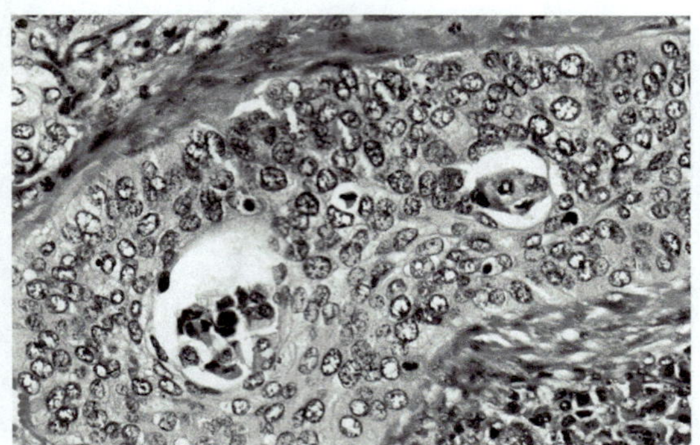

Figura 47-2. A mayor aumento, se aprecia que las células neoplásicas tienen un núcleo grande, vesiculoso, propio de un carcinoma escamoso de grado histológico 3 (hematoxilina-eosina ×400).

La sobreexpresión de EGFR, detectable en >50% de cánceres cervicales, se asocia a mal pronóstico. Provoca angiogénesis, proliferación celular e inhibición de la apoptosis. Las mutaciones del gen *EGFR* son excepcionales en este tipo de neoplasias y la sobreexpresión de la proteína codificada se ha asociado al oncogén *E6*. A su vez, la proteína E5 inhibe la degradación del receptor del factor de crecimiento epidérmico (EGFR).

Los carcinomas cervicales tienen niveles elevados de ARNm de factor de crecimiento del endotelio vascular, asociado a un pronóstico desfavorable. Este hecho se asocia a las proteínas E6 y E7. Actualmente, se están realizando prometedores ensayos clínicos con bevacizumab y otros agentes antiangiogénicos.

The Cancer Genome Atlas ha completado recientemente un estudio molecular de 115 carcinomas de cérvix, donde se han detectado mutaciones en el gen *MAPK1* en el 8% de los tumores y en el gen *HLA-B* (9%). Otros genes mutados con relativa frecuencia en el carcinoma cervical son *KRAS* en los adenocarcinomas y *PIK3CA* en los adenocarcinomas y carcinomas escamosos.

PUNTOS CLAVE

- Los tipos histológicos más prevalentes del cáncer cervical son el carcinoma escamoso infiltrante y el adenocarcinoma infiltrante.
- Es importante incluir el grado histológico.
- La sobreexpresión de p16 no tiene valor pronóstico, pero sí es de gran utilidad como herramienta diagnóstica.

BIBLIOGRAFÍA

Darragh TM, Colgan TJ, Cox JT, Heller DS, Henry MR, Luff RD, et al. The Lower Anogenital Squamous Terminology Standardization Project for HPV-Associated Lesions: background and consensus recommendations from the College of American Pathologists and the American Society for Colposcopy and Cervical Pathology. Arch Pathol Lab Med. 2013;136:1266-97.

De Sanjose S, Quint WGV, Alemany L, Geraets DT, Klaustermeier JE, Lloveras B. Human papillomavirus genotype attribution in invasive cervical cancer: a retrospective cross-sectional worldwide study. Lancet Oncol. 2010;11:1048-56.

Kosary CL. FIGO stage, histology, histologic grade, age and race as prognostic factors in determining survival for cancers of the female gynecological system: an analysis of 1973-87 SEER cases of cancers of the endometrium, cervix, ovary, vulva, and vagina. Semin Surg Oncol. 1994;10:31-46.

Kurman RJ, Carcanguiu ML, Herrington S, Young RH, eds. WHO Classification of Tumors of the Female Reproductive Organs. 4th edition. Geneva, Switzerland: WHO Press; 2014.

Roddy E, Chapman J. Genomic insights in gynecologic cancer. Curr Probl Cancer. 2017;41: 8-36.

Estadificación del cáncer de cérvix. Estudio de extensión

48

I. Jaunarena Marín y R. Ruiz Sautua

INTRODUCCIÓN

Los tumores se estadifican para agruparlos por características comunes que determinan su pronóstico y poder comparar la eficacia de los diferentes tratamientos. El estadio tumoral se establece en el momento del diagnóstico y tratamiento inicial y no se modifica posteriormente.

ESTADIFICACIÓN

El diagnóstico de cáncer de cérvix es histológico. El cáncer de cuello uterino se disemina por extensión directa al parametrio, vagina, útero y órganos adyacentes (vejiga y recto). Se propaga por los canales linfáticos a los ganglios linfáticos regionales: obturador, ilíaco externo e interno, ilíaco común y área paraaórtica. La metástasis a distancia en los pulmones, hígado y esqueleto por vía hematógena es un fenómeno tardío.

Se dispone de dos sistemas de estadificación: el sistema de la Federación Internacional de Obstetricia y Ginecología (FIGO) y el sistema TNM de la *American Joint Committee on Cancer*. Hasta 2018, la estadificación FIGO se basaba principalmente en el examen clínico. Desde 2018, la revisión del Comité de Oncología Ginecológica de la FIGO autoriza el estudio por imagen y el análisis anatomopatológico para asignar el estadio. La estadificación FIGO 2018 se presenta en el **Anexo V** (v. también https://doi.org/10.1002/ijgo.13865), se alinea más con el sistema TNM y documenta el estado ganglionar y la diseminación metastásica de la enfermedad.

El estadio se establece en el momento del diagnóstico inicial tras obtener todas las imágenes e informes de patología y no se modifica posteriormente, por ejemplo, en la recurrencia. El hallazgo incidental de cáncer de cérvix en la pieza quirúrgica tras una histerectomía no se puede estadificar clínicamente y estos casos se recogerán por separado.

El examen físico es fundamental para realizar una estadificación correcta. Excepcionalmente se puede realizar bajo anestesia general. Se inspecciona y se palpa el tumor primario y su extensión a la vagina y parametrios mediante el tacto bimanual vaginal y rectal. Se exploran clínicamente las áreas ganglionares inguinales y supraclaviculares (**Algoritmo 48-1**). Las lesiones no visibles se estudian mediante colposcopia, conización cervical y legrado endocervical cuando sea necesario.

En los estadios IA1 y IA2, la profundidad de la invasión desde la base del epitelio, escamoso o glandular, no debe ser mayor de 3 o 5 mm, respectivamente. La extensión horizontal ya no se considera en la estadificación tras la revisión FIGO 2018 porque está sujeta a muchos errores de artefacto.

Se debe hacer constar siempre la afectación del espacio linfovascular, que no altera el estadio, pero puede determinar el pronóstico y el tratamiento adyuvante.

Se debe informar del estado de los márgenes de la biopsia. Si los márgenes de la conización son positivos para cáncer invasivo, se modifica el tratamiento a realizar.

Las lesiones clínicamente visibles y las de mayor tamaño se asignan al estadio IB, subdividido en IB1 (≤2 cm), IB2 (>2-≤4 cm) e IB3 (>4 cm) en función del diámetro máximo de la lesión.

En el caso de lesiones visibles, habitualmente puede ser suficiente para el diagnóstico una biopsia con sacabocados. Si no fuera satisfactoria, puede ser necesaria otra biopsia más amplia o una conización cervical.

Por lo tanto, la estadificación FIGO 2018 integra el examen físico, pruebas de imagen y el resultado de anatomía patológica.

Si se procede a la intervención quirúrgica, se incluye la estadificación anatomopatológica (pFIGO) como registro añadido, que reemplaza al estadio clínico/radiológico inicial.

En el informe de la anatomía patológica es importante reseñar los siguientes factores pronósticos: tamaño tumoral, tipo histológico, grado de diferenciación, profundidad de invasión del estroma cervical, invasión del espacio linfovascular, estado de los márgenes, mínima distancia entre el tumor y el margen de resección, estado y longitud del rodete vaginal y los parametrios y estado de los ganglios linfáticos extirpados.

La principal limitación de la estadificación clínica es la ausencia de valoración de la afectación ganglionar, que es un factor pronóstico clave y condiciona en gran medida el tratamiento. Para el conocimiento de la extensión de la enfermedad se pueden usar otros procedimientos:

- Resonancia magnética (RM): informa sobre el tamaño tumoral y la extensión local a la vagina y parametrios.
- Ecografía-Doppler de alta resolución.
- Tomografía computarizada (TC): valora las metástasis ganglionares macroscópicas y la enfermedad a distancia.
- Tomografía por emisión de positrones con TC (PET-TC): es especialmente interesante en la enfermedad localmente avanzada porque permite conocer la afectación ganglionar aórtica y diseñar los campos de irradiación.
- Estudio histológico de los ganglios linfáticos (intraoperatorio o diferido) con la biopsia selectiva del ganglio centinela.

La combinación de ecografía transvaginal, transrectal (evita el sangrado cervical) y abdominal con el apoyo de la ecografía Doppler permite la evaluación eficaz y dinámica del tumor, de su vascularización y de su relación con el resto de las estructuras. Los cánceres escamosos son hipoecogénicos con gran densidad de vasos tumorales, mientras que el adenocarcinoma es menos visible, isoecogénico o hiperecogénico, y con abundante neovascularización. Es una prueba de fácil acceso, que puede realizarla el mismo ginecólogo oncólogo y que en manos expertas tiene una precisión diagnóstica similar a la RM en estadios precoces en cuanto a la evaluación de la afectación parametrial y la invasión estromal, así como en la detección del tumor residual. Sin embargo, tiene una escasa sensibilidad (38-43 %) para detectar ganglios linfáticos positivos y es una prueba muy operador dependiente.

La RM se recomienda en todos los casos, sobre todo en pacientes en estadio clínico IB o superior cuando la lesión sea >2 cm, porque facilita la valoración de la invasión parametrial y también de metástasis ganglionares (el consenso ESGO-ESTRO-ESP da como opcional la realización de RM en aquellas pacientes T1a con márgenes libres tras la conización). Otras indicaciones de la RM son las neoplasias en mujeres embarazadas, las pacientes con lesiones endocervicales y el estudio de tumores pequeños en las pacientes susceptibles de someterse a una cirugía conservadora de la fertilidad. El tumor en las secuencias potenciadas en T2 es hiperintenso y distinguible del estroma cervical normal, que es hipointenso (**Fig. 48-1**). La visualización de un estroma hipointenso intacto excluye la afectación del parametrio con un valor predictivo negativo del 94-100 %. Otros signos que sugieren la afectación del parametrio son: infiltración de vasos periuterinos, espiculaciones y nodulaciones que protruyen hacia el parametrio (**Fig. 48-2**).

La sensibilidad de la RM para detectar la infiltración vesical o del recto ha oscilado entre el 71 y el 100 % y la especificidad, entre el 88 y el 91 %. El estudio de estas estructuras mediante RM evita la realización de cistoscopias o rectoscopias.

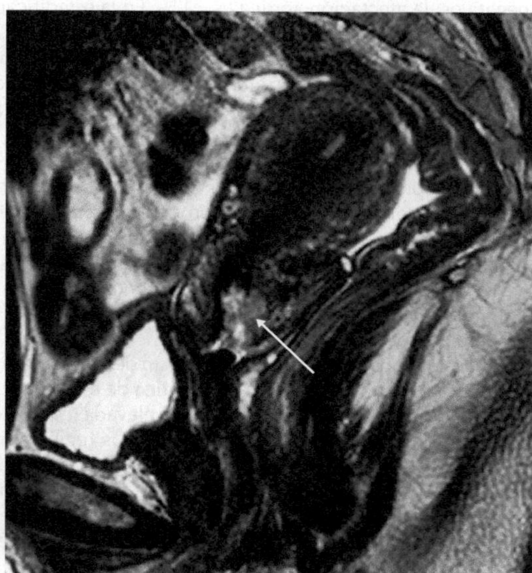

Figura 48-1. RM potenciada en T2; nódulo ligeramente hiperintenso a nivel exocervical que no llega a borrar el estroma cervical (flecha). *Imagen cedida por la Dra. Amaia Arrillaga, radióloga de Osatek SA.*

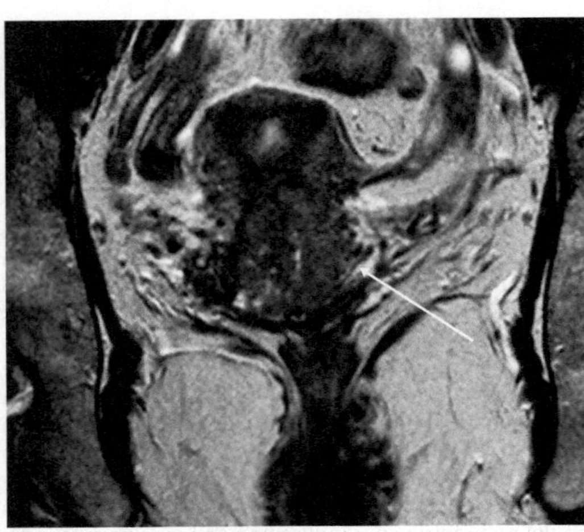

Figura 48-2. RM potenciada en T2; tumoración cervical que borra la hiposeñal del estroma cervical y presenta nodulaciones que protruyen en el parametrio (flecha). *Imagen cedida por la Dra. Amaia Arrillaga, radióloga de Osatek SA.*

Desde la estadificación FIGO 2018 se determina el estado de los ganglios linfáticos regionales por su valor pronóstico. Si existe afectación ganglionar, disminuye un 30 % la supervivencia esperada para cada tumor.

Cuando los ganglios pélvicos son positivos, la incidencia de invasión de los ganglios paraaórticos se sitúa en torno al 20-30 %, y si los ganglios pélvicos son negativos, la afectación aórtica es <1 %. En la estadificación se distingue la afectación de ganglios pélvicos (IIIC1) y/o paraaórticos (IIIC2).

Actualmente, las pruebas diagnósticas no invasivas, previas a la cirugía, de las que disponemos para determinar la afectación ganglionar en el cáncer de cérvix inicial son poco sensibles y específicas, y obligan a realizar la biopsia ganglionar y el estudio histológico.

Los casos avanzados (a partir del estadio IB2 o IIA2) se tratan con radio/quimioterapia, y en estos casos es conveniente conocer si existe una afectación ganglionar del área aórtica para proceder a extender el campo de irradiación. La radioterapia profiláctica de campos ampliados para casos avanzados no ha demostrado mejorar la supervivencia y aumenta el riesgo de enteritis rádica.

Para identificar a las pacientes con enfermedad ganglionar paraaórtica, el procedimiento habitual ha sido la linfadenectomía y el posterior estudio anatomopatológico.

En los últimos años, se ha planteado un debate sobre si la PET-TC es una alternativa razonable a la linfadenectomía aórtica de estadificación. La tasa de detección de verdaderos positivos con la PET-TC es elevada (especificidad del 98 %), mientras que se han comunicado falsos negativos en la región aórtica del 12 % y hasta del 22 % si existía captación ganglionar pélvica, debido a su escasa precisión para detectar ganglios <5 mm. Es una cuestión que sigue pendiente de resolver, y hay que considerar el posible efecto terapéutico de la linfadenectomía, sus complicaciones, los posibles retrasos en el comienzo del tratamiento y sobre todo si tiene una incidencia en la mejora de la supervivencia.

Por todo ello, se debe estadificar según FIGO 2018, con las siguientes recomendaciones:

- Estadificar según FIGO 2018, con base en el tamaño tumoral, el estado ganglionar y las metástasis a distancia.
- Reflejar el método utilizado: clínico (c), imagen (i) o anatomopatológico (p).
- Documentar la estadificación clínica FIGO.
- Estadificar tras la discusión en un comité multidisciplinario.

PUNTOS CLAVE

- La estadificación del cáncer de cérvix es clínica, radiológica y tras un estudio histológico, y debe realizarla un ginecólogo oncólogo experto.
- La RM facilita la valoración del tamaño, el crecimiento endocervical y la extensión tumoral local (a vagina, parametrio, pared pélvica, vejiga y recto) en los casos dudosos.
- La valoración de la afectación ganglionar es esencial para establecer el tratamiento y el pronóstico, y sigue requiriendo la biopsia y el estudio histológico.
- La PET-TC es una alternativa a la biopsia ganglionar en algunos casos de cáncer de cérvix avanzado.

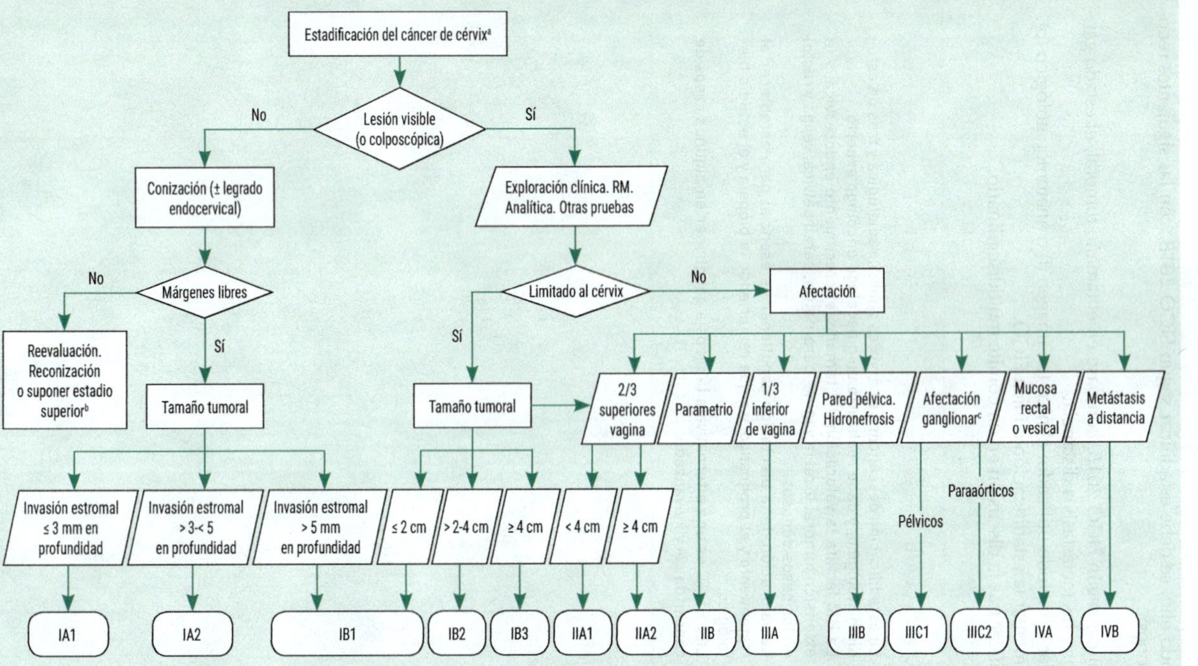

Algoritmo 48-1. Algoritmo para la estadificación del cáncer de cérvix. [a]Es imprescindible obtener la confirmación histológica por biopsia para estadificar el cáncer de cérvix. [b]Si los márgenes no son libres, es difícil asegurar la dimensión del tumor, por lo que se reconiza o se presupone un estadio superior. [c]IIIC se debe anotar si es por imagen (r) o por confirmación AP (p); p. ej., si es por PET: IIIC2r. RM: resonancia magnética.

BIBLIOGRAFÍA

Bhatla N, Aoki D, Sharma DN, Sankaranarayanan R. Cancer of the cervix uteri: 2021 update. Int J Gynecol Obstet. 2021;155(Suppl. 1):28-44.

Bhatla N, Berek JS, Cuello Fredes M, Denny LA, Grenman S, Karunaratne K, et al. Revised FIGO staging for carcinoma of the cervix uteri. Int J Gynecol Obstet. 2019;145:129-35. Corrigendum in: Int J Gynecol Obstet. 2019;147:279-80.

Cibula D, Raspollini MR, Planchamp F, Centeno C, Chargari C, Felix A, et al. ESGO/ESTRO/ESP Guidelines for the management of patients with cervical cancer - Update 2023. Int J Gynecol Cancer. 2023;33(5):649-66.

James D, Brierley JD, Gospodarowicz MK. TNM Classification of Malignant Tumours, 8th edition. Oxford, UK: John Wiley & Sons, Inc. 2016.

Oncoguía SEGO: Cáncer de cuello uterino 2013. Guías de práctica clínica en cáncer ginecológico y mamario. Publicaciones SEGO, octubre 2013.

Pahisa J, Torné A. Ginecología oncológica. 2ª edición. Madrid: Ergon, 2014.

Pecorelli S. Revised FIGO staging for carcinoma of the cervix. Int J Gynaecol Obstet. 2009;105:107-8.

Cirugía en el estadio inicial

49

B. Díaz-Feijoo y A. Gil Moreno

INTRODUCCIÓN

El tratamiento de elección del cáncer de cérvix inicial (estadios FIGO 2018: IA1 con permeación linfovascular-IA2-IB1-IB2-IIA1) es quirúrgico, realizándose una histerectomía radical, término que incluye tanto la exéresis del útero y el cérvix uterino como del parametrio o paracérvix y las áreas ganglionares que pueden estar afectadas. El concepto de histerectomía radical no incluye la exéresis de los anejos (ovarios y trompas).

El objetivo de la cirugía debe ser proporcionar un margen libre al tumor, y para ello se deberá adecuar la radicalidad de la cirugía al tamaño y al tipo de tumor. No obstante, la dificultad de la histerectomía radical se encuentra en la exéresis del tejido paracervical y en sus relaciones con uréter, vejiga y recto. Para estandarizar la nomenclatura de los diferentes tipos de histerectomía radical, se ha definido recientemente la clasificación de Querleu-Morrow (v. **cap. 76**). Por otro lado, el tratamiento del cáncer inicial puede realizarse con radioterapia, con tasas de curación similares a la cirugía, pero se prefiere esta última porque permite conservar los ovarios en pacientes jóvenes y su función hormonal, evitando la disfunción sexual secundaria a la atrofia de los tejidos producida por la radioterapia y, sobre todo, por la posibilidad de analizar histológicamente los factores de pronóstico de la pieza quirúrgica, entre ellos la existencia de afectación ganglionar (**Algoritmo 49-1**).

TIPOS DE HISTERECTOMÍA RADICAL

El objetivo de la histerectomía radical consiste en la escisión central del tumor con márgenes libres a nivel paracervical y vaginal, así como la exéresis de los posibles ganglios linfáticos metastásicos, ya que la extensión a la pared pélvica se realiza a través del paracérvix, generalmente con la participación de los vasos linfáticos y los ganglios linfáticos en este nivel. En 2017, Querleu *et al.* realizaron una actualización de la clasificación que incluye el concepto 3-D, descrito por Cibula en 2011, insistiendo en el concepto actual en cirugía oncológica de realizar una cirugía con una radicalidad a medida dependiendo del tamaño y del tipo de tumor (tipo histológico, tamaño tumoral, invasión estromal, presencia de permeación linfovascular y estadio FIGO) (**Tabla 49-1**). En el **capítulo 76** se describen los diferentes tipos de histerectomía radical.

Tabla 49-1. Tipos de histerectomía radical e indicaciones

	Indicaciones	Sección vagina	Sección paracérvix	Sección vesicouterina	Sección uterosacra	Linfadenectomía paracervical	Preservación nerviosa
Histerectomia radical tipo A	IA1 sin permeación linfovascular	< 1 cm	A nivel medial del cruce uterino con uréter	0,5 cm	0,5 cm	No	Sí por defecto
Histerectomía radical tipo B1	• 1A1 con permeación linfovascular • IA2 y IB1 < 2 cm	> 1 cm	A nivel del túnel del uréter	Medial (uréter desperitonizado y desplazado lateralmente)	Medial	No	Sí por defecto
Histerectomía radical tipo B2	IB1 > 2 cm y IIA1	> 1 cm	A nivel del túnel del uréter	Medial (uréter desperitonizado y desplazado lateralmente)	Medial	Sí	Sí por defecto
Histerectomía radical tipo C1	IB1 > 2 cm y IIA1 hasta 4 cm	1,5-2 cm	Distal hasta vena uterina profunda	Distal (a nivel de vejiga, tras movilización total de uréteres e identificación de ramas autónomas vesicales)	Distal (a nivel de recto, tras separación de nervio hipogástrico inferior)	Incluida en la pieza quirúrgica	Sí tras realizar maniobras indicadas
Histerectomía radical tipo C2	IB1 > 2 cm y IIA1 hasta 4 cm	1,5-2 cm	Distal y por debajo de vena uterina profunda	Distal (a nivel de vejiga)	Distal (a nivel de recto)	Incluida en la pieza quirúrgica	No por defecto

VÍA DE ABORDAJE DE LA HISTERECTOMÍA RADICAL

Tras la publicación del estudio LACC, estudio multicéntrico aleatorizado cuyo objetivo era la valoración del impacto de la vía de abordaje en la supervivencia, con resultado a favor de la laparotomía, las guías clínicas aconsejan la realización de la histerectomía radical laparotómica. No obstante, existen ensayos clínicos en curso (RACC y ROCC) que intentan reevaluar el impacto del abordaje laparoscópico y laparoscópico asistido por robot en la supervivencia de las pacientes con cáncer de cérvix incial.

El consenso ESGO-ESTRO-ESP de 2024, especifica que la vía de elección es la laparotomía, pero el abordaje mínimamente invasivo podría considerarse de manera individualizada en tumores de bajo riesgo (<2 cm y márgenes libres tras conización), en centros con gran volumen y gran experiencia en histerectomía radical, cumpliendo los criterios de calidad ESGO para cirugía del cáncer de cérvix.

LINFADENECTOMÍA PÉLVICA Y GANGLIO CENTINELA EN EL CÁNCER DE CÉRVIX INICIAL

La linfadenectomía pélvica que se realiza como parte del procedimiento de la histerectomía radical consiste en la exéresis del tejido linfático del área de la arteria ilíaca externa, la ilíaca común, zona obturadora e ilíaca interna y, en algunos casos, del territorio de la aorta. La clasificación de Querleu-Morrow hace referencia a los límites anatómicos de la linfadenectomía para su estandarización universal. Basándose en que la anatomía arterial es la más estable de la pelvis, se definen cuatro niveles: nivel 1 (ilíaca externa e interna), nivel 2 (ilíaco común, incluyendo el presacro), nivel 3 (aórtico inframesentérico) y nivel 4 (infrarrenal aórtico).

Aunque los ganglios linfáticos pueden cruzar las fronteras anatómicas virtuales, el límite entre el nivel 1 y el 2 es la bifurcación de la arteria ilíaca común, el límite entre el nivel 2 y el 3 es la bifurcación de la aorta y el límite entre el nivel 3 y el 4 es la arteria mesentérica inferior.

Esta clasificación ignora la disección pélvica frente a la aórtica ampliamente utilizada, considerando que el límite de la pelvis está dentro del área de la ilíaca común. También evita el uso del término *interilíaca*, que describe el área entre la arteria ilíaca externa y la interna, y así mismo define el límite de la linfadenectomía paracervical, que forma parte de la histerectomía radical B2, respecto a la linfadenectomía ilíaca, y lo sitúa a nivel del nervio obturador, de tal forma que el tejido linfovascular medial y caudal al nervio forma parte del paracérvix y el lateral y craneal al nervio forma parte de la linfadenectomía ilíaca.

GANGLIO CENTINELA EN EL CÁNCER DE CÉRVIX INICIAL

El ganglio centinela se define como el primer ganglio linfático de drenaje de una región anatómica, de forma que un ganglio linfático centinela negativo podría predecir la ausencia de metástasis tumorales en los demás ganglios linfáticos no centinelas. En los pacientes con cáncer de cérvix inicial, el estado de los ganglios linfáticos es el factor pronóstico más importante y es un criterio de decisión para la terapia adyuvante. Las metástasis de los ganglios linfáticos pélvicos o paraaórticos (o ambos) se detectan en solo el 8 % de las mujeres con estadio IA2 y en el 26 % de las mujeres con estadio IIA1.

Las principales ventajas que se han mencionado para la realización del ganglio centinela en el cáncer de cérvix han sido: evitar la linfadenectomía sistemática que produce linfoceles en un 13 % de los casos, linfedemas en un 12 % y posibilidad de lesiones nerviosas y vasculares a nivel intraoperatorio; la localización de ganglios afectados en localizaciones no habituales y donde habitualmente no se realiza la linfadenectomía y, por último, la ultraestadificación histológica por el análisis exhaustivo de un único ganglio con técnicas convencionales y moleculares.

No obstante, quizá la mayor ventaja del ganglio centinela en el cáncer de cérvix inicial es la detección del ganglio positivo para metástasis intraoperatoriamente, por sus implicaciones significativas desde el punto de vista del tratamiento clínico, que permitirá:

- Abortar la realización de una histerectomía radical a una paciente a la que inevitablemente se le añadirá quimiorradioterapia, evitando la suma de dos tratamientos que aumentan la morbilidad sin incrementar la supervivencia.
- Realizar únicamente un tratamiento curativo en forma de quimiorradioterapia concomitante y disminuir la morbilidad de la suma de dos tratamientos (cirugía y quimiorradioterapia).

La técnica del ganglio centinela en el cáncer de cérvix inicial no está totalmente validada como sucede en el cáncer de mama o de vulva, aunque en los dos últimos años algunas guías clínicas la consideran una opción válida en tumores ≤2 cm sin factores de mal pronóstico, mientras que en tumores de tamaño mayor aconsejan su realización dentro de ensayos clínicos.

Los estudios SENTICOL y SENTIX, cuyos resultados se prevé que se publiquen próximamente, ayudarán a validar la técnica y considerar su indicación en las guías clínicas de tratamiento.

CIRUGÍA CONSERVADORA DE LA FERTILIDAD EN EL CÁNCER DE CÉRVIX INICIAL

La preservación de la fertilidad es un componente importante de la calidad de vida general de las pacientes que sobreviven al cáncer cervical. Las biopsias con cono escisional por sí solas pueden considerarse en las mujeres con cáncer cervical en estadio IA1 y sin invasión del espacio linfovascular.

En casos especiales en los que la paciente desee preservar la fertilidad y cumpla determinados criterios en estadios IA2 y IB1, como tamaño tumoral <2 cm sin afectación ganglionar ni linfovascular y tipo histológico escamoso, adenocarcinoma o adenoescamoso, puede realizarse una traquelectomía radical u operación de Dargent, que consiste en la extirpación del cérvix y paracérvix por vía vaginal y una linfadenectomía pélvica laparoscópica o técnica del ganglio centinela. La tasa de supervivencia global y libre de enfermedad es semejante a la de la cirugía radical convencional (>98 y >95 %, respectivamente). La traquelectomía radical puede considerarse en las mujeres jóvenes que desean preservar su fertilidad, en tumores ≤2 cm, sin permeación linfovascular ni afectación ganglionar.

La quimioterapia neoadyuvante es una opción emergente para la cirugía de preservación de la fertilidad en las mujeres en estadio IB1-2 o IIA1, con un volumen tumoral >2 cm, para hacer que las pacientes sean candidatas a un tratamiento quirúrgico conservador. No obstante, la mayoría de las guías clínicas no la contemplan y debe realizarse en el contexto de ensayos clínicos.

Por otro lado, existen ensayos clínicos como el ConCerv, ya publicado, y el GOG 278, en curso, que valoran la posibilidad de realizar una conización o una histerectomía radical tipo A en pacientes que cumplan los siguientes criterios: diámetro tumoral ≤2 cm, invasión estromal <10 mm, ausencia de invasión linfovascular y ganglios negativos. Esta estrategia se basa en que la invasión parametrial es <0,3-1 % si todos los criterios se cumplen, evitando la morbililidad asociada a la radicalidad.

Los resultados del estudio SHAPE fueron publicados en 2024, donde demostraron que en estas pacientes seleccionadas de bajo riesgo (lesiones de ≤2 cm con invasión estromal inferior a 10 mm), la histerectomía simple no fue inferior a la histerectomía radical con respecto a la incidencia de recurrencia en pelvis a 3 años, y se asoció con un mejor calidad de vida (menor riesgo de incontinencia y/o retención urinaria).

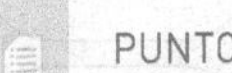

PUNTOS CLAVE

- El tratamiento del cáncer de cérvix inicial es quirúrgico, pero con una cirugía a medida respecto a la radicalidad, usándose la clasificación de Querleu-Morrow con un abordaje laparotómico.
- La técnica del ganglio centinela se acepta en tumores ≤2 cm como procedimiento aislado y en tumores de 2-4 cm dentro de ensayos clínicos.

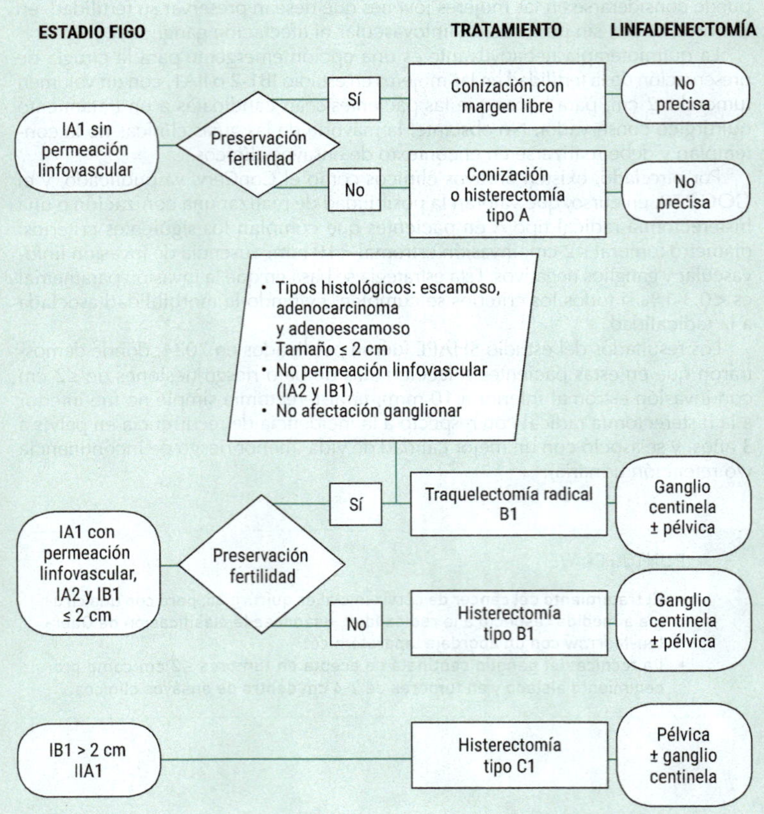

Algoritmo 49-1. Resumen del tratamiento del cáncer de cérvix en función del estadio FIGO.

BIBLIOGRAFÍA

Cibula D, Dusek J, Jarkovsky J, Dundr P, Querleu D, van der Zee A, et al. A prospective multicenter trial on sentinel lymph node biopsy in patients with early-stage cervical cancer (SENTIX). Int J Gynecol Cancer. 2019;29(1):212-5.

Cibula D, Raspollini MR, Planchamp F, Centeno C, Chargari C, Felix A, et al. ESGO/ESTRO/ESP Guidelines for the management of patients with cervical cancer - Update 2023. Int J Gynecol Cancer. 2023;33(5):649-66.

Falconer H, Palsdottir K, Stalberg K, Dahm-Kähler P, Ottander U, Lundin ES, et al. Robot-assisted approach to cervical cancer (RACC): an international multi-center, open-label randomized controlled trial. Int J Gynecol Cancer. 2019;29(6):1072-6.

Lecuru FR, McCormack M, Hillemanns P, Anota A, Leitao M, Mathevet P, et al. SENTICOL III: an international validation study of sentinel node biopsy in early cervical cancer. A GINECO, ENGOT, GCIG and multicenter study. Int J Gynecol Cancer. 2019;29(4):829-34.
Plante M, Kwon JS, Ferguson S, Samouëlian V, Ferron G, Maulard A, et al. Simple versus Radical Hysterectomy in Women with Low-Risk Cervical Cancer. N Engl J Med. 2024;390(9): 819-29
Querleu D, Cibula D, Abu-Rustum NR. 2017 Update on the Querleu-Morrow Classification of Radical Hysterectomy. Ann Surg Oncol. 2017;24(11):3406-12.
Ramírez PT, Frumovitz M, Pareja R, López A, Vieira M, Ribeiro R, et al. Minimally Invasive versus Abdominal Radical Hysterectomy for Cervical Cancer. N Engl J Med. 2018;379(20): 1895-904.
Schmeler KM, Pareja R, Lopez Blanco A, Fregnani JH, Lopes A, Perrotta M, et al. ConCerv: a prospective trial of conservative surgery for low-risk early-stage cervical cancer. Int J Gynecol Cancer. 2021;31(10):1317-25.

Consideraciones quirúrgicas en estadios avanzados

50

A. Lubrano Rosales y V. Benito Reyes

INTRODUCCIÓN

Según la nueva clasificación de la FIGO 2018, se definen los cánceres de cérvix avanzados (CCLA) como los estadios superior o igual a IB3, excepto el estadio IIA1. Este grupo de pacientes tienen una tasa de recidiva elevada y una supervivencia global peor que las que presentan los estadios iniciales (IA, IB1, IB2 y IIA1).

Todas las guías nacionales e internacionales recomiendan la quimioterapia y radioterapia concomitante, con posterior braquiterapia intersticial/intracavitaria (terapia multimodal) en las pacientes con CCLA (IB3-IVA). La terapia sistémica generalmente se adopta para pacientes con enfermedad en estadio IVB.

Un número significativo de pacientes con CCLA tienen metástasis ocultas en los ganglios paraaórticos, lo que empeora el pronóstico. Este grupo de pacientes con enfermedad ganglionar paraaórtica pueden beneficiarse, además, de la irradiación de campos paraaórticos.

La estrategia terapéutica del CCLA debe tener como objetivo evitar combinar las dos modalidades de tratamiento (cirugía radical y radioterapia externa postoperatoria), debido al aumento significativo de morbilidad y sin impacto evidente en la supervivencia. Los posibles tratamientos quirúrgicos en estadios avanzados son (**Algoritmo 50-1**):

- Linfadenectomía paraaórtica.
- Histerectomía radical.
- Histerectomía tras quimiorradioterapia.
- Histerectomía tras quimioterapia neoadyuvante.
- Resección endopélvica lateral extendida (LEER).

LINFADENECTOMÍA PARAAÓRTICA

La estadificación ganglionar paraaórtica puede ser radiológica o quirúrgica. La estadificación radiológica se puede realizar con TC, RM o PET-TC, si bien es esta última la que tiene mayor sensibilidad y especificidad, por lo que se considera la prueba de elección; sin embargo, la tasa de falsos positivos y negativos varía entre un 12 y un 22 %. La linfadenectomía paraaórtica por vía extraperitoneal no solo podría desempeñar un papel en la identificación de los falsos negativos que obtenemos mediante las técnicas de imagen actual, sino que, además, podría tener un impacto en la supervivencia de estas pacientes por la adecuación del tratamiento radioterápico posterior.

La linfadenectomía extraperitoneal laparoscópica aórtica fue descrita por primera vez por Vasilev y McGonigle en 1996, y Dargent *et al*. publicaron la primera serie en el año 2000. Esta técnica combina el beneficio de la vía extraperitoneal con los de la cirugía mínimamente invasiva, evitando el trauma asociado a la laparotomía. Reduce las pérdidas hemáticas, las adherencias intestinales (disminuyendo la posibilidad de enteritis postradiación) y el tiempo de recuperación postquirúrgica. Según los diferentes estudios publicados, las tasas de compromiso de los ganglios linfáticos paraaórticos en el CCLA varían entre el 16,3 y el 27 %.

La disección de los ganglios linfáticos paraaórticos (al menos hasta la arteria mesentérica inferior) se puede utilizar para evaluar la necesidad de radioterapia electiva de haz externo paraaórtico en pacientes con ganglios linfáticos paraaórticos negativos y ganglios linfáticos pélvicos positivos en las técnicas de imágenes, como así lo contempla en consenso europeo de 2023, pese a que es un tema controvertido.

En aquellas pacientes que no se ha realizado linfadenectomía paraaórtica, la indicación de RT campo aórtico se basará en el número y la localización de los ganglios pélvicos, por ejemplo afectación del nivel 2 (ilíaco común) o superior es indicación de campo extendido.

No se recomienda la citorreducción quirúrgica de ganglios pélvicos y/o paraaórticos patológicos grandes antes de la quimiorradioterapia definitiva.

HISTERECTOMÍA RADICAL

Existe evidencia limitada para apoyar la elección entre el tratamiento quirúrgico y la radioterapia en pacientes con ganglios linfáticos negativos y estadios IB3 y IIA2. La calidad de la cirugía, tanto la parametrectomía como las disecciones de los ganglios linfáticos, es esencial en el manejo de tumores voluminosos. Se recomienda la histerectomía radical de tipo C2 (clasificación de Morrow-Querleu) y la linfadenectomía pélvica sistemática. Sin embargo, un porcentaje importante de estas pacientes suelen requerir tratamiento adyuvante, lo que se asocia con una incidencia elevada de morbilidad.

HISTERECTOMÍA TRAS QUIMIORRADIOTERAPIA

Algunos autores han recomendado la realización de una histerectomía tras el tratamiento con quimioterapia-radioterapia (QT-RT) en los casos sin evidencia de persistencia de la enfermedad; sin embargo, los resultados del estudio francés GYNECO 02 concluyeron que no se demostraban beneficios al realizar histerectomía. Algunos cirujanos realizan una histerectomía extrafascial simple después de la QT-RT en pacientes seleccionadas que presentan un mayor riesgo de recaída (tamaño tumoral >7 cm, compromiso del segmento uterino inferior); sin embargo, no hay evidencia de que hacerlo mejore los resultados en cuanto a la supervivencia. Por tanto, la cirugía radical tras la quimiorradioterapia solo se recomienda en casos seleccionados, como la presencia de enfermedad residual operable.

HISTERECTOMÍA TRAS QUIMIOTERAPIA NEOADYUVANTE

En algunas zonas de Europa, Asia y Sudamérica en las que el acceso a los centros de oncología radioterápica es limitado, para el tratamiento del CCLA se administra quimioterapia neoadyuvante previa a la cirugía. Sin embargo, no se cuenta con datos que demuestren que el uso de la quimioterapia neoadyuvante seguida de cirugía sea igual o más eficaz que la quimiorradiación primaria.

Según los datos publicados del estudio EORTC 55994, con 633 pacientes con cáncer de cérvix en estadios IB2-IIB asignadas al azar en dos grupos (316 con quimioterapia neoadyuvante + cirugía y 317 con quimiorradioterapia), la quimioterapia neoadyuvante seguida de cirugía radical no es superior a la quimiorradiación coincidente basada en cisplatino en el carcinoma escamoso de cérvix localmente avanzado. Por tanto, en las zonas donde se puede realizar quimiorradiación, se recomienda esta como tratamiento inicial.

RESECCIÓN ENDOPÉLVICA LATERAL EXTENDIDA

Höckel *et al*. publicaron una serie en la que se demostraba la efectividad de la LEER para lograr márgenes quirúrgicos libres en pacientes con tumores con extensión a la pared pélvica. La LEER se basa en la teoría de que la propagación locorregional de los tumores malignos se produce por compartimientos anatómicos de origen embrionario. El objetivo de la LEER es lograr márgenes microscópicamente libres, obteniendo un control local-regional del tumor en las pacientes.

PUNTOS CLAVE

- La quimiorradioterapia es el tratamiento de elección para las pacientes con CCLA. En las pacientes con ganglios paraórticos negativos en las pruebas de imagen, puede realizarse linfadenectomía paraaórtica antes de la quimiorradioterapia (individualizar indicación).
- Cuando existe indicación de tratamiento con quimiorradioterapia, este no puede ser sustituido por QT neoadyuvante y posterior cirugía.
- La quimioterapia neoadyuvante seguida de histerectomía no ha demostrado beneficio respecto al tratamiento con QR-RT en estas pacientes.

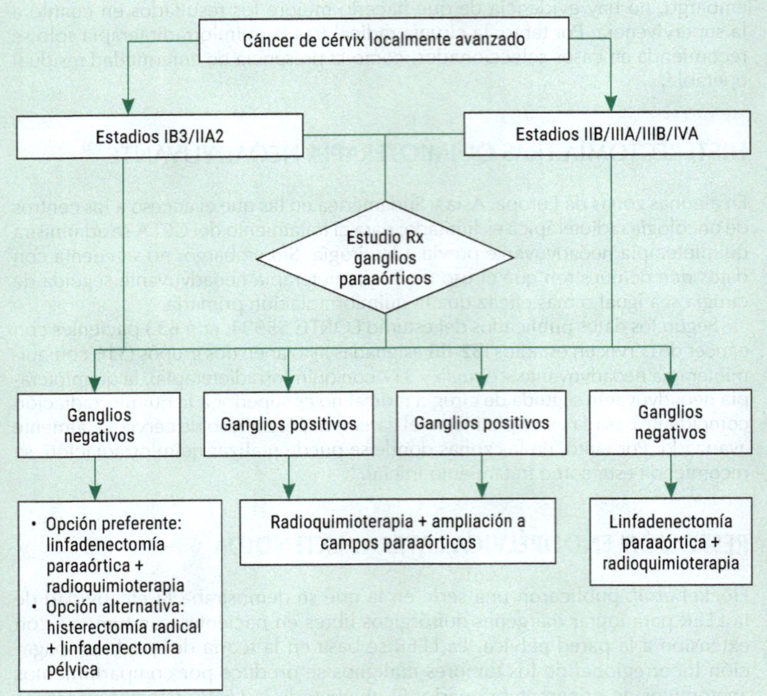

Algoritmo 50-1. Manejo del cáncer de cérvix localmente avanzado. Estudio Rx: estudio por prueba de imagen.

BIBLIOGRAFÍA

Benito V, Carballo S, Silva P, Esparza M, Arencibia O, Federico M, et al. Should the Presence of Metastatic Para-Aortic Lymph Nodes in Locally Advanced Cervical Cancer Lead to More Aggressive Treatment Strategies? J Minim Invasive Gynecol. 2017;24:609-16.

Bhatla N, Berek JS, Cuello Fredes M, Denny LA, Grenman S, Karunaratne K, et al. Revised FIGO staging for carcinoma of the cervix uteri. Int J Gynecol Obstet. 2019;145:129-35.

Höckel M, Horn LC, Einenkel J. Laterally extended endopelvic resection: surgical treatment of locally advanced and recurrent cancer of the uterine cervix and vagina base on ontogenetic anatomy. Gynecol Oncol. 2012;127:297-302.

Koh WJ, Abu-Rustum NR, Bean S, Bradley K, Campos SM, Cho KR, et al. Cervical cancer, version 3.2019, NCCN clinical practice guidelines in oncology. J Natl Compr Canc Netw. 2019;17(1):64-84.

Morice P, Rouanet P, Rey A, Romensteing P. Results of the GYNECO 02 study, an FNCLCC phase III trial comparing Histerectomy with no Histerectomy in patients with a complete response after Chemoradiation therapyfor stage IB2 or II cervical cancer. Oncologist. 2012;17:64-71.

Peters WA, Liu PY, Barrett RJ. Concurrent chemotherapy and pelvic radiation therapy compared with pelvic radiation therapy alone as adjuvant therapy after radical surgery in high-risk early-stage cancer of the cervix. J Clin Oncol. 2000;18:1606-13.

Smits RM, Zusterzeel PL, Bekkers RL. Pretreatment retroperitoneal para-aortic lymph node staging in advanced cervical cancer: a review. Int J Gynecol Cancer. 2014;24:973-83.

Yamashita H, Okuma K, Kawana K, Nakagawa S, Oda K, Yano T. Comparison between conventional surgery plus postoperative adjuvant radiotherapy and concurrent chemoradiation for FIGO stage IIB cervical carcinoma: a retrospective study. Am J Clin Oncol. 2010;33:583-6.

Tratamiento adyuvante en el estadio inicial: grupos de riesgo 51

S. Fernández González, J. C. Torrejón Becerra y J. Ponce Sebastià

INTRODUCCIÓN

De acuerdo con la clasificación de la International Federation of Gynecology and Obstetrics (FIGO) de 2018, se consideran estadios iniciales aquellos que se clasifican como IA, IB1, IB2 y IIA1. Después de realizar una cirugía primaria, se deberán considerar aquellos factores de riesgo que puedan incrementar el riesgo de recidiva para indicar un tratamiento adyuvante. Actualmente, las guías de la National Comprehensive Cancer Network y FIGO, en sus últimas versiones de 2024 y 2021, respectivamente, siguen recomendando la terapia adyuvante en aquellas pacientes con factores denominados de riesgo intermedio. Sin embargo, la guía ESGO/ESTRO/ESP de 2023 contempla evitar la terapia adyuvante tras una histerectomía radical adecuada y realizada por equipos con amplia experiencia. En este sentido, en 2019 la ESGO publicó un consenso sobre los indicadores de calidad en el tratamiento quirúrgico del cáncer de cérvix con el objetivo de homogeneizar la práctica clínica. El indicador número 15 evalúa el porcentaje de pacientes con estadio pT1b1N0 en las que se ha realizado tratamiento adyuvante y establece como objetivo de calidad un porcentaje inferior al 15%. Este porcentaje está lejos de las cifras habituales que se suelen ver en los artículos publicados sobre el tratamiento quirúrgico del cáncer de cérvix en estadio inicial.

GRUPOS DE RIESGO

De manera didáctica se puede clasificar a las pacientes en tres grupos de riesgo atendiendo a los factores anatomopatológicos reportados postcirugía: alto riesgo, riesgo intermedio y bajo riesgo (**Algoritmo 51-1**).

Grupo de alto riesgo

Existe consenso en la literatura médica en que aquellas pacientes con cáncer de cérvix en estadio inicial que tras una histerectomía radical y abordaje ganglionar presenten márgenes quirúrgicos positivos y/o metástasis en ganglios linfáticos y/o diseminación parametrial van a ser tributarias de tratamiento adyuvante. Peters *et al.* publicaron los resultados del estudio GOG 109 en el año 2000, donde aquellas pacientes con alguno de estos tres factores se aleatorizaron a recibir radioterapia (RT) (n=127) *vs.* quimiorradoterapia (QT-RT) (n=116). El período libre de enfermedad a 4 años fue del 63 % en el grupo de RT exclusiva frente al 80% en el grupo de QT-RT (*hazard ratio* [HR] para RT exclusiva: 2,01; p = 0,003). La supervivencia global fue del 71 % *vs.* 81 % para RT exclusiva *vs.* QT-RT con una HR de 1,96 (p = 0,007).

Más recientemente, se han publicado los resultados del ensayo STARS (*Comparision of Different Subsequent Treatments After Radical Surgery*). Es un estudio en fase III, multicéntrico, con 1.048 pacientes en estadio inicial con algún factor de alto riesgo. Se aleatorizaron a recibir RT adyuvante exclusiva (n=350) *vs.* QT-RT concurrente con cisplatino semanal (n=345) *vs.* un tercer brazo de quimioterapia secuencial en «sándwich» con cisplatino+paclitaxel. Se observó que el grupo de tratamiento secuencial se asoció a un mayor período libre de enfermedad respecto al grupo de radioterapia exclusiva (SLP a 3 años: 90,0 *vs.* 82,0%; HR: 0,52; intervalo de confianza [IC] del 95%: 0,35-0,76) y respecto al grupo de quimiorradiación concurrente (90,0 *vs.* 85,0%; HR: 0,65; IC 95%: 0,44-0,96). También se observó que el grupo de QT-RT secuencial redujo el riesgo de muerte por cáncer en comparación con la RT exclusiva tras el ajuste por afectación de los ganglios linfáticos (tasa a 5 años: 92,0 *vs.* 88,0%; HR: 0,58; IC 95%: 0,35-0,95).

Finalmente, se estima que en el año 2024 finalice el reclutamiento del estudio GOG 0263 donde se pretende comparar un esquema de quimiorradioterapia *vs.* radioterapia exclusiva en aquellas pacientes con cáncer de cérvix en estadio inicial y factores de alto riesgo/riesgo intermedio.

Grupo de riesgo intermedio

Este es el grupo de factores que mayor controversia ha generado en la literatura médica. Desde su descripción en 1978 por Delgado *et al.* y su posterior validación por Sedlis en 1999 con la publicación GOG92, se consideran factores de riesgo intermedio: el tamaño tumoral >4 cm, la invasión del espacio linfovascular y >1/3 de la invasión del estroma cervical. Las pacientes en estadio IB a las que se les realizó una histerectomía radical y con la suma de 2-3 factores de riesgo fueron aleatorizadas a observación (140 pacientes) *vs.* RT (137 pacientes). Se estimó que el 25% de las pacientes con cáncer de cérvix en estadio IB y ganglios negativos mostraron la afectación de alguno de estos factores de riesgo y que las pacientes que tenían alguna de las combinaciones de estos factores incrementaban el riesgo de recurrencia de un 2 % a un 31 % a los 3 años de seguimiento. En 2006 se publicaron los resultados tras 12 años de seguimiento observando que el 82 % de todas las recurrencias (55/67) sucedían en los 3 primeros años y el 94% (63/67) sucedían tras 5 años de seguimiento. De las 67 recurrencias, 24 se observaron en el grupo de RT y 43 en el grupo de observación obteniendo una reducción de riesgo del 46% en el primer grupo (HR: 0,54; IC 90%: 0,35-0,81; p = 0,007). Finalmente se observaron 67 muertes, 27 en el grupo de RT *vs.* 40 en el de observación. Se observó una mayor supervivencia en el grupo de RT sin alcanzar significación estadística (HR: 0,70; IC 90%: 0,45-1,05; p = 0,074).

Posteriormente estos factores de riesgo han sido motivo de revisión y en 2012 la Cochrane publicó los resultados de un metaanálisis donde no se encontraron diferencias significativas en la supervivencia a 5 años entre aquellas pacientes que habían recibido tratamiento adyuvante y las que no (riesgo relativo [RR]; 0,8; IC 95 %: 0,3-2,4). Sin embargo, sí las encontraron al analizar la progresión de la enfermedad (RR: 0,6; IC 95 %: 0,4-0,9).

En 2018 Cibula *et al.* publicaron un estudio de cohortes retrospectivo multicéntrico comparando a pacientes en estadio IB: 104 pacientes recibieron cirugía + RT según los criterios de riesgo intermedio y 127 pacientes solo se trataron con cirugía (histerectomía radical y linfadenectomía pélvica) y solo se administró tratamiento adyuvante en caso de márgenes positivos, afectación parametrial o afectación ganglionar. La tasa de recurrencias tras 6 años de media de seguimiento fue del 11,5 % (12/104) en el grupo de cirugía + RT *vs.* 6,3 % (8/127) en el grupo de cirugía exclusiva (p=0,168). La supervivencia global a 5 años fue del 90,6 % en el grupo 1 y del 94,5 % en el grupo 2 (p=0,317). En el análisis multivariante, la radioterapia adyuvante no fue un factor pronóstico significativo dentro de toda la cohorte. El mismo grupo ha publicado recientemente el estudio SCCAN (*Surveillance in Cervical Cancer*) con el mismo objetivo de evaluar el beneficio de la terapia adyuvante en el cáncer de cérvix con factores riesgo intermedio. Fueron analizadas 693 pacientes; 274 no recibieron terapia adyuvante y 418 sí. No hubo diferencia significativa a los 5 años de seguimiento en la supervivencia libre de enfermedad ni en la supervivencia global. La radioterapia no se asoció con un beneficio en la supervivencia después de ajustar por factores de confusión.

Finalmente, en 2022 se publicó un metaanálisis de Gómez-Hidalgo *et al.* donde no se observaron diferencias significativas ni en el riesgo de recurrencia (RR: 1,49; IC 90 %: 0,81-2,75) ni en el de mortalidad (RR: 1,34; IC 90 %: 0,71-2,54) al comparar pacientes en estadio inicial tras recibir cirugía sola *vs.* cirugía más RT atendiendo a los factores de riesgo intermedio.

Para conocer si la radioterapia adyuvante proporciona beneficio en las pacientes de riesgo intermedio hay que esperar al estudio CERVANTES (*Cervical Cancer Adyuvant Study*). Se trata de un estudio internacional, multicéntrico, aleatorizado de no inferioridad que comparará las pacientes sometidas a cirugía + QT-RT adyuvante *vs.* cirugía sola. El estudio cerrará su reclutamiento en 2027, y se estima que se tendrán los resultados en 2031.

Grupo de bajo riesgo

Por exclusión, serán consideradas en el grupo de bajo riesgo aquellas pacientes que no tengan ninguno de los factores de riesgo asociados descritos previamente. Por tal motivo, no requieren un tratamiento adyuvante a la cirugía.

EFECTOS SECUNDARIOS DEL TRATAMIENTO ADYUVANTE

Los principales efectos adversos de la radioterapia y/o quimioterapia adyuvante son hematológicos, gastrointestinales, rectales, genitourinarios, linfedema, hidronefrosis y neurológicos. Se estima que alrededor de un 5-10 % de las pacientes van a experimentar efectos adversos de grado 3-4 secundarios a tratamiento adyuvante. En un estudio publicado por Landon *et al.* se aleatorizaron pacientes en estadio inicial a recibir tratamiento quirúrgico primario ± RT adyuvante *vs.* RT primaria. Se estimó una tasa de complicaciones de grado 2-3 del 29 % en aquellas pacientes que recibieron cirugía + radioterapia especificándose un 10 % de pacientes con hidronefrosis y un riesgo relativo de 3,11 (IC 95 %: 0,71-13,56) en comparación con cirugía sola. Se registraron problemas urinarios como citstitis, incontinencia, hiperpresión vesical, etc., en el 10 % de las pacientes con la suma de dos tratamientos, al igual que un 9 % de linfedema.

Cabe destacar que los avances en radioterapia en los últimos años (p. ej., radioterapia de intensidad modulada) permiten la administración de altas dosis de radioterapia en campos muy bien definidos, minimizando el efecto en los tejidos adyacentes y el riesgo de efectos adversos. Por ello se necesitan estudios modernos diseñados específicamente para evaluar el porcentaje de efectos adversos secundarios a la radioterapia adyuvante.

PUNTOS CLAVE

- La histerectomía radical y la evaluación ganglionar en pacientes con cáncer de cérvix en estadio inicial son el tratamiento de elección. En el 25 % de estas pacientes se encontrarán factores de riesgo de recurrencia que habrá que evaluar en cada caso teniendo en cuenta los efectos secundarios del tratamiento adyuvante.
- A día de hoy, se recomienda tratamiento adyuvante con radioterapia en aquellas pacientes con al menos 2-3 factores de riesgo intermedio en el estudio anatomopatológico: > 1/3 infiltración del estroma, >4 cm de tamaño tumoral o infiltración linfovascular.
- Se recomienda tratamiento adyuvante con QT-RT en aquellas pacientes que tengan al menos un factor de los siguientes postcirugía: afectación ganglionar, parametrios afectos y/o márgenes afectos.

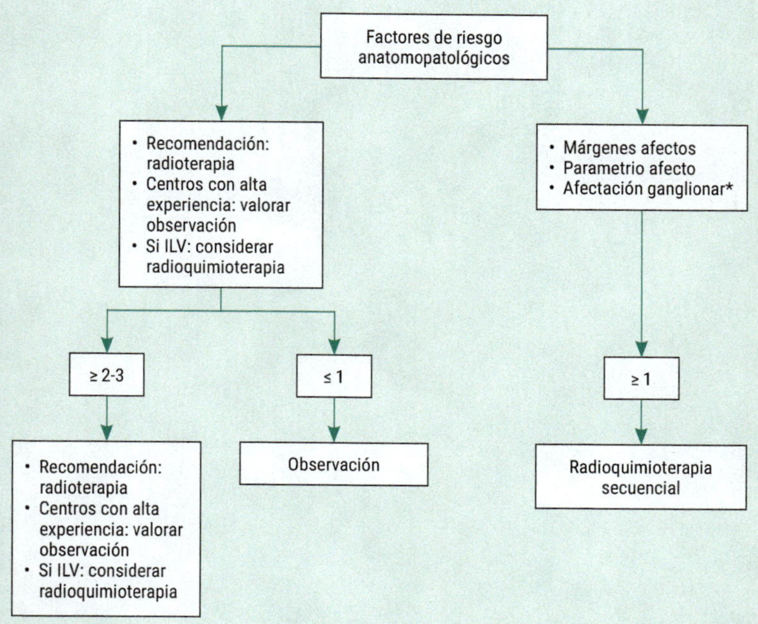

Algoritmo 51-1. Factores de riesgo anatomopatológicos. *Actualmente existen dudas si indicar QT-RT en aquellas pacientes con células tumorales aisladas, dado que su impacto en el pronóstico sigue siendo incierto. ILV: infiltración linfovascular.

BIBLIOGRAFÍA

Cibula D, Raspollini MR, Planchamp F, Centeno C, Chargari C, Felix A, et al. ESGO/ESTRO/ESP Guidelines for the management of patients with cervical cancer - Update 2023. Int J Gynecol Cancer. 2023;33(5):649-66.

Gómez-Hidalgo NR, Acosta Ú, Rodríguez TG, Mico S, Verges R, Conesa VB, et al. Adjuvant therapy in early-stage cervical cancer after radical hysterectomy: are we overtreating our patients? A meta-analysis. Clin Transl Oncol. 2022;24(8):1605-14.

Landoni F, Maneo A, Colombo A, Placa F, Milani R, Perego P, et al. Randomised study of radical surgery versus radiotherapy for stage Ib-IIa cervical cancer. Lancet. 1997;350(9077):535-40.

Peters WA, Liu PY, Barrett RJ, Stock RJ, Monk BJ, Berek JS, et al. Concurrent chemotherapy and pelvic radiation therapy compared with pelvic radiation therapy alone as adjuvant therapy after radical surgery in high-risk early-stage cancer of the cervix. J Clin Oncol. 2000;18(8):1606-13.

Rotman M, Sedlis A, Piedmonte MR, Bundy B, Lentz SS, Muderspach LI, et al. A phase III randomized trial of postoperative pelvic irradiation in stage IB cervical carcinoma with poor prognostic features: Follow-up of a gynecologic oncology group study. Int J Radiat Oncol. 2006;65(1):169-76.

Tratamiento médico de la enfermedad avanzada y de la recaída del cáncer de cérvix

52

E. García Martínez y P. de la Morena Barrio

INTRODUCCIÓN

Las pacientes con cáncer de cérvix locamente avanzado (estadio IB3-IVA) tienen una alta tasa de recaída (30 %) y una peor supervivencia que las pacientes que se diagnostican con enfermedad localizada (IA-IB2) (supervivencia a 5 años del 80 % en el estadio IB y del 30 % en el estadio III).

Hoy en día la PET-TC es la técnica de elección para la evaluación ganglionar en las pacientes diagnosticadas de cáncer de cérvix. Es muy relevante para el diagnóstico de afectación ganglionar paraaórtica, ya que debe ser incluida en el campo de radiación y supone peor pronóstico (supervivencia a 5 años del 40 %).

En las pacientes que presentan insuficiencia renal al diagnóstico, se debe descartar la causa obstructiva, que suele ser la más frecuente, y se debe corregir la obstrucción de la forma más adecuada en cada caso antes de iniciar el tratamiento (**Algoritmo 52-1**).

TRATAMIENTO DE LA ENFERMEDAD LOCALMENTE AVANZADA

El tratamiento de elección en tumores grandes (≥4 cm), con extensión fuera del cérvix o con afectación ganglionar (estadios IB3-III) es la quimiorradioterapia (QT-RT) concomitante con intención radical. Esta estrategia terapéutica supone una disminución drástica de la toxicidad G3-4 que conlleva la radioterapia tras la cirugía. La concomitancia de la radioterapia (RT) con quimioterapia (QT) como radiosensibilizante ha demostrado una significativa reducción de las recaídas, así como un aumento de la supervivencia de estas pacientes. En 2010, Cochrane publicó los resultados de un metaanálisis que recogía los 13 principales ensayos realizados por GOG y RTOG donde se puso de manifiesto la superioridad de la QT-RT concurrente con un aumento de la supervivencia a los 5 años en pacientes tratadas con QT-RT *vs.* RT (*hazard ratio* [HR]: 0,81; p < 0,001), una reducción del riesgo de recaídas (HR: 0,78; intervalo de confianza [IC] del 95 %: 0,70-0,87) y un beneficio absoluto del 8 % en supervivencia libre de enfermedad.

En la QT-RT concomitante el esquema de QT de elección es el cisplatino 40 mg/m^2 semanal (dosis máxima de 70 mg) × 5-6 dosis. Otros esquemas han demostrado mayor toxicidad (cisplatino y 5-fluorouracilo [5FU]) o menor eficacia (5FU). El carboplatino podría ser una alternativa en caso de contraindicación a cisplatino, aunque la evidencia es muy limitada (solo ensayos en fase I y II).

La RT sobre la pelvis mediante *external beam radiotherapy* (EBRT) es seguida de braquiterapia para conseguir un mayor control local. Se administra en 25 sesiones una dosis total de 45-50,4 Gy. La IMRT permite administrar un *boost* integrado sobre los territorios ganglionares al mismo tiempo que se administra la EBRT, sin mayor toxicidad. En las pacientes con afectación ganglionar paraaórtica se recomienda ampliar el campo de RT hasta D12-L1 para incluir dicho territorio.

Hay varios estudios que han evaluado el valor de la QT tras la QRT, pero no se ha demostrado que aporte ningún beneficio y, en cambio, asocia mayor toxicidad. El estudio OUTBACK (Mileshkin ASCO 2021) es un ensayo en fase III aleatorizado que evalúa el valor de la administración de cuatro ciclos de QT esquema paclitaxel carboplatino tras la QT-RT estándar frente a la QT-RT sola. No se observaron diferencias en supervivencia global ni libre de progresión pero hubo un 20 % más de eventos adversos de grado 3-4 en la rama de QT adyuvante.

PRIMERA LÍNEA DE TRATAMIENTO MÉDICO EN LA ENFERMEDAD METASTÁSICA

En los dos primeros años tras el diagnóstico de cáncer de cérvix se ha descrito una tasa de recidivas del 15-60 % según el estadio inicial. En casos de recaída locorregional u oligometastásica se debe considerar la opción de tratamiento local (cirugía o radioterapia). En este apartado nos centraremos en el tratamiento médico de la enfermedad metastásica.

A lo largo de los años el tratamiento estándar ha evolucionado con un importante aumento de la supervivencia de las pacientes. La QT basada en doblete de platino suponía una supervivencia global de unos 12 meses, la asociación de bevacizumab a la QT la incrementó a 17 meses y la adición de pembrolizumab en pacientes PDL-1 positivo ha supuesto un aumento de la supervivencia de hasta 24 meses.

El estudio GOG 240 demostró el beneficio de añadir bevacizumab. Se incluyeron 452 pacientes que fueron aleatorizadas a recibir doblete de quimioterapia con o sin bevacizumab. Las pacientes que recibieron el tratamiento antiangiogénico presentaron una mayor supervivencia global (16,8 *vs.* 13,3 meses; HR: 0,77; IC 98 %: 0,62-0,95) y una mayor tasa de respuestas (49 *vs.* 36 %). En este estudio también se aleatorizó el esquema de QT cisplatino 50 mg/m² (día 1 cada 21 días) + paclitaxel 175 mg/m² (día 1 cada 21 días) *vs.* paclitaxel 175 mg/m² (día 1 cada 21 días) + topotecán 0,75 mg/m² (los días 1-3 cada 21 días). La rama cisplatino-paclitaxel fue superior en la disminución del riesgo de recaída.

Se puede recomendar el tratamiento con carboplatino en caso de contraindicación a cisplatino en base al estudio japonés JCOG 0505, que demostró que carboplatino AUC5 presentaba resultados similares en eficacia con mejor perfil de toxicidad que el cisplatino en combinación con paclitaxel en el tratamiento de primera línea de enfermedad avanzada.

En 2021 se presentaron los resultados del estudio KEYNOTE 826 (Colombo NEJM 2021), un estudio en fase III que incluyó 617 pacientes y estudió el papel de pembrolizumab junto a la QT basada en platino ± bevacizumab en pacientes con cáncer avanzado de cérvix PDL1+ (definido como CPS ≥1) en primera línea de tratamiento. Solamente el 60 % de las pacientes en cada rama recibieron bevacizumab. Los resultados del estudio demuestran que la adición de pembrolizumab supone un aumento absoluto de la supervivencia global de 9 meses (HR: 0,64; IC 95 %: 0,50-0,81) en pacientes con PDL1 positivo. En España el fármaco está aprobado (marzo de 2023), pendiente de financiación, así que en los próximos meses este sería el estándar de tratamiento de primera línea para enfermedad metastásica, persistente o recurrente no susceptible de tratamiento local.

SEGUNDA LÍNEA DE TRATAMIENTO MÉDICO EN LA ENFERMEDAD METASTÁSICA

Hoy en día no hay un tratamiento estándar de segunda línea en el cáncer de cérvix. Las tasas de respuesta con diferentes esquemas de quimioterapia (paclitaxel semanal, vinorelbina, topotecán, irinotecán) son marginales.

A finales de 2023, se aprobó el uso del cemiplimab en monoterapia como segunda línea tras la publicación de los resultados en 2022 (Tewari NEJM 2022). El cemiplimab es un anti-PD1 con buen perfil de toxicidad, aprobado como estándar en el tratamiento de segunda línea del cáncer de cérvix avanzado independientemente del estatus de PDL-1, que han progresado a una primera línea basada en platino. En este estudio la tasa de respuesta de las pacientes que fueron tratadas con cemiplimab fue del 16 % *vs.* 6 % en las pacientes que recibieron diferentes esquemas de QT, comunicándose un incremento en la supervivencia libre de progresión (HR: 0,75; $p < 0,001$) y en la supervivencia global (HR: 0,69; $p < 0,001$) (12 *vs.* 8,5 meses).

PUNTOS CLAVE

- El tratamiento de la enfermedad localmente avanzada (estadio IB3-IVA) es la combinación de quimioterapia con cisplatino 40 mg/m^2 semanal (dosis máxima: 70 mg) × 6 dosis con RT concomitante seguida de braquiterapia.
- El tratamiento estándar de primera línea en enfermedad recurrente, metastásica o persistente depende del estatus PDL1 del tumor, el tratamiento previo y las condiciones de la paciente. En pacientes PDL1 positivo (CPS ≥ 1) el estándar será el doblete de platino cisplatino o carboplatino + paclitaxel + pembrolizumab ± bevacizumab. Y en pacientes PDL1 negativo, el mismo esquema de QT con bevacizumab 15 mg/kg cada 21 días.
- El cemiplimab tiene la aprobación como estándar en el tratamiento de segunda línea del cáncer de cérvix avanzado independientemente del estatus de PDL-1.

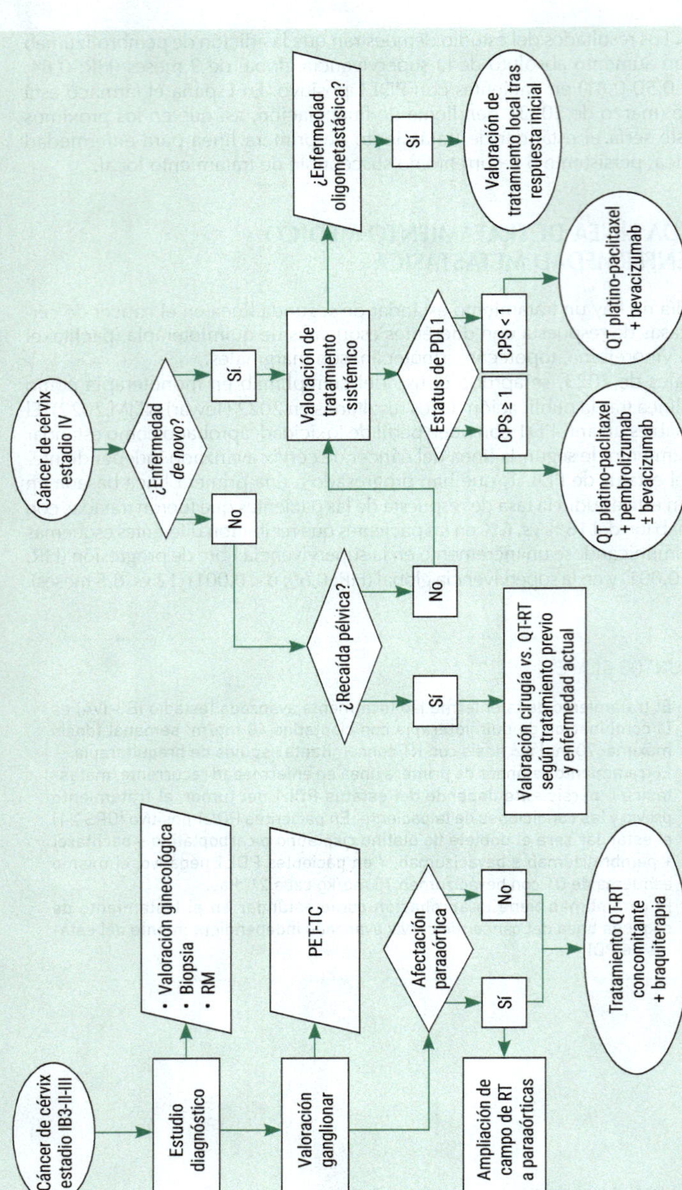

Algoritmo 52-1. Algoritmo para el tratamiento del cáncer de cérvix. CPS: *combined positive score*; PDL1: ligando 1 de muerte programada; PET-TC: tomografía por emisión de positrones con tomografía computerizada; QT-RT: quimiorradioterapia concomitante; QT: quimioterapia; RM: resonancia magnética; RT: radioterapia.

BIBLIOGRAFÍA

Colombo N, Dubot C, Lorusso D, Caceres MV, Hasegawa K, Shapira-Frommer R, et al. Pembrolizumab for Persistent, Recurrent, or Metastatic Cervical Cancer. N Engl J Med. 2021;385(20):1856.

Mileshkin LR, Moore KN, Barnes E, Gebski V, et al. Fase III OUTBACK. J Clin Oncol. 2021;39S.

Reducing uncertainties about the effects of chemoradiotherapy for cervical cancer: individual patient data meta-analysis. Chemoradiotherapy for Cervical Cancer Meta-analysis Collaboration (CCCMAC). Cochrane Database Syst Rev. 2010;2010(1):CD008285.

Tewari KS, Sill MW, Long HJ 3rd, Penson RT, Huang H, Ramondetta LM, et al. Improved survival with bevacizumab in advanced cervical cancer. N Engl J Med. 2014;370(8):734.

Tratamiento quirúrgico de la recurrencia

53

S. Domingo del Pozo y L. Matute Tobías

INTRODUCCIÓN

La causa más frecuente de muerte por cáncer de cérvix es la enfermedad no controlada de la pelvis. Sin embargo, un grupo de pacientes seleccionadas tratadas previamente con cirugía/quimiorradioterapia con intención curativa pueden beneficiarse de una cirugía exenterativa, con posible curación.

Los avances en el cuidado perioperatorio, así como el mejor manejo de las técnicas de reconstrucción urinarias, digestivas y sexuales, han permitido disminuir la morbimortalidad con buena calidad de vida en estas pacientes, alcanzando supervivencias a los 5 años de alrededor del 45 %.

SELECCIÓN DE PACIENTES

La paciente debe ser evaluada correctamente para descartar la enfermedad a distancia (fundamentalmente ganglionar) y la afectación de la pared pélvica, aunque empieza a ser una contraindicación relativa. Debido a la llegada de cirugías extendidas, probablemente la contraindicación absoluta hoy en día sea la enfermedad a distancia, incluyendo la afectación peritoneal o los ganglios aórticos positivos. La afectación de la pared pélvica, los ganglios pélvicos positivos y los vasos ilíacos externos, huesos y nervios puede tener una posibilidad quirúrgica. Una consideración añadida que se debe tener en cuenta es la edad y el estado general/comorbilidades de la paciente.

Se calcula que, de todas las pacientes potencialmente candidatas a una exenteración por recaída tumoral, el 30 % no cumple criterios prequirúrgicos de selección, el 33 % aborta el procedimiento durante la laparotomía y solo algo más de la mitad finaliza con el procedimiento (**Algoritmo 53-1**).

Existe un segundo grupo de pacientes en quienes la indicación de la cirugía no es tanto para la curación como paliativa, fundamentalmente en los casos con fístulas urinarias y digestivas, consecuencia, en muchas ocasiones, de la radioterapia.

CLASIFICACIÓN DE LA EXENTERACIÓN PÉLVICA

La extensión tumoral de la enfermedad cervical sigue los compartimentos definidos por el desarrollo embrionario. Estos límites compartimentales son verdaderas fronteras para la propagación de las neoplasias, por lo que la cirugía inicial se realiza en ellos. Sin embargo, los tumores avanzados rompen estas barreras y los tumores recurrentes, que proliferan en un escenario alterado (cicatrices por cirugías o radioterapias previas), pierden estas fronteras. Esta es la razón por la que, si hay cabida para una cirugía, esta se convierte en una cirugía multicompartimental.

Las exenteraciones pélvicas pueden clasificarse en: anterior (vejiga), posterior (recto), total (ambos) y extendida (resección endopélvica lateral extendida [LEER], hueso, vascular, nerviosa); también pueden clasificarse en: supraelevadora (tipo I), infraelevadora (tipo II) y con vulvectomía (tipo III), o tipo D según la clasificación de Querleu de las histerectomías radicales.

TÉCNICAS EXENTERATIVAS

Dentro de este tipo de técnicas se incluyen:

- Resección endopélvica lateral extendida (LEER): ha sido uno de los grandes diseños quirúrgicos en situación de recidiva, al permitir manejar las recaídas laterales consiguiendo márgenes quirúrgicos libres. Considerada el tipo D de Querleu, su intención es mejorar la tasa de curación mediante la resección total mesorrectal, mesometrial y mesovesical, con la exéresis de mayor o menor parte del sistema vascular ilíaco interno y con la posibilidad de realizar la exéresis del músculo obturador interno en los tumores fijos a la pared pélvica. La presencia de edema en la pierna y de dolor ciático son potenciales contraindicaciones, por sospecha de afectación de la escotadura ciática. Se pueden valorar cirugías más extensas, como la sección/sustitución de vasos, partes óseas e incluso nervios.
- Exenteración anterior.
- Exenteración posterior.
- Exenteración total.
- Radioterapia intraoperatoria: la posibilidad de realizar radioterapia intraoperatoria sobre el lecho quirúrgico en pacientes en las que no se han conseguido bordes libres o existen razonables dudas es ya una realidad. Y, aunque no existe evidencia de su eficacia, puede ser una buena herramienta para evitar procedimientos extendidos.

Es importante recodar que en este tipo de cirugías el objetivo es la exéresis completa de la enfermedad. Si en la evaluación en comité multidisciplinar no va a conseguirse márgenes quirúrgicos, no debe indicarse cirugía exenterativa.

TÉCNICAS RECONSTRUCTIVAS

Para restituir la vía urinaria, las técnicas constructivas pueden clasificarse en dos grupos: derivación incontinente (conducto ileal o Bricker, colostomía húmeda) y derivación continente (Miami Pouch o similares; neovejigas ortotópicas, anastomosadas a la uretra). Las complicaciones de estas derivaciones llegan hasta el 75 % de los casos. Aunque no parecen existir demasiadas diferencias en las complicaciones postoperatorias, las derivaciones continentes suelen presentar más problemas a largo plazo y precisan una gran motivación por parte de las pacientes. La importancia de las complicaciones de las derivaciones urinarias se centra en la anastomosis de los uréteres a la neovejiga, consecuencia de la irradiación de su parte distal.

COMPLICACIONES

Este tipo de tratamiento presenta una mortalidad <5 %, pero provoca una elevada morbilidad (aproximadamente un 50 %). Como cabe esperar, la estancia hospitalaria de estas pacientes suele ser prolongada, en muchos casos por el síndrome de pelvis vacía y por las técnicas de reconstrucción.

Las colecciones y los abscesos pélvicos son frecuentes, a pesar del relleno de la pelvis con epiplón u otros tejidos, ya que hay que considerar que la pelvis queda parcial o completamente extirpada, en un área habitualmente con radioterapia previa, lo que lleva inherente una situación isquémica. Esto conlleva en ocasiones un drenaje continuo por la herida perineal, infecciones crónicas, formación de fístulas y obstrucciones intestinales. La fiebre, la pielonefritis, las fugas urinarias de las anastomosis de los uréteres (hay que considerar que los bordes distales de los uréteres suelen estar irradiados), los problemas de estomas y de la herida son, probablemente, las complicaciones más frecuentes. La percepción de la autoimagen, así como el cambio de la función de los esfínteres a los estomas, tiene un importante impacto negativo en su calidad de vida.

RESULTADOS

La supervivencia a los 5 años alcanza el 35-60 % de casos, manteniéndose en el tiempo, aunque cuando los márgenes son positivos esta supervivencia disminuye considerablemente y no llega al 20 %.

Otro factor pronóstico que hay que destacar es el estado ganglionar. Pese a los estudios de imagen (PET-TC, RM), el conocimiento de la positividad o negatividad suele quedar diferido a la cirugía y, del mismo modo, la supervivencia disminuye aproximadamente un 10 %, en caso de ganglios pélvicos positivos, y hasta un 40 %, en caso de ser los aórticos los ganglios afectados. Otros factores pronósticos son la edad, el tamaño tumoral y la invasión perineural.

Los casos donde no hay indicación de exenteración o en los que se aborta el procedimiento durante la laparotomía tienen una supervivencia muy corta, de unos 7 meses aproximadamente.

En aquellas pacientes no candidatas a cirugía exenterativa, se debe ofrecer tratamiento sistémico.

PUNTOS CLAVE

- La exenteración pélvica debe considerarse en las recaídas tumorales y estar centralizada en unidades con experiencia. La selección de pacientes descartando la enfermedad extrapélvica es determinante.
- El principal factor pronóstico es la consecución de márgenes quirúrgicos libres, pudiendo precisar LEER y procedimientos extendidos.
- La reconstrucción pélvica es esencial para la prevención del síndrome de pelvis vacía.

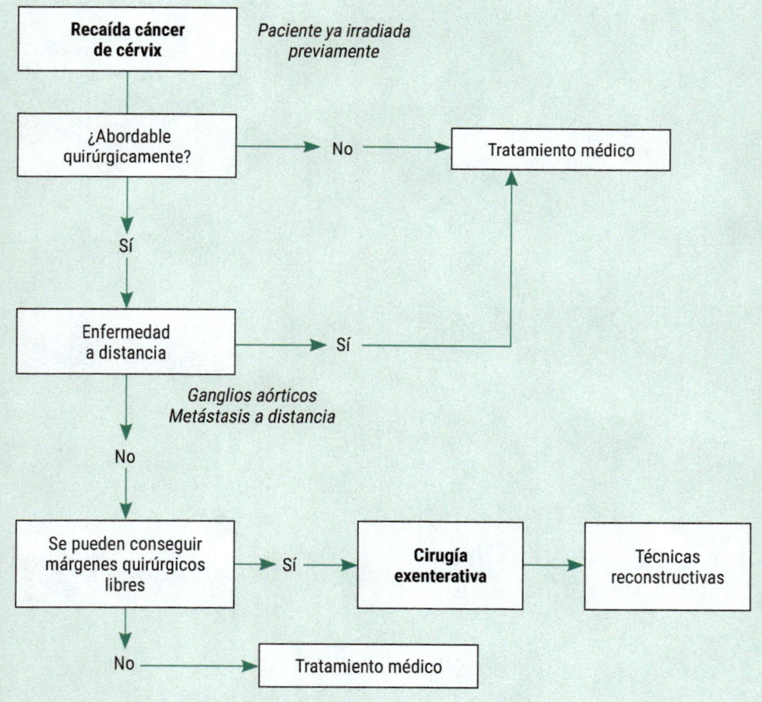

Algoritmo 53-1. Manejo quirúrgico de la recaída del cáncer de cérvix.

BIBLIOGRAFÍA

Chiva LM, Lapuente F, González-Cortijo L, González-Martín A, Rojo A, García JF. Surgical treatment of recurrent cervical cancer: state of the art and new achievements. Gynecol Oncol. 2008;110(2):S60-6.

Devulapalli C, Jia Wei AT, DiBiagio J, Baez ML, Baltodano PA, Seal SM, et al. Primary versus flap closure of perineal defects following oncological resection. Plast Reconstr Surg. 2016;137:1602-13.

Fleisch MC, Pantke P, Beckmann MW, Schnuerch HG, Ackermann R, Grimm MO, et al. Predictors for long term survival after interdisciplinary surgery for advanced or recurrent gynecologic cancers. J Surg Oncol. 2007;95:476-84.

Höckel M, Dornhöfer N. Pelvic exenteration for gynaecological tumours: achievements and unanswered questions. Lancet Oncol. 2006;7:837-47.

Westin SN, Rallapali V, Fellman B, Urbauer DL, Pal N, Frumovitz MM, et al. Overall survival after pelvic exenteration for gynecologic malignancy. Gynecol Oncol. 2014;134:546-51.

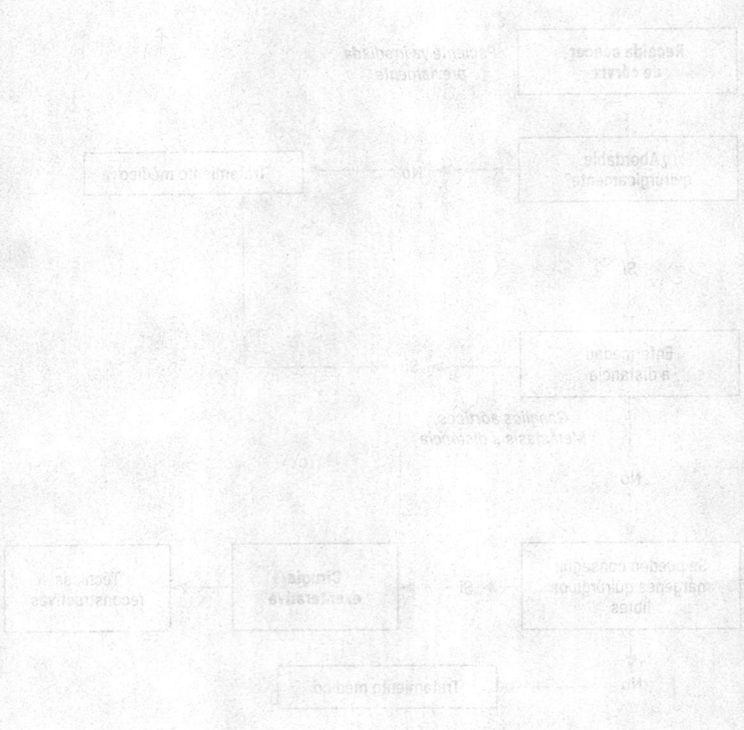

Seguimiento en el cáncer de cérvix

54

M. Arnáez de la Cruz y P. Padilla Iserte

INTRODUCCIÓN

El objetivo del seguimiento en las pacientes con cáncer de cérvix es detectar recurrencias potencialmente tratables. Hay que tener en cuenta que hasta un 30 % de las pacientes recidivarán, la mayoría en los primeros años de seguimiento, y suelen ser a nivel locorregional o ganglionar. En este punto cobra gran importancia el estadio FIGO al diagnóstico, el subtipo histológico y el tratamiento primario que hayan recibido.

Tampoco se debe olvidar el efecto deletéreo que provocan los tratamientos en la esfera sexual de las pacientes, por lo que el seguimiento debe incluir el estudio de síntomas genitourinarios, sequedad vaginal y valorar, si está indicada, la terapia hormonal sustitutiva.

El seguimiento, pronóstico y posibilidad de recaída dependen del estadio FIGO al diagnóstico. Más del 50 % de las pacientes diagnosticadas de cáncer de cuello lo son en estadios precoces (≤ FIGO IB1) con una supervivencia global a los 5 años superior al 90 %, disminuyendo al 40-60 % en estadios localmente avanzados. Sin embargo, considerando todos los casos de modo global, las tasas de recurrencia son altas, de hasta el 27 % tras cirugía inicial y el 32 % tras quimiorradioterapia.

SEGUIMIENTO

El seguimiento de las pacientes después del tratamiento primario de la enfermedad se recomienda, aunque no existen datos firmes respecto a su efectividad. Estudios retrospectivos sugieren que las detecciones tempranas de recurrencias en pacientes asintomáticas podrían asociarse a un aumento en la supervivencia, pero el modelo y la periodicidad de seguimiento no están claramente definidos.

Aunque múltiples grupos han propuesto diferentes modelos de seguimiento, no existe un protocolo de seguimiento rutinario universalmente aceptado. En general recomiendan que el seguimiento venga individualizado por el riesgo específico de recaída de cada paciente, incluyendo:

- Anamnesis y exploración física: es capaz de detectar el 52 % de las recidivas asintomáticas. Es recomendable llevar a cabo una anamnesis completa, orientada a encontrar clínica compatible con aparición de nueva enfermedad, y una exploración física general. Es fundamental educar a las pacientes en la detección de sintomatología sugestiva de recidivas tales como sangrado vaginal, dolor pélvico y/o abdominal, síntomas urinarios y/o alteraciones en el tránsito intestinal, dado que la recurrencia presenta las siguientes características:

- Recurrencia local: generalmente se presenta con síntomas vaginales (secreción, sangrado, dispareunia o dolor). Cuando existe afectación vaginal el motivo de consulta suele ser la genitorragia, fácilmente valorable mediante una especuloscopia.
- Recurrencia metastásica: generalmente es asintomática o produce síntomas inespecíficos (fatiga, náuseas, disnea, pérdida de peso); sin embargo, puede tener síntomas relacionados con el sitio de metástasis (p. ej., dolor crónico que no cede con analgésicos en el caso de las metástasis óseas).

- Citología cervicovaginal: la citología sistemática del lecho cervicovaginal tratado ha demostrado escasa sensibilidad en la detección precoz de recidivas (6-17 %). No se recomienda.
- Determinación del virus del papiloma humano (VHP): ESGO propone la determinación de VPH como parte del seguimiento, realizándose a los 6-12 meses y a los 24 meses. El 24 % de las pacientes con VPH de alto riesgo positivo recidivaron al año, mientras que tan solo lo hizo el 3 % con VPH negativo.
- Marcadores tumorales: el uso de antígeno del cáncer de células escamosas (SCC) se ha mostrado prometedor en la predicción de recurrencias. Sin embargo, no se ha establecido el valor de corte del antígeno SCC para la vigilancia posterior al tratamiento. Además, la tasa de falsos positivos del SCC es elevada (hasta un 12 %).
- Pruebas de imagen: deben realizarse únicamente en función del riesgo de recurrencia, síntomas o hallazgos que sugieran recurrencia y/o efectos secundarios. La tomografía por emisión de positrones con tomografía computarizada (PET-TC) es de elección ante la sospecha de recaída (sensibilidad: 86 %; especificidad: 87 %). La RM parece tener una tasa de detección baja en pacientes asintomáticas (9 %), pero sí presenta una sensibilidad y una especificidad elevadas en recurrencias locales (85 y 78 %, respectivamente).

PERIODICIDAD DEL SEGUIMIENTO

Se propone un seguimiento integrado según el protocolo NCCN, SEGO, *Cancer Care Ontario* y ESGO (**Algoritmo 54-1**).

Revisión clínica

En rasgos generales, la exploración podría realizarse cada 3-4 meses los dos primeros años, cada 6 meses los dos años siguientes y posteriormente de forma anual, aunque también se podría estratificar el seguimiento según el riesgo:

- Bajo riesgo (estadios iniciales, tratamiento primario basado solo en cirugía, no tratamiento adyuvante): cada 6 meses/2 años, posteriormente anuales.

- Alto riesgo (estadios avanzados, tratamiento primario con QT-RT concomitante o cirugía y RT adyuvante): cada 3 meses/2 años, cada 6 meses/3 años.

A partir del 5° año se recomiendan controles clínicos anuales de forma rutinaria. En cada control se recomienda:

- Exploración física que incluya palpación de áreas ganglionares inguinales y supraclaviculares, especuloscopia y exploración abdominopélvica. Se debe valorar la determinación de VPH como parte del seguimiento.
- Otras pruebas de imagen (PET-TC, TC, RM): deben realizarse ante la presencia de síntomas/sospecha de recaída.

Cambios en los hábitos de vida

Se debe hacer hincapié en cambios en los hábitos de vida tras el diagnóstico oncológico:

- Educación sanitaria: disminución de peso, ejercicio físico, cese del hábito tabáquico, consejo nutricional.
- Educación sobre los efectos y toxicidad del tratamiento a corto y largo plazo.
- Educación sexual, proveer información acerca de la posibilidad de uso de terapia hormonal sustitutiva, dilatadores vaginales, lubricantes y estrógenos locales.

Especificaciones según el tipo de tratamiento

Tras el tratamiento primario con QT-RT la respuesta al tratamiento y las posteriores evaluaciones deben realizarse con el mismo método de imagen que el utilizado al inicio del estudio, nunca antes de los 3 meses. En pacientes con remisión completa dudosa a los 3 meses después de la radioterapia, la evaluación debe repetirse después de 2-3 meses adicionales, valorando si es posible biopsia de la lesión residual.

No se recomienda la realización de citología. Cobra especial importancia la educación sexual y la información acerca de tratamientos que mejoren la salud sexual de la mujer.

SEGUIMIENTO TRAS LA PRESERVACIÓN DE LA FERTILIDAD

En el seguimiento, como en los casos de alto riesgo, debe solicitarse VPH de alto riesgo a los 3, 6 y 12 meses, y posteriormente cada 3-5 años si son negativos. Es recomendable el uso de la colposcopia durante el seguimiento.

Se puede considerar la realización de una RM a los 6 meses del tratamiento para diferenciar el resto tumoral de cambios postquirúrgicos y anual los 2-3 años posteriores.

PUNTOS CLAVE

- La vigilancia postratamiento debe centrarse en la identificación temprana de la enfermedad recurrente para ofrecer opciones de tratamiento.
- La recaída del cáncer de cérvix suele presentarse los 2 primeros años tras el diagnóstico inicial, siendo frecuentemente sintomática.
- El seguimiento debe realizarse con exploración física, síntomas clínicos y añadiendo VPH. Se realizarán pruebas de imagen en función del tratamiento primario y ante la sospecha de recaída.
- La periodicidad será de 3 meses/2 años, cada 6 meses los dos siguientes años, posteriormente anual al completar 5 años. Se puede estratificar según el riesgo.

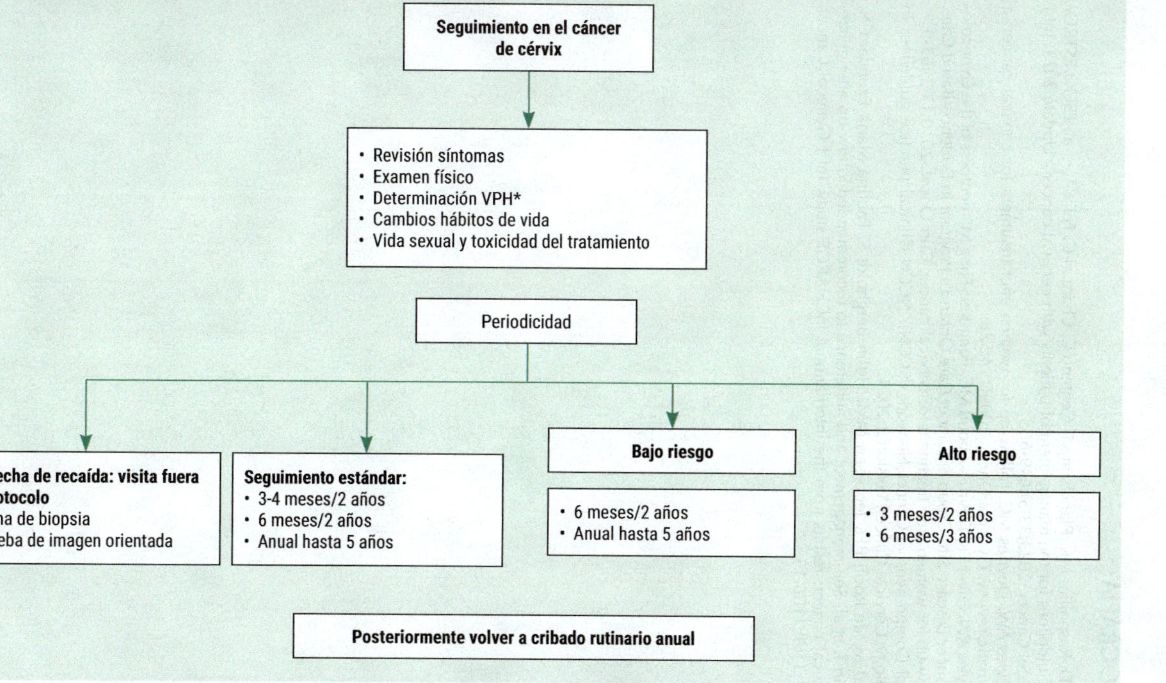

Algoritmo 54-1. Seguimiento en el cáncer de cérvix. *En pacientes tratadas con preservación de fertilidad se plantea HPV a los 3, 6, 12 meses y cada 3-5 años si negativo. En el resto de pacientes, a los 6-12 meses y a los 24 meses. VPH: virus del papiloma humano.

BIBLIOGRAFÍA

Cibula D, Raspollini MR, Planchamp F, Centeno C, Chargari C, Felix A, et al. ESGO/ESTRO/ESP Guidelines for the management of patients with cervical cancer - Update 2023. Int J Gynecol Cancer. 2023;33(5):649-66.

Elit L, Fyles AW, Devries MC. Follow-up for women after treatment for cervical cancer: a systematic review. Gynecol Oncol. 2009;114:528.

Elit L, Fyles AW, Olver TK, Devries-Aboud MC, Fung-Kee-Fung M; members of the Gynecology Cancer Disease Site Group of Cancer Care Ontario's Program in Evidence-Based Care. Follow-up for women after treatment for cervical cancer. Curr Oncol. 2010;17(3):65-9.

National Comprehensive Cancer Network (NCCN). NCCN Clinical practice guidelines in oncology. Cervical Cancer, Version 2.2024.

Skorstad M, de Rooij BH, Jeppesen MM, Holm Bergholdt S, Paulina Maria Ezendam N, Bohlin T, et al. Self-management and adherence to recommended follow-up after gynaecological cancer: results from the international InCHARGE study. Int J Gynecol Cancer. 2021;31(8):1106-15.

Cáncer de vulva 7

55

Introducción: epidemiología, factores de riesgo y protectores, clínica, diagnóstico/estudio de extensión del cáncer de vulva

P. Padilla Iserte y M. Gurrea Soteras

EPIDEMIOLOGÍA

El carcinoma de vulva es una neoplasia poco frecuente. Representa el 4-5 % de los cánceres de la esfera ginecológica y es una patología típica en la menopausia, con una incidencia máxima a partir de los 70 años (edad media: 68 años). La incidencia del carcinoma invasor se ha mantenido estable en las dos últimas décadas, pero no así la de la neoplasia vulvar intraepitelial (VIN), que se ha duplicado, presentando una edad menor en el momento del diagnóstico (46-60 años), y se relaciona con la infección por el virus del papiloma humano (VPH).

En lo que respecta al tratamiento del cáncer de vulva, el nivel de evidencia es limitado, puesto que es difícil el reclutamiento para ensayos clínicos aleatorizados debido al escaso número de casos. Por tanto, es un cáncer que se beneficia del tratamiento en centros de referencia.

INCIDENCIA Y SUPERVIVENCIA

Se calcula que el cáncer de vulva tiene una incidencia de entre 0,5 y 3 por cada 100.000 mujeres al año. La supervivencia varía mucho según el momento del diagnóstico y la presencia o no de afectación ganglionar. En los estadios iniciales y sin afectación ganglionar, la supervivencia global es del 90 % a los 5 años; en cambio, si hay ganglios inguinales afectados, la supervivencia global disminuye al 50 %, y el pronóstico es peor dependiendo del número de ganglios afectados. En España se estima una mortalidad anual de 500 mujeres por cáncer de vulva (en 2022 hubo 377 muertes por esta neoplasia).

FACTORES DE RIESGO Y PROTECTORES

Se describen algunos factores de riesgo asociados a la aparición del carcinoma de vulva, como el tabaquismo, la distrofia vulvar (p. ej., liquen escleroso), el antecedente de neoplasia intraepitelial cervical o vulvar (VIN), o ambas, la infección por el VPH, estados de inmunosupresión o el antecedente de tratamiento por cáncer cervical y la edad avanzada. En cuanto a la epidemiología del cáncer de vulva, hay que diferenciar dos bloques independientes, en relación o no con la infección por el VPH, dado que se ha observado la relación con este virus en un subgrupo de pacientes (**Tabla 55-1**). Es importante saber que en el subgrupo no relacionado con el VPH se observan alteraciones epiteliales no neoplásicas (p. ej., liquen) que promueven la hiperplasia escamosa, con desarrollo puntual de atipia y, en un pequeño porcentaje, de cáncer invasivo.

CLÍNICA

Los signos y síntomas suelen ser similares en todos los tipos histológicos. El 80 % de las pacientes consultan por prurito de larga evolución, siendo menos frecuente la consulta por la presencia de una masa o de sangrado genital. Si la afectación está próxima al clítoris o la uretra, puede ocasionar dolor (dispaurenia, disuria). El 5 % de los casos debutarán como enfermedad ya avanzada, con masa inguinal y/o absceso, afectación de estructuras vecinas o metástasis a distancia (con frecuencia, ganglionares y pulmonares).

Tabla 55-1. Subgrupos epidemiológicos del cáncer de vulva

	Infección por VPH	Inflamación crónica o enfermedades autoinmunes
Relación con el VPH	Frecuente (sobre todo, serotipos 16 y 33)	Infrecuente
Antecedente de VIN*	Típico	Raro
Edad	Jóvenes (35-65 años)	Ancianas (séptima década)
Incidencia	En aumento	Estable
Subtipos histológicos	Condilomatoso y basaloide	Escamoso
Antecedente de distrofia vulvar	Infrecuente	Frecuente
Otros factores de riesgo	Antecedente de displasia cervical	Asociación con DM, HTA

*El 80 % de las VIN III no tratadas evolucionará a carcinoma invasor. DM: diabetes *mellitus*; HTA: hipertensión arterial; VIN: neoplasia intraepitelial vulvar; VPH: virus del papiloma humano.

LOCALIZACIÓN

Generalmente, es una lesión única que afecta con frecuencia a los labios de la vulva (80 % de los casos); en un 10 % de las ocasiones la afectación será multifocal, más asociados a carcinomas VPH positivos (**Fig. 55-1**). Es importante realizar una exploración ginecológica detallada porque en el 22 % de los casos puede existir una lesión sincrónica (a menudo, una neoplasia cervical), por lo que algunos autores recomiendan la realización de colposcopia o citología cervical (o ambas cosas) en las pacientes diagnosticadas de cáncer de vulva.

DIAGNÓSTICO

Para establecer el diagnóstico, se recurre a:

- **Biopsia vulvar:** el diagnóstico del cáncer vulvar es histológico, por lo que se requiere la biopsia de cualquier lesión sospechosa que aparezca en la vulva. Se usa con frecuencia la pinza sacabocados/*punch* vulvar tras la infiltración de la zona con un anestésico local. Al obtener la muestra, es importante evitar la parte central, frecuentemente necrótica, para que el diagnóstico histológico sea correcto. Hay que prestar una atención especial a las pacientes diagnosticadas de distrofia vulvar que no mejora con tratamiento tópico o en la que aparece lesión, lo que requerirá biopsia.
- **Exploración física:** suele observarse una lesión unifocal en el labio mayor, en forma de placa, masa o pequeña úlcera, y se debe describir el tamaño, la localización y la distancia a la línea media (clítoris/vagina/ano). Es muy importante realizar una exploración ginecológica detallada, con visualización de toda la superficie vulvar, la vagina, el cérvix y las estructuras próximas (uretra y ano), junto con un tacto rectal y vaginal. Además, hay que explorar tanto las áreas ganglionares inguinales como las supraclaviculares.

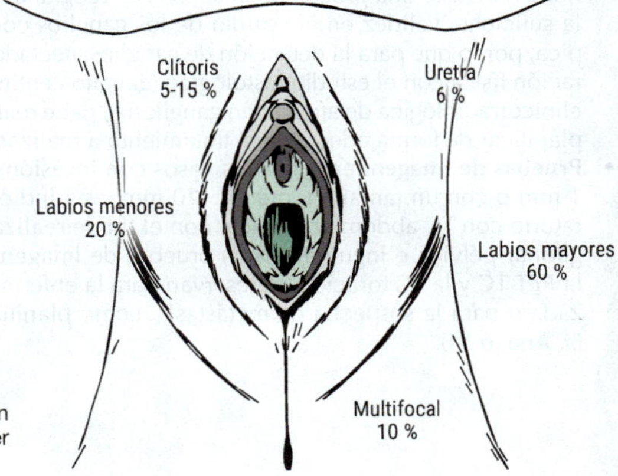

Figura 55-1. Localización (en porcentaje) del cáncer de vulva.

- **Vulvoscopia:** en las situaciones en las que existan dudas, se puede completar el estudio mediante vulvoscopia. Para ello, se aplica solución de ácido acético al 5 % (más concentrada que en la colposcopia), de forma copiosa y con contacto prolongado sobre el epitelio queratinizado vulvar, evaluando mediante el colposcopio cualquier lesión con acetoblanqueo y cambios vasculares. Si existen lesiones multifocales, se realizará un mapeo mediante biopsia, anotando de forma detallada el origen de las diferentes lesiones. La prueba con azul de toluidina, o test de Collins, ha caído en desuso a favor de la prueba del ácido acético.

ESTUDIO DE EXTENSIÓN

El estudio de extensión preoperatorio se centra en la elección del mejor tratamiento para la paciente, por lo que se debe evaluar el tamaño, la localización y la proximidad a la línea media de la lesión, así como la afectación ganglionar. Se necesita una exploración física detallada y, en ocasiones, pruebas de imagen (**Algoritmo 55-1**).

- **Tamaño y localización de la lesión:** suele bastar con la exploración física, y se debe describir el tamaño y la distancia a la línea media (se considera central una lesión localizada a menos de 1 cm de la línea media). Hay que valorar la extensión local a estructuras próximas (uretra/ano/región perianal) para la planificación de la cirugía (p. ej., necesidad de colgajos).
- **Afectación ganglionar:** la afectación ganglionar determina el pronóstico de la enfermedad, por lo que su evaluación debe ser estricta, teniendo en cuenta que el 30 % de las pacientes con enfermedad operable presentarán afectación ganglionar. Por ello, se debe estudiar cualquier ganglio sospechoso en la exploración física, sabiendo que en el 24-42 % de los ganglios clínicamente sospechosos no existirá afectación tumoral; de igual modo, los ganglios clínicamente normales serán positivos en el 16-24 % de las ocasiones. En la actualidad no existe una prueba de imagen (TC, ecografía, RM, PET-TC) que tenga la suficiente validez en el estudio de los ganglios con afectación microscópica, por lo que para la detección de ganglios afectados se combina la exploración física con el estudio histológico (ganglio centinela). Si existe sospecha clinicorradiológica de afectación ganglionar, debe realizarse una biopsia para planificar de forma adecuada el tratamiento a realizar.
- **Pruebas de imagen:** en todos los casos con invasión del estroma superior a 1 mm o con un tamaño tumoral >20 mm, está indicado el estudio preoperatorio con TC abdominopélvica, con el fin de realizar una evaluación ganglionar pélvica e inguinal. Otras pruebas de imagen, como la RM pélvica, la PET-TC y la TC torácica, se reservan para la enfermedad localmente avanzada o para la sospecha de metástasis, como planificación del tratamiento (v. **Anexo VI**).

PUNTOS CLAVE

- El diagnóstico de cáncer de vulva es histológico, lo que obliga a realizar la biopsia vulvar de cualquier lesión sospechosa; el tipo histológico más frecuente es el carcinoma escamoso.
- El síntoma clínico más habitual es el prurito de larga evolución.
- Se debe realizar una exploración ginecológica detallada, con una valoración especial de las áreas ganglionares; si existe sospecha de afectación clinicorragiológica ganglionar, se procederá a realizar una biopsia.

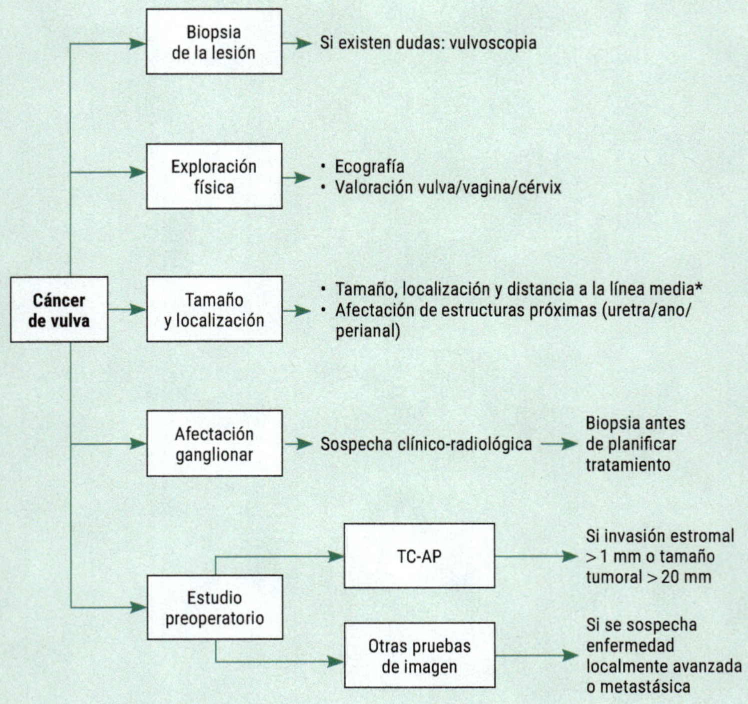

Algoritmo 55-1. Manejo diagnóstico ante la sospecha de cáncer de vulva. *Se considera lesión central toda aquella lesión que está a <2 cm de vagina, ano, clítoris. TC-AP: tomografía computarizada abdominopélvica.

BIBLIOGRAFÍA

Hampl M, Sarajuuri H, Wentzensen N, Bender HG, Kueppers V. Effect of human papillomavirus vaccines on vulvar, vaginal, and anal intraepithelial lesions and vulvar cancer. Obstet Gynecol. 2006;108:1361-8.

Homesley HD, Bundy BN, Sedlis A, Yordan E, Berek JS, Jahshan A. Assessment of current International Federation of Gynecology and Obstetrics staging of vulvar carcinoma relative to prognostic factors for survival (a Gynecologic Oncology Group study). Am J Obstet Gynecol. 1991;164:997-1003; discussion 1003-4.

Oncoguía SEGO. Cáncer de vulva 2023. Guías de práctica clínica en cáncer ginecológico y mamario.

Rajaram S, Gupta B. Management of Vulvar Cancer. Rev Recent Clin Trials. 2015;10:282-8.

Virus del papiloma humano en el cáncer de vulva

56

M. Arnáez de la Cruz y M. Gurrea Soteras

INTRODUCCIÓN

La infección por el virus del papiloma humano (VPH) no solo se asocia al cáncer de cérvix, sino que también se ha encontrado en otros cánceres del tracto genital inferior, como vulva, vagina y pene, así como en ano y orofaringe. Un 90 % de los cánceres de vulva son carcinomas epiteliales escamosos e invasores; de estos, un tercio están causados por la infección por el VPH, observándose en ellos un mejor pronóstico en general.

Actualmente existe la posibilidad de realizar una prevención primaria eficaz mediante la vacunación frente al VPH que va a repercutir en la incidencia de cánceres VPH dependientes en el futuro.

INCIDENCIA, EPIDEMIOLOGÍA Y ETIOPATOGENIA

El cáncer de vulva supone el 5 % de los tumores ginecológicos y se desarrolla a partir de lesiones vulvares intraepiteliales (VIN); existen dos vías etiopatogénicas para el desarrollo de esta alteración: una es a partir de procesos autoinmunes crónicos tipo liquen (VIN diferenciada), mientras que la otra vía es la infección por el VPH, cuya persistencia da lugar al HSIL/VIN común, que posteriormente puede progresar a cáncer invasor (**Algoritmo 56-1**). Las características clínicas de los dos tipos de VIN son distintas.

La VIN es una entidad infradiagnosticada y los datos epidemiológicos a nivel poblacional son prácticamente inexistentes. En un análisis conjunto de tres ensayos clínicos sobre vacunas VPH se identificó una incidencia de VIN en el grupo placebo de 0,04 por cada 100 personas/año; sin embargo, es difícil extrapolar los datos por el sesgo que suponen las poblaciones incluidas.

La prevalencia de la infección por el VPH en el cáncer de vulva no es bien conocida y presenta variaciones geográficas importantes a nivel mundial. Datos de un estudio multicéntrico llevado a cabo por el grupo de trabajo HPV-VVAP ponen de manifiesto que el VPH está presente en el 86,7 % de los casos de VIN (neoplasia intraepitelial vulvar) frente al 25,1 % de las lesiones invasoras de vulva. El genotipo más común en la HSIL (VIN tipo común) fue el VPH 16 (77,3 %), seguido por el VPH 33 (10,6 %) y el VPH 18 (2,5 %).

En los últimos años se ha observado un incremento de los casos de VIN a partir de los 40 años. También se ha demostrado un aumento del riesgo de cáncer vulvar entre las mujeres con antecedentes de condiloma genital, asociado a distintos factores como la coexistencia de VPH de alto riesgo en las verrugas genitales, diferencias inmunológicas individuales que favorecen la persistencia de la infección, así como factores de comportamiento (hábitos sexuales, tabaco, etc.).

Al igual que en otros tumores VPH dependientes, en el 90 % de los casos las infecciones son transitorias y se resuelven gracias a la respuesta inmune en una media de 2 años. La infección persistente y la actividad oncogénica de las proteínas E6/E7 son cruciales para el desarrollo de HSIL y posterior cáncer invasor de vulva. El tabaquismo se asocia con frecuencia a esta persistencia y progresión.

En estos momentos, el *gold standard* para demostrar la transformación maligna de la infección por el VPH es la detección de E6/E7 en el ARN mensajero, pero se trata de un método que requiere de una serie de medios técnicos que lo hacen difícil de aplicar en la práctica clínica.

Actualmente, los tumores vulvares asociados a VPH parecen tener mejor pronóstico y menores tasas de recurrencia, con tasas de supervivencia a los 5 años de hasta el 93 % (en comparación con el 68 % de los cánceres VPH independiente).

HISTOLOGÍA DE LA NEOPLASIA INTRAEPITELIAL VULVAR COMÚN/HSIL

Las lesiones de HSIL pueden ser basaloides (típicamente planas y compuestas por células pequeñas y uniformes, con relación nucleocitoplasmática alta y pocos cambios coilocíticos) o condilomatosas (acantosis y papilomatosis marcada, crestas engrosadas, pleomorfismo y cambios coilocíticos prominentes).

Los estudios inmunohistoquímicos son muy importantes, dado que los hallazgos morfológicos pueden no ser suficientes para distinguir entre cáncer de vulva asociado a VPH o independiente; la positividad de p16 es un marcador fundamental para definir el cáncer de vulva VPH dependiente, siendo además generalmente negativo para p53.

ASPECTOS TERAPÉUTICOS Y PREVENTIVOS

Desde el punto de vista clínico, se han podido establecer algunas características diferentes entre los cánceres de vulva en función de la dependencia o no del VPH (**Tabla 56-1**), pero en la actualidad no existen alternativas diferenciadas respecto al tratamiento de las pacientes con VIN o cáncer de vulva (tratamiento escisional, destructivo o tópico en función de si existe lesión invasora o no).

Se encuentran en investigación las vacunas terapéuticas en pacientes con VIN que pretenden estimular la respuesta inmune frente a las células que expresan los oncogenes virales E7 y E6. Se han publicado resultados de ensayos en fase II de la eficacia de una vacuna específica contra las oncoproteínas E6 y E7 del VPH 16. También se han comunicado buenos resultados para HSIL vulvar utilizando un inmunomodulador tópico seguido de una vacuna terapéutica frente a VPH16.

Tabla 56-1. Características del cáncer escamoso de vulva en función del VPH

	VPH dependiente	VPH independiente
Edad	55 (33-65)	77 (55-85)
Subtipo histológico	Conilomatoso/basaloide	Queratinizante
Precursor	VIN común	VIN diferenciada
Expresión molecular	• ADN VPH • Sobreexpresión p16 y p14	• Mutación *p53*, *PTEN*, EGFR • Inestabilidad microsatélites
Pronóstico	Favorable	Desfavorable
Frecuencia	30 %	70%

EGFR: receptor del factor de crecimiento epidérmico; VIN: neoplasia vulvar intraepitelial; VPH: virus del papiloma humano.

Estos resultados son prometedores y abren nuevas vías de investigación para el tratamiento del cáncer de vulva VPH dependiente.

Actualmente no existen estrategias para el cribado de cáncer de vulva VPH dependiente en la población general, pero la vacunación universal frente a la infección del VPH repercutirá en la reducción de la incidencia de los cánceres de vulva.

PUNTOS CLAVE

- El papel del VPH como agente etiológico de una parte de los cánceres de vulva es bien conocido.
- En estos momentos, en la práctica clínica, no existen estrategias terapéuticas para los cánceres de vulva VPH dependientes.
- La prevención primaria de la infección mediante la vacunación frente al VPH es la estrategia más efectiva para reducir la incidencia del cáncer de vulva.

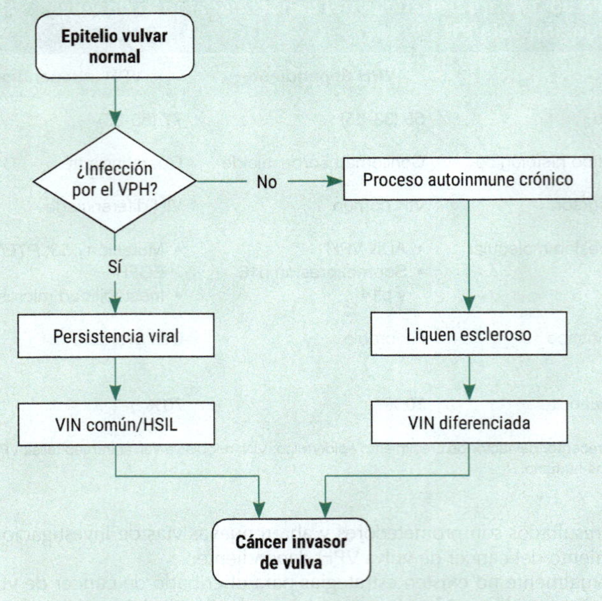

Algoritmo 56-1. Etiopatogenia del cáncer de vulva. HSIL: lesión escamosa intraepitelial de alto grado; VIN: neoplasia vulvar intraepitelial; VPH: virus del papiloma humano.

BIBLIOGRAFÍA

De Vuyst H, Clifford GM, Nascimento MC, Madeleine MM, Franceschi S. Prevalence and type distribution of human papillomavirus DNA in carcinoma and intraepithelial neoplasia of the vulva,vagina and anus: a meta-analysis. Int J Cancer. 2009;124:1626-36.

Eva L, Sadler L, Thompson J, Sahota S, Leng Fong K, Jones RW, et al. HPV-independent and HPV-associated vulvar squamous cell carcinoma: two different cancers. Int J Gynecol Cancer. 2022;32(9):1108-14.

Oncoguía SEGO. Cáncer de vulva 2023. Guías de práctica clínica en cáncer ginecológico y mamario.

Rakislova N, Saco A, Sierra A, Del Pino M, Ordi J. Role of Human Papillomavirus in Vulvar Cancer. Adv Anat Pathol. 2017;24:201-14.

Rasmussen CL, Thomsen LT, Baandrup L,Benedicte Franzmann M, Grupe Larsen L, Mejlgaard Madsen E, et al. Changes in HPV prevalence in Danish Woman with vulvar cancer during 28 years. Gyn Oncology. 2022:163(3):589-95.

Clasificación histológica del cáncer de vulva

57

B. Montero Balaguer y C. Medina Medina

INTRODUCCIÓN

La vulva es una región anatómica en la que confluye una gran variedad de tejidos (mucosas, piel, anejos cutáneos, glándulas especializadas propias de la región anogenital y partes blandas), a partir de los cuales se pueden originar tumores muy variados. La clasificación de los tumores ginecológicos de la Organización Mundial de la Salud (OMS) es la que se utiliza de forma universal (**Tabla 57-1**).

Los tumores epiteliales son los más frecuentes, especialmente el carcinoma escamoso. Le siguen, con una incidencia mucho menor, el melanoma, el carcinoma basocelular, los sarcomas, la enfermedad de Paget extramamaria y el carcinoma de glándula de Bartholino.

TUMORES EPITELIALES

Carcinoma de celulas escamosas

El carcinoma de células escamosas (CCE) es el tumor maligno más frecuente en la vulva. Supone el 80-90 % del total y aproximadamente el 5 % del total de tumores del área ginecológica. La quinta edición de la OMS, publicada en 2020, supuso un cambio importante respecto a las ediciones previas, en lo que respecta a su clasificación, al dividirlos en base a su asociación con la infección del virus del papiloma humano (VPH) en CCE asociado a VPH y VPH independiente. Los diferentes subtipos histológicos que se definían en las ediciones previas de la OMS ahora pasan a considerarse patrones histológicos. Los más frecuentes son queratinizante, no queratinizante, basaloide, condilomatoso y verrucoso. Cada uno de estos patrones se asocia con relativa frecuencia a un subtipo u otro; sin embargo, la única forma de diferenciar los subtipos con seguridad es con test moleculares de VPH o mediante inmunohistoquímica. La inmunorreactividad en bloque para p16 se considera un marcador subrogado del CCE asociado a VPH. Siempre que sea posible, se debe diferenciar entre los dos subtipos actuales, aunque en caso de no disponer de técnicas para hacerlo se podría emitir un diagnóstico morfológico del patrón histológico y entrarían en el grupo de CCE NOS sin otra especificación (*not otherwise specified*, NOS).

Tabla 57-1. Clasificación de los tumores de vulva (OMS, 2020)

Tumores epiteliales

- Lesiones intraepiteliales escamosas
- Lesión intraepitelial escamosa de bajo grado (VIN, grado 1)
- Lesión intraepitelial escamosa de alto grado (VIN, grado 2 y grado 3)
- VIN de tipo diferenciado
- Carcinoma de células escamosas asociado a VPH
- Carcinoma de células escamosas VPH-independiente
- Carcinoma de células escamosas NOS
- Carcinoma basocelular NOS
- Hidradenoma nodular
- Siringoma condroide NOS
- Fibroadenoma NOS
- Tumor filodes NOS
- Tumor filodes benigno
- Tumor filodes *borderline*
- Tumor filodes maligno
- Adenocarcinoma de glándulas de tipo mamario anogenital
- Lesiones de glándulas de Bartholino:
  - Quiste de glándula de Bartholino
  - Adenoma NOS
  - Adenomioma NOS
  - Carcinoma de células escamosas NOS
  - Carcinoma adenoide quístico
  - Carcinoma pobremente diferenciado NOS
  - Carcinoma adenoescamoso
  - Tumor neuroendocrino NOS
  - Carcinoma mioepitelial
  - Carcinoma epitelial-mioepitelial
  - Carcinoma de células escamosas, VPH-positivo
- Enfermedad de Paget extramamaria
- Adenocarcinoma de glándulas sudoríparas
  - Adenocarcinoma apocrino
  - Adenocarcinoma ecrino
  - Porocarcinoma NOS
  - Carcinoma adenoide quístico
- Adenocarcinoma de tipo intestinal

Tumores de células germinales

- Tumor de células germinales NOS
- Tumor del saco vitelino NOS

NOS: sin otra especificación; OMS: Organización Mundial de la Salud; VIN: neoplasia vulvar intraepitelial; VPH: virus del papiloma humano.

Macroscópicamente son frecuentemente exofíticos, en ocasiones con crecimiento endofítico o en placa, pudiendo presentarse como un nódulo, una masa, una lesión ulcerada o una mácula.

- **CCE asociado al VPH:**
  - Causado por el VPH, especialmente serotipos de alto riesgo. El VPH16 es el más frecuente, implicado en más del 70 % de los casos.
  - El pico de incidencia es en la séptima década de la vida aunque puede presentarse en pacientes más jóvenes. Son multifocales con frecuencia.
  - Los patrones histológicos más frecuentes son el condilomatoso y el basaloide. En el condilomatoso la atipia citológica es similar a la encontrada en otros epitelios escamosos infectados por el VPH, con cambios de tipo coilocítico (**Figs. 57-1 A y B**).
  - El basaloide está formado por nidos cohesivos, con células escamosas inmaduras y, en ocasiones, con empalizada periférica (**Fig. 57-1 C**).
- **CCE no asociado a infección por el VPH:**
  - Se asocia con frecuencia con procesos inflamatorios crónicos, fundamentalmente liquen escleroso y liquen plano, aunque no está claro qué papel suponen en la etiología.

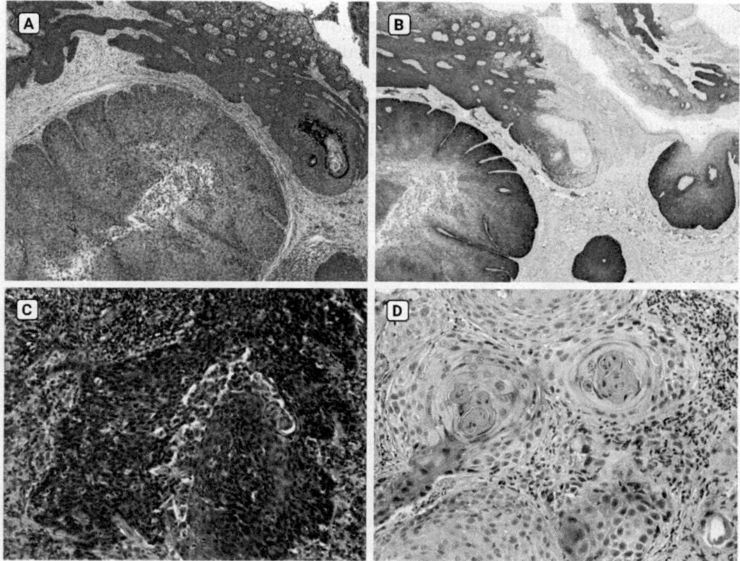

Figura 57-1. Imágenes histológicas de diferentes tipos de carcinoma de células escamosas. **A)** Asociado a VPH de patrón condilomatoso. **B)** Positividad de p16. **C)** Asociado a VPH de patrón basaloide, con nidos inmaduros y celularidad menos diferenciada. **D)** VPH-independiente de patrón queratinizante bien diferenciado, con nidos maduros con formación de perlas córneas. VPH: virus del papiloma humano.

- El pico de incidencia es en la octava década de la vida, aunque aparece también en pacientes más jóvenes, especialmente en caso de asociación con los procesos inflamatorios citados.
- La mayoría son carcinomas queratinizantes bien diferenciados, pudiéndose asociar con otros patrones: verrucoso, no queratinizante, basaloide y condilomatoso, entre otros. El patrón queratinizante presenta escasa atipia en superficie y el componente infiltrante está constituido por nidos tumorales bien diferenciados, maduros, con formación de perlas córneas (**Fig. 57-1 D**).
- Se relaciona frecuentemente con la neoplasia intraepitelial vulvar de tipo diferenciada (dVIN), denominada también VIN-VPH independiente.
- Respecto a las características moleculares, la mayoría de ellos se asocian con mutaciones en *TP53* que se pueden detectar con métodos de secuenciación de ADN o con inmunohistoquímica: p53 con patrón aberrante (nulo, sobreexpresión contigua intensa basal, sobreexpresión difusa o sobreexpresión citoplasmática). La tinción con p16 es negativa o focal discontinua.

Carcinoma basocelular

Supone entre el 2 y el 8 % de los cánceres vulvares. Es un tumor constituido predominantemente por nidos infiltrativos o pujantes de células uniformes similares a las basales epidérmicas, con empalizada periférica. Existen distintas variantes histológicas, la mayor parte de las cuales no suelen metastatizar a ganglios, por lo que se tratan solo con escisión local amplia.

Merece una mención especial el tipo basoescamoso, o carcinoma basocelular metatípico, que presenta un doble componente de carcinoma basocelular y escamoso y que, al ser localmente más agresivo, puede metastatizar, por lo que se trata igual que los carcinomas escamosos.

MELANOMA

El melanoma es un tumor maligno originado de los melanocitos y constituye la segunda neoplasia maligna más frecuente de la vulva (entre el 5 y el 10 % de los tumores malignos de la vulva). Los síntomas más frecuentes son prurito, sangrado o aparición de una masa. La mayor parte son pigmentados, pero alrededor de un 25 % son amelanóticos. La variante histológica predominante es el melanoma lentiginoso de mucosas.

Desde el punto de vista microscópico, se caracteriza por la presencia de células grandes, epitelioides, dispuestas en nidos y sueltas a lo largo de la capa basal de la epidermis y con migración pagetoide hacia arriba. Los tipos de extensión superficial y nodular son menos frecuentes, al contrario de lo que ocurre en los melanomas en general, y el tipo desmoplásico es extremadamente inusual. Los diagnósticos diferenciales histológicos que hay que considerar son la enfermedad de Paget, el CCE fusocelular y el nevus displásico. Inmunohistoquímicamente, expresan S100, Melan-A (MART1) y HMB45.

TUMORES GLANDULARES

Enfermedad de Paget

La enfermedad de Paget supone solo el 1 % de los cánceres de vulva. Se trata de un adenocarcinoma intraepitelial que se caracteriza por la presencia de células grandes con abundante citoplasma, dispuestas de forma aislada o en forma de nidos, predominantemente en la capa basal y parabasal de la epidermis, desplazando y comprimiendo a los queratinocitos. Es frecuente que se extienda a anejos cutáneos (**Fig. 57-2**).

La mayor parte son primarios, pero entre un 5 y un 30 % de los casos se asocian a un carcinoma subyacente que suele ser colorrectal o del tracto urinario.

Para el diagnóstico diferencial es de gran ayuda la valoración de una combinación de marcadores inmunohistoquímicos, de los que cada tumor suele tener un perfil habitual (**Tabla 57-2**). En el diagnóstico diferencial, también hay que valorar el melanoma *in situ*, para lo que se recomienda además añadir varios marcadores melánicos al panel inmunohistoquímico: S100, Melan-A (MART1) y HMB45.

Carcinomas de la glándula de Bartholino

Son tumores que derivan de las glándulas de Bartholino y que se manifiestan como una masa indolora en esa región. Existen varios tipos histológicos dependiendo de la estirpe celular de la que se originen: carcinoma de células escamosas (40 %), adenocarcinoma (40 %), carcinoma adenoide quístico (15 %), carcinoma adenoescamoso (<5 %), carcinoma de células transicionales (<5 %).

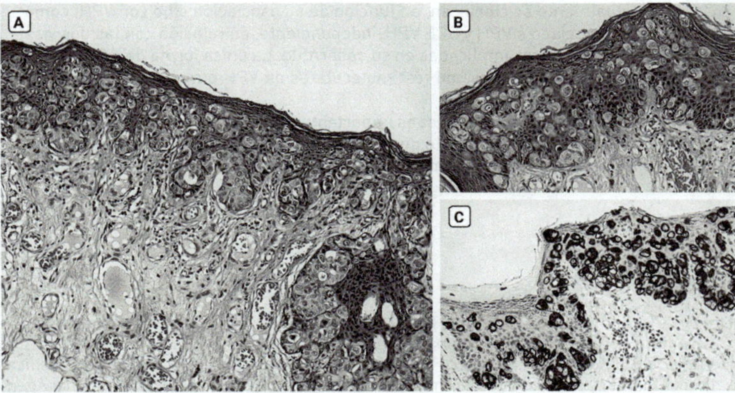

Figura 57-2. Enfermedad de Paget primaria vulvar. **A)** Células neoplásicas formando nidos confluentes y aisladas, de distribución predominante en las capas basal y parabasal de la epidermis, así como importante extensión a un folículo piloso (derecha). **B)** Las células neoplásicas con amplio citoplasma claro comprimen y desplazan los queratinocitos basales. **C)** Las células neoplásicas son intensamente positivas para CK7.

Tabla 57-2. Diagnóstico diferencial de los tipos de enfermedad de Paget vulvar mediante inmunohistoquímica

	CK7	CK20	CEA	GCDFP-15	CDX2 y MUC2	Uro-III
Primaria	+	–	+	+	–	–
Secundaria colorrectal	–	+	+	–	+	–
Secundaria urotelial	+	+	–	–	–	±

Adenocarcinoma de tipo glándula mamaria

Se considera que es un tumor que se origina a partir de glándulas especializadas de tipo mamario localizadas en la zona anogenital, y suele manifestarse clínicamente en forma de un nódulo subcutáneo. Se han descrito varios tipos histológicos con la misma terminología y características que los tumores mamarios primarios: carcinoma ductal, lobulillar, etcétera.

PUNTOS CLAVE

- El CCE de vulva es el tumor maligno más frecuente en esa localización.
- Actualmente se clasifican, en función de su asociación o no con VPH, como CCE asociado a VPH y CCE VPH-independiente, en relación con las dos vías etiopatogénicas implicadas en su desarrollo. La única forma de diferenciarlos con seguridad es con test moleculares de VPH o mediante inmunohistoquímica con p16.
- En la enfermedad de Paget es importante diferenciar entre lesiones primarias y secundarias, para lo que es útil valorar los resultados de una combinación de marcadores inmunohistoquímicos que son orientativos del origen.

BIBLIOGRAFÍA

Del Pino M, Rodríguez-Carunchio L, Ordi J. Pathways of vulvar intraepithelial neoplasia and squamous vulvar carcioma. Histopathology. 2013;62:161-75.

Herrington CS, Kin K-R, McCluggage WG, Ordi J. Tumours of the vulva. In: WHO Classification of Tumours Editorial Board. Female genital tumours. Lyon (France): International Agency for Research on Cancer; 2020. (WHO classification of tumours series, 5th ed.; vol. 4).

Kazakov DV, Spagnolo DV, Kacerovska D, Michal M. Lesions of the anogenital mammary-like glands: An update. Adv Anat Pathol. 2011;18:1-28.

Rakislova N, Saco A, Sierra A, Del Pino M, Ordi J. Role of Human Papillomavirus In Vulvar Cancer. Adv Anat Pathol. 2017;24:201-14.

Cirugía en el estadio inicial. Indicación de ganglio centinela y linfadenectomía inguinofemoral

58

S. Martínez Román y E. Carballas Valencia

INTRODUCCIÓN

La cirugía es el primer tratamiento y es curativa en la mayoría de las pacientes en estadio inicial. La clásica vulvectomía radical de Way, enormemente mórbida y mutilante, ha quedado obsoleta. Hoy en día, lo esencial es la extirpación completa de la lesión, con un margen mínimo macroscópico de 10 mm en superficie (sin tensar la piel alrededor del tumor) y llegando en profundidad hasta la fascia muscular o hasta el periostio del pubis. No es aceptable un margen menor, ya que se asocia a riesgo de recaída local. En ocasiones requiere la exéresis del meato uretral o de un sector del esfínter anal externo, lo que necesitará su reconstrucción. La vulvectomía radical puede estar indicada si existe multifocalidad lesional o en caso de que el tumor se acompañe de lesiones preinvasivas extensas. El planteamiento quirúrgico más conservador lo justifican los resultados de cinco estudios controlados que comparan la vulvectomía radical con la exéresis radical local y que muestran idéntica supervivencia y control local, con mucha menor morbilidad.

LINFADENECTOMÍA INGUINOFEMORAL

La afectación ganglionar es el factor pronóstico independiente de más impacto sobre la supervivencia y se debe descartar en todos los casos en estadio superior a IA FIGO (v. **Anexo VI**). Cuando la invasión en profundidad es <1 mm y el tamaño en superficie ≤2 cm, la afectación ganglionar es excepcional. La linfadenectomía inguinofemoral ha sido hasta la fecha el método estándar para su evaluación y tratamiento. La extirpación en bloque de la piel inguinal junto con la vulvectomía radical no tiene indicación alguna.

Cuando esté indicada la linfadenectomía (tumor >4 cm o fallo de migración del ganglio centinela), deberá realizarse con incisiones separadas (lo que reduce el elevado riesgo de dehiscencia) y efectuando las exéresis del paquete ganglionar superficial y profundo. La opción de realizar solo una linfadenectomía inguinal superficial sin incluir los ganglios femorales no es aceptable, puesto que se asocia a un riesgo considerablemente mayor de recidiva ganglionar, como demostró el estudio prospectivo GOG74.

La linfadenectomía pélvica no forma parte de la estadificación del cáncer de vulva. La afectación de estos ganglios es excepcional cuando no existe afectación inguinal. Con ganglios inguinales positivos, la realización de linfadenectomía pélvica ipsilateral se asocia a peores resultados de supervivencia que la radioterapia pélvica, con una morbilidad similar, por lo que tampoco está indicada. Por tanto, la linfadenectomía pélvica solo se consideraría en presencia de adenopatías voluminosas en las pruebas de imagen.

GANGLIO CENTINELA

La técnica de la biopsia selectiva del ganglio centinela ha representado un notable avance en el tratamiento del cáncer de vulva. Se basa en la idea de que si el primer ganglio de drenaje de la lesión es negativo, el resto de los ganglios también lo serán, por lo que puede evitarse su extirpación y las serias complicaciones relacionadas con la linfadenectomía, como las dehiscencias, los linfoceles y el linfedema de extremidades inferiores. El método usado debe garantizar una elevada tasa de detección y, sobre todo, una tasa mínima de falsos negativos.

El procedimiento se inicia con la inyección intradérmica de un trazador radiactivo en cuatro cuadrantes alrededor del tumor (v. **cap. 91**). En el momento de la intervención, se realiza el rastreo de la zona con una gammasonda lineal portátil, que proporciona una señal auditiva y un contaje de la radiación emitida por los tejidos. El ganglio centinela se define como aquel que presenta mayor radioactividad; los ganglios centinela secundarios, también tributarios de biopsia, son los que presentan un contaje >10% del que muestra el primer centinela. El ganglio o ganglios centinela se envían para una evaluación intraoperatoria, que se realiza mediante la sección e impronta citológica del ganglio (**Fig. 58-1**). No se realizan cortes por congelación, porque ello imposibilitaría la realización posterior del procedimiento de ultraestadificación, que consiste en la realización de cortes seriados múltiples con tinción habitual con hematoxilina-eosina y, en caso de negatividad, con confirmación inmunohistoquímica mediante marcado de citoqueratinas. Si el ganglio centinela es positivo, debe completarse la linfadenectomía (**Algoritmo 58-1**).

Los estudios de series prospectivas establecieron las condiciones necesarias para poder aplicar el ganglio centinela en el cáncer de vulva. Las pacientes candidatas para determinar el ganglio centinela son las que presentan un estadio superior a IA, sin sospecha clínica de adenopatía, con enfermedad unifocal y un tamaño tumoral <4 cm. En los tumores multifocales y de tamaño >4 cm, se debe realizar una linfadenectomía inguinofemoral ipsilateral si los tumores no afectan a la línea media; cuando la neoplasia afecta a la línea media o llega a menos de 2 cm de ella, deberá realizarse una linfadenectomía bilateral.

Ante la sospecha de adenopatía inguinal, hay que efectuar una exploración clínica y pruebas de imagen, preferentemente una ecografía inguinal. La metástasis ganglionar debe confirmarse mediante punción-aspiración citológica con aguja fina dirigida por ecografía. Las pacientes con N1 deberán someterse a una linfadenectomía inguinofemoral bilateral.

Con las condiciones de aplicación descritas (tumor unifocal, inferior a 4 cm, sin adenopatía inguinal, con inyección de radiocoloide y rastreo con gammasonda),

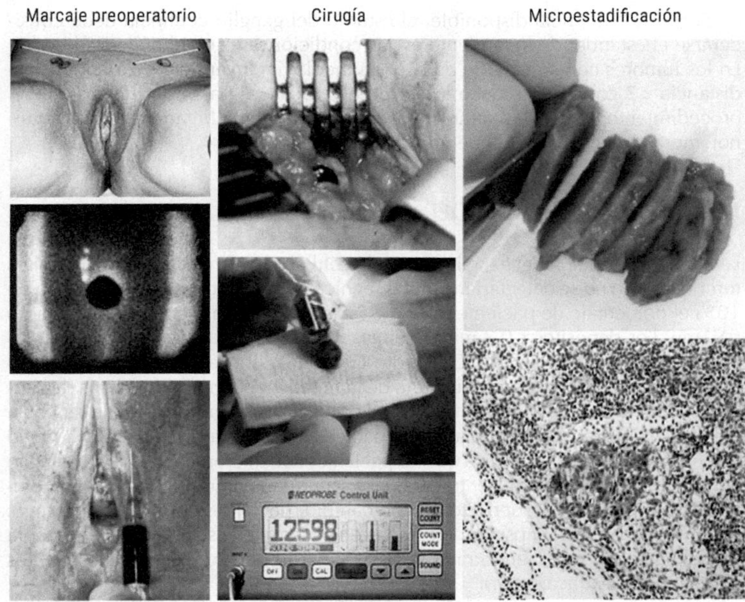

Figura 58-1. Metodología del ganglio centinela.

las diferentes series prospectivas informan de una tasa de detección de entre el 97 y el 99 %, y una tasa de falsos negativos de entre el 0 y el 1 %. Sin embargo, la validación definitiva de la técnica requería una evidencia sólida con resultados de seguimiento en cuanto a supervivencia y tasas de recidiva, datos que fueron proporcionados por el estudio pivotal GROINGS-V y el seguimiento a largo plazo GROINSS-V-I.

El *GROningen INternational Study on Sentinel node in Vulvar Cancer* es un estudio observacional prospectivo multicéntrico que incluyó 403 pacientes con cáncer de vulva sometidas a la técnica de ganglio centinela que cumplían las condiciones descritas. Las 259 pacientes con ganglio centinela negativo no se sometieron a linfadenectomía y se realizó seguimiento medio durante 31 meses, con 11 recaídas inguinales, con una media de recurrencia de 9 meses, datos superponibles a los resultados observados en las series de linfadenectomía inguinofemoral. Las diferencias detectadas más destacables fueron las de la morbilidad, mucho menor en las pacientes sometidas a la detección de ganglio centinela que en las sometidas a linfadenectomía. Las frecuencias respectivas de dehiscencia de la herida (11,7 % frente a 34 %, $p < 0,0001$), celulitis (4,5 % frente a 21,3 %, $p < 0,0001$), erisipela recidivante (0,4 % frente a 16,2 %, $p < 0,0001$) y linfedema de extremidades inferiores (1,9 % frente a 25,2 %, $p < 0,0001$) favorecieron claramente al primer grupo. Los resultados del seguimiento a largo plazo (GROINS-V-I) de esta cohorte confirman la seguridad oncológica y el beneficio de la técnica.

Según la evidencia disponible, el estudio del ganglio centinela debe considerarse el estándar de tratamiento en las condiciones y con el método descrito. En los tumores con afectación de la línea media, incluyendo los situados a una distancia <2 cm de esta, debe existir drenaje bilateral para considerar fiable el procedimiento; en caso contrario, deberá realizarse una linfadenectomía inguinofemoral en el lado en el que no se evidencia drenaje.

ULTRAESTADIFICACIÓN DEL GANGLIO CENTINELA

La ultraestadificación del ganglio centinela conlleva la identificación de depósitos tumorales que no se detectarían con las técnicas convencionales. Se estima en un 10% el porcentaje de pacientes con metástasis <2 cm (micrometástasis, estadio pN1mi). Los depósitos ≤0,2 mm o células tumorales aisladas siguen correspondiendo a un estadio N0 (i+). El estudio GROINS-V-II evaluó el beneficio de la radioterapia adyuvante como sustituta de la linfadenectomía en los casos de ganglio centinela positivo (**Algoritmo 58-2**). Los resultados mostraron una frecuencia inaceptable de recidiva inguinal en las pacientes con macrometástasis (>2 mm o extensión extranodal), mientras que las pacientes con micrometástasis en el ganglio centinela (≤2 mm) podían ser tratadas con seguridad con radioterapia inguinofemoral, sin requerir linfadenectomía. En cambio, pacientes con macrometástasis y/o enfermedad extracapsular detectadas en el centinela, se precisa completar la linfadenectomía (añadiendo radioterapia, si existen dos o más ganglios afectos y/o extensión extracapsular).

PUNTOS CLAVE

- El objetivo de la cirugía del cáncer de vulva es la resección local radical con un margen macroscópico >1 cm y con la mínima mutilación genital.
- El ganglio centinela es la referencia para la evaluación ganglionar cuando se cumplen las condiciones de aplicación: tumor <4 cm y si se encuentra en la línea media, debe existir drenaje bilateral.
- Cuando es precisa la linfadenectomía, deberá incluir ganglios superficiales y profundos.

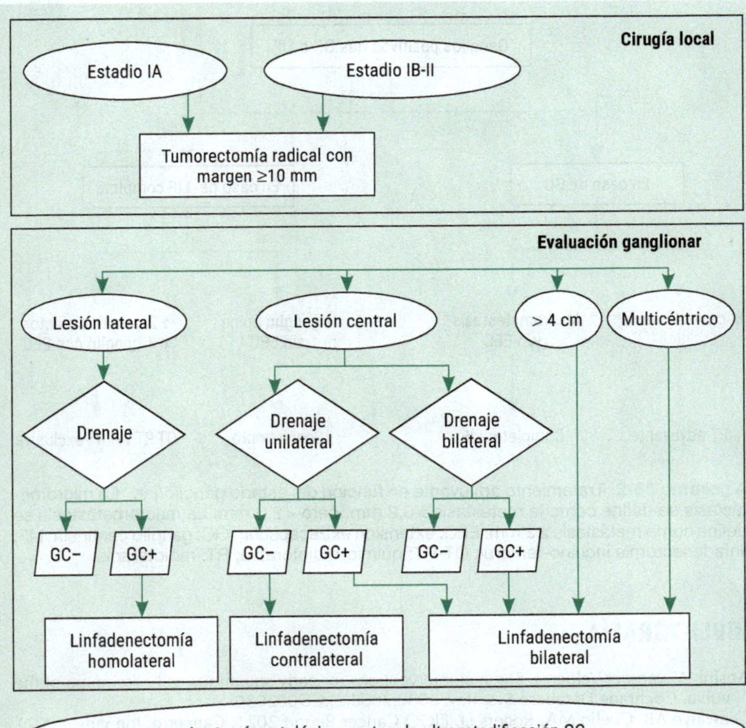

Algoritmo 58-1. Decisión en el cáncer de vulva en estadio inicial. En los casos de GC+ se realizará linfadenectomía cuando presente macrometástasis y/o extensión extracapsular. GC: ganglio centinela.

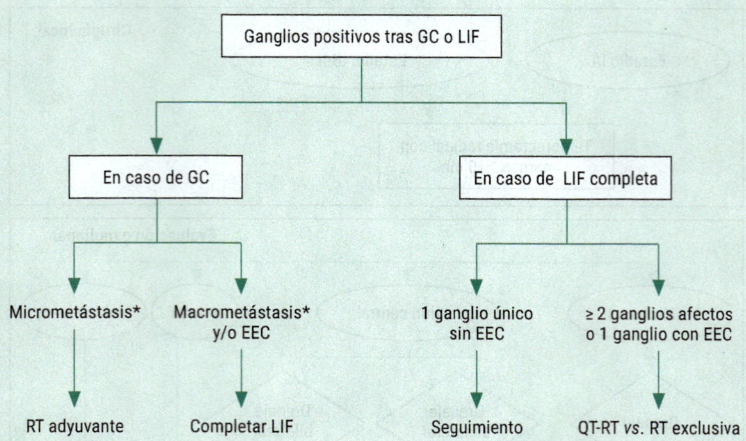

Algoritmo 58-2. Tratamiento adyuvante en función del estado ganglionar. *La micrometástasis se define como la metástasis >0,2 mm, pero <2,0 mm. La macrometástasis se define como metástasis ≥2 mm. EEC: extensión extracapsular; GC: ganglio centinela; LIF: linfadenectomía inguino-femoral; QT-RT: quimiorradioterapia; RT: radioterapia.

BIBLIOGRAFÍA

Ansink A, van der Velden J. Surgical interventions for early squamous cell carcinoma of the vulva. Cochrane Database Syst Rev. 2000;2000(2):CD002036.

Olawaiye AB, Cuello MA, Rogers LJ. FIGO Cancer Report 2021. Cancer of the vulva; 2021 update. Int J Gynecol Obstet. 2021;155(Suppl.1):7-18.

Oncoguía SEGO. Cáncer de vulva 2023. Guías de práctica clínica en cáncer ginecológico y mamario.

Oonk MHM, Slomovitz B, Baldwin P, van Doorn HC, van der Velden J, de Hullu JA, et al. Radiotherapy instead of inguinofemoral lymphadenectomy as treatment for vulvar cancer patients with micrometastases in the sentinel node: Results of GROINSS-V II. J Clin Oncol. 2021;39(32):3623-32.

Stehman FB, Bundy BN, Dvoretsky PM, Creasman WT. Early stage I carcinoma of the vulva treated with ipsilateral superficial inguinal lymphadenectomy and modified radical hemivulvectomy: A prospective study of the Gynecologic Oncology Group. Obstet Gynecol. 1992;79:490-7.

Te Grootenhuis NC, Van der Zee AG, Van Doorn HC. Sentinel nodes in vulvar cancer: Long-term follow-up of the GROningen INternational Study on Sentinel nodes in Vulvar cancer (GROINSS-V) I. Gynecol Oncol. 2016;140:8-14.

Van der Zee AG, Oonk MH, De Hullu JA. Sentinel node dissection is safe in the treatment of early-stage vulvar cancer. J Clin Oncol. 2008;20(26):884-9.

Cirugía en el estadio avanzado

59

O. Tarrío Fernández y S. Aguirre Gorospe

INTRODUCCIÓN

El cáncer de vulva es un tipo poco frecuente de cáncer y representa entre el 4 y el 5 % de todos los cánceres ginecológicos. La edad media de aparición está en torno a los 70 años. Últimamente está aumentando progresivamente su incidencia y disminuyendo la edad de aparición, probablemente en relación con la infección por el virus del papiloma humano.

Aunque es un cáncer curable si se diagnostica precozmente y se trata de forma adecuada, se calcula que alrededor del 30-35 % de los casos se diagnostican en estadio FIGO III y IV, por lo que serán irresecables. Este concepto de cáncer de vulva inoperable apareció en la década de 1970 y se asocia con frecuencia a los cánceres de vulva localmente avanzados.

DEFINICIÓN DE ESTADIO AVANZADO

Esta entidad aún no está claramente definida y varía según los autores, aunque en general se acepta que corresponde a aquellos casos que se consideran clínicamente inoperables, ya que con una vulvectomía radical total no se resecará de forma óptima el tumor con márgenes libres suficientes por la afectación de órganos vecinos, excepto si se realiza algún tipo de exenteración, independientemente de la afectación o no de los ganglios inguinales. La mayoría de los autores incluyen también los casos con tumores grandes (≥4 cm), afectación macroscópica ganglionar o en los que es necesario realizar algún tipo de resección de uretra, vagina o ano, sin necesidad de realizar una derivación urinaria o digestiva para lograr una adecuada radicalidad.

GENERALIDADES DEL TRATAMIENTO QUIRÚRGICO

La recomendación habitual clásica es la resección del tumor primario con márgenes libres de al menos 1 cm de la pieza quirúrgica y la linfadenectomía inguinal bilateral, intentando evitar lesionar la uretra o el esfínter anal, puesto que ello provocaría una incontinencia urinaria o fecal.

Cuando la enfermedad afecta a ano, recto, tabique rectovaginal, uretra proximal o vejiga, para obtener unos márgenes quirúrgicos adecuados podría ser necesario realizar algún tipo de exenteración pélvica (anterior, posterior o total), con vulvectomía radical y linfadenectomía inguinal bilateral, que precisará una colostomía permanente o una derivación urinaria (o ambas cosas). Por tanto, este tratamiento puede que solo sea adecuado para un pequeño número de pacientes muy seleccionadas.

Además, el manejo del cáncer de vulva requiere una individualización para la lesión primaria y también para los ganglios linfáticos inguinales. El procedimiento que se debe realizar depende del tamaño del tumor primario, de su localización, de la afectación o no de estructuras vecinas y de la presencia o no de adenopatías inguinales positivas.

Sin embargo, hay que tener en cuenta que esta cirugía tan radical puede no ser deseable o resultar inadecuada debido al alto grado de morbilidad y mortalidad que conlleva. Los últimos estudios refieren complicaciones en un 35-45 % de los casos (fundamentalmente, infecciones y dehiscencia de suturas) y hasta un 2 % de mortalidad, debida normalmente a una embolia pulmonar o a un infarto de miocardio. Además, la exenteración pélvica produce importantes cambios en la anatomía pélvica y perineal, y en la fisiología del sistema urinario y digestivo, así como un importante impacto en el ámbito psicológico y sexual. En cuanto a la linfadenectomía radical inguinal bilateral, hay que tener en cuenta el gran porcentaje de pacientes que presentan linfedema de las extremidades inferiores tras su realización.

La edad de las pacientes y sus morbilidades asociadas también son importantes, ya que es posible que, en algunas de ellas, este tratamiento quirúrgico tan radical esté contraindicado y solo esté indicado un tratamiento paliativo que incluya la exéresis de la lesión local o la radioterapia, tanto del tumor primario como de las adenopatías inguinales.

Todo esto ha motivado que se estén planteando estrategias terapéuticas alternativas para lograr una mejor calidad de vida sin comprometer el resultado oncológico. Son estrategias dirigidas a reducir el tamaño tumoral, la afectación de los órganos vecinos y, por tanto, la radicalidad quirúrgica. Las estrategias que están en estudio consisten en la aplicación de forma neoadyuvante de radioterapia aislada, quimiorradioterapia (con 5-fluorouracilo o cisplatino) y quimioterapia. Debido al pequeño número de casos de cánceres de vulva avanzados, muchas de estas estrategias se han importado del tratamiento de otros tumores como el de recto y cérvix, en los que han dado buenos resultados (**Algoritmo 59-1**).

Hay que tener en cuenta el efecto nocivo de la radioterapia sobre la piel, con los consiguientes problemas, en una cirugía posterior, de cicatrización, y la posibilidad de que no se puedan realizar tratamientos reconstructivos tras la cirugía.

En cuanto a la radioterapia y a la quimiorradioterapia neoadyuvante, es posible que consigan una respuesta completa, por lo que se cuestiona si sería preciso la realización de la cirugía posterior, aunque muchos autores consideran que no realizar esta aumenta en gran medida la posibilidad de recidivas locales, ya que, cuando se realizan biopsias múltiples después del tratamiento, se observa en estos casos de respuesta completa la persistencia microscópica de células tumorales.

A pesar de todo, es posible que en un pequeño porcentaje de mujeres persista la enfermedad y que sea necesario efectuar una exenteración anterior, posterior y/o total con la necesidad de la realización de una colostomía y/o derivación urinaria definitiva (**Fig. 59-1**).

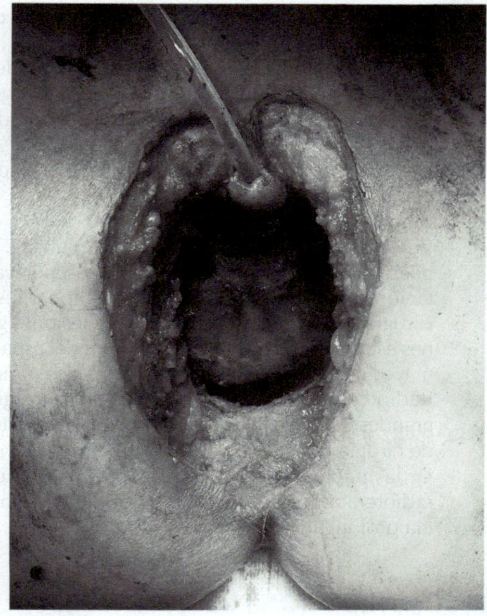

Figura 59-1. Resultado tras la realización de una exenteración central y posterior por un cáncer de vulva con afectación de la zona perineal, el ano y el tabique rectovaginal. De arriba abajo, se observa la sonda vesical localizada en la uretra e inmediatamente por detrás una zona cruenta, que es la cara posterior de la vejiga; justo por debajo, se observa una semiluna que comunica el defecto con la pelvis (es el espacio que ocupaban la vulva, la vagina, el ano y el recto).

POSIBILIDADES DE TRATAMIENTO QUIRÚRGICO POR ESTADIOS

- **Estadio II:**
  - Escisión local radical, con disección bilateral de los ganglios inguinales y femorales con un margen de resección de al menos 1 cm. En los tumores grandes puede que sea necesaria una vulvectomía radical total. Se podría valorar añadir radioterapia adyuvante si los márgenes quirúrgicos son menores de 8 mm, existe invasión del espacio linfovascular y el espesor es mayor de 5 mm.
  - Escisión radical y disección del ganglio centinela, reservando la disección inguinal para los casos que presenten metástasis en los ganglios centinela.
  - Algunos investigadores recomiendan la escisión radical y la radioterapia ganglionar inguinal como un medio para evitar la morbilidad de la disección de los ganglios linfáticos, pero se duda de si la radioterapia aislada puede lograr las mismas tasas de control local o de supervivencia que la disección de los ganglios linfáticos.
  - En las pacientes no aptas para la cirugía, la radioterapia radical puede alargar la supervivencia.
- **Estadio III:**
  - Vulvectomía radical modificada o radical, con disección ganglionar inguinal y femoral. Se debe realizar radioterapia pélvica e inguinal si los ganglios inguinales son positivos, en pacientes con lesiones extensas primarias

y márgenes estrechos, y cuando hay invasión del espacio linfovascular y un espesor mayor de 5 mm.
- En algunas pacientes seleccionadas, se puede aplicar radioterapia prequirúrgica o quimiorradiación para mejorar el estado de las pacientes antes de la operación e incluso para reducir el grado de cirugía necesario.
- En las pacientes que no pueden tolerar una vulvectomía radical, la administración de radioterapia radical o quimiorradioterapia se puede relacionar con una mayor supervivencia.

• **Estadio IV-A:**
  - Vulvectomía radical y exenteración pélvica. La linfadenectomía inguinal bilateral deberá realizarse cuando exista elevada sospecha clínica de afectación ganglionar o positividad ganglionar histológica demostrada.
  - Cirugía seguida de radioterapia para lesiones grandes resecadas con márgenes estrechos, cuando existe invasión del espacio linfovascular y un espesor mayor de 5 mm, y si están afectados dos o más ganglios inguinales.
  - Radioterapia o quimiorradiación prequirúrgica en las lesiones primarias grandes, para mejorar el estado de la paciente antes de la cirugía, seguida de cirugía radical.
  - En las pacientes que no sean aptas para la cirugía, la administración de radioterapia radical o quimiorradioterapia puede lograr una supervivencia prolongada.

RECONSTRUCCIÓN POSTOPERATORIA

En caso de vulvectomías extensas o exenteraciones pélvicas, tumores de gran tamaño, tumores localizados en el pubis o la zona perineal, puede que el cierre primario sea imposible, que el riesgo de dehiscencia sea grande o que el resultado estético malo. En estos casos, puede ser interesante poder contar con la colaboración del servicio de cirugía plástica y reparadora para la reparación del defecto. La mejor opción es realizar colgajos cutáneos locales para cubrir estos defectos. Con frecuencia se usan colgajos de avance (como el V-Y), colgajos de transposición y rotación (colgajos romboidales o colgajos pétalo de loto) o colgajos miocutáneos para recubrir los defectos de la cirugía radical realizada (**Fig. 59-2**).

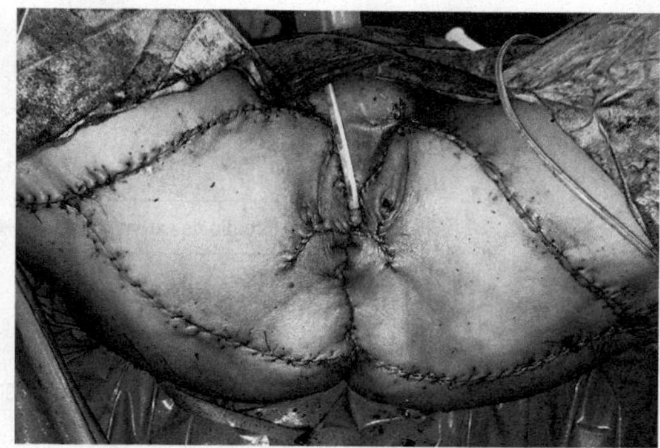

Figura 59-2. Resultado estético final de la exenteración posterior de la figura anterior tras la reconstrucción con colgajos V-Y y rotadores, para la reconstrucción del defecto y la creación de una neovagina.

PUNTOS CLAVE

- No existe aún un tratamiento estándar para los estadios avanzados del cáncer de vulva.
- El tratamiento quirúrgico radical (vulvectomía radical o radical modificada y exenteración pélvica) tiene grandes repercusiones estéticas, anatómicas y funcionales, y puede requerir la realización de una colostomía permanente o una derivación urinaria.
- Existen distintas opciones de tratamiento neoadyuvante para intentar disminuir la tasa de pacientes no susceptibles de recibir tratamiento quirúrgico y reducir la radicalidad de esas cirugías.

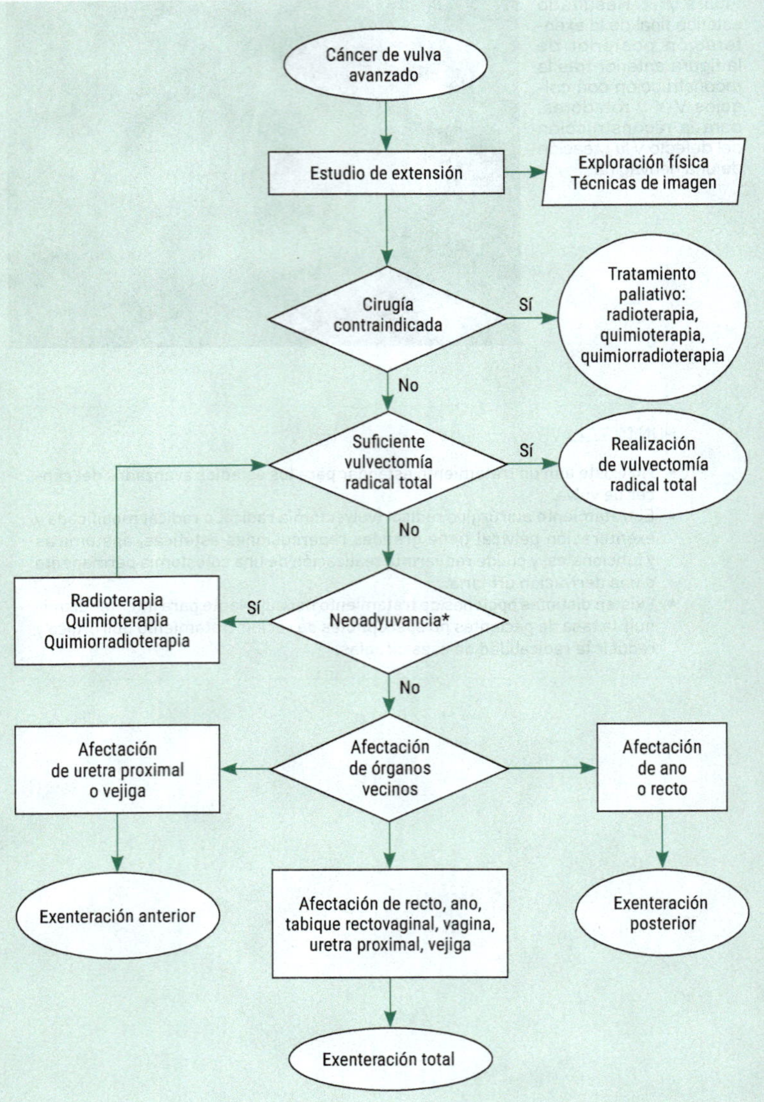

Algoritmo 59-1. Cirugía del estadio avanzado del cáncer de vulva. *Se recomienda en la medida de lo posible dentro de ensayos clínicos.

BIBLIOGRAFÍA

Martínez-Castro P, Poveda A, Guinot JL, Minig L. Treatment of Inoperable Vulvar Cancer: Where We Come From and Where Are We Going. Int J Gynecol Cancer. 2016;26:1694-8.

O'Donnell RL, Verleye L, Ratnavelu N, Galaal K, Fisher A, Naik R. Locally advanced vulva cancer: A single center review of anovulvectomy and a systematic review of surgical, chemotherapy and radiotherapy alternatives Is an international collaborative RCT destined for the «too difficult to do» box? Gynecol Oncol. 2017;144:438-47.

Oncoguía SEGO. Cáncer de vulva 2022. Guías de práctica clínica en cáncer ginecológico y mamario.

Sharma C, Deutsch I, Herzog TJ, Lu YS, Neugut AI. Patterns of care for locally advanced vulvar cancer. Am J Obstet Gynecol. 2013;209:60.e1-5.

Soderini A, Aragona A, Reed N. Advanced Vulvar Cancers: What are the Best Options for Treatment? Curr Oncol Rep. 2016;18:64.

Tratamiento adyuvante en el estadio inicial

60

M. A. Estornell Gualde y M. J. Pérez Calatayud

INTRODUCCIÓN

El cáncer de vulva es un tumor poco frecuente, que representa < 1 % de todos los cánceres diagnosticados en la mujer y < 5 % de todas las neoplasias ginecológicas, con una edad media de presentación de 65-70 años. El carcinoma epidermoide es el tipo histológico más frecuente. Aproximadamente el 80 % de las pacientes se diagnostican en estadios iniciales, siendo susceptibles de tratamiento quirúrgico.

El tratamiento quirúrgico del tumor primario y biopsia selectiva del ganglio centinela y/o linfadenectomía bilateral inguinofemoral es el tratamiento de elección en el cáncer de vulva en estadios iniciales. Las tasas de recurrencia en estadios iniciales son elevadas, incluso con márgenes libres, con lo que también toman importancia en el riesgo de recurrencia local otros factores de riesgo tales como las metástasis ganglionares inguinofemorales, la invasión estromal profunda, la invasión del espacio linfovascular (ILV) y el tamaño tumoral.

El tratamiento con radioterapia (RT) constituye el tratamiento adyuvante principal del cáncer de vulva tras la cirugía, en caso de margen afecto o próximo, factores de riesgo de recidiva locorregional o afectación ganglionar. Se recomienda realizar la RT adyuvante dentro de las 6-8 semanas posteriores a la cirugía.

El uso de quimioterapia (QT) concomitante es controvertido, aunque se suele valorar en caso de margen afecto, ganglios positivos o extensión extracapsular (EEC) (**Tabla 60-1**).

Tabla 60-1. Indicaciones de la RT adyuvante según el estadio

IA	No precisa tratamiento adyuvante
IB-II	Valorar los factores de riesgo presentes en la pieza quirúrgica (margen a menos de 3 mm, alto grado, tamaño > 4 cm, invasión profunda del estroma, ILV)
III	RT adyuvante ± quimioterapia
IV	Quimioterapia ± tratamiento local (cirugía o RT paliativa)

ILV: invasión linfovascular; RT: radioterapia.

INDICACIONES DE TRATAMIENTO ADYUVANTE EN EL CÁNCER DE VULVA EN ESTADIO INICIAL

Según el margen quirúrgico del tumor

El estado de los márgenes histológicos se relaciona con el riesgo de recidiva y repercute en la supervivencia global. Clásicamente, se ha definido como margen próximo aquel menor de 8 mm. Viswanathan *et al.* observaron que los márgenes <5 mm se asociaban significativamente con una mayor tasa de recidiva local. Arvas *et al.* concluyeron que el margen ≤2 mm se relaciona de forma significativa con una mayor recurrencia local (50%) en comparación con márgenes >2 mm. El estudio FRANCOGYN analizó la relación entre márgenes estrechos y recidiva local, clasificando a las pacientes en tres grupos: <3, 3-8 mm y >8 mm, concluyendo así que existe un beneficio tras la reescisión y RT adyuvante en pacientes con márgenes <3 mm debido a la presencia de carcinoma *in situ*, pero sin alcanzar significación estadística.

La RT adyuvante según el estado del margen está indicada en:

- Si está afecto o ≤3 mm en los que se ha descartado la reescisión.
- Margen >3 mm: se recomienda valorar el tratamiento adyuvante si existen factores de riesgo asociados, especialmente ILV y estromal mayor de 5 mm.

Según la afectación ganglionar

- **Micrometástasis (<2 mm) o células tumorales aisladas en un ganglio linfático tras la biopsia selectiva de ganglio centinela (BSGC):** recomienda RT adyuvante.
- **Macrometástasis (≥2 mm) sin EEC tras linfadenectomía:** considerar la RT adyuvante si se asocia a otros factores como ILV.
- **Macrometástasis con EEC tras una linfadenectomía:** el papel de la RT adyuvante en pacientes con un único ganglio linfático afectado es controvertido, excepto si se asocia a EEC.
- **Macrometástasis con EEC tras una BSGC sin linfadenectomía:** se recomienda RT adyuvante teniendo en cuenta el alto riesgo de recurrencia ganglionar.
- **Afectación ganglionar (≥2 ganglios positivos):** en el ensayo prospectivo GOG 37 se demostró que las pacientes con ganglios positivos que recibieron tratamiento adyuvante con RT tuvieron una mejor supervivencia, sobre todo el subgrupo con dos o más ganglios positivos y/o afectación ganglionar extracapsular. En el estudio AGO-CaRE-1, se revisaron las pacientes con ganglios positivos tratadas con RT adyuvante. Aquellas que recibieron RT adyuvante sobre la vulva y las cadenas ganglionares tenían un menor riesgo de recurrencia local, independientemente del estado del margen de resección, sobre todo en el subgrupo de tumores VPH+. Por ello, independientemente del margen sobre el tumor primario, en aquellas pacientes con más de 2 ganglios positivos se recomienda RT del lecho y del territorio linfático inguinopélvico.

Otros factores de riesgo del tumor que influyen en la decisión de recomendar radioterapia adyuvante

- **Tamaño tumoral > 4 cm:** los tumores mayores de 4 cm se han asociado a un mayor riesgo de afectación ganglionar.
- **Invasión perineural (IPN):** Holthoff *et al.* demostraron que la IPN era un factor independiente de recurrencia locorregional.
- **Profundidad o invasión estromal > 5 mm:** se asocia a un mayor riesgo de recidiva ganglionar y locorregional influyendo de forma desfavorable en la supervivencia de las pacientes.
- **ILV:** está relacionada con un mayor riesgo de afectación ganglionar, de recidiva ganglionar y de recurrencia locorregional y a distancia a los 3 años.

TRATAMIENTO DE RADIOTERAPIA

La radioterapia de intensidad modulada (IMRT) permite conformar la dosis de una forma mucho más precisa sobre la vulva y/o las regiones ganglionares (inguinofemoral, ilíaca externa e interna), con mayor protección de los órganos de riesgo (ano-recto, vejiga, cabezas femorales y cavidad abdominal), integrando las diferentes series y acortando el tiempo total de tratamiento. El tratamiento adyuvante postoperatorio debe iniciarse tan pronto como se logre una cicatrización adecuada, preferiblemente en un plazo de 6-8 semanas. En determinados casos, cuando la cirugía no ha sido radical o tiene factores de muy mal pronóstico, se plantea la realización de RT con QT concomitante (**Algoritmo 60-1**).

Simulación

Se realiza una tomografía computerizada (TC) con contraste intravenoso que permite diferenciar las estructuras vasculares y ganglionares, cortes de 2-5 mm, marcaje de las cicatrices (incluso uretra y ano) con marcadores radiopacos. Se realizará en posición de decúbito supino, con sistema de inmovilización pélvica (colchón de vacío) y posición en rana. Puede colocarse un alambre para definir los bordes de la piel vulvar. La vejiga debe estar llena (2 vasos de agua aproximadamente) y el recto preparado (si se observa un diámetro > 3,5 cm, se deberá repetir la TC).

Volúmenes de irradiación

- **Volumen tumor macroscópico(GTV):** enfermedad vulvar macroscópica.
- **Volumen de tratamiento clínico (CTV):** lecho tumoral quirúrgico incluyendo además la piel, la mucosa y el subcutáneo adyacentes.
  - Con márgenes negativos: CTV = lecho quirúrgico.
  - Con márgenes positivos o próximos (< 8 mm): CTV = lecho + 1,5-2 cm.
- **CTV inguinofemoral:** se extiende lateralmente desde los vasos inguinofemorales hasta el borde medial de los músculos sartorio y recto femoral, pos-

teriormente hasta el músculo vasto medial anterior y medialmente hasta el músculo recto femoral, vasto medial, y medialmente hasta el músculo pectíneo o 2,5-3 cm medialmente desde los vasos. Anteriormente, el volumen debe extenderse hasta el borde anterior del músculo sartorio (el músculo más anterior del borde inguinofemoral lateral). La extensión caudal del inguinofemoral es la parte superior del trocánter menor del fémur.

- **CTV nodal pélvico:** regiones nodales bilaterales a la arteria ilíaca externa, obturadora e ilíaca interna con un mínimo de 7 mm de expansión simétrica excluyendo hueso y músculo.
- **CTV inguinal:** no se extenderá fuera de la piel y debe recortarse 3 mm en ausencia de afectación cutánea.

La expansión del volumen objetivo de planificación es de 7-10 mm, dependiendo del protocolo empleado en cada centro.

Cadenas ganglionares incluidas en el campo de tratamiento

Se recomienda:

- Incluir el seroma y las posibles zonas sospechosas.
- Tratar el «escalón superior» al ganglio afecto.
- Si existe afectación de vulva, vagina distal, periuretral, periclitorial, incluir región inguinofemoral bilateral, obturatriz bilateral e ilíacas internas y externas bilaterales.
- Si hay afectación de la mitad proximal de la pared vaginal posterior, incluir los ganglios presacros.
- Si hay afectación de ano o canal anal, incluir el mesorrecto y los ganglios presacros.

Dosis y fraccionamiento

El fraccionamiento utilizado de forma habitual es de 1,8 Gy/fracción/día administrando el tratamiento 5 días a la semana (de lunes a viernes). En las zonas de sobreimpresión o *boost* o subida de dosis (lecho/resto/área ganglionar/adenopatía) puede realizarse un tratamiento integrado a 2,1-2,2 Gy/fracción.

Las dosis empleadas en el tratamiento adyuvante serían las siguientes:

- Enfermedad vulvar primaria macroscópica: 60-70 Gy.
- Lecho quirúrgico primario:
  - Márgenes negativos: 45-50 Gy.
  - Márgenes estrechos: 54-60 Gy. Estudios recientes demuestran que en márgenes afectos o próximos la administración de una dosis ≥ 56 Gy disminuye el riesgo de recidiva.
  - Márgenes positivos: 60-66 Gy.
- Cadenas ganglionares:
  - Profilácticas: 45-50 Gy.
  - Tras linfadenectomía (positivos, EEC o enfermedad residual macroscópica): 50,4 Gy (si rotura capsular: 54-64 Gy).

- Adenopatías:
  - Sin linfadenectomía (enfermedad residual macroscópica o irresecable): 65-70 Gy.

Efectos secundarios más frecuentes

- **Agudos:**
  - Dermitis en vulva, región perianal y regiones inguinales. Vulvovaginitis.
  - Diarreas, rectitis.
  - Disuria, polaquiuria.
- **Crónicos:** grados variables de fibrosis, atrofia de la piel, estenosis vaginal (dependiendo de la técnica, dosis y fraccionamiento).

TRATAMIENTO CON BRAQUITERAPIA

Puede utilizarse en adyuvancia tras la cirugía en estadios muy precoces con márgenes quirúrgicos próximos o afectos y como sobreimpresión tras RT en lesiones pequeñas.

La técnica más utilizada es mediante catéteres plásticos, aunque en caso de lesiones profundas podremos precisar agujas rígidas, sonda vaginal o una combinación de ambas técnicas.

La RM permite de forma precisa la delimitación del volumen de tratamiento en caso de resto tumoral macroscópico.

Las dosis a utilizar se individualizan en cada caso.

TRATAMIENTO CON QUIMIOTERAPIA

La QT basada en cisplatino semanal (dosis: 40 mg/m^2) concomitante con la RT está indicada en caso de enfermedad ganglionar, margen afecto o EEC. Un examen reciente de los datos del National Cancer Database (NCDB) ha respaldado la adición de QT a la RT en el contexto adyuvante. La QT adyuvante aumentó el tiempo de supervivencia y redujo el riesgo de mortalidad (44 meses frente a 29,7 meses; *hazard ratio*: 0,62; intervalo de confianza del 95 %: 0,48-0,79; $p < 0,001$).

En la actualidad hay ensayos clínicos abiertos con inhibidores de la tirosina-cinasa de EGFR como erlotinib o inhibidores duales de EGFR y HER2.

PUNTOS CLAVE

- Aproximadamente el 80 % de las pacientes con cáncer de vulva se diagnostican en estadios iniciales, siendo susceptibles de tratamiento quirúrgico.
- El tratamiento con RT constituye el tratamiento adyuvante principal del cáncer de vulva tras la cirugía, en caso de margen afecto o próximo, factores de riesgo de recidiva locorregional o afectación ganglionar.
- El tratamiento adyuvante postoperatorio debe iniciarse tan pronto como se logre una cicatrización adecuada, preferiblemente en un plazo de 6-8 semanas.

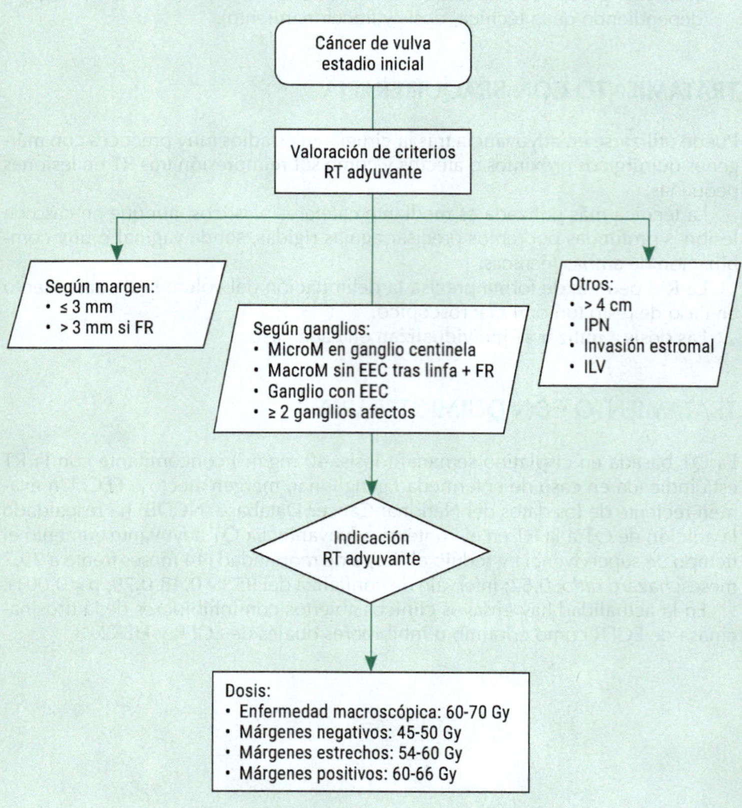

Algoritmo 60-1. Indicación de radioterapia adyuvante en el cáncer de vulva estadio inicial. EEC: enfermedad extracapsular; FR: factores de riesgo; ILV: invasión linfovascular; IPN: invasión perineural; RT: radioterapia.

BIBLIOGRAFÍA

Cordoba Largo S, Rodriguez Rodriguez I, Rodriguez Villalba S, Najjari Jamal D, Anchuelo Latorre J, Celada Álvarez F, et al.; GINECOR (Spanish Gynaecological Tumors Group of SEOR). Radiation therapy for vulvar cancer: consensus guidelines of the GINECOR working group of the Spanish Society of Radiation Oncology. Clin Transl Oncol. 2023;25(7):2169-82.

Gaffney DK, King B, Viswanathan AN, Barkati M, Beriwal S, Eifel P, et al. Consensus recommendations for radiation therapy contouring and treatment of vulvar carcinoma. Int J Radiat Oncol Biol Phys. 2016;95(4):1191-200.

NCCN guidelines; Vulvar Cancer Version: 1.2023.

Oncoguía SEGO. Cáncer de vulva 2022. Guías de práctica clínica en cáncer ginecológico y mamario.

Zapardiel I, Iacoponi S, Coronado PJ, Zalewski K, Chen F, Fotopoulou C, et al. Prognostic factors in patients with vulvar cancer: the VULCAN study. Int J Gynecol Cancer. 2020;30(9): 1285-91.

Tratamiento del estadio avanzado 61

J. Utrilla-Layna Trigo

INTRODUCCIÓN

El cáncer de vulva localmente avanzado incluye tumores que se extienden más allá de la vulva y/o afectación macroscópica ganglionar. También se englobarán aquellos tumores cercanos o en contacto con uretra, ano, vejiga, recto, que obligan a cirugías mutilantes o fijos a estructuras óseas y tumores primarios o recurrentes que no pueden ser manejados adecuadamente con una resección vulvar radical.

Tradicionalmente, los tumores de vulva localmente avanzados han sido tratados mediante cirugía primaria realizando una vulvectomía radical con linfadenectomía inguinofemoral o exenteración pélvica, ya comentados en el **capítulo 59**. Estas cirugías presentan importantes complicaciones a corto y largo plazo, en ocasiones con pérdida de funcionalidad (linfedema, micción, defecación en casos de exenteración pélvica) y reducción de la calidad de vida (ostomías, injertos cutáneos, etc.)

Es imprescindible el manejo por un equipo multidisciplinar ya que el manejo de las mujeres con cáncer de vulva avanzado es complejo y debe ser individualizado (**Algoritmo 61-1**).

TRATAMIENTO PRIMARIO: QUIMIRRADIOTERAPIA PRIMARIA

En aquellas pacientes con enfermedad irresecable, ya sea en pacientes con edad avanzada, morbimortalidad elevada o en aquellas en las que no es posible la resección completa del tumor (afectación de órganos vitales o grandes vasos), es necesario dirigir el esfuerzo terapéutico a otro tipo de tratamientos para preservar la funcionalidad o integridad de los órganos, así como reducir la morbimortalidad.

Desde hace varias décadas comenzó a utilizarse la radioterapia (RT) preoperatoria en el manejo del cáncer de vulva localmente avanzado, y en los estudios de Boronow y Hacker se evidenció una aceptable tasa de respuesta clínica completa con RT, así como bajas tasas de recurrencia del tumor después de la radiación preoperatoria. Por ello posteriormente se planteó el uso de la quimiorradioterapia (QT-RT) en el cáncer de vulva en un ensayo clínico en el que se administró QT-RT.

El GOG 101 estudió el efecto de la QT-RT con cisplatino y 5-fluorouracilo en pacientes con carcinoma de células escamosas de vulva localmente avanzado con ganglios linfáticos irresecables. La dosis de RT externa fue de 47,6 Gy. Los resultados fueron una tasa de respuesta clínica completa del 48 % y de respuesta patológica completa del 31 %.

Posteriormente en el GOG 205 se utilizó una dosis mayor de radiación con una dosis total de 57,6 Gy (180 cGy fraccionados con cisplatino 40 mg/m²) con mejores resultados que el estudio previo (tasa de respuesta clínica completa del 64 % y patológica completa del 78 %). Las pacientes que presentaron respuesta clínica y patológica completa (confirmadas por biopsia) fueron tratadas posteriormente mediante cirugía con resultados comparables a las de las pacientes sometidas a cirugía primaria. Un análisis Cochrane mostró también similares resultados de la QT-RT primaria comparados con cirugía primaria.

La quimiorradiación primaria (con aumento de la dosis de radiación) es el tratamiento de elección en pacientes con enfermedad irresecable (grado C).

Debe considerarse la QT-RT neoadyuvante en aquellos casos de cáncer de vulva en estadio avanzado para evitar una cirugía exenterativa (grado C).

Se recomienda el uso de una dosis semanal de cisplatino de 40 mg/m² como agente quimioterápico radiosensibilizador (grado C).

Es necesario tratar a estas pacientes en centros de alta cualificación que dispongan de resonancia magnética (RM) y tomografía por emisión de positrones (PET) para una correcta evaluación del tumor, órganos adyacentes y ganglios linfáticos, y de servicios especializados en RT ginecológica.

La evaluación de la respuesta al tratamiento con QT-RT primaria debe realizarse desde las 12 semanas de haber finalizado el mismo, y deben realizarse pruebas de imagen, exploración clínica y, en los casos en que se sospeche tumor, biopsia. En caso de confirmarse la persistencia de la enfermedad, debe realizarse cirugía.

No se recomiendan las interrupciones del tratamiento, ya que > 50 días sin tratamiento se asocian con mayor tasa de recurrencia tras QT-RT primaria.

Las pacientes con respuesta clínica y patología confirmada en la biopsia no precisan de cirugía adicional y el resultado es comparable al de las pacientes tratadas mediante cirugía primaria. El análisis Cochrane también muestra resultados de supervivencia similares de la quimiorradiación en comparación con la cirugía primaria. De hecho, el protocolo más reciente, el GOG-279, para cáncer de vulva localmente avanzado evalúa el uso de radioterapia de intensidad modulada (IMRT) con dosis de 64G, con cisplatino semanal concurrente y gemcitabina.

Existe ocasiones en los que se puede plantear esquema neoadyuvante, siendo una recomendación no estándar, a individualizar según la paciente. Pudiendo ofrecer QT de manera exclusiva (**carboplatino (AUC5) + taxol 175 mg/m²**), en aquellas pacientes con tumores voluminosos sin posibilidad quirúrgica ni candidatas a QT-RT concomitante.

NUEVAS TÉCNICAS: RADIOTERAPIA DE INTENSIDAD MODULADA

La IMRT es un tipo de RT externa de alta precisión y máximo control, en la que la dosis de radiación administrada por cada uno de los haces no es uniforme, sino que está modulada en 3D (con pruebas de imagen multimodales [PET-TC, RM] y hallazgos clínicos), de tal manera que se administra una dosis más alta al tumor y disminuye al mínimo la exposición a la radiación de los tejidos sanos contiguos, lo que permite el tratamiento simultáneo del tumor con *boost* de ganglios inguinales.

Esto hace que se pueda administrar una dosis de radiación más alta al tumor con menos efectos secundarios que con las técnicas de RT convencional; de esta manera, la IMRT reduce la toxicidad del tratamiento (protección de la piel más allá de la zona tumoral, protección vesical, rectal y cabeza de fémur), lo que a su vez disminuye la interrupción del tratamiento.

El tratamiento adaptado permite dosis escaladas de RT para aquellos órganos de mayor riesgo de morbilidad.

ENFERMEDAD METASTÁSICA AL DIAGNÓSTICO

La QT paliativa se debería considerar para aquellas pacientes que no tienen opción a más RT ni a resección quirúrgica o en las pacientes con enfermedad metastásica a distancia, con el fin de paliar los síntomas y mejorar la calidad de vida.

No hay estudios aleatorizados que indiquen qué esquema de QT podemos considerar estándar. El cisplatino es el tratamiento más frecuentemente utilizado como radio-sensibilizador, recomendado como agente en combinación en la enfermedad metastásica.

El carboplatino es menos tóxico y constituye una alternativa al cisplatino, ya que, extrapolando del cáncer de cérvix, en tumores recurrentes o metastásicos, regímenes con carboplatino no han demostrado inferioridad frente a cisplatino.

Por ello se debe ofrecer QT basada en platino, siendo de elección carboplatino AUC 5 + taxol 175 mg/m^2. Si no existe contraindicación, se puede valorar añadir bevacizumab 15 mg/kg en mantenimiento.

Siendo prioritario en estas pacientes su inclusión en ensayos clínicos.

PUNTOS CLAVE

- En las pacientes con edad avanzada, morbimortalidad elevada o tumor irresecable el tratamiento de elección es la QT-RT primaria.
- La QT-RT primaria reduce el tamaño tumoral, disminuye o elimina las adenopatías y aumenta la posibilidad de cirugía con resección completa.
- Cisplatino 40 mg/m^2 dosis semanal como quimioterápico radiosensibilizador es el más frecuentemente recomendado.
- Pacientes no candidatas a cirugía o QT-RT, por estado basal o situación de la enfermedad, el tratamiento con QT paliativa es una opción.

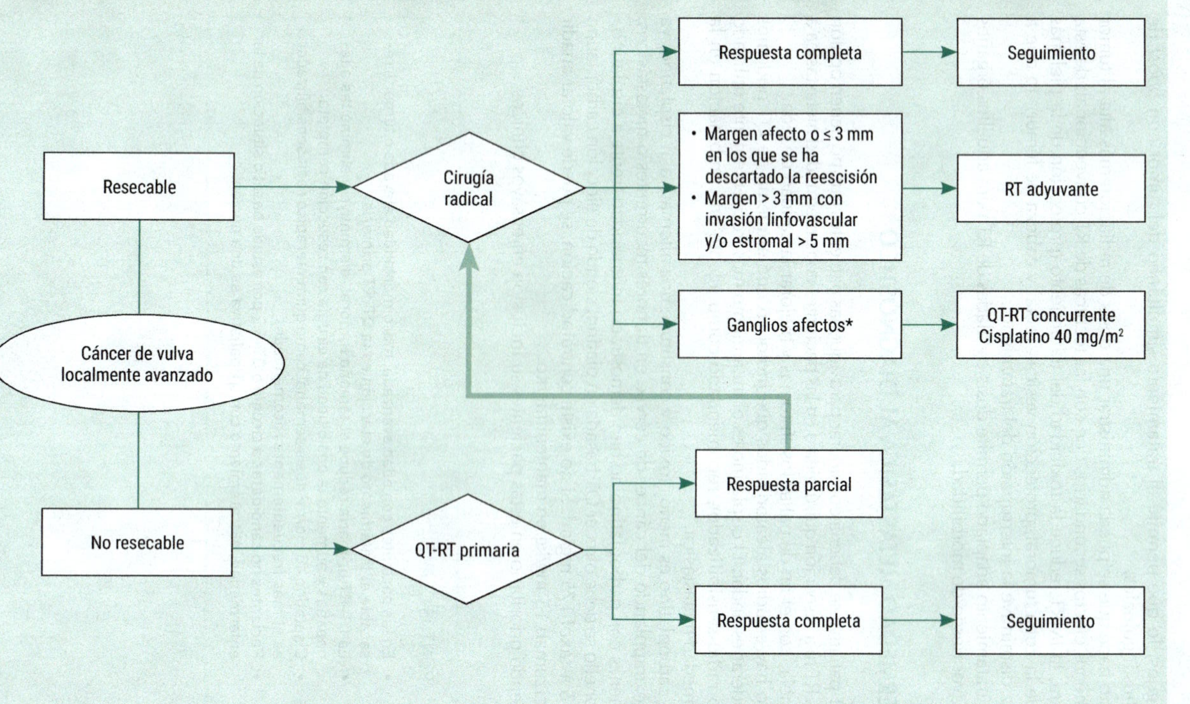

Algoritmo 61-1. Tratamiento del cáncer de vulva avanzado. * ≥2 ganglios afectos o 1 ganglio con extensión extracapsular. QT-RT: quimiorradioterapia.

BIBLIOGRAFÍA

Chapman BV, Gill BS, Viswanathan AN, Balasubramani GK, Sukumvanich P, Beriwal S. Adjuvant radiation therapy for margin-positive vulvar squamous cell carcinoma: defining the ideal dose-response using the national cancer data base. Int J Radiat Oncol Biol Phys. 2017;97(1):107-17.

Hoffman MS, Cavanagh D, Roberts WS, Fiorica JV, Finan MA. Ultraradical surgery for advanced carcinoma of the vulva: an update. Int J Gynecol Cancer. 1993;3(6):369-72.

Moore DH, Ali S, Koh WJ, Michael H, Barnes MN, McCourt CK, et al. A phase II trial of radiation therapy and weekly cisplatin chemotherapy for the treatment of locally-advanced squamous cell carcinoma of the vulva: a gynecologic oncology group study. Gynecol Oncol. 2012;124(3):529-33.

Oncoguía SEGO. Cáncer de vulva 2023. Guías de práctica clínica en cáncer ginecológico y mamario.

Shylasree TS, Bryant A, Howells RE. Chemoradiation for advanced primary vulvar cancer. Cochrane Database Syst Rev. 2011;2011(4):CD003752.

Woelber L, Prieske K, Zu Eulenburg C, Corradini S, Petersen C, Bommert M, et al. Adjuvant radiotherapy and local recurrence in vulvar cancer - a subset analysis of the AGO-CaRE-1 study. Ginecol Oncol. 2022;164(1):68-75.

Tratamiento de la recaída del cáncer de vulva

62

S. Aguirre Gorospe y J. C. Muruzábal Torquemada

INTRODUCCIÓN

Con una tasa de recurrencia del 37 %, un tercio de las recidivas reaparecerán incluso después de un tratamiento primario satisfactorio. Alrededor del 75 % lo hace en los 2 primeros años desde el tratamiento inicial y hasta un 35 % de las pacientes recurren a los 5 años o más. La mayor parte de las recidivas del cáncer de vulva son locorregionales, siendo la vulva la localización más frecuente (53,4 %), seguida de los ganglios inguinales (18,7 %), localizaciones múltiples (14,2 %), a distancia (7,9 %) y pélvica (5,7 %). La supervivencia después de una recurrencia regional es escasa, por lo que todos los intentos para evitar esta deben realizarse en el momento del tratamiento primario. Las tasas de supervivencia a los 5 años según el sitio de recurrencia son: vulvar (60 %), inguinal y pélvica (27 %), a distancia (15 %) y múltiples (14 %).

FACTORES ASOCIADOS A LA RECURRENCIA

Los factores predictivos (independientes) de recurrencia son:

- Edad.
- Número de ganglios metastásicos.
- Afectación ganglionar bilateral.
- No haber realizado una linfadenectomía.
- Estado del margen quirúrgico: cuanto mayor es el margen libre de enfermedad, menor es el riesgo de recurrencia (clásicamente >8 mm).
- Estadio tumoral.
- Profundidad de la invasión.
- Relación entre el número de ganglios afectados y la lateralidad.

Asimismo, el tamaño de la metástasis del ganglio centinela está asociado al aumento del riesgo de presentar recaídas ganglionares.

DIAGNÓSTICO

Ante la sospecha clínica de recidiva vulvar o ganglionar (o ambas), se debe realizar una biopsia de confirmación (puede ser útil la punción-aspiración con aguja fina ganglionar ecoguiada).

En cuanto a la valoración de la afectación/extensión ganglionar o a distancia:

- El estado ganglionar se evaluará mediante técnicas de imagen (ecografía, TC abdominopélvica, RM, PET-TC), recurriendo al estudio anatomopatológico de las adenopatías sospechosas para planificar el tratamiento.
- Ante la sospecha de enfermedad a distancia, se realizarán las pruebas de imagen oportunas (TC tórax/abdominopélvica, PET-TC, RM), y su presencia puede influir en la planificación del tratamiento.

Las pruebas de imagen también pueden ser útiles para evaluar la resección quirúrgica (exenteración quirúrgica).

TRATAMIENTO DE LAS RECIDIVAS

El tratamiento de las recidivas dependerá de su localización y de si se ha administrado previamente radioterapia en dosis plenas, así como de la capacidad de la paciente para tolerar el tratamiento (**Algoritmo 62-1**).

Tratamiento previo

En ausencia de irradiación previa, hay que considerar la administración de radioterapia radical (vulvar y de las cadenas linfáticas inguinofemorales y pélvicas); igualmente, se aconseja la administración concomitante de quimioterapia.

Si la radioterapia es a dosis plenas, solo cabe la posibilidad de un rescate quirúrgico, a menudo únicamente con carácter paliativo y mediante la técnica menos agresiva posible, que se valorará individualizadamente en cada caso concreto. En algunos casos estrictamente seleccionados, puede contemplarse la reirradiación mediante técnicas especiales (radioterapia de intensidad modulada [IMRT], braquiterapia, etc.).

Localización

Las recidivas locales en vulva/periné, sin afectación de ganglios inguinales, pueden tratarse satisfactoriamente mediante una resección con margen amplio y linfadenectomía inguinal si la profundidad de la invasión es > 1 mm, si no se ha realizado previamente o solo hubo un ganglio linfático centinela anterior. Respecto a las lesiones que aparecen en zonas alejadas del primer tumor y después de varios años libres de enfermedad, pueden tratarse como segundas neoplasias a todos los efectos.

La técnica quirúrgica que se va a aplicar depende también del tamaño y la localización de la lesión, aunque siempre prevalecen los mismos criterios de radicalidad. También puede contemplarse la posibilidad de exenteración pélvica, siempre como último recurso y una vez descartada la afectación tumoral a distancia.

En todas las recidivas locales, incluso las tratadas con escisión completa de la lesión y en ausencia de irradiación previa, se deberá indicar una radioterapia postoperatoria completa. La técnica dependerá de la localización y extensión de la recidiva.

En recidiva local exclusiva y radioterapia previa, se podría considerar en casos seleccionados la braquiterapia intra/peroperatoria tras la cirugía (la literatura médica es muy limitada). En pacientes inoperables o recidivas locales irresecables, se puede contemplar la reirradiación con técnicas especiales como IMRT con/sin braquiterapia o braquiterapia exclusiva.

Tratamiento de la recaída local y/o ganglionar

Se recomienda una escisión local radical en las recaídas vulvares aisladas siempre y cuando puedan conseguirse márgenes quirúrgicos.

Para la recurrencia vulvar con una profundidad de invasión > 1 mm y ganglio linfático centinela anterior solo, se debe realizar una linfadenectomía inguinofemoral si no se había realizado previamente.

Las indicaciones de radioterapia postoperatoria son comparables a las del tratamiento de la enfermedad primaria.

Si la radiación previa ha sido de dosis limitada, la reirradiación individualizada con quimioterapia concurrente puede ser una opción razonable en pacientes cuidadosamente seleccionadas.

Si la recidiva es ganglionar inguinal, se asocia a un peor pronóstico y tiene difícil tratamiento, se aconseja la extirpación radical seguida por radiación postoperatoria en pacientes no tratadas con radioterapia con o sin quimioterapia asociada.

Si el tratamiento quirúrgico no es posible, se debe considerar la adición de quimioterapia radiosensibilizante a la radioterapia.

En las mujeres que no han sido radiadas en la ingle, la radioterapia (con o sin cirugía adicional) sería la opción preferida.

Las opciones son mucho más limitadas en las mujeres radiadas, y se debe considerar la paliación, que puede incluir la cirugía. En casos seleccionados, se puede valorar la radioterapia estereotáctica corporal (SBRT) ganglionar. En las pacientes que ya se han sometido tanto a la cirugía como a la radioterapia en las ingles se considerarán los cuidados paliativos.

Tratamiento de la recaída oligometastástica y/o metastásica única

Es aconsejable el tratamiento con cirugía o radioterapia (o ambas), con o sin quimioterapia asociada, siguiendo las mismas guías genéricas recomendables para la recidiva local.

Las recidivas a distancia (metástasis) deben considerarse del mismo modo que el estadio IVB inicial y evaluarse en un contexto individualizado de paliación (derivación a cuidados paliativos).

En oligometastásicas se debe considerar el tratamiento con radioterapia de máxima conformación, SBRT.

Recaída metastásica

En pacientes sin opciones quirúrgicas o tratadas con quimiorradioterapia, se puede ofrecer una quimioterapia sistémica similar a la aplicada a las mujeres con enfermedad metastásica.

En las pacientes que no son candidatas a recibir quimioterapia, el tratamiento de radiación sobre áreas de metástasis sintomáticas puede proporcionar beneficios paliativos.

QUIMIOTERAPIA PARA LA ENFERMEDAD RECIDIVANTE

La quimioterapia para la enfermedad recurrente es determinada por los tratamientos anteriores ofrecidos, y también por la edad y el estado de la paciente. Muchas de estas pacientes son relativamente mayores y, por tanto, no son buenas candidatas a recibir combinaciones nuevas agresivas, y esto, junto con su relativa escasa frecuencia, hace que los ensayos clínicos sean difíciles de realizar.

PUNTOS CLAVE

- El manejo de la recaída del cáncer de vulva dependerá de su localización y del tratamiento previo.
- Para la recidiva local o ganglionar, es aconsejable el tratamiento con cirugía o radioterapia (o ambas), con o sin quimioterapia asociada. Se recomienda una escisión local radical.
- Si no se ha aplicado irradiación previa, se puede considerar la administración de radioterapia radical. Se aconseja la administración concomitante de quimioterapia. Si la irradiación es en dosis plenas, solo cabe la posibilidad de un rescate quirúrgico.

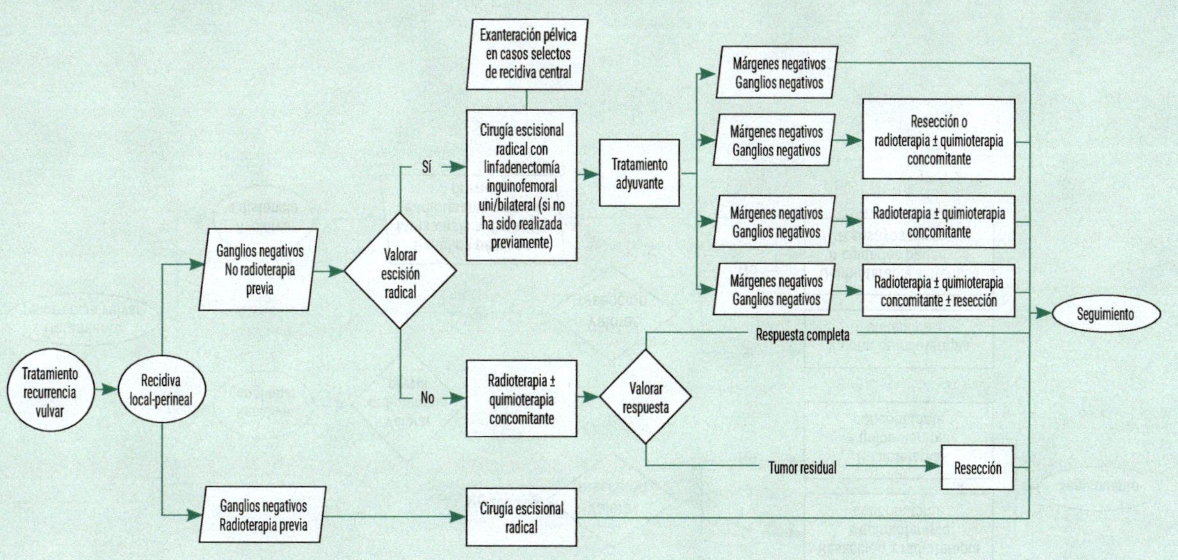

Algoritmo 62-1. Manejo de la recaída del cáncer de vulva (parte I).

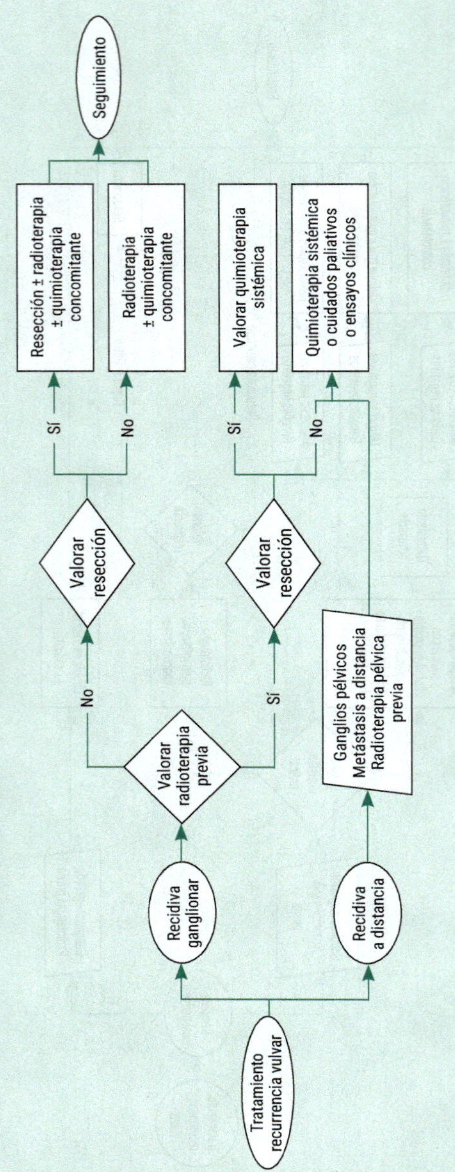

Algoritmo 62-1. Manejo de la recaída del cáncer de vulva (parte II).

BIBLIOGRAFÍA

Cáncer escamoso invasor de vulva 2023. Oncoguía SEGO. Guías de práctica clínica en cáncer ginecológico y mamario.

Clinical Practice Guidelines in Oncology. Vulvar cancer (squamous cell carcinoma). Version 3.2024. National Comprehensive Cancer Network (NCCN). NCCN website.

Nooij LS, Brand FA, Gaarenstroom KN, Creutzberg CL, de Hullu JA, Van Poelgeest MI. Risk factors and treatment for recurrent vulvar squamous cell carcinoma. Crit Rev Oncol Hematol. 2016;106:1-13.

Royal College of Obstetricians and Gynaecologists (RCOG) guideline on the management of vulval skin disorders. National Guideline Clearinghouse. 2012;14:34960.

Vulvar cancer guidelines. ESGO. www.esgo.org.

Seguimiento del cáncer escamoso de vulva

63

N. Veiga Canuto

INTRODUCCIÓN

El cáncer escamoso de vulva presenta una mayor tasa de recidiva en los dos primeros años tras el tratamiento primario (32,7 % en pacientes con ganglios positivos y 5,1 % en mujeres con ganglios negativos). Alrededor de un 40 % recae dentro de los 10 años del tratamiento, por lo que se indica un seguimiento a largo plazo. La **tabla 63-1** recoge los factores de riesgo asociados a recidiva locorregional.

Los tratamientos del cáncer de vulva, incluyendo cirugía, radioterapia y en ocasiones quimioterapia y/o inmunoterapia, pueden generar diferentes toxicidades de forma aguda o a largo plazo, por lo que son factores a considerar durante el control de las pacientes.

SEGUIMIENTO

Las visitas de seguimiento deberían incluir, como mínimo, una valoración de los síntomas y una exploración física completa con examen de la vulva y de los ganglios inguinales y supraclaviculares. En el **algoritmo 63-1** se esquematiza la periodicidad del seguimiento.

Tabla 63-1. Factores de riesgo considerados para la recidiva local en el cáncer escamoso de vulva

- Márgenes positivos en la pieza de escisión
- Afectación ganglionar
- Invasión del espacio linfovascular y perineural
- Profundidad de la invasión
- Tamaño tumoral, lesiones extensas, multifocales
- Estado de inmunosupresión
- Hábito tabáquico
- Neoplasia vulvar intraepitelial.
- Distrofia vulvar asociada (dVIN, liquen escleroso)

dVIN: neoplasia intraepitelial vulvar de tipo diferenciada.

Se recomienda explicar los efectos secundarios de los tratamientos y los posibles síntomas asociados a la reaparición de patología vulvar (prurito persistente, lesiones pigmentadas, ulceración, dolor, masa palpable, cambios en la cicatriz previa, etc.), así como aconsejar la autoexploración periódica.

La cirugía se asocia a cambios anatómicos que derivan en formación de adherencias, dolor, disfunción del suelo pélvico, clínica urinaria y gastrointestinal, alteraciones sexuales y linfedema. A corto plazo, se han descrito como complicaciones frecuentes la dehiscencia de la herida inguinal, la infección de la herida y el seroma inguinal.

En cuanto a los regímenes quimioterápicos utilizados, puede incrementarse el riesgo de cardiotoxicidad, patologías hematológicas, neurotoxididad y problemas cognitivos.

El uso de la inmunoterapia es emergente, por lo que faltan datos respecto a efectos tardíos.

La radioterapia, además de la morbilidad cutánea como toxicidad aguda, puede ocasionar, con el tiempo, fibrosis, atrofia vulvovaginal, alteraciones urológicas (cistitis rádica) e intestinales (diarrea) y puede predisponer a la aparición de segundas neoplasias.

Desde una perspectiva global de la paciente, se aconseja recordar la importancia de seguir programas de detección precoz de otras neoplasias (cáncer de mama y colon), osteoporosis, así como fomentar la adopción de hábitos de vida saludables (dejar de fumar, hábitos dietéticos, peso corporal, uso de dilatadores vaginales, lubricantes e hidratantes), seguir recomendaciones de calendario vacunal y remitir a otros especialistas para el manejo de patologías crónicas u otras comorbilidades y cuestiones psicosociales que requieran una valoración psicooncológica completa.

Pruebas complementarias

Se recomienda la realización de pruebas de laboratorio (analítica sanguínea) y de imagen (radiografía de tórax, tomografía computarizada, tomografía por emisión de positrones o resonancia magnética) tras la aparición de sintomatología (pélvica, pulmonar o abdominal) o un examen clínico anómalo (masa palpable, adenopatía). Ante una lesión clínica sospechosa, se recomienda realizar una biopsia dirigida, como diagnóstico de confirmación.

Las pruebas de imagen también están indicadas para evaluar la respuesta al tratamiento primario.

El control ecográfico de los ganglios inguinales en el seguimiento de estas pacientes emerge como una herramienta prometedora para la detección de recidivas asintomáticas.

En pacientes que presenten una elevación sérica pretratamiento del antígeno de carcinoma de células escamosas (SCC), la determinación de este marcador podría ser útil en el seguimiento.

En el cáncer escamoso de vulva mediado por el virus del papiloma humano (VPH) se recomienda evaluar el cérvix, la vagina y el ano en busca de enfermedad preinvasiva o invasiva, con citología cervical/vaginal, incluyendo la determinación de VPH, para la detección de displasia de tracto genital inferior.

PREVENCIÓN

Prevención primaria (vacunación)

La estrategia de vacunación frente al VPH prevé la reducción de casos de cáncer escamoso de vulva asociados a VPH en los próximos años. Los resultados de los trabajos *post hoc* sugieren un beneficio global en la vacunación para las lesiones vulvares de alto grado, ya que, pese a no haberse demostrado directamente el papel de las vacunas en la prevención del cáncer invasor de vulva, habría una reducción de la incidencia de lesiones premalignas como marcador subrogado, permitiendo anticipar una disminución en la incidencia de este tipo de cáncer.

Prevención secundaria (cribado)

No existe una estrategia específica de cribado para el cáncer de vulva.

El diagnóstico precoz de lesiones de alto grado y neoplasia vulvar intraepitelial diferenciada (dVIN) constituiría el método de prevención secundaria para evitar el desarrollo de esta neoplasia.

Se plantea la autoexploración en mujeres con liquen escleroso, la valoración temprana en caso de aparición de sintomatología (p. ej., prurito vulvar crónico) o signos (lesiones pigmentadas, úlceras irregulares) para realizar biopsia en caso de sospecha.

Las mujeres con lesión intraepitelial cervical, vaginal o anal, asociada al VPH, deberían tener un examen vulvar como parte del seguimiento de las visitas colposcópicas, incluyendo la exploración de todo el tracto anogenital.

Prevención terciaria (tratamiento de las lesiones premalignas)

El tratamiento de las lesiones preinvasivas (HSIL, dVIN, distrofias vulvares) conseguiría reducir la incidencia del cáncer de vulva.

PUNTOS CLAVE

- La estrategia de seguimiento tras un abordaje curativo será a largo plazo, por el riesgo de recidivas. Se recomienda cada 3-4 meses los 2 primeros años y cada 6-12 meses (bianual/anual) los siguientes 3-5 años. El control anual posterior se aconseja ante patología vulvar predisponente y/o para el seguimiento de los efectos secundarios relacionados con el tratamiento.
- Se recomienda realizar una evaluación de los síntomas y una exploración ginecológica, abdominal y ganglionar. En función de los hallazgos, se debe completar el estudio con pruebas de imagen y biopsia ante cualquier lesión sospechosa de recaída.
- La prevención primaria, basada en la vacunación frente al VPH, y la prevención secundaria y terciaria, basadas en el diagnóstico precoz y tratamiento de lesiones preinvasivas, conseguirían reducir la incidencia del cáncer escamoso de vulva.

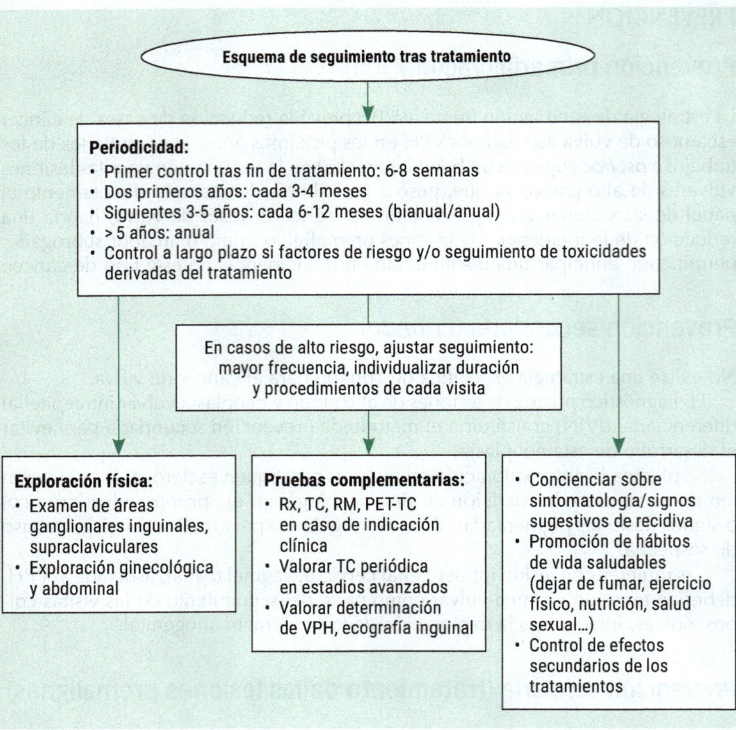

Algoritmo 63-1. Propuesta de seguimiento tras el tratamiento primario en el cáncer escamoso de vulva.

BIBLIOGRAFÍA

NCCN Clinical Practice Guidelines in Oncology.Vulvar Cancer. Version 1. Version 3.2024. Disponible en: https://www.nccn.org.

Oonk MHM, Planchamp F, Baldwin P, Mahner S, Raza Mirza M, Fischerová D, et al. European Society of Gynaecological Oncology Guidelines for the management of patients with vulvar cancer. Int J Gynecol Cancer. 2017;27:832-7.

Te Grootenhuis NC, van der Zee AGJ, van Doorn HC, van der Velden J, Vergote I, Zanagnolo V, et al. Sentinel nodes in vulvar cancer: Long-term follow-up of the GROningen INternational Study on Sentinel nodes in Vulvar cancer (GROINSS-V) I. Gynecol Oncol. 2016;140(1):8-14.

Te Grootenhuis NC, Pouwer A-FW, de Bock GH, Hollema H, Bulten J, van der Zee AGJ, et al. Prognostic factors for local recurrence of squamous cell carcinoma of the vulva: a systematic review. Gynecol Oncol. 2018;148:622-31.

Verri D, Moro F, Fragomeni SM, Zaçe D, Bove S, Pozzati F, et al. The Role of Ultrasound in the Evaluation of Inguinal Lymph Nodes in Patients with Vulvar Cancer: A Systematic Review and Meta-Analysis. Cancers. 2022;14:3082.

Enfermedad trofoblástica gestacional 8

[illegible]

[illegible]
[illegible]

[illegible]

[illegible]
[illegible]

[illegible]

[illegible]

Introducción. Epidemiología, factores de riesgo y protectores, clínica y diagnóstico

64

M. Gurrea Soteras y S. Domingo del Pozo

INTRODUCCIÓN

La enfermedad trofoblástica gestacional (ETG) es una rara complicación de la gestación debido a una diferenciación defectuosa del trofoblasto, en la cual se alteran los mecanismos de control de la invasión tisular. Como resultado, podemos encontrar distintas entidades (**Fig. 64-1**). La neoplasia trofoblástica gestacional (NTG) puede ser metastásica o no metastásica, con una tasa de curación cercana al 100% y la posibilidad de preservación de la fertilidad, siempre con un manejo individualizado y por un equipo multidisciplinar.

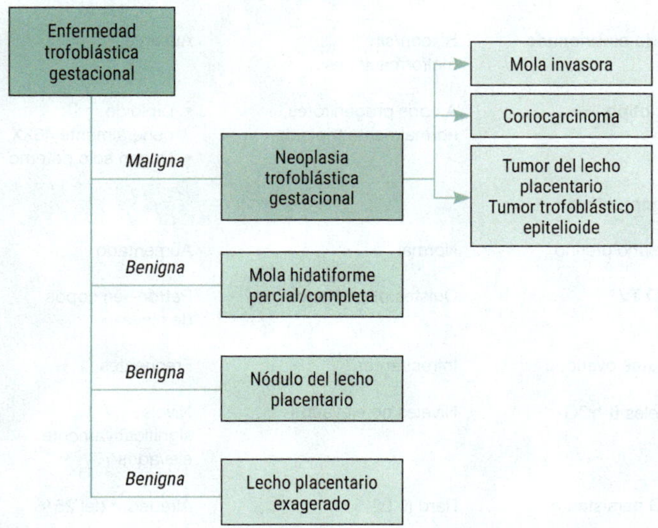

Figura 64-1. Clasificación de la enfermedad trofoblástica gestacional.

EPIDEMIOLOGÍA

La prevalencia de ETG depende de la geografía, la edad materna, la historia previa de ETG, factores socioeconómicos y de dieta y el grupo sanguíneo. La incidencia de mola hidatiforme completa en Europa y Norteamérica es de 1-3/1.000 embarazos, y del 3/1.000 en el caso de las parciales. Esta incidencia aumenta en Asia y América Latina, con una incidencia en mujeres asiáticas el doble que en las caucasianas; la etnia también es importante en el curso de la enfermedad. La incidencia de NTG se estima en 1/40.000 embarazos. La mayoría de las ETG son molas hidatiformes (80 %) (**Tabla 64-1**), el 15 % son molas invasivas y el 5 %, coriocarcinomas. La mayor tasa de mortalidad se asocia al tumor trofoblástico del sitio placentario, que supone un 0,2-2 % de todas las ETG.

Tabla 64-1. Características clínicas y patológicas de la mola parcial *vs.* completa

Características	Mola parcial	Mola completa
Síntomas	• Aborto diferido • Malformaciones embrionarias	• Sangrado vaginal • Ausencia de embrión
Macroscopia	• Placenta grande • Presencia de vesículas	Vellosidades hidrópicas evidentes
Tejido embrionario	Sí, con/sin malformaciones	Ausente
Cariotipo	Ambos progenitores, normalmente triploide	• Diploide, generalmente 46XX • Origen solo paterno
Imagen clínica		
Tamaño uterino	Normal	Aumentado
ECO TV	Quistes placentarios	Patrón «en copos de nieve»
Quistes ováricos	Infrecuentes	Frecuentes
Niveles β-hCG	Niveles no elevados	Niveles significativamente elevados
ETG persistente	Raro (0,02-5 %)	Alrededor del 25 %

β-hCG: fracción β de la gonadotropina coriónica humana; ECO TV: ecografía transvaginal; ETG: enfermedad trofoblástica gestacional.

FACTORES DE RIESGO Y PROTECTORES

El riesgo de un embarazo molar es del 1-2 % tras un embarazo molar previo, y aumenta al 15-20 % tras dos gestaciones molares previas. Existe mayor riesgo en los extremos de la vida fértil ($<$16 años y $>$40 años). Además, la influencia de factores hormonales como una menarquia tardía, el uso de anticoncepción oral y un bajo flujo menstrual se ha relacionado con un incremento del riesgo para desarrollar una ETG, así como factores dietéticos como el consumo bajo de carotenos (precursores de la vitamina D) y la deficiencia de vitamina A.

CLÍNICA

La ETG produce un amplio espectro de síntomas. El más frecuente es el sangrado vaginal anormal. Dados los altos niveles de fracción β de la gonadotropina coriónica humana (β-hCG), podemos encontrar síntomas sistémicos asociados al embarazo antes de lo esperado, como la hiperemesis, la anemia o la preeclampsia, o por su acción en otros órganos, como el hipertiroidismo o el distrés respiratorio (**Algoritmo 64-1**).

DIAGNÓSTICO

- Ecografía transvaginal:
  - Útero aumentado de tamaño más de lo esperado por la amenorrea.
  - Imágenes «en copos de nieve» intrauterinas debido a las vellosidades hidrópicas.
  - Quistes tecaluteínicos ováricos.
- Determinación sérica de β-hCG (obteniendo valores anormalmente elevados y no correlacionados con la edad gestacional).

El diagnóstico definitivo se establece con la anatomía patológica tras la práctica de un legrado. Se recomienda completar el estudio previo con una analítica general (bioquímica, hemograma, hemostasia), haciendo hincapié en la función tiroidea y renal, y una placa de tórax, por el riesgo de diseminación en las entidades invasivas.

PUNTOS CLAVE

- La ETG engloba una serie de entidades benignas y malignas originadas por un crecimiento descontrolado del trofoblasto.
- Ante un sangrado anormal tras amenorrea, se debe realizar una ecografía y una determinación de β-hCG para establecer el diagnóstico de sospecha.
- El diagnóstico definitivo lo establecerá la anatomía patológica tras realizar un legrado evacuador.

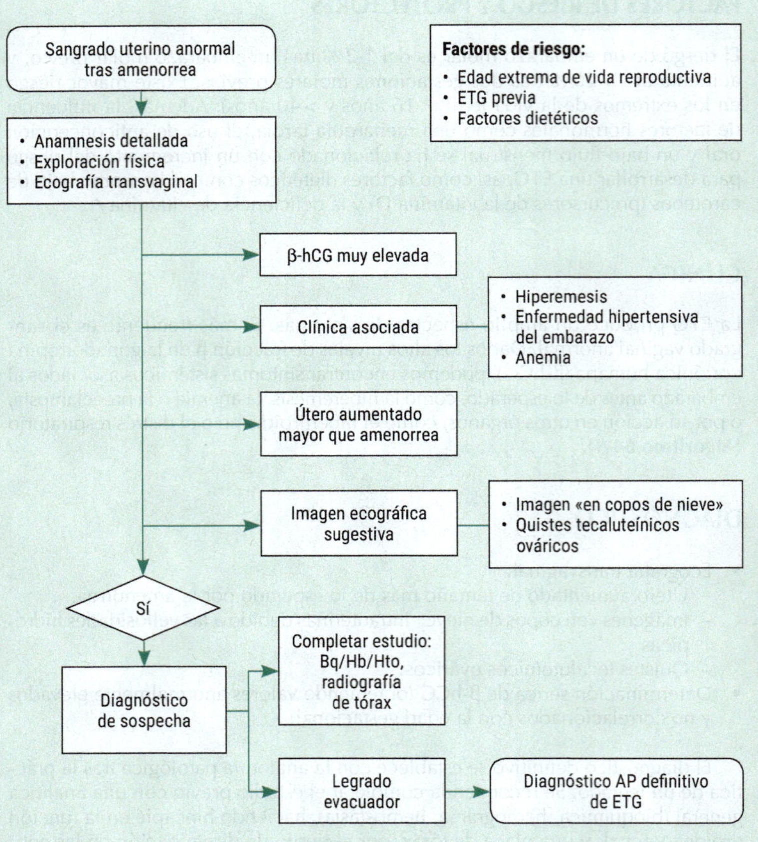

Algoritmo 64-1. Diagnóstico de la enfermedad trofoblástica gestacional. AP: anatomopatológico; β-hCG: fracción β de la gonadotropina coriónica humana; Bq: bioquímica; ETG: enfermedad trofoblástica gestacional; Hb: hemoglobina; Hto: hematocrito.

BIBLIOGRAFÍA

Altieri A, Franceschi S, Ferlay J, Smith J, La Vecchia C. Epidemiology and aetiology of gestational trophoblastic diseases. Lancet Oncol. 2003;4:670-8.

Brown J, Naumann RW, Seckl MJ, Schink J. 15 years of progress in gestational trophoblastic disease: scoring, standardization, and salvage. Gynecologic Oncology. 2017;144(1):200-7.

Mangili G, Lorusso D, Brown J, Pfisterer J, Massuger L, Vaughan M, et al. Trophoblastic disease review for diagnosis and management: a joint report from the International Society for the

Study of Trophoblastic Disease, European Organisation for the Treatment of Trophoblastic Disease, and the Gynecologic Cancer InterGroup. Int J Gynecol Cancer. 2014;24 (9 Suppl 3): S109-16.

Ngan HYS, Seckl MJ, Berkowitz RS,Xiang Y, Golfier F, Sekharan PK, et al. Update on the diagnosis and management of gestational trophoblastic disease. Int J Gynaecol Obstet. 2018;143 Suppl 2:79-85.

Santaballa A, García Y, Herrero A, Laínez N, Fuentes J, De Juan A, et al. SEOM clinical guidelines in gestational trophoblastic disease (2017). Clin Transl Oncol. 2018;20(1):38-46.

Tempfer C, Horn LC, Ackermann S, Beckmann MW, Dittrich R, Einenkel J, et al. Gestational and Non-gestational Trophoblastic Disease. Guideline of the DGGG, OEGGG and SGGG (S2k Level, AWMF Registry No. 032/049, December 2015). Geburtshilfe und Frauenheilkunde. 2016;76(2):134-44.

Clasificación histológica de la enfermedad trofoblástica gestacional

65

I. Costa Trachsel y M. A. Saco Álvarez

INTRODUCCIÓN

La enfermedad trofoblástica gestacional agrupa diferentes entidades que derivan de una proliferación anómala del trofoblasto como resultado de aberraciones patológicas que ocurren durante la gametogénesis y la placentación. Se reconocen procesos neoplásicos y no neoplásicos de los diferentes tipos de célula trofoblástica y procesos molares (**Tabla 65-1**).

GESTACIONES MOLARES

En las gestaciones molares existen placentas anormales que se caracterizan histológicamente por la presencia de un grado variable de hiperplasia del trofoblasto y de vellosidades hidrópicas. Están causadas por una dotación genómica paterna extra en el cigoto, y en la **tabla 65-2** se presentan los principales hallazgos histológicos y clínicos.

Tabla 65-1. Clasificación de la enfermedad trofoblástica gestacional
Gestaciones molares
• Mola hidatiforme completa • Mola hidatiforme parcial • Mola hidatiforme invasiva
Tumores trofoblásticos
• Coriocarcinoma • Tumor trofoblástico del lecho placentario • Tumor trofoblástico epitelioide
Lesiones trofoblásticas no neoplásicas
• Nódulo del lecho placentario • Lecho placentario exagerado

Tabla 65-2. Principales características histológicas de los embarazos molares

	Aborto hidrópico	MH parcial	MH completa inicial (< 12 semanas)	MH completa avanzada (> 12 semanas)
Cariotipo	Diploide	Triploide (XXX o XXY)	XX o XY (paterno)	
hCG sérica (mUI/mL)	Normal	< 10.000	< 10.000	> 10.000
Vellosidades normales	Pueden estar presentes	Presentes	Pueden estar presentes	Ausentes
Tamaño de las vellosidades	Aumento difuso	Tamaño medio	Tamaño normal	Aumento difuso
Contorno vellositario	Redondeado	Irregular con pseudoinclusiones	Irregular, polipoide	Redondeado
Estroma vellositario	Hidrópico	Fibrótico o hidrópico	Mixoide	Hidrópico
Cisternas	Ausentes	Variables	Poco frecuentes	Presentes
Capilares fetales	Presentes	Presentes	Pueden estar presentes	Casi siempre ausentes
Cariorrexis en estroma vellositario	Posible dentro de los vasos fetales	Ausente	Presente	Presente
Hiperplasia del trofoblasto	Polarizada	Ausente o mínima	Multifocal	Circunferencial
Atipia celular	Ausente	Mínima	Mínima	Presente
IHQ p57 (estroma y CT)	Presente	Presente	Ausente	Ausente
Evolución	Sin progresión	↓% ETGP y CC	15-29 % ETGP 2-3 % CC	

CC: coriocarcinoma; CT: citotrofoblasto; ETGP: enfermedad trofoblástica gestacional persistente; hCG: gonadotropina coriónica; IHQ: inmunohistoquímica; MH: mola hidatiforme.

Mola hidatiforme completa

Definición

Es el resultado de una diploidía monoparenteral diándrica (exclusivamente paterna).

Clínica

Se produce un sangrado vaginal en el segundo trimestre, con un útero de mayor tamaño al esperado para la edad gestacional, gonadotropina coriónica humana (hCG) sérica elevada (> 10.000 mUI/mL), ausencia de latido fetal y patrón ecográfico en forma de «tormenta o copos de nieve».

Macroscopia

Desde el punto de vista macroscópico, se observa abundante tejido con vesículas semitransparentes, sin signos de estructuras placentarias normales o fetales.

Microscopia

Se observan vellosidades coriales aumentadas de tamaño, con cambio hidrópico, formación de cisternas e importante hiperplasia del trofoblasto de disposición circunferencial, con presencia de atipia citológica y de figuras de mitosis (**Fig. 65-1**), ausencia de vasos fetales y presencia de cariorrexis en el estroma de las vellosidades. En las molas hidatiformes completas del primer trimestre (*early mola*), las vellosidades muestran una configuración irregular, con menor cambio hidrópico, con un estroma vellositario celular y mixoide característico y con una hiperplasia del trofoblasto circunferencial.

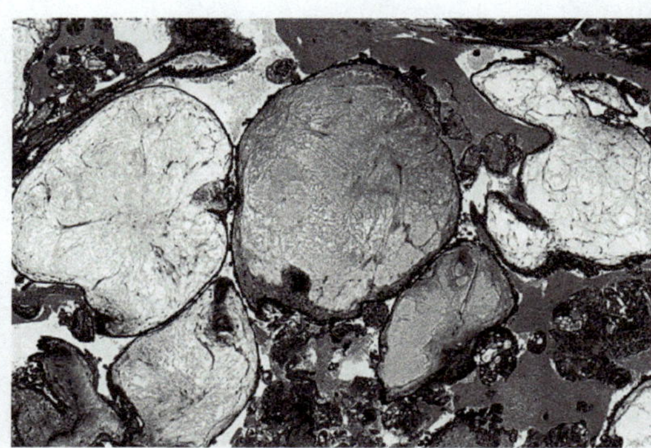

Figura 65-1. Mola hidatiforme completa: vellosidades hidrópicas difusas con hiperplasia del trofoblasto (H/E 100×).

Inmunohistoquímica

Se detecta una pérdida de la expresión de p57 en las células citotrofoblásticas y estromales de las vellosidades (**Fig. 65-2**).

Diagnóstico diferencial

Se debe establecer con la mola hidatiforme parcial u otras anomalías no molares (aborto hidrópico, gestaciones con anomalías cromosómicas o con algún grado de hiperplasia trofoblástica), que preservan la expresión de p57.

Mola hidatiforme parcial

Definición

La mola hidatiforme parcial es el resultado de una triploidía diándrica-monogénica.

Clínica

Se produce un aborto incompleto en el primer trimestre del embarazo o al inicio del segundo, con niveles de hCG séricos normales o discretamente aumentados.

Macroscopia

Las vellosidades son normales y vesiculares, y pueden observarse restos fetales.

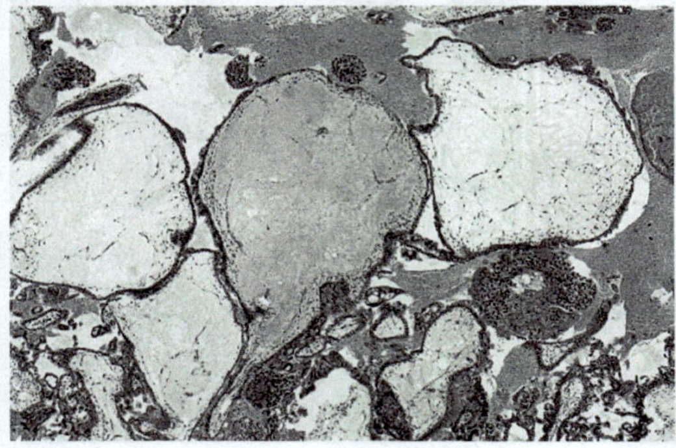

Figura 65-2. Mola hidatiforme completa: tinción inmunohistoquímica para P57 negativa en los núcleos del citotrofoblasto y células estromales (P57 100×).

Microscopia

Se observan dos tipos de vellosidades, unas de tamaño normal con estroma fibrótico y otras mayores e hidrópicas (**Fig. 65-3**). Existen contornos irregulares, cisternas centrales y pseudoinclusiones de trofoblasto, así como una hiperplasia moderada y circunferencial del trofoblasto, con *knots*, distribuidos en superficie, de sincitiotrofoblasto con lagunas intracitoplásmicas. La atipia citológica del trofoblasto es mínima.

Diagnóstico diferencial

Se establecerá con las entidades mencionadas anteriormente, con la displasia mesenquimal placentaria y con las gestaciones gemelares de mola completa y feto normal.

TUMORES TROFOBLÁSTICOS

Coriocarcinoma

Definición

El coriocardinoma es una neoplasia maligna compuesta por una proliferación de células del trofoblasto intermedio, sincitiotrofoblasto y citotrofoblasto, en ausencia de vellosidades coriales.

Clínica

Se observa hemorragia genital, toxemia, niveles de hCG sérica muy elevados (>10.000 mUI/mL) y, con frecuencia, metástasis a distancia (pulmones, cerebro e hígado).

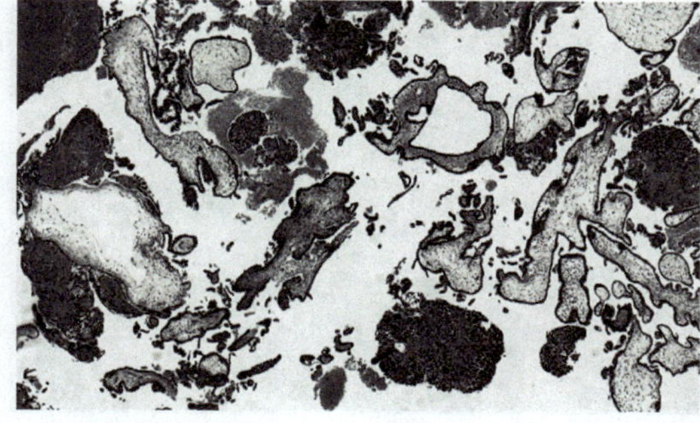

Figura 65-3. Mola hidatiforme parcial: vellosidades de contornos irregulares con presencia de edema con formación de cisternas y pseudoinclusiones (H/E 40×).

Macroscopia

Es un tumor voluminoso, con áreas de hemorragia y de necrosis.

Microscopia

El estudio microscópico muestra un patrón difusamente infitrativo o nodular, con presencia de células del trofoblasto, trimórfico (nidos densos de trofoblasto intermedio y citotrofoblasto, recubiertos por sincitiotrofoblasto), con atipia citológica y actividad mitótica elevada (2-22/10 CGA) (**Fig. 65-4**). La necrosis y la hemorragia son invariables, y es frecuente la invasión angiolinfática.

Inmunohistoquímica

Existe una positividad intensa y difusa para hCG (**Fig. 65-5**) y *HSD3B1* en las células del sincitiotrofoblasto y en algunas de las células mononucleadas. El índice ki67 está elevado (69 ± 20 %).

Diagnóstico diferencial

El diagnóstico diferencial se establecerá con los otros tumores y lesiones no neoplásicas del trofoblasto, un carcinoma poco diferenciado con diferenciación trofoblástica, una mola completa (en ausencia de vellosidades coriales) o con el trofoblasto inmaduro de inicios de la gestación. En la **tabla 65-3** se presentan las características más útiles para algunos de estos diagnósticos.

Tumor trofoblástico del lecho placentario (o de implantación)

Definición

Es un tumor constituido por trofoblasto intermedio neoplásico, del sitio de implantación.

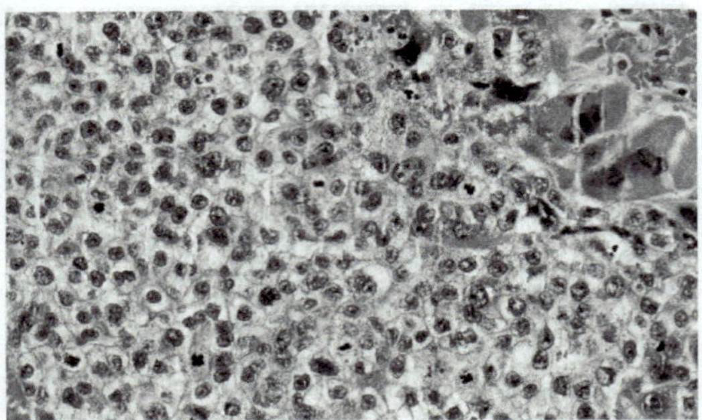

Figura 65-4. Coriocarcinoma. Proliferación de células mononucleadas del citotrofoblasto y del trofoblasto intermedio, con atipia y actividad mitótica, rodeadas de células multinucleadas del sincitiotrofoblasto (H/E 200×).

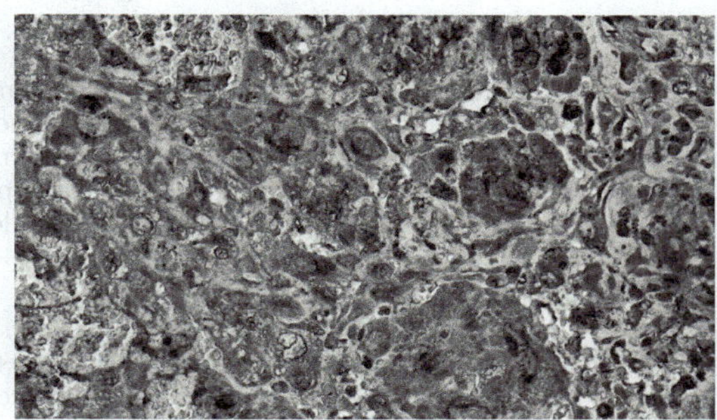

Figura 65-5. Coriocarcinoma. Inmunorreactividad intensa y difusa para hCG (hCG 400×).

Tabla 65-3. Diagnóstico diferencial de las lesiones no neoplásicas y neoplásicas del trofoblasto

CC	PSN	ETT	EPS	PSTT
hCG ++ en ST	Inhibina + CK18 + p63 +	Inhibina + CK18 + p63 +	CD146 + hPL + p63 –	CD146 + hPL + p63 –
ki67 LI >50 %	ki67 LI <10 %	ki67 LI >10 % (<25 %)	ki67 LI 0 %	ki67 LI >10 % (<25 %)
Hemorragia	<4-5 mm, sin necrosis	Nidos de células, con necrosis	Microscópico, células separadas, presencia de vellosidades coriales, no mitosis	Agregados de células, con necrosis

CC: coriocarcinoma; EPS: lecho placentario exagerado; ETT: tumor trofoblástico epitelioide; hCG: gonadotropina coriónica; ki 67 LI: KI-67 *labelling Index*; PSN: nódulo del lecho placentario; PSTT: tumor trofoblástico del lecho placentario; ST: sincitiotrofoblasto.

Clínica

Se observa hemorragia genital, amenorrea o dolor abdominal (o ambas cosas), con una elevación de hCG sérica leve o moderada (< 1.000 mUI/mL). Se han descrito casos asociados a síndrome nefrítico y a policitemia.

Macroscopia

Se trata de un tumor endomiometrial, de 1-10 cm de diámetro, que puede infiltrar extensamente el miometrio, con áreas focales de hemorragia y necrosis.

Microscopia

El estudio microscópico muestra agregados de células grandes, poliédricas, predominantemente mononucleares, con algunas multinucleadas, que invaden y separan las fibras de miometrio (**Fig. 65-6**). Las células muestran atipia y escasa actividad mitótica (2-4/10 CGA), y pueden reemplazar la pared muscular de vasos miometriales y asociarse a depósito de material fibrinoide (**Fig. 65-7**).

Inmunohistoquímica

Positividad de las células tumorales para hPL, MUC-4, HSD3B1, HLA-G y Mel-CAM (CD146), con expresión de inhibina y hCG limitada. El índice ki67 es de 14 ± 6,9 %.

Diagnóstico diferencial

Se establecerá con el lecho placentario exagerado y los otros tumores trofoblásticos, con un carcinoma poco diferenciado o con un leiomioma/leiomiosarcoma.

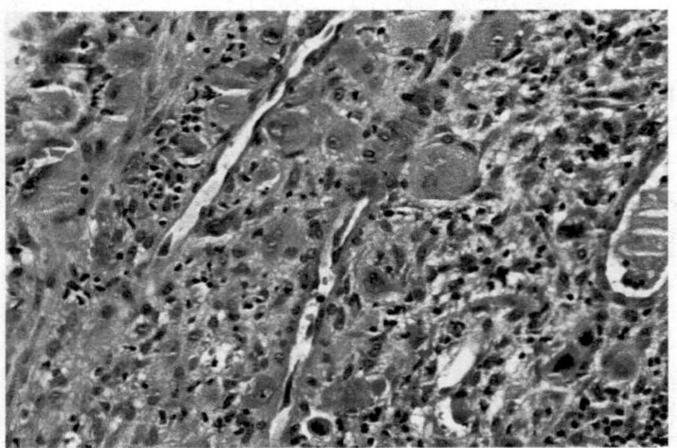

Figura 65-6. Tumor trofoblástico del lecho placentario. Infiltración del miometrio por células del trofoblasto intermedio, con infiltrado linfocitario acompañante (H/E 400×).

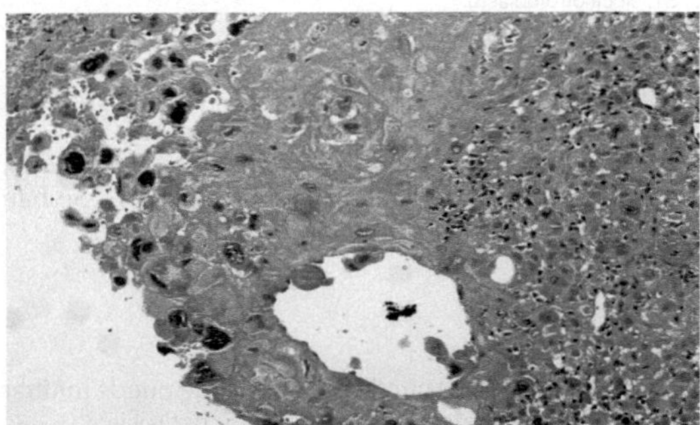

Figura 65-7. Tumor trofoblástico del lecho placentario. Nidos de células pleomórficas de trofoblasto intermedio, asociado a depósito de material fibrinoide (H/E 200×).

PUNTOS CLAVE

- La enfermedad trofoblástica gestacional incluye diferentes entidades que derivan de una proliferación anómala del trofoblasto, resultado de aberraciones patológicas que se producen durante la gametogénesis y la placentación.
- Las molas hidatiformes son placentas anómalas causadas por una dotación genómica paterna extra en el cigoto y se caracterizan histológicamente por un grado variable de hiperplasia del trofoblasto y la presencia de vellosidades hidrópicas.
- Los tumores y las lesiones no neoplásicas derivadas del trofoblasto surgen a partir de los distintos tipos de células trofoblásticas (coriocarcinoma, trimórfico; tumor del lecho placentario y lecho placentario exagerado, del trofoblasto intermedio tipo implantación; tumor trofoblástico epitelioide y nódulo del lecho placentario, del trofoblasto intermedio tipo coriónico), presentando los rasgos citológicos y el inmunofenotipo característicos de estas células, con atributos de malignidad en el caso de las neoplasias.

BIBLIOGRAFÍA

Horn LC, Einenkel J, Vogel M. Histopathology of gestational trophoblastic disease. An update. Pathologe. 2009;30(4):313-23.

Hui P. Molecular diagnosis of gestational trophoblastic disease. Expert Rev Mol Diagn. 2010;10:1023-34.

Shih IE, Kurman RJ. The pathology of intermediate trophoblastic tumors and tumor-like lesions. Int J Gynecol Pathol. 2001;20(1):31-47.

Wells M. The pathology of gestational trophoblastic disease: recent advances. Pathology. 2007;39(1):88-96.

Estadificación y grupos de riesgo de la enfermedad trofoblástica gestacional

66

M. Arnáez de la Cruz y P. Padilla Iserte

INTRODUCCIÓN

La enfermedad trofoblástica gestacional (ETG) comprende un grupo de trastornos caracterizados por el crecimiento y desarrollo inadecuado del trofoblasto después de una fertilización anormal. Esta enfermedad suele ser de buen pronóstico y su potencial agresivo se debe a la capacidad de invasión y persistencia.

Los dos factores de riesgo más importantes asociados a la ETG son la edad materna (gestaciones por debajo de los 16 años o por encima de los 40 tienen una tasa de ETG significativamente mayor) y el antecedente de una ETG previa (incidencia del 1-2 % en una segunda gestación y del 15-25 % en una tercera).

La adecuada estadificación de la ETG con las diferentes pruebas diagnósticas y clínicas, así como la de los dos grupos de riesgo, ha permitido estratificar a las pacientes en diferentes niveles, para así protocolizar tratamientos específicos y establecer seguimientos adecuados. De hecho, el pronóstico de este tipo de tumores depende del estadio inicial y de la administración del tratamiento correcto. El 95 % de las ETG son de bajo riesgo y presentarán un estadio FIGO I al diagnóstico. Estudios retrospectivos no aleatorizados han puesto de manifiesto tasas de remisión completa desde el 50-90 % en estas pacientes. Sin embargo, no se debe olvidar que un 20-25 % de las pacientes con ETG de alto riesgo van a presentar persistencia de la enfermedad, progresión o recaída tras el tratamiento con quimioterapia primaria.

GRUPOS DE RIESGO

En la mayoría de las pacientes que desarrollan tumores a partir de una ETG estos se detectan precozmente por la monitorización de la fracción beta de la gonadotropina coriónica humana (hCG) (determinación >100.000 mIU/ml) y rara vez se requieren otros procedimientos diagnósticos. La información que determinará el tipo de tratamiento se obtiene de la historia clínica, de la exploración, de la medida de hCG en suero y de la ultrasonografía Doppler, para confirmar la gestación o no, el tamaño/volumen del útero, la presencia de enfermedad diseminada en la pelvis y su vascularización.

Estadificación

Actualmente la estadificación se realiza mediante los factores de riesgo descritos por Bagshawe, aceptados por la FIGO en el año 2000 (**Tabla 66-1** y **Anexo VII**) y actualizados por la Organización Mundial de la Salud (OMS) en 2015. Para ello, se le asigna a cada paciente un estadio representado por un número romano (I, II, III y IV), luego se separa con dos puntos (:) de la suma de todos los puntajes de los ocho factores de riesgo, expresado en números arábigos, por ejemplo: estadio II:4.

Las pacientes con diagnóstico de ETG se agruparán según los sistemas de clasificación en bajo y alto riesgo (*score* 0-6 y *score* ≥7, respectivamente). Las neoplasias trofoblásticas gestacionales (NTG) con puntuación <4 responden bien a la quimioterapia con un único agente y las de 4-6 precisan la evaluación con otros factores de riesgo para elegir el régimen óptimo. Las NTG >6 son de alto riesgo y tienen indicación de quimioterapia combinada, y las NTG >13 son de muy alto riesgo y deben ser consideradas aparte, ya que asocian malas tasas de supervivencia.

Las variables implicadas en el *score* pronóstico (**Tabla 66-2**) son:

- Edad (aumento del *score* en las de mayor edad).
- Antecedentes de embarazo y tipo (mola, aborto, a término).
- Tiempo transcurrido desde la gestación hasta la aparición de la enfermedad.
- Volumen del tumor.
- Niveles de hCG; valores mantenidos por encima de 400 mUI/ml predicen quimiorresistencia a la monoterapia.
- Tamaño y número de metástasis.
- Lugar anatómico de afectación extrauterina por el tumor.
- Fracaso de la quimioterapia previa (monoterapia).

Otro factor que no está incluido en el *score* pero es de utilidad para el pronóstico es el patrón vascular estudiado con ecografía Doppler. El flujo de la arteria uterina puede predecir la respuesta al metotrexato.

Los tumores epitelioides trofoblásticos y los tumores trofoblásticos del lecho placentario se caracterizan por bajas producciones de hCG, crecimiento lento, metástasis tardías y ligeramente menor quimiorresistencia. Por lo tanto, en estos casos se utiliza la estadificación de la FIGO, pero la puntuación de riesgo no es útil (**Algoritmo 66-1**).

Tabla 66-1. Estadio FIGO

Estadio FIGO	Descripción
I	Enfermedad confinada al útero
II	Enfermedad que se extiende a anejos/vagina, pero limitada a estructuras genitales
III	Metástasis en pulmón con o sin enfermedad en tracto genital
IV	Cualquier otro lugar de metástasis

Tabla 66-2. Puntuación de riesgo

Puntuación OMS	0	1	2	4
Edad	< 40	> 40	–	–
Gestación anterior	Mola	Aborto	A término	–
Intervalo gestación anterior (meses)	< 4	4-6	7-12	> 12
hCG pretratamiento	< 103	103-104	104-105	> 105
Mayor diámetro tumoral (cm)	–	3-4	≥ 5	–
Lugar metástasis	Pulmón	Bazo, riñón	Tracto gastrointestinal	Hígado, cerebro
Nº metástasis	–	1-4	5-8	> 8
QT previa	–	–	Monoterapia	2 o más fármacos

hCG: gonadotropina coriónica humana; OMS: Organización Mundial de la Salud; QT: quimioterapia.

PUNTOS CLAVE

- Un 95 % de las NTG son de bajo riesgo, pero hasta un 20-25 % de las NTG de alto riesgo presentan persistencia de la enfermedad, progresión o recaída ante el tratamiento primario.
- La edad materna avanzada y la historia previa de NTG son los factores de riesgo de mayor relevancia.
- La OMS ha diseñado un sistema de puntuación pronóstica en la ETG para predecir la potencial quimiorresistencia a la monoterapia con metotrexato o actinomicina D y establecer así el tratamiento con varios fármacos.
- Las pacientes se agruparán según estos sistemas de clasificación en alto riesgo (*score* ≥ 7) y bajo riesgo (*score* de 0–6) de resistencia al tratamiento.

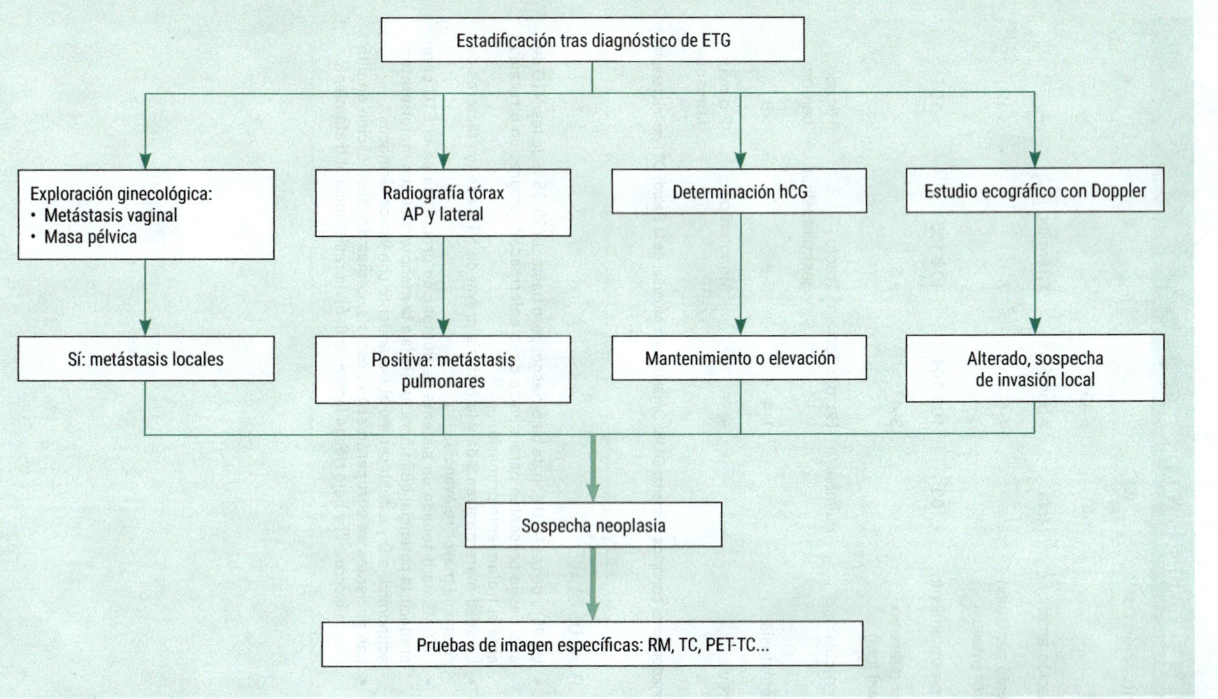

Algoritmo 66-1. Estadificación de la enfermedad trofoblástica gestacional. AP: anteroposterior; ETG: enfermedad trofoblástica gestacional; hCG: gonadotropina coriónica humana; PET: tomografía por emisión de positrones; RM: resonancia magnética; TC: tomografía computarizada.

BIBLIOGRAFÍA

FIGO Oncology Committee. FIGO staging for gestational trophoblastic neoplasia 2000. Int J Gynaecol Obstet. 2002;77:285-7.

Kohorn EI. Negotiating a staging and risk factor scoring system for gestational trophoblastic neoplasia. A progress report. J Reprod Med. 2002;47:445-50.

Lurain JR. Gestational trophoblastic disease II: classification and management of gestational trophoblastic neoplasia. Am J Obstet Gynecol. 2011;204(1):11-8.

Oncoguía SEGO. Enfermedad Trofoblástica Gestacional 2020.

Santaballa A, García Y, Herrero A, Lainet N, Fuentes J, De Juan A, et al. SEOM clinical guidelines in gestational trophoblastic disease (2017). Clin Transl Oncol. 2018;20:38-46.

Tratamiento de la enfermedad trofoblástica gestacional 67

E. García Martínez y A. Santaballa Bertrán

INTRODUCCIÓN

La enfermedad trofoblástica gestacional (ETG) es una entidad inusual, pero curable. Debido a su escasa incidencia, es primordial la derivación de estas pacientes a centros con experiencia. La determinación de la gonadotropina coriónica humana (hCG) en sangre y la exclusión de falsos positivos mediante su determinación urinaria, si fuese necesario, son esenciales en el tratamiento de la ETG.

TRATAMIENTO

La primera maniobra terapéutica en la mola hidatiforme es efectuar un legrado bajo control ecográfico. Su realización conlleva riesgo de diseminación pulmonar, por lo que se debe efectuar en centros con experiencia, y en ningún caso debe hacerse un legrado farmacológico con prostaglandinas.

Las indicaciones de tratamiento con quimioterapia en la enfermedad trofoblástica de la gestación son (**Algoritmo 67-1**):

- Elevación o meseta de la β-hCG, tras la evacuación de una mola hidatiforme.
- Diagnóstico histológico de coriocarcinoma.
- Evidencia de metástasis cerebrales, hepáticas, gastrointestinales de cualquier tamaño o pulmonares de más de 2 cm.
- β-hCG ≥ 20.000 UI/L tras 4 semanas de la evacuación.
- Sangrado vaginal importante o hemorragia intraperitoneal o gastrointestinal.

TRATAMIENTO DE LA ENFERMEDAD DE BAJO RIESGO (ESTADIO I DE LA FIGO O PUNTUACIÓN 0-6)

Papel del tratamiento quirúrgico en la enfermedad de bajo riesgo

No está claro que un segundo legrado en estas pacientes suponga una no indicación de quimioterapia. Se puede considerar la histerectomía en las pacientes que han cumplido su deseo de descendencia y desestiman el tratamiento de quimioterapia.

El rescate quirúrgico de lesiones metastásicas residuales tras el tratamiento con quimioterapia no está indicado de forma sistemática, ya que no está demostrado que la enfermedad residual aumente el riesgo de recaída.

Papel de la quimioterapia en la enfermedad de bajo riesgo

Existen diferentes esquemas de tratamiento de primera línea (**Tabla 67-1**) basados en monoterapia con metotrexato (con o sin ácido folínico) o actinomicina D. No está claro si alguno de los esquemas es mejor que otro; se han publicado hasta un 50-90 % de respuestas completas. Una vez negativizada la hCG, se debe continuar la quimioterapia durante 6 semanas más.

Las pacientes que progresan con esta primera línea de tratamiento son rescatables con una segunda línea de quimioterapia. Hasta un 10-30 % de las pacientes con puntuación < 4-5 se mostrarán resistentes a esta primera línea de tratamiento en monoterapia. En estos casos, se debe descartar que se trate de un falso positivo (síndrome de la hCG fantasma) y se recomendará un tratamiento con el esquema de quimioterapia en monoterapia que no se administró como primera línea, es decir, actinomicina D en las pacientes que recibieron metotrexato y viceversa. Las pacientes con una puntuación de 5-6 en el momento del diagnóstico pueden desarrollar resistencia al tratamiento hasta en un 30-50 % de los casos, por lo que hasta ahora se recomendaba tratamiento con poliquimioterapia.

Para evitar sobretratamientos innecesarios existen autores que recomiendan modificar la clasificación FIGO para estratificar el riego en este subgrupo, incluyendo la concentración de hCG (> 100.000UI/L), histología (coriocarcinoma) y presencia de enfermedad metastásica en las pacientes para identificar mejor

Tabla 67-1. Diferentes esquemas de quimioterapia de primera línea en la enfermedad de bajo riesgo

Esquema de elección
- MTX*: 50 mg/48 h i.m., 4 dosis
- Ácido folínico*: 15 mg v.o. 30 h después de cada administración de MTX

Esquemas alternativos con MTX
- MTX: 30-50 mg/m² i.m. semanal
- MTX: 0,3-0,5 mg/kg i.v. o i.m. × 5 días cada 2 semanas (máximo: 25 mg por dosis)
- MTX: 100 mg/m² i.v. en 30 min, seguido de 200 mg/m² i.v. en infusión durante 12 h
- Ácido folínico: 15 mg/12 h en 6 dosis i.m./oral, empezando a las 24 h de iniciar el MTX

Esquemas alternativos con actinomicina D
- Actinomicina D: 10-12 µg/kg/día en bolo i.v. × 5 días
- Actinomicina D: 1,25 mg/m² en bolo i.v. cada 2 semanas

* Repetir cada 2 semanas. i.m.: intramuscular; MTX: metotrexato; v.o.: vía oral.

aquellas pacientes resistentes a la monoquimioterapia y que se beneficiarían de la quimioterapia de combinación.

Las pacientes que no responden a la monoterapia son candidatas a poliquimioterapia, aunque la monoterapia con avelumab (anti PD-L1) podría una ser una opción menos tóxica en pacientes no susceptibles de recibir tratamiento con poliquimioterapia. Avelumab consigue un 50 % de respuestas en estas pacientes.

Las pacientes que progresen a una segunda línea de quimioterapia se tratarán como las pacientes de alto riesgo.

TRATAMIENTO DE LA ENFERMEDAD DE ALTO RIESGO (PUNTUACIÓN ≥7)

Existen diferentes esquemas de quimioterapia para la enfermedad de alto riesgo (**Tabla 67-2**). Probablemente, el esquema EMA-CO sea el más utilizado debido a su eficacia y a su manejable toxicidad, si bien es cierto que no existen ensayos aleatorizados que comparen los diferentes esquemas terapéuticos. Se debe continuar el tratamiento hasta obtener seis determinaciones normales consecutivas de β-hCG. En caso de enfermedad de mal pronóstico, como la afectación cerebral o hepática, se mantendrá el tratamiento durante 8 semanas de determinaciones normales de hCG.

Las pacientes con puntuación > 13 en el momento del diagnóstico son pacientes de peor pronóstico. Son cruciales un diagnóstico y un inicio del tratamiento

Tabla 67-2. Diferentes esquemas de quimioterapia de primera línea en la enfermedad de alto riesgo

Esquema de elección
EMA-CO • Día 1: actinomicina D (0,5 mg i.v.), etopósido (100 mg/m² i.v.), metotrexato (300 mg/m² i.v.) • Día 2: actinomicina D (0,5 mg i.v.), etopósido (100 mg/m² i.v.), ácido folínico (15 mg a las 12 h × 4 dosis) • Día 8: vincristina (0,8 mg/m², máximo 2 mg), ciclofosfamida (600 mg/m²)
Esquema alternativo
EP (semanal) • Día 1: etopósido (100 mg/m² i.v.), cisplatino (20 mg/m² i.v.) • Día 2: etopósido (100 mg/m² i.v.), cisplatino (20 mg/m² i.v.) **EMA-EP** • Día 1: actinomicina D (0,5 mg i.v.), etopósido (100 mg/m² i.v.), metotrexato (300 mg/m² i.v.) • Día 2: ácido folínico (15 mg/12 h × 4 dosis), empezando a las 24 h tras el MTX 2 semanas • Día 8: etopósido (150 mg/m², máximo 2 mg), cisplatino (75 mg/m²)

EMA-CO: etopósido, metotrexato con rescate de ácido folínico, actinomicina, ciclofosfamida y vincristina; EMA-EP: etopósido, metotrexato con rescate de ácido folínico, actinomicina, etopósido, cisplatino; EP: etopósido y cisplatino.

muy rápidos para disminuir los fallecimientos tempranos, ya que con frecuencia presentan múltiples complicaciones, como sangrado de las metástasis, fallo multiorgánico o síndrome de lisis tumoral. La administración del esquema EP (v. **Tabla 67-2**) antes del inicio del esquema EMA-CO ha demostrado disminuir la tasa de muerte precoz de estas pacientes desde el 7,2 % al 1 %.

TRATAMIENTO DE LA ENFERMEDAD RESISTENTE O RECURRENTE

En general, hasta un 25 % de las pacientes de alto riesgo no responderán al tratamiento o presentarán una recaída tras una primera línea de quimioterapia, pero incluso en esta situación se puede rescatar al 75 % de las pacientes (**Algoritmo 67-2**).

Papel de la cirugía en la enfermedad resistente o recurrente

En estas pacientes resistentes a la quimioterapia se puede plantear la realización de una histerectomía. La resección de metástasis aisladas puede ser curativa y puede estar indicada. En caso de hemorragia que comprometa la vida y no responda a embolización mediante angiografía selectiva, la cirugía paliativa es otra opción que se debe tener en cuenta.

Papel de la quimioterapia en la enfermedad resistente o recurrente

El esquema más utilizado en este contexto es el EMA-EP (v. **Tabla 67-2**), con una tasa de respuesta del 80 %. Otros esquemas que podrían utilizarse son: TE/TP (paclitaxel y etopósido alternando cada 2 semanas con paclitaxel y cisplatino), ACE (dactinomicina, cisplatino y etopósido), VIP (etopósido, ifosfamida y cisplatino), BEP (bleomicina, etopósido y cisplatino), ICE (altas dosis de ifosfamida, carboplatino y etopósido). Los datos existentes con los esquemas de dosis intensas de quimioterapia basados en carboplatino-etopósido e intensificación con trasplante de células progenitoras de médula ósea son muy limitados.

TUMOR TROFOBLÁSTICO PLACENTARIO Y TUMOR EPITELIOIDE TROFOBLÁSTICO

El tratamiento inicial de estos tumores es quirúrgico. Se recomienda la histerectomía y el estudio ganglionar pélvico en el estadio I, incluso en pacientes con un intervalo de 4 años desde el embarazo. La resección quirúrgica de masas residuales también se debe valorar. En las pacientes con metástasis, el esquema de quimioterapia recomendado es EMA-EP (v. **Tabla 67-2**), que debe mantenerse hasta obtener 8 semanas consecutivas de niveles normales de hCG.

PUNTOS CLAVE

- La ETG es una enfermedad curable. Existen criterios claramente definidos para iniciar el tratamiento con quimioterapia. Se debe mantener el tratamiento con esta durante 6 semanas más tras conseguir unos niveles normales de hCG.
- La monoterapia con metotrexato o actinomicina D es de elección en las pacientes con enfermedad de bajo riesgo y con indicación de tratamiento con quimioterapia.
- En la enfermedad de alto riesgo, se deben usar esquemas de quimioterapia en combinación. El EMA-CO es el más utilizado y el esquema EMA-EP se usa en las recaídas.

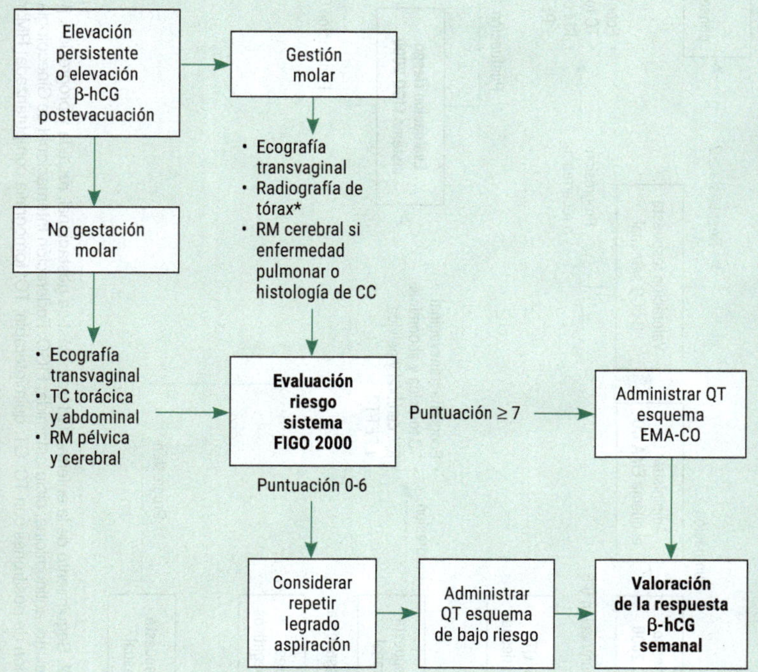

Algoritmo 67-1. Tratamiento médico de la enfermedad trofoblástica gestacional. *Si la radiografía de tórax es sospechosa, confirmar con TC torácica. β-hCG: gonadotropina coriónica β; CC: coriocarcinoma; EMA-CO: etopósido, metotrexato, actinomicina, ciclofosfamida; QT: quimioterapia; RM: resonancia magnética; TC: tomografía computarizada.

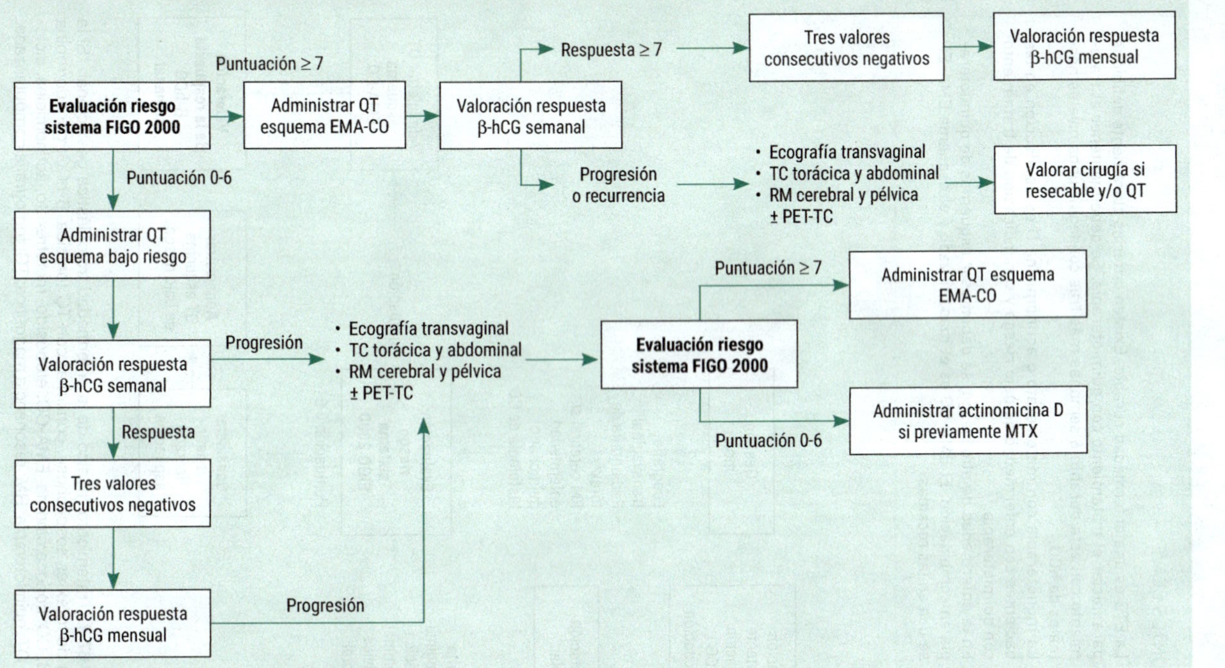

Algoritmo 67-2. Seguimiento de la enfermedad trofoblástica gestacional, recaída y progresión. β-hCG: gonadotropina coriónica β; EMA-CO: etopósido, metotrexato, actinomicina, ciclofosfamida; FIGO: Federación Internacional de Ginecología y Obstetricia; MTX: metotrexato; PET-TC: tomografía por emisión de positrones con TC; QT: quimioterapia; TC: tomografía computarizada; RM: resonancia magnética.

BIBLIOGRAFÍA

Berkowitz RS, Goldstein DP. Clinical practice. Molar pregnancy. N Engl J Med. 2009;360: 1639-45.

Deng L, Zhang J, Wu T. Combination chemotherapy for primary treatment of high risk gestational trophoblastic tumour. Cochrane Database Syst Rev. 2013;31(1):CD005196.

Lawrie TA, Alazzam M, Tidy J, Hancock BW, Osborne R. First-line chemotherapy in low-risk gestational trophoblastic neoplasia. Cochrane Database Syst Rev. 2016;CD007102.

Santaballa A, García Y, Herrero A, Laínez N, Fuentes J, De Juan A, et al. SEOM clinical guidelines in gestational trophoblastic disease (2017). Clin Transl Oncol. 2018;20:38-46.

Seckl MJ, Sebire NJ, Fisher RA, Golfier F, Massuger L, Sessa C. Gestational trophoblastic disease: ESMO Clinical Practice Guidelines for diagnosis, treatment and follow-up. Ann Oncol. 2013;24(6):39-50.

Seguimiento de la enfermedad trofoblástica gestacional 68

R. J. Navarro Ávila y M. Fernández Chereguini

SEGUIMIENTO TRAS MOLA HIDATIFORME (MH)

El seguimiento de la paciente después de la evacuación de una mola hidatiforme (MH) (**Algoritmo 68-1**) es clave para diagnosticar a tiempo la posible neoplasia trofoblástica gestacional (NTG) y poder iniciar el tratamiento lo antes posible. El control se realiza determinando cuantitativamente los niveles de gonadotropina coriónica humana (hCG) sérica. Se deben vigilar los niveles de hCG sérica cada semana hasta que se obtengan tres valores normales consecutivos y después de forma mensual o hasta que se cumplan criterios de NTG. Hay que indicar que el riesgo de NTG posmolar es muy bajo tras alcanzar esta normalización. En el caso de MH completa, por su mayor riesgo de desarrollar una NTG, se debe hacer un seguimiento con niveles mensuales de hCG de hasta 12 meses.

Cuando los valores de hCG se mantienen estables o se elevan de forma prolongada tras la evacuación de una mola se plantea el diagnóstico de NTG (en el 15-20 % después de la evacuación de una MH completa y solo en el 1-5 % si se evacuó una MH parcial). Ante esta situación se debe realizar una exploración completa dirigida a identificar posibles metástasis y otros factores pronósticos con relevancia clínica para priorizar e iniciar el tratamiento lo antes posible. Es muy importante detectar la NTG en sus fases iniciales, ya que el retraso en el diagnóstico podría empeorar el pronóstico y reducir la respuesta al tratamiento.

Se deben establecer medidas anticonceptivas eficaces durante el seguimiento de los valores de hCG. Aunque los embarazos producidos poco después de una evacuación molar suelen evolucionar con normalidad, este tipo de embarazos dificulta la detección de una posible elevación de la hCG a causa de una NTG. Los anticonceptivos hormonales combinados (ACH) no incrementan la incidencia de NTG posmolar ni alteran el patrón de regresión de los valores de hCG. Se recomienda el uso de ACH como método anticonceptivo, ya que inhiben el pico de hormona luteinizante (LH) al impedir la ovulación (la LH comparte una subunidad alfa con la hCG, por lo que el pico de LH podría originar un valor falsamente positivo de hCG). Se ha demostrado que el uso de ACH no está asociado con el desarrollo de NTG posmolar o retraso en la negativización de hCG; se recomiendan para prevenir una nueva concepción después de una MH, independientemente del nivel de hCG.

Una vez completado el seguimiento y tras haber mantenido la remisión un mínimo de 6 meses, se puede recomendar, si la paciente lo desea, un nuevo embarazo. Las pacientes con antecedentes de gestación molar siguen teniendo un riesgo elevado de NTG en todos los embarazos posteriores. Por tanto, se recomienda la evaluación anatomopatológica de la placenta y los productos de la concepción en todos los embarazos posteriores. También se debe realizar una determinación sérica de hCG a las 6 semanas del parto o, en su caso, del aborto.

SEGUIMIENTO DURANTE Y DESPUÉS DEL TRATAMIENTO DE LA NEOPLASIA TROFOBLÁSTICA GESTACIONAL

Durante el tratamiento quimioterápico se deben vigilar los valores cuantitativos de hCG sérica cada semana. Se habla de respuesta al tratamiento quimioterápico si hay una reducción de la hCG > 10 % durante un ciclo; de estabilización ante una variación de la hCG de ± 10 % durante un ciclo, y de resistencia cuando se eleva la hCG > 10 % durante un ciclo o se estabiliza durante dos ciclos de quimioterapia. Ante una resistencia se debe reevaluar a la paciente en busca de nuevas metástasis y valorar quimioterapia alternativa, así como la extirpación de los focos de enfermedad resistentes al tratamiento. Se considera que la paciente está en remisión si se tienen tres valores semanales consecutivos de hCG normales, situación en la que se debe valorar la quimioterapia de mantenimiento.

Para el seguimiento de la remisión (**Algoritmo 68-2**) se deben realizar valoraciones de hCG cada 2 semanas × 3 meses y después cada mes hasta completar el año. A partir del segundo año, se recomienda realizar cuantificación de hCG, exploración física y ecografía vaginal cada 6 meses durante 3 años y después anualmente hasta 5 años. La realización de examen pélvico y ecografía transvaginal complementa el estudio, pero no hay evidencia de que mejore la tasa de detección de recurrencias.

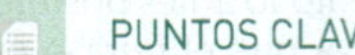

PUNTOS CLAVE

- El seguimiento de la paciente después de la evacuación de una MH es clave para diagnosticar a tiempo la posible NTG.
- El control se realiza determinando los niveles de hCG sérica. Si los valores de hCG se mantienen estables o se elevan de forma prolongada tras la evacuación de una MH, se plantea el diagnóstico de NTG. Se debe realizar una exploración completa dirigida a identificar posibles metástasis y otros factores pronósticos con relevancia clínica e iniciar el tratamiento lo antes posible.
- Se habla de respuesta al tratamiento quimioterápico si hay una reducción de la hCG > 10 durante un ciclo; de estabilización ante una variación de ± 10 % durante un ciclo, y de resistencia cuando se eleva > 10 % durante un ciclo.
- Se considera que la paciente está en remisión si se tienen tres valores semanales consecutivos de hCG normales.

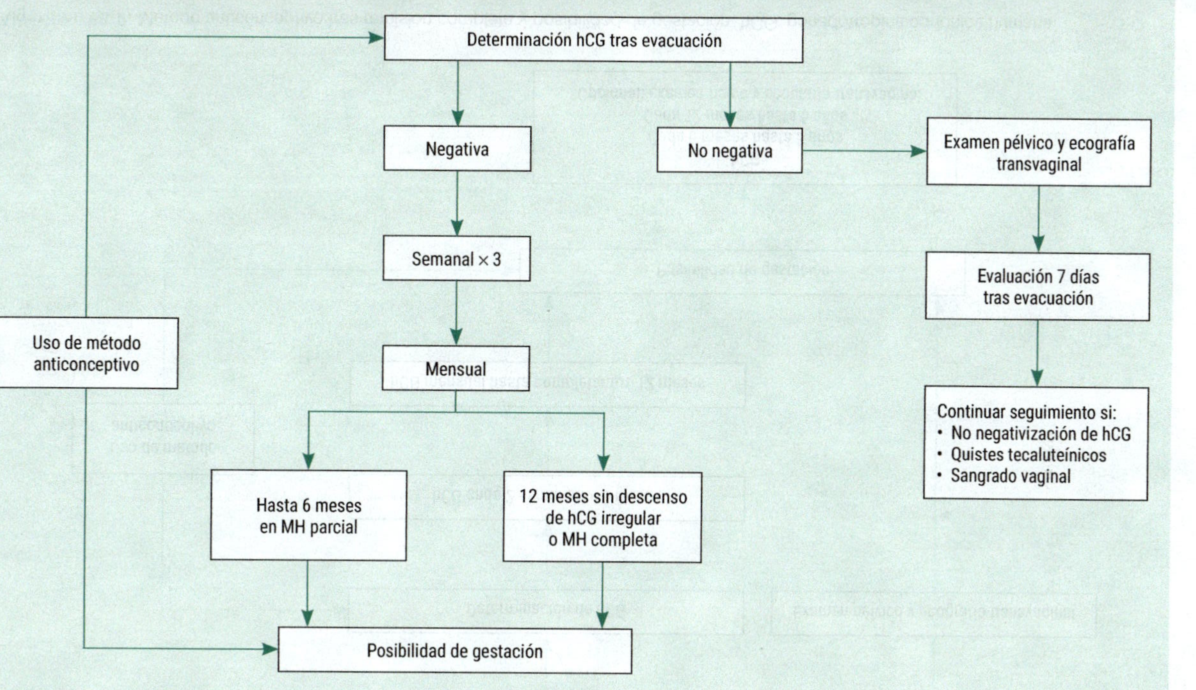

Algoritmo 68-1. Determinación de hCG tras evacuación. Uso de método anticonceptivo. hCG: gonadotropina coriónica humana; MH: mola hidatiforme.

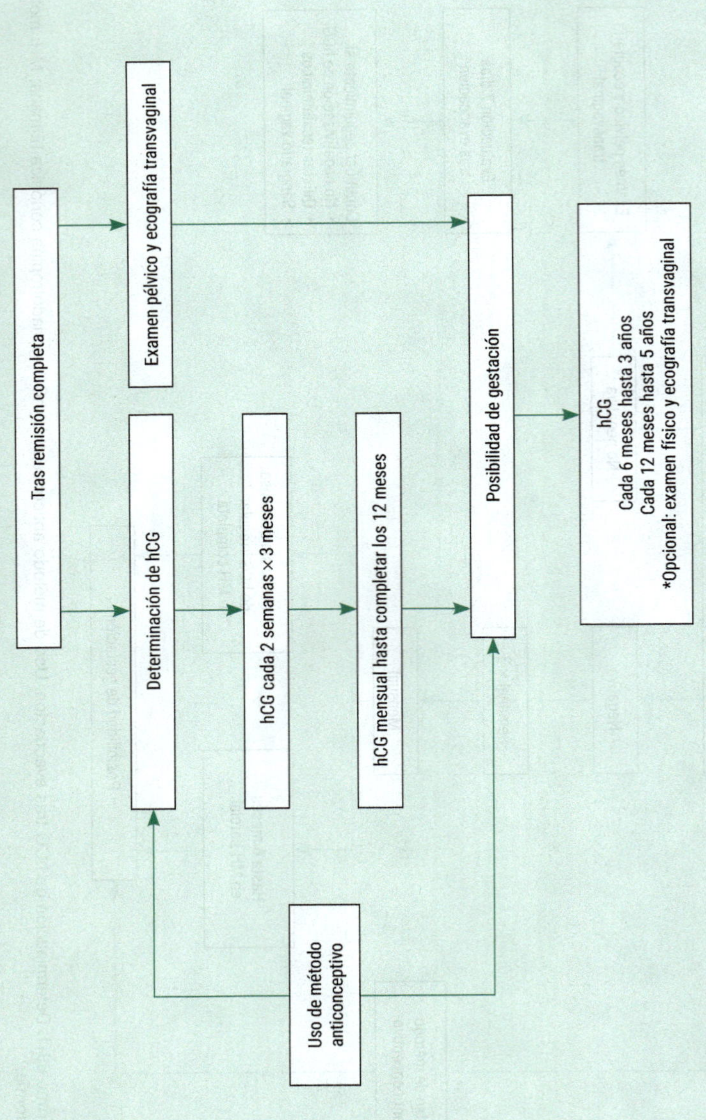

Algoritmo 68-2. Método anticonceptivo tras remisión completa y posibilidad de gestación. hCG: gonadotropina coriónica humana.

BIBLIOGRAFÍA

Female Genital Tumors. WHO Classification of Tumors, 5th edition, Volume 4, 2020.

Oncoguía SEGO: Enfermedad trofoblástica gestacional. Guías de práctica clínica en cáncer ginecológico y mamario. Publicaciones SEGO, octubre 2020.

Manejo quirúrgico

9

Sección I. Anatomía quirúrgica

Sección II. Técnica quirúrgica

Sección III. Otros procedimientos

Sección IV. Cuidados quirúrgicos

Pelvis femenina y espacios avasculares

69

Á. García-Granero García-Fuster y V. Lago Leal

INTRODUCCIÓN

El conocimiento de la anatomía quirúrgica de la pelvis femenina y de los espacios avasculares pélvicos es fundamental tanto para conseguir resecciones oncológicas correctas, con márgenes libres de infiltración tumoral, como para disminuir el riesgo de complicaciones intraoperatorias. La pelvis se puede dividir en un compartimento supraperitoneal y otro subperitoneal o compartimento pélvico supraelevador.

ESPACIOS AVASCULARES PÉLVICOS SUBPERITONEALES EN LA PELVIS FEMENINA

El compartimento pélvico supraelevador se divide en los siguientes espacios pélvicos, con sus correspondientes límites (**Vídeo 69-1**):

- Retrorrectal: fascia presacra (límite posterior), mesorrecto (límite anterior), comunicación con el espacio pararrectal (límite lateral) y musculatura elevadora del ano (suelo).
- Pararrectal: fascia presacra y bifurcación de los vasos ilíacos y tronco posterior de los vasos hipogástricos (límite posterior), recto y mesorrecto (límite medial), uréter, nervio hipogástrico y tronco anterior de los vasos hipogástricos (límite lateral), tronco común vascular genitourinario (límite anterior) y musculatura elevadora del ano (suelo).
- Paravesical: tronco común vascular genitourinario (límite posterior), cintilla iliopúbica (límite anterior), pared vesical (límite medial), vasos ilíacos externos, vasos y nervio obturador (límite lateral) y fascia propia del músculo obturador (suelo).
- Prevesical: pared anterior vesical (límite posterior), cintilla iliopúbica y pubis (límite anterior), continuación con el espacio paravesical y agujero obturador (límite lateral) y fascia pubocervical (suelo).

Estos espacios son comunes para la pelvis masculina y la femenina. Existen dos espacios propios de la pelvis femenina: el espacio rectovaginal y el espacio vesicouterino/vesicovaginal.

La disección y medialización de la fascia endopélvica o fascia uretero-hipogástrica, que contiene el uréter y el nervio hipogástrico inferior, permite acceder a los compartimentos laterales de la pelvis sin lesionar estas dos estructuras (**Vídeo 69-2**).

COMPARTIMENTOS LATERALES PÉLVICOS

Los compartimentos laterales son tres, de medial a lateral (**Vídeo 69-3**):

- El primero (I) está formado por las estructuras que contiene la fascia endopélvica propiamente dicha (uréter y nervio hipogástrico inferior).
- El segundo (II) está localizado entre la fascia uretero-hipogástrica y los vasos ilíacos internos o hipogástricos, y contiene las ramas vasculares rectales, el tronco común vascular genitourinario y el plexo nervioso autónomo pélvico inferior.
- El tercero (III) se sitúa entre los vasos hipogástricos y los vasos ilíacos externos, y contiene la arteria y la vena obturatriz y el nervio obturador. La pared lateral de este tercer compartimento es la fascia pélvica parietal, que corresponde a la fascia muscular propia del músculo obturador.

ESQUEMA DE ANATOMÍA QUIRÚRGICA VASCULAR PÉLVICA

Dentro de la variabilidad vascular, se puede esquematizar la disposición arterial y su satélite venosa (**Vídeo 69-4**):

- La arteria ilíaca común se divide en ilíaca interna e ilíaca externa a la altura del promontorio.
- La arteria ilíaca externa no presenta ramas vasculares hasta la arteria circunfleja ilíaca y la arteria epigástrica inferior.
- La arteria ilíaca interna se divide en tronco posterior y tronco anterior.
- Del tronco posterior surgirán, como ramas fundamentales, las arterias iliolumbar y glútea superior.
- El tronco anterior se divide, a su vez, en una rama posterior y otra anterior. La posterior dará las arterias glútea inferior y pudenda. Los vasos obturadores suelen surgir de esta rama posterior. La conexión vascular venosa entre la vena obturadora y los vasos epigástricos inferiores se conoce como rama púbica o *corona mortis*. De la rama anterior, cuya porción terminal es la arteria umbilical obliterada, surgirán la arteria rectal media (presente en el 30 % de los pacientes) y el tronco común genitourinario, la arteria uterina superficial, la uterina profunda, la vesical superior y la vesical inferior. La disposición de este tronco vascular rectal y genitourinario dividirá el espacio pélvico lateral en dos fosas o espacios avasculares laterales pélvicos.

ESPACIOS AVASCULARES PÉLVICOS LATERALES

Estos espacios y sus límites correspondientes son (**Vídeo 69-5**):

- Fosa posterior: fascia presacra y bifurcación de los vasos ilíacos y tronco posterior de los vasos hipogástricos (límite posterior), fascia uretero-hipogástrica, recto y mesorrecto (límite medial), tronco anterior de los vasos hipogástricos (límite lateral), tronco común vascular genitourinario (límite anterior) y musculatura elevadora del ano (suelo).

- Fosa anterior: tronco común vascular genitourinario (límite posterior), cintilla iliopúbica y continuación con espacio prevesical (límite anterior), arteria vesical superior y umbilical y pared vesical (límite medial), vasos ilíacos externos, vasos y nevio obturador (límite lateral). En la zona de transición de la fosa anterior al plano prevesical se sitúa el agujero obturador.

Se ha descrito el espacio avascular de Okabayashi con el objetivo de facilitar la localización del nervio hipogástrico inferior y el plexo nervioso pélvico inferior. Está situado entre el uréter y el ligamento uterosacro.

ESQUEMA DE ANATOMÍA QUIRÚRGICA NERVIOSA PÉLVICA

El plexo nervioso pélvico inferior está formado por ramas nerviosas autónomas simpáticas y parasimpáticas, que se incorporan desde (▶ **Vídeo 69-6**):

- Nervio hipogástrico inferior, que contiene tanto ramas simpáticas como parasimpáticas.
- Cadena simpática parasacra.
- Ramas parasimpáticas desde S2, S3 y S4.

Desde el plexo nervioso pélvico inferior, surgirán ramas simpáticas y parasimpáticas hacia el recto y el aparato genitourinario.

El nervio ciático se formará a partir de ramas del tronco lumbosacro y de S1, S2 y S3; el nervio pudendo lo hará a partir de S2, S3 y S4.

CONFLUENCIA ANATÓMICA VÁSCULO-URÉTERO-NERVIOSA

La lesión ureteral se suele producir en esta zona anatomoquirúrgica. De forma esquemática, las estructuras anatómicas se sitúan (de superficial a profunda): arteria uterina superficial, uréter, vena uterina profunda, nervio hipogástrico inferior y plexo nervioso pélvico inferior (▶ **Vídeo 69-7**).

BIBLIOGRAFÍA

Cibula D, Abu-Rustum NR, Benedetti-Panici P, Köhler D, Raspagliesi F, Querleu D, et al. New classification system of radical hysterectomy: Emphasis on a three-dimensional anatomic template for parametrial resection. Gynecol Onco. 2011;122:264-8.

Kim J. Pelvic Exenteration: Surgical Approaches. J Korean Soc Coloproctol. 2012;28:286-93.

Mamatha H, Hemalatha B, Vinodini P, Sylvan A, Souza D, Suhani S. Anatomical Study on the Variations in the Branching Pattern of Internal Iliac Artery. Indian J Surg. 2015;77(2):248-52.

Querleu D, Cibula D, Abu-Rustum NR, Fanfani F, Fagotti A, Pedone Anchora L, et al. International expert consensus on the surgical anatomic classification of radical hysterectomies. Am J Obstet Gynecol. 2024;230(2):235.e1-235.e8.

Yabuki Y, Sasaki H, Hatakeyama N, Murakami G. Discrepancies between classic anatomy and modern gynecologic surgery on pelvic connective tissue structure: Harmonization of those concepts by collaborative cadaver dissection. Am J Obstet Gynecol. 2005;193:7-15.

Compartimento supramesocólico derecho: anatomía hepática, movilización hepática y elementos del hilio hepático

70

R. López-Andújar, N. Ballester Plá y D. Calatayud Mizrahi

INTRODUCCIÓN

El hígado es un órgano situado por debajo del hemidiafragma derecho, de aspecto liso, consistencia flexible y coloración parda rojiza, constituido por un parénquima friable y rodeado de una cápsula fibrosa delgada denominada cápsula de Glisson. El drenaje venoso del hígado se realiza a través de las tres venas hepáticas (derecha, media e izquierda), que desembocan en la vena cava. El hilio hepático está compuesto por tres elementos: arteria hepática, vía biliar y vena porta.

La anatomía funcional hepática descrita por Couinaud divide el hígado en ocho segmentos, siguiendo la distribución portal. Según esta descripción, las tres venas hepáticas separan el hígado en cuatro sectores, cada uno de los cuales recibe un pedículo portal. La disposición del pedículo portal y de las venas hepáticas divide el hígado en ocho segmentos independientes (**Fig. 70-1**).

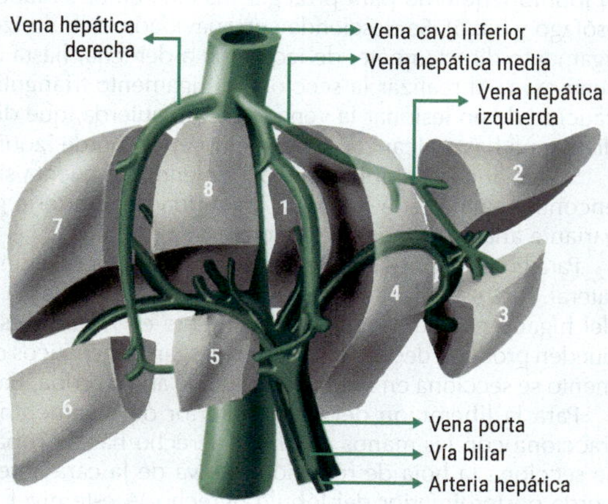

Figura 70-1. Segmentación hepática.

MECANISMOS DE FIJACIÓN DEL HÍGADO

Los mecanismos de fijación del hígado se describen a continuación:

- El hígado se une a la vena cava inferior a través de las venas suprahepáticas, que representan su principal medio de fijación.
- El ligamento frenohepático es la zona de adherencia de la cara posterior del hígado a la parte vertical del diafragma.
- El ligamento falciforme o suspensorio fija el hígado a la pared anterior del abdomen, y su porción inferior contiene el ligamento redondo, vestigio de la vena umbilical.
- El ligamento coronario es una reflexión del peritoneo visceral sobre el diafragma y sobre el peritoneo parietal posterior. Los dos extremos laterales del ligamento coronario constituyen los ligamentos triangulares derecho e izquierdo.
- El epiplón menor une el hígado a la curvatura menor del estómago y a la primera porción del duodeno, y en su borde derecho contiene el pedículo hepático.

MANIOBRAS PARA LA MOVILIZACIÓN HEPÁTICA

Para movilizar el hígado, en primer lugar, debe seccionarse el ligamento redondo, que puede servir de medio de tracción. En pacientes con hipertensión portal, la vena umbilical puede estar repermeabilizada, por lo que se aconseja realizar la sección entre ligaduras (▶ **Vídeo 70-1**).

A continuación, se secciona el ligamento falciforme hasta la cara anterior de la vena cava inferior, justo a la altura de la desembocadura de las venas hepáticas, procurando no lesionarlas.

Para la liberación del lóbulo izquierdo, se debe seccionar el ligamento triangular izquierdo. Para efectuar esta maniobra, se coloca un campo húmedo bajo el lóbulo izquierdo para proteger los elementos situados por detrás (estómago, esófago y bazo). Se desciende con suavidad el lóbulo izquierdo y se secciona el ligamento directamente, de izquierda a derecha, hasta el borde izquierdo de la vena cava. Al realizar la sección del ligamento triangular, hay que tener la precaución de no lesionar la vena frénica izquierda, que discurre a esa altura en el diafragma hasta alcanzar la vena cava en su borde izquierdo.

Se secciona el epiplón menor, teniendo en cuenta siempre la posibilidad de encontrar una arteria hepática izquierda de la arteria gástrica izquierda como variante anatómica, que se encontraría a este nivel.

Para liberar el lóbulo derecho, se empieza por seccionar la inserción peritoneal lateral. Para esta maniobra, el primer ayudante tracciona hacia él la parte derecha del hígado con suavidad, especialmente en hígados esteatósicos en los que se pueden producir decapsulaciones o desgarros hepáticos con más facilidad. El ligamento se secciona en su borde lateral de abajo arriba, hasta la cúpula del hígado.

Para la liberación del borde inferior del ligamento triangular, el ayudante tracciona con las manos el lóbulo derecho hacia arriba y hacia la izquierda, y se secciona la hoja de reflexión que va de la cara anterior de la celda renal al borde posteroinferior del lóbulo derecho. A este nivel, en la zona más inferior se encuentra, además, la glándula suprarrenal derecha, con su vena propia, que desemboca en la cara lateral derecha de la vena cava.

Una vez que se han seccionado las dos líneas de reflexión peritoneal del ligamento triangular, el hígado se separa de la cúpula diafragmática con un electrocauterio. Así se va produciendo una luxación hacia la izquierda de la parte derecha del hígado, procurando no exteriorizar este, sino transmitir esta rotación al hígado izquierdo a modo de luxación.

El hilio hepático está contenido en la parte inferior derecha del epiplón (omento) menor y agrupa las estructuras vasculares que aportan la sangre al hígado (la vena porta y arteria hepática) y de las vías biliares extrahepáticas. La vascularización hepática arterial y portal y el drenaje biliar del hígado pueden presentar muchas variaciones, que se describen en el **capítulo 73**.

La vena porta conduce al hígado la sangre venosa de la porción infradiafragmática del tubo digestivo, del páncreas y del bazo. Nace de la confluencia de tres troncos venosos a nivel retropancreático: la vena mesentérica superior, la vena esplénica y la vena mesentérica inferior.

La arteria hepática común nace del tronco celíaco y, tras el nacimiento de la arteria gastroduodenal, da lugar a la arteria hepática propia al pie del pedículo hepático. Las variantes anatómicas más habituales son dos: una arteria hepática izquierda de la arteria gástrica izquierda y una hepática derecha de la arteria mesentérica superior. Puede existir cualquier combinación entre estas tres arterias, aunque la disposición típica es una arteria hepática media, única, que vasculariza todo el hígado (76 % de los casos). Cuando existe una de estas variantes anatómicas, es importante evaluar si son ramas arteriales accesorias o puras (si existe al mismo tiempo una arteria hepática derecha o izquierda propia o si representan el único aporte de sangre arterial al hemihígado derecho o izquierdo).

Los dos conductos hepáticos (derecho e izquierdo) forman la vía biliar principal o conducto hepático común. La unión del conducto cístico forma el conducto colédoco, que a nivel del páncreas se unirá al conducto de Wirsung para drenar en la papila de Water, en la segunda porción duodenal.

Los elementos del pedículo hepático presentan la siguiente disposición: la vena porta es el elemento más posterior; la vía biliar principal se sitúa a lo largo del borde derecho de la vena porta; la arteria hepática común se localiza en el borde izquierdo de la vena porta. Si existe una arteria hepática izquierda de la gástrica, se localiza a nivel del epiplón menor.

Si existe una arteria hepática derecha de la arteria mesentérica superior, se debe buscar a la derecha del hilio hepático, por debajo de la vía biliar principal, y proximalmente discurrirá por detrás de la vena porta.

BIBLIOGRAFÍA

Blumgart's Surgery of the Liver, Biliary Tract and Pancreas. 5ª ed. Saunders: Elsevier, 2012;31-2.

Castaing D, Veilhan L. Anatomie du foie et des voies biliaires. Techniques chirurgicales-Appareil digestif. EMC. 2006;40-760.

Lowe MC, D'Angelica MI. Anatomy of Hepatic Resectional Surgery. Surg Clin North Am. 2016;96:183-95.

Nicholas J Zyromski. Handbook of Hepato-Pancreato-Biliary Surgery. Philadelphia: Wolters Kluwer, 2014; 111-3.

71 Compartimento supramesocólico izquierdo: anatomía esplénica y esplenectomía

D. Calatayud Mizrahi, F. Orbis Castellanos y E. Álvarez Sarrado

INTRODUCCIÓN

El bazo es un órgano sólido, encapsulado y frágil, localizado en el espacio supramesocólico y subfrénico izquierdo. Tiene una doble función, como regulador del sistema hematopoyético y como partícipe en el sistema inmunológico. Actualmente, el 50 % de las esplenectomías se realizan de manera electiva para el control de enfermedades hematológicas, un 30 % se realizan de manera urgente por traumatismos abdominales cerrados y un 20 % por lesiones yatrogénicas producidas durante otra cirugía, fundamentalmente por desgarro de su cápsula durante las maniobras de separación y disección quirúrgica.

ANATOMÍA QUIRÚRGICA ESPLÉNICA

El bazo embrionario se desarrolla en el seno del mesogastrio dorsal, lo que en el adulto le confiere unas relaciones y fijaciones anatómicas complejas. Se sitúa por detrás del estómago en la parte más posterior del hipocondrio izquierdo, en relación con el diafragma y las últimas costillas en su cara superior y anterolateral, con la cola del páncreas en la zona medial, con el ángulo superior izquierdo del colon transverso en su borde inferior y con la glándula suprarrenal y el polo superior del riñón izquierdo en la cara posteroinferior.

El peritoneo esplénico rodea completamente el bazo y se extiende hacia los órganos vecinos formando varias fijaciones:

- Epiplón gastroesplénico: discurre desde la curvatura mayor gástrica hasta el hilio esplénico y contiene los vasos cortos que nacen de la arteria gastroepiploica, rama de la arteria esplénica.
- Epiplón pancreatoesplénico: envuelve la cola del páncreas y el pedículo vascular del bazo que surge por detrás de esta.
- Ligamento frenoesplénico: es un repliegue peritoneal que fija el bazo al diafragma.
- Ligamento coloesplénico: es inconstante y fija el peritoneo esplénico al ángulo esplénico del colon. Se continúa con el gran epiplón que, desde la curvatura mayor gástrica, cae por encima del colon transverso.

La arteria esplénica nace del tronco celíaco y se dirige, por el borde superior del páncreas, hacia el hilio esplénico. Durante su trayecto, se hace cada vez más sinuosa y va dando ramas pancreáticas hasta que, en su porción terminal, se bifurca en dos ramas lobulares antes de penetrar en el bazo. De la rama inferior nace, además, la arteria gastroepiploica izquierda, que se anastomosa con su homónima derecha procedente de la arteria gastroduodenal, formando un arco vascular en la curvatura mayor gástrica. De las ramas terminales se originan los vasos cortos que discurren por el epiplón gastroesplénico para irrigar el fundus gástrico.

Siempre por debajo de la arteria esplénica, la vena esplénica recorre la cara posterior del páncreas, donde recibe el drenaje de la vena mesentérica inferior, y se une, a la altura de la cabeza pancreática, a la vena mesentérica superior para formar el tronco portal.

TÉCNICA QUIRÚRGICA: ESPLENECTOMÍA

Control de la hemorragia

Ante una hemorragia esplénica, el primer gesto debe dirigirse a controlar el sangrado con maniobras de compresión, agarrando el bazo con la mano izquierda, apoyados en una compresa, y comprimiéndolo contra la columna vertebral.

Si la lesión es un desgarro capsular superficial y poco extenso, se puede intentar la hemostasia con electrocoagulación o con un coagulador de gas argón. También existen diversos productos hemostáticos de aplicación directa que pueden utilizarse en desgarros más graves, como colágeno de origen bovino (Floseal®), cola de fibrina (Tissucol®), placas de fibrinógeno y trombina de origen humano (Tachosil®) o placas de celulosa regenerada oxidada (Surgicel®, Veriset®).

Si la lesión del bazo es más grave, con lesiones parenquimatosas profundas o una afectación del pedículo que ocasione una hemorragia incoercible, estará indicada la esplenectomía, que deberá realizarse de forma rápida, pero reglada, siguiendo los tiempos quirúrgicos.

Movilización esplénica

En primer lugar, se tracciona hacia la línea media para exponer el peritoneo parietal posterior y seccionarlo lo más cerca posible del bazo. A continuación, se cambia la tracción hacia arriba para liberar el polo inferior. El ayudante separa el ángulo esplénico del colon, exponiendo las adherencias a este, que se seccionarán. El polo superior se libera mediante la sección del ligamento frenoesplénico, teniendo especial cuidado de no lesionar los vasos cortos. Por último, se diseca de forma roma el plano entre el bazo y el riñón izquierdo. Estas maniobras permiten exteriorizar el bloque pancreatoesplénico, que se puede mantener en esa posición colocando compresas por detrás del bazo. En este momento, ya se pueden clampar los vasos esplénicos si la hemorragia es importante (▶ **Vídeo 71-1**).

Secciones vasculares

Para abordar correctamente el hilio esplénico, se debe acceder a la transcavidad de los epiplones, para lo cual se secciona progresivamente el ligamento gastroesplénico, que contiene los vasos cortos. Esta sección se puede realizar entre pinzas tipo Bengolea o por medio de instrumentos selladores de vasos (Ligasure®, Ultrasonic®). En el borde inferior, se liga y se secciona la unión con la vena gastroepiploica, quedando así expuesto el pedículo esplénico.

La esplenectomía se finaliza con la ligadura y la sección de la arteria y la vena esplénicas, teniendo especial precaución en no lesionar la cola del páncreas para evitar una posible fístula pancreática. La sección del pedículo también puede realizarse con la ayuda de grapadoras mecánicas (anastomosis gastrointestinal, GIA).

Revisión de la hemostasia

Una vez completada la esplenectomía, se revisan el lecho quirúrgico, la cola del páncreas y la región suprarrenal, así como la curvatura mayor gástrica, el epiplón mayor y el ángulo esplénico del colon, para identificar posibles lesiones o puntos de sangrado. Para finalizar, se deja un drenaje, generalmente aspirativo, en el lecho quirúrgico.

CUIDADOS POSTQUIRÚRGICOS

Hay que vigilar las poco frecuentes, pero posibles, complicaciones quirúrgicas postoperatorias, como fístula pancreática, hemorragia del sitio quirúrgico, absceso subfrénico, pancreatitis distal o fístulas digestivas.

Tras una esplenectomía, hasta el 70 % de los pacientes presenta trombocitosis, que suele ir en aumento hasta la segunda semana, retornando a la normalidad en la mayor parte de los casos en 2 meses. Debido al riesgo trombótico, está indicada la profilaxis antitrombótica con heparina de bajo peso molecular, asociando 100 mg de ácido acetilsalicílico si la cifra de plaquetas es superior a 1.000.000/µL.

Dada la participación del bazo en la respuesta inmunológica, los pacientes esplenectomizados tienen un mayor riesgo de sufrir procesos infecciosos fulminantes y graves causados por determinados patógenos, por lo que deben ser vacunados contra *Streptococcus pneumoniae, Haemophilus influenzae* B y *Neisseria meningitidis* entre las 2 semanas y el mes siguiente a la cirugía. En determinados grupos de riesgo (jóvenes e inmunodeprimidos), también se recomienda la vacunación contra la gripe y la antibioterapia profiláctica empírica en caso de síndrome febril.

BIBLIOGRAFÍA

Arvieux C, Reche R, Breil P, Létoublon C. Traumatismes de la rate. Principes de techniques et de tactique chirurgicales. En: Douffiagues J. EMC-Techniques chirurgicales-Apapreil digestive. Paris: Elsevier, 2009; 40-750.

Holubar S, Wang J, Wolff G, Nagorney D, Dozois E, Cima R. Splenic salvage after intraoperative splenic injury during colectomy. Arch Surg. 2009;144:1040-5.

Testut L, Latarjet A. Bazo. Tratado de anatomía humana. Barcelona: Salvat Editores, 1976; 711-41.

Controles vasculares supramesocólicos. Acceso a la aorta y a la vena cava inferior suprahepática. Maniobra de Pringle

72

A. Boscà Robledo, E. M. Montalvá Orón y M. C. Muniesa Gallardo

INTRODUCCIÓN

El área vascular supramesocólica se compone de: aorta suprarrenal, tronco celíaco, arteria mesentérica superior, vena mesentérica superior, vena cava inferior y arterias renales. El control del área supramesocólica se realiza mediante una maniobra de rotación visceral medial izquierda o movilización hepática, o ambas cosas. La maniobra de Pringle permite ocluir la llegada de flujo sanguíneo hepático de forma intermitente.

ANATOMÍA VASCULAR SUPRAMESOCÓLICA

La aorta abdominal suprarrenal atraviesa el hiato aórtico y desciende verticalmente, en un plano retroperitoneal, por la línea media un poco desviada hacia la izquierda. Antes del origen de las arterias renales, se ramifica en arterias frénicas inferiores, tronco celíaco y arteria mesentérica superior.

La vena cava inferior (VCI) está formada por la confluencia de la vena ilíaca común derecha y la vena ilíaca común izquierda, que drenan la sangre de las extremidades inferiores y la pelvis. Asciende por el retroperitoneo, a la derecha de la aorta abdominal, y recibe, en orden ascendente, las venas lumbares, la vena gonadal derecha, las venas renales, la vena suprarrenal derecha, las venas hepáticas y las venas frénicas inferiores. Las venas hepáticas son tres (derecha, media e izquierda) y drenan en la VCI inmediatamente inferiores al diafragma. El lóbulo caudado tiene sus propias ramas que drenan directamente en la VCI.

La vena porta forma parte del hilio hepático junto con la arteria hepática y la vía biliar. Está formada por la unión de tres grandes troncos venosos: vena mesentérica superior, vena esplénica y vena mesentérica inferior. Esta última puede desembocar en la vena mesentérica superior, en la vena esplénica (formando el tronco esplenomesentérico) o directamente en la vena porta. En el hilio hepático, la vena porta se sitúa en la parte posterior y se bifurca en dos ramas, derecha e izquierda, para cada lóbulo hepático.

ACCESO VASCULAR: MANIOBRAS

La maniobra que se requiere para el acceso a las estructuras vasculares de la región supramesocólica se elige en función de si es preciso acceder a la aorta y sus ramas o a la VCI. En el primer caso, se realiza de forma preferente la maniobra de Mattox. La VCI precisa movilización hepática (▶ **Vídeo 72-1**).

Control de la aorta supracelíaca

El control de la aorta supracelíaca se puede realizar de dos formas diferentes: mediante rotación visceral medial izquierda o por control proximal.

La mejor forma de exponer la aorta abdominal es mediante una maniobra de rotación visceral medial izquierda, o *maniobra de Mattox*, que permite la elevación y la movilización de todas las vísceras intraabdominales hacia la línea media. Existen dos modalidades: sin movilización renal izquierda (*maniobra de Gómez y Gómez*) o con movilización renal (acceso a la aorta posterior).

La técnica consiste en la movilización del bazo, el colon descendente, el ángulo esplénico, el riñón y el páncreas, empezando por la sección de la reflexión peritoneal en el parietocólico izquierdo. Se inicia en la parte más inferior, a la altura del colon sigmoideo, con posterior avance de la disección en dirección superior hasta el ángulo esplénico y medial.

La ventaja de esta técnica es que permite la visualización completa de la aorta desde el hiato diafragmático hasta su bifurcación y, por tanto, el acceso al tronco celíaco y a la arteria mesentérica superior. También expone el riñón izquierdo y el hilio renal. El principal inconveniente es el riesgo de lesión del bazo y del riñón izquierdo, y de su vascularización (avulsión de la vena lumbar izquierda).

Otro abordaje es el control proximal a la altura de los pilares diafragmáticos. Se accede a la aorta abdominal supracelíaca mediante la disección del epiplón (omento) menor, incidiendo en el ligamento gastrohepático, con sección del ligamento triangular izquierdo y movilización del lóbulo hepático izquierdo hacia la derecha, retracción del estómago hacia abajo y lateralización hacia la izquierda del esófago.

En cualquiera de las dos modalidades hay que disecar los tejidos hasta la adventicia de la arteria y tener cuidado con las arterias torácicas y lumbares posteriores para no desagarrarlas inadvertidamente. La oclusión arterial se puede realizar con un *clamp* de Satinsky o con una cinta para torniquete.

Control de la vena cava inferior

Para conseguir acceder a la vena cava suprahepática y retrohepática, es preciso realizar una maniobra de movilización hepática. Esta maniobra permite la lateralización del lóbulo hepático derecho hacia la línea media, continuando con la disección del plano retroperitoneal hasta exponer el borde derecho de la VCI suprahepática y retrohepática, además del riñón derecho y la glándula suprarrenal derecha, pudiéndose realizar en ese momento la ligadura de la vena suprarrenal derecha.

Para lograr el control de la VCI, se debe luxar el hígado hacia la derecha. Se incide sobre el peritoneo del borde medial izquierdo de la VCI y, de esta forma, se puede rodear la VCI retrohepática y encontrar el plano de disección realizado en el borde derecho. Se prosigue la disección hacia abajo unos 3-4 cm, lo que permitirá controlar la vena cava infrahepática y retrohepática, y sus ramas. El control de la VCI se puede realizar incluyendo o no las tres venas suprahepáticas (**Fig. 72-1**).

Una vez completada la disección y para asegurar la exclusión hepática, se deben colocar *clamps* vasculares o torniquetes, en el siguiente orden, para evitar la estasis de sangre en el hígado: primero en el ligamento hepatoduodenal (*maniobra de Pringle*); a continuación, en la VCI infrahepática, y, en último lugar, en la VCI suprahepática.

Un número variable de ramas venosas hepáticas drenan en la VCI retrohepática desde la superficie posterior del lóbulo hepático derecho y el lóbulo, y deben ligarse para evitar problemas de sangrado. Habitualmente, esta maniobra se realiza en conjunto con técnicas de rotación visceral medial derecha (*maniobra de Cattell Braasch, maniobra de Kocher*), que se describirán en el capítulo correspondiente (v. **cap. 74**).

Maniobra de Pringle

La maniobra de Pringle permite realizar una oclusión del aflujo sanguíneo hepático mediante el clamplaje (pinzamiento) del hilio hepático (vena porta, arteria hepática y vía biliar común). Se suele usar en las resecciones hepáticas durante la transección parenquimatosa, para evitar/minimizar el sangrado, y en casos de lesión hepática traumática, para controlar el sangrado. Se accede a la cara

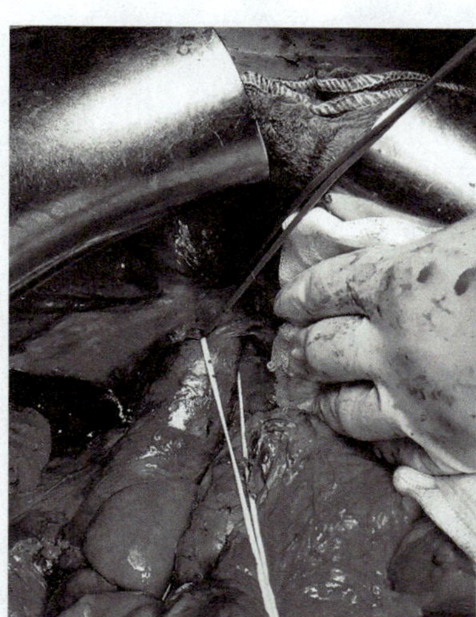

Figura 72-1. Control vascular de la vena cava inferior.

posterior del hilio a través del hiato de Winslow y se requiere la apertura del epiplón menor. Se rodea el ligamento hepatoduodenal con una cinta fina, pudiendo realizar la oclusión con un *clamp* vascular recto o con un torniquete. El tejido linfograso que rodea el pedículo impide la lesión de las estructuras vasculares o biliares durante la oclusión. Habitualmente, se realiza de forma intermitente manteniéndose durante períodos de isquemia de 15 minutos, con 5 minutos de perfusión entre las aplicaciones.

BIBLIOGRAFÍA

Jover Navalón JM, Carabias Hernández A, Ortega I. Técnicas quirúrgicas complejas para el control de la hemorragia. Cir Esp. 2009;85(1):35-9.

Kieffer E. Cirugía de las arterias digestivas. Encycl Méd Chir. París: Elsevier, 2003;40-70.

Wahlberg E, Olofsson P, Goldstone J. Emergency Vascular Surgery. Berlín-Heidelberg: Springer, 2007; 201.

Wind GG, Valentine RJ. Anatomic Exposures in Vascular Surgery. Philadelphia: Wolters Kluwer, 2013; 587.

Anatomía del tronco celíaco y sus ramas

73

J. Maupoey Ibáñez, R. Jiménez-Rosellón y V. Ibáñez Pradas

INTRODUCCIÓN

El tronco celíaco tiene su origen en la cara anterior de la aorta abdominal, a la altura de la primera vértebra lumbar, con una variación anatómica aproximada de un cuerpo vertebral en sentido superior o inferior. Inmediatamente a su origen, se divide en tres ramas: la arteria gástrica izquierda (o coronaria estomáquica), la arteria hepática (que se subdivide en la arteria gastroduodenal y la arteria hepática propia) y la arteria esplénica (▶ **Vídeo 73-1**).

ARTERIA HEPÁTICA

La distribución de la vascularización arterial dependiente del tronco celíaco no es constante. La disposición anatómica más prevalente consiste en una arteria hepática común con origen en el tronco celíaco. Según la clasificación de Michaels, se han descrito 10 variantes anatómicas diferentes, dependiendo de la ramificación arterial del tronco celíaco (**Fig. 73-1**).

Tras su origen en el tronco celíaco, la arteria hepática se dirige hacia la parte más craneal de la primera porción del duodeno, recorriendo el borde superior del páncreas, ramificándose en la arteria gástrica derecha, y a la altura del píloro se bifurca en la arteria gastroduodenal (cuyas principales ramas son la arteria gastroepiploica derecha y la arteria pancreatoduodenal superior) y en la arteria hepática propia, que en el hilio hepático se divide en sus ramas terminales, izquierda y derecha, siendo esta última la que habitualmente irriga la vía biliar y la vesícula.

La arteria hepática propia se dirige hacia arriba y hacia la izquierda, formando el pedículo hepático, donde se sitúa anterior con respecto a la vena porta y a la izquierda de la vía biliar principal, entre las dos hojas del epliplón menor, y emite la arteria gástrica derecha o arteria pilórica; en el hilio hepático se divide en izquierda y derecha, que a su vez se ramifica en una arteria anterior, para los segmentos V y VIII, una rama para la vesícula y el segmento I, y una arteria posterior para los segmentos VI y VII.

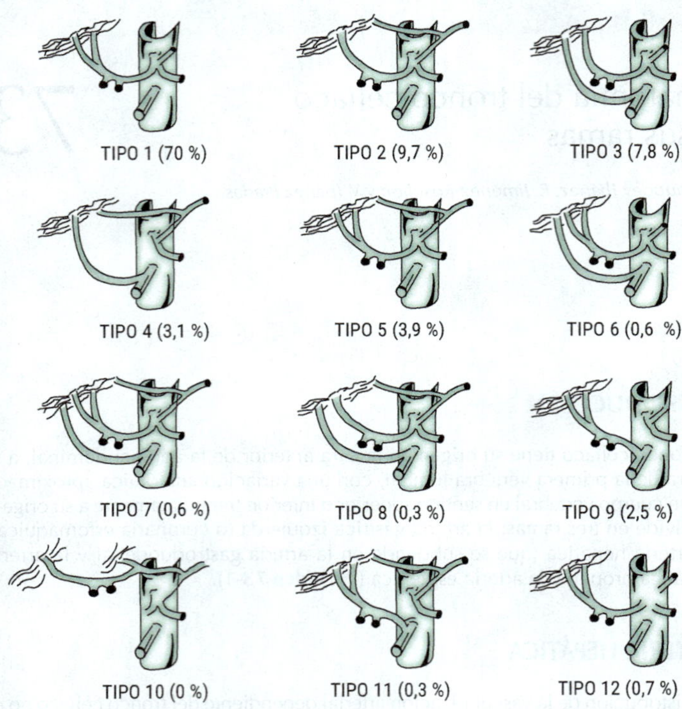

Figura 73-1. Variaciones anatómicas del tronco celíaco.

ARTERIA GÁSTRICA IZQUIERDA Y VASCULARIZACIÓN GÁSTRICA

La vascularización arterial gástrica depende de la arteria gástrica izquierda, la arteria gástrica derecha (o arteria pilórica), las arterias gastroepiploicas, los vasos gástricos cortos y, en ocasiones, la arteria gástrica posterior. La vascularización gástrica procede fundamentalmente del tronco celíaco, aunque existen anastomosis intramurales a la altura de la unión esofagogástrica con arterias esofágicas originadas en la aorta torácica; a nivel de las arterias pilóricas, ramas de las arterias gástrica y gastroepiploica derechas se anastomosan con arterias submucosas en el duodeno y el antro gástrico.

La arteria gástrica izquierda, que puede originarse también en la arteria hepática común o directamente de la aorta, cruza la línea media hacia la parte superior del epiplón menor, se dirige a la parte superior de la curvatura menor, donde emite ramas esofágicas, y desciende a lo largo de la curvatura menor entre las dos hojas peritoneales del epiplón menor, emitiendo múltiples ramas para vascularizar el estómago. A la altura de la incisura angular, se anastomosa con la arteria gástrica derecha, que habitualmente es rama de la arteria hepática propia (o en ocasiones de la arteria gastroduodenal, de la arteria hepática común o izquierda).

Los vasos gástricos cortos, cuyo número suele variar entre cinco y siete, son ramas de la arteria esplénica (o, con menos frecuencia, de la gastroepiploica izquierda) que discurren por el ligamento gastroesplénico para irrigar el fundus gástrico y el cardias, y normalmente se anastomosan con ramas de la arteria gástrica izquierda y de la arteria gastroepiploica izquierda.

La arteria gastroepiploica izquierda, rama principal de la arteria esplénica, nace cerca del hilio esplénico y desciende entre las capas del ligamento gastroesplénico hasta la parte superior del epiplón mayor, discurriendo a lo largo de la curvatura mayor gástrica, vascularizando el estómago y el epiplón mayor, y se anastomosa con la arteria gastroepiploica derecha.

La arteria gastroepiploica derecha se origina habitualmente en la arteria gastroduodenal, detrás de la primera porción duodenal, anterior a la cabeza del páncreas, y se dirige hacia la izquierda y a lo largo de la curvatura mayor, emitiendo ramas para el antro y la parte inferior del estómago, el epiplón y ramas pancreático-duodenales.

ARTERIA ESPLÉNICA

La arteria esplénica es una de las arterias más tortuosas del organismo. Habitualmente es una de las ramas terminales del tronco celíaco, aunque se han descrito casos con origen en la arteria hepática común, en la arteria gástrica izquierda, en la aorta abdominal o en forma de un tronco esplenomesentérico. Se dirige hacia abajo y hacia la izquierda, a lo largo del borde superior del cuerpo y la cola del páncreas, emitiendo numerosas ramas para vascularizarlo (pancreáticas dorsales, arteria pancreática mayor, arterias para la cola del páncreas), cruza por delante del riñón y de la glándula suprarrenal izquierdos, y se introduce en el ligamento esplenorrenal. Al final de su recorrido, emite los vasos gástricos cortos y la arteria gastroepiploica izquierda, y de forma inconstante puede dar una arteria gástrica posterior adicional.

Hay que destacar que el bazo tiene una vascularización terminal, de forma que la trombosis de alguna arteria segmentaria produce un infarto esplénico. También se debe mencionar que el polo superior del bazo recibe un aporte sanguíneo arterial adicional procedente de los vasos gástricos cortos en el ligamento gastroesplénico.

BIBLIOGRAFÍA

López-Andújar R, Moya A, Montalvá E, Berenguer M, De Juan M, San Juan F, et al. Lessons learned from anatomic variants of the hepatic artery in 1,081 transplantated livers. Liver Transpl. 2007;13:1401-4.

Panagouli E, Venieratos D, Lolis E, Skandalakis P. Variations in the anatomy of the celiac trunk: a systematic review and clinical implications. Ann Anat. 2013;195:501-11.

Richard L, Wayne Vogl A, Mitchell AWM., Gray's Anatomy for Students. Churchill Livingstone: Elsevier, 2015.

Torres K, Staśkiewicz G, Denisow M, Pietrzyk L,Torres A, Szukała M. Anatomical variations of the celiac trunk in the homogeneous Polish population. Folia Morphol (Warsz). 2015;74:93-9.

Anatomía retroperitoneal. Controles vasculares inframesocólicos (aorta y cava inferior infrahepática). Maniobra de Cattell-Braasch y maniobra de Kocher

74

F. Mingol Navarro, A. Boscà Robledo y J. Maupoey Ibáñez

ANATOMÍA RETROPERITONEAL

El retroperitoneo es el espacio situado entre la hoja posterior del peritoneo parietal posterior y la pared posterior del abdomen. El espacio retroperitoneal puede dividirse en tres subcompartimentos anatómicos, que van a contener órganos y estructuras vasculares, linfáticas y nerviosas (**Fig. 74-1**):

- **Compartimentos laterales:** están divididos por la fascia renal anterior (fascia de Gerota) y posterior (fascia de Zuckerkandl) en tres espacios separados: pararrenal anterior (contiene parte del colon ascendente y descendente, duodeno y páncreas), perirrenal (riñón, suprarrenal, uréter, vasos y linfáticos) y pararrenal posterior (tejido adiposo).
- **Compartimento central vascular:** en él se encuentra la aorta (del hiato aórtico en D12 a la bifurcación en L4) y sus colaterales, la vena cava inferior y afluentes desde L5 y hasta la bifurcación con las venas ilíacas comunes, el tronco

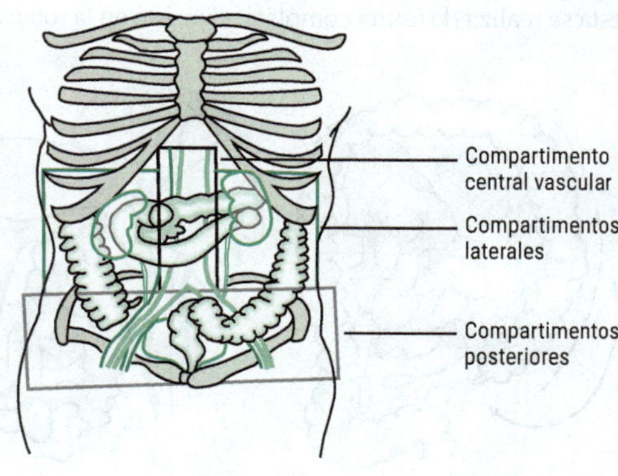

Figura 74-1. Compartimentos retroperitoneales.

linfático lateroaórtico lumbar y preaórtico visceral, el conducto torácico y la cisterna de Pecquet (L2), y el sistema simpático lumbar.

- **Compartimentos simétricos posteriores:** incluyen el músculo psoas mayor, que se extiende desde T12 hasta el trocánter menor, y el músculo cuadrado lumbar, que tapizan toda la pared posterior del retroperitoneo.

CONTROLES VASCULARES (AORTA, CAVA INFERIOR INFRAHEPÁTICA): MANIOBRA DE CATTELL-BRAASCH

La maniobra de Cattell-Braasch fue descrita inicialmente por Cattell en 1960 para acceder de forma rápida a los grandes vasos retroperitoneales en traumatismos abdominales. Consiste en movilizar y rotar todos los órganos intraperitoneales y retroperitoneales derechos hacia la línea media (**Fig. 74-2**).

Inicialmente, se realiza una incisión en el peritoneo parietal posterior del ciego y se sigue, en sentido ascendente, separando el colon ascendente de su plano retroperitoneal por la fascia avascular de Toldt hasta el ángulo hepático del colon, y a nivel inferior llegando al mesenterio del intestino delgado. El duodeno, la cabeza del páncreas, el colon derecho y el intestino delgado quedan por debajo de las manos del cirujano ayudante, y los grandes vasos y los riñones por debajo.

Una vez finalizada esta maniobra, quedan expuestos la vena cava inferior, la aorta y su bifurcación, la vena renal izquierda, el origen de la arteria mesentérica superior y los vasos gonadales. Para acceder a la raíz de la arteria mesentérica superior una vez expuesta la cava inferior, hay que localizarla inmediatamente por encima de la vena renal izquierda. Para tener control a nivel de la arteria mesentérica inferior, al disecar la aorta infrarrenal unos centímetros por encima de la bifurcación de las ilíacas se encuentra su origen en el borde lateral izquierdo de la aorta.

MANIOBRA DE KOCHER

Esta maniobra podría ser una parte de la maniobra de Cattell-Braasch, cuando esta se realiza de forma completa. Consiste en la rotación hacia la línea media del

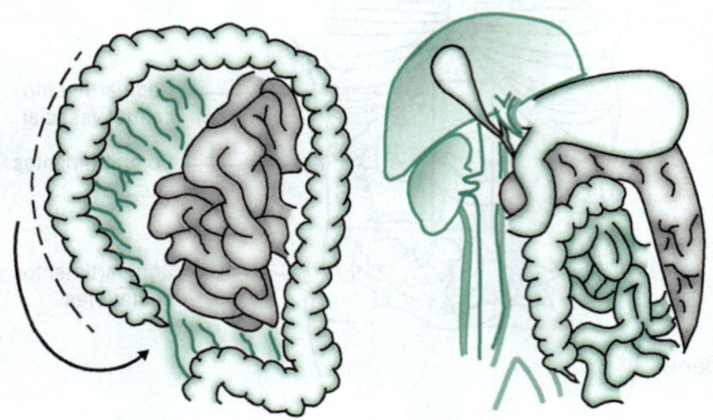

Figura 74-2. Maniobra de Cattell-Braasch.

duodeno y de la cabeza del páncreas, separándolos del plano retroperitoneal, para acceder al plano anterior de la vena cava inferior. Una vez realizada la maniobra, se tiene acceso tanto a la vena cava como a la cara posterior del páncreas y a la segunda y tercera porción duodenal.

Al combinar ambas maniobras, el acceso y la disección de la cava inferior y de la aorta son completos a nivel retroperitoneal (▶ **Vídeo 74-1**).

BIBLIOGRAFÍA

Coffin A, Boulay-Coletta I, Sebbag-Sfez D, Zins M. Radioanatomy of the retroperitoneal space. Diagn Interv Imaging. 2015;96:171-86.

Del Chiaro M, Segersvärd R, Rangelova E, Coppola A, Scandavini CM, Ansorge C, et al. Maneuver Combined with Artery-First Approach for Superior Mesenteric-Portal Vein Resection During Pancreatectomy. J Gastrointest Surg. 2015;19:2264-8.

Jover Navalón JM, Carabias Hernández A, Ortega I. Complex surgical techniques to control bleeding. Cir Esp. 2009;85(1):35-9.

Mirilas P, Skandalakis JE. Surgical anatomy of the retroperitoneal spaces, Part III: Retroperitoneal blood vessels and lymphatics. Am Surg. 2010;76:139-44.

Histerectomía extrafascial

75

V. Lago Leal y S. Domingo del Pozo

INTRODUCCIÓN

La histerectomía es el procedimiento no obstétrico más común en ginecología, aunque el número de histerectomías practicadas ha descendido por los nuevos tratamientos médicos. Existen tres tipos principales de técnicas de realización de la histerectomía: abdominal, vaginal y mínimamente invasiva (laparoscópica/robótica), pudiendo seleccionarse combinaciones de varias técnicas. Dependiendo de la patología, se dan amplias variaciones de la técnica quirúrgica, que está condicionada por la indicación, la experiencia y el entrenamiento quirúrgico de los ginecólogos.

ELECCIÓN DEL ABORDAJE

La vía de abordaje más utilizada en las pacientes con una neoplasia ginecológica es la vía abdominal. Se dispone de evidencias obtenidas en varios estudios aleatorizados y prospectivos, que indican que la histerectomía laparoscópica tiene menos complicaciones, una estancia hospitalaria más corta, una recuperación más rápida y unos costes menores. En ginecología oncológica, la vía vaginal se reserva para pacientes con tumores localizados en las que, por su patología médica, no se puede realizar el procedimiento estándar. El abordaje vaginal podría ser el adecuado en mujeres muy obesas o con un riesgo quirúrgico elevado (**Algoritmo 75-1**).

CONSIDERACIONES GENERALES

Histerectomía laparoscópica

El éxito de la intervención está supeditado no solo a la habilidad del cirujano, sino también al funcionamiento correcto de los instrumentos y al conocimiento de su uso. El estudio y la preparación no difieren de la cirugía abierta, y debe quedar prevista en el consentimiento informado la conversión a laparotomía.

La paciente debe colocarse en posición de litotomía modificada, con los miembros inferiores en abducción y las rodillas a nivel de las caderas para no interferir en la movilidad de los instrumentos laparoscópicos. Las nalgas deben situarse en el borde de la mesa de exploración, en previsión de un acceso vaginal para la extracción de las muestras quirúrgicas. Los brazos se colocarán en extensión y aducción, y, para evitar el deslizamiento de la paciente con la posición de Trendelenburg, es recomendable el uso de hombreras.

Existen tres tipos de entrada: abierta con técnica de Hasson, cerrada con aguja de Veres y mediante visión directa. Se han comparado estos tres tipos de entrada y no se han establecido diferencias significativas en cuanto a la tasa de complicaciones, por lo que queda a la elección del cirujano. Antes de iniciar el neumoperitoneo, se comprobará que la presión de insuflación sea < 2-3 mmHg (< 10 mmHg en pacientes obesas). Se fijará la presión intraabdominal en 10-12 mmHg, ya que por encima de esta cifra se puede comprometer el retorno venoso de la paciente. Una vez realizado el neumoperitoneo, la presión de insuflación se ajustará al máximo, para que cualquier fuga o pérdida de aire se compense inmediatamente, sin perderse la presión intraabdominal.

TÉCNICA QUIRÚRGICA: HISTERECTOMÍA LAPAROSCÓPICA (▶ Vídeo 75-1)

1. Tras colocar el primer trocar e introducir la cámara, se colocará a la paciente en la posición de Trendelenburg definitiva. Se distribuyen entonces los trocares accesorios del siguiente modo: uno en cada fosa ilíaca a 2-3 traveses de dedo de la espina ilíaca anterosuperior, en dirección al ombligo, y un tercero suprapúbico triangulado con los dos anteriores. Hay que tener precaución con los vasos epigástricos, que se evitan por transiluminación. Si se dispone de un movilizador uterino, este facilitará en gran medida la realización del procedimiento; en caso contrario, será suficiente con la ayuda de una torunda en la vagina, como se aprecia en el vídeo.
2. Tras explorar la cavidad, se situará a la paciente en posición de Trendelenburg, rechazando las asas de intestino delgado en la parte superior del abdomen para exponer la pelvis. En la histerectomía extrafascial, no suele realizarse la apertura del retroperitoneo (no identificando ni referenciando el uréter). A diferencia de la cirugía abierta, en lugar de pinzar, seccionar y ligar pedículos vasculares y ligamentos, se cauterizará con pinza bipolar y se cortará con tijera monopolar. En lugar de esta técnica, se pueden usar selladores vasculares tipo Enseal®, que integran la función de cauterización bipolar y corte.
3. En primer lugar, se seccionarán ambos ligamentos redondos. Traccionando craneal y dorsalmente del útero desde el muñón del ligamento redondo, se abrirá la hoja anterior del ligamento ancho. La disección de los planos avasculares se realiza mediante tracción-contratracción, ayudados por la separación de los tejidos a medida que avanza el neumoperitoneo. Durante la disección, se identificarán como tejido de aspecto areolar laxo semejante a una nube de algodón.
4. Se continuará disecando la hoja anterior del ligamento ancho hasta encontrar el plano a lo largo de la plica vesicouterina. Se disecciona la reflexión del peritoneo entre la vejiga y el segmento uterino inferior mediante los movimientos descritos, y lateralmente al plano de disección se encontrarán los pilares anteriores, que se deben cauterizar y seccionar y ligar para lograr la movilización de la vejiga.

5. Se continuará con la apertura de la hoja posterior del ligamento ancho desde el muñón del ligamento redondo, en dirección craneal y paralela al infundíbulo pélvico. En este punto, se puede abrir el peritoneo mediante disección roma, para identificar los vasos ilíacos y el cruce del uréter en la parte interna de la hoja medial del peritoneo a dicho nivel.

   Dependiendo de si se conservan los ovarios o no, se procederá de una u otra forma:
   - Sección de los ligamentos uteroováricos: si se realiza una histerectomía simple con salpingectomía y preservación de los ovarios, se seccionará el mesosálpinx hasta sobrepasar el nivel del ligamento uteroovárico. A continuación, se cauteriza y se secciona ese pedículo vascular.
   - Sección de los ligamentos infundibulopélvicos: si se realiza una histerectomía total, se extenderá la incisión peritoneal cranealmente, paralela al infundíbulo pélvico. La colaboración del ayudante es fundamental para realizar toda la cirugía de forma segura. Movilizando el útero hacia la sínfisis del pubis y contralateral con respecto al lado en el que se está trabajando, se conseguirá tensar el ligamento infundibulopélvico. Tras identificar el trayecto del uréter (por transparencia o por visión directa), se traccionará del ovario y de la trompa, alejándose de la pared pélvica, y, tras coagular, se seccionará lo más cerca posible al ovario.
6. Se procederá del mismo modo extendiendo la incisión peritoneal de la hoja posterior del ligamento ancho en dirección al ligamento uterosacro y la cara posterior uterina, de modo que se logre la exposición de la arteria uterina. Este paso no es imprescindible para realizar la histerectomía, por lo que puede omitirse.
7. Se traccionará del útero en dirección craneal y contralateralmente con respecto al lado en el que se trabaje, lo que facilitará la exposición de los vasos uterinos y alejará al uréter del plano de sección. Si no se dispone de movilizador, el segundo ayudante movilizará la torunda en la vagina hacia el fórnix en el que se está trabajando, para alejar el uréter. A continuación, se disecará todo el tejido laxo restante que circunda a los vasos y, de forma transversal a la arteria uterina a nivel del istmo uterino, se cauterizará y se cortará el pedículo vascular. Se repite el mismo procedimiento en el lado opuesto, devascularizando la pieza, y se sigue con la disección del parametrio. Hay que insistir de nuevo en que lo importante en este punto es la tracción craneal del útero para alejarlo del uréter. Se repite este paso bilateralmente hasta alcanzar la unión del cuello con la vagina.
8. Antes de la colpotomía y tras la tracción forzada del útero craneal y ventralmente con el movilizador, se seccionarán ambos ligamentos uterosacros, si bien este paso no es indispensable en la histerectomía laparoscópica. A la hora de realizar la colpotomía, con ayuda del movilizador, se situará ligeramente el útero en retroversión, y el ayudante traccionará este en dirección craneal, exponiendo así la cara anterior de la vagina marcada con la cazoleta del movilizador. Si no se dispone de movilizador, el ayudante empujará la torunda de la vagina hacia el fondo de saco anterior. Tras la sección y la apertura de la vagina, se completa la colpotomía mediante corte con tijera y uso de energía monopolar, procurando no acortar excesivamente la vagina.
9. Una vez completada la histerectomía, se extraerá la pieza por la vagina. El cierre de la cúpula vaginal se puede realizar mediante una sutura continua o

con puntos sueltos intracorpóreos. El cierre de la vagina también puede efectuarse por vía vaginal. En cuanto al cierre de los puertos, si se usan trocares ≥ 10 mm, la fascia debe aproximarse mediante puntos sueltos para prevenir posibles eventraciones.

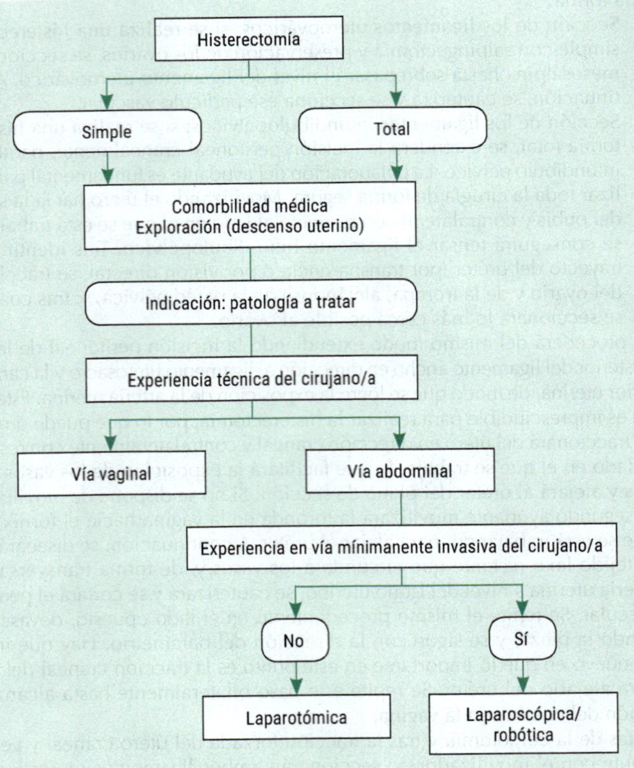

Algoritmo 75-1. Elección de la vía de abordaje para la realización de una histerectomía.

BIBLIOGRAFÍA

Aarts JWM, Nieboer TE, Johnson N, Tavender E, Garry R, Mol BWJ, et al. Surgical approach to hysterectomy for benign gynaecological disease. Cochrane Database Syst Rev. 2015;12(8): CD003677.

Ahmad G, O'Flynn H, Duffy JM, Phillips K, Watson A. Laparoscopic entry techniques. Cochrane Database Syst Rev. 2012;15(2):CD006583.

Tipos de histerectomía radical. Tipo C1 (*nerve sparing*) 76

A. Gil Moreno y B. Díaz-Feijoo

INTRODUCCIÓN

La histerectomía radical se ha asociado a menudo con disfunción vesical grave, trastornos de la motilidad colorrectal e insatisfacción sexual, como resultado de un traumatismo quirúrgico que afecta a las inervaciones autónomas de los órganos pélvicos.

El útero, la vagina, la vejiga urinaria y el recto están inervados por una fuente motora y nerviosa autónoma sensorial, con un origen simpático y parasimpático. Las fibras simpáticas proceden de T11-L2, que forman el plexo hipogástrico superior. Este plexo se divide en la pelvis en dos nervios hipogástricos inferiores (derecho e izquierdo). Las fibras parasimpáticas proceden de las ramas ventrales de las raíces sacras S2-S3-S4 de la pared pélvica (nervios esplácnicos). Estas fibras se funden con el nervio hipogástrico inferior y forman el plexo hipogástrico inferior, del que parten fibras mixtas para la inervación vesical.

Durante una histerectomía radical, a menudo pueden seccionarse el nervio hipogástrico inferior (a lo largo del ligamento uterosacro), los nervios esplácnicos y las ramas vesicales en el paracérvix y la parte lateral del ligamento vesicouterino.

Preservar la inervación en la histerectomía radical (*nerve paring*) ha demostrado que disminuye la disfunción vesical, rectal y sexual, sin comprometer la seguridad oncológica del procedimiento ni la supervivencia. Esta técnica de preservación nerviosa, iniciada en Japón, ha sido adoptada progresivamente por centros europeos con experiencia en cirugía mínimamente invasiva, y en la última década, siguiendo el desarrollo y la implantación de la cirugía robótica, su uso se ha ido generalizando en los centros oncológicos de Estados Unidos.

TIPOS DE HISTERECTOMÍA RADICAL

Se pueden distinguir los siguientes tipos de histerectomía radical:

- **Tipo A:** no se trata de una histerectomía extrafascial convencional, ya que la arteria uterina se secciona a nivel del cruce del uréter, lo que garantiza la extirpación total del tejido pericervical hasta la fijación de los fórnices vaginales. El paracérvix se secciona medial con respecto al uréter, pero lateral al cuello uterino, y los ligamentos uterosacro y vesicouterino se seccionan a 5 mm del útero. La resección vaginal suele ser mínima, habitualmente <10 mm, sin eliminación de la parte vaginal del paracérvix (paracolpos). Los nervios autónomos permanecen totalmente preservados.

- **Tipo B:** corresponde a la histerectomía radical modificada o proximal (según la clasificación de Piver). La resección medial de los ligamentos uterosacro y vesicouterino es una parte habitual. El uréter está únicamente disecado del cuello uterino y desplazado lateralmente, permitiendo la sección del paracérvix a la altura del túnel ureteral. La preservación de los nervios autónomos de la vejiga se consigue porque el paracérvix no se reseca caudal a la vena uterina profunda (por debajo de la cual se encuentra el plexo hipogástrico inferior) ni tampoco el ligamento vesicovaginal. Se resecan al menos 10 mm de la vagina desde el cuello uterino o desde el tumor. La radicalidad de esta operación a nivel del paracérvix puede mejorarse sin incrementar la morbilidad, realizando una linfadenectomía paracervical y definiendo así dos subtipos: B1 (sin linfadenectomía paracervical) y B2 (con extracción adicional de los ganglios linfáticos paracervicales laterales).
- **Tipo C:** corresponde a variantes de la histerectomía radical clásica o distal (según la clasificación anterior de Piver). La sección del ligamento uterosacro se realiza en el recto y la del ligamento vesicouterino, en la vejiga. El uréter se moviliza completamente para poder seccionar 15-20 mm de vagina libre de tumor y el correspondiente paracolpos. El sistema de clasificación Q-M distingue entre el procedimiento tipo C1, que corresponde a la modificación con preservación nerviosa, y el C2, que tiene como objetivo una resección parametrial completa. En el tipo C1, los ligamentos uterosacros se seccionan tras la separación tanto de los nervios hipogástricos como de los uréteres. El tejido paracervical se secciona hasta la vena uterina profunda. El plexo hipogástrico inferior con los nervios esplácnicos se identifica sistemáticamente y se conserva. Posteriormente, las ramas vesicales del plexo pélvico se identifican y conservan en el ligamento lateral de la vejiga. En el tipo C2, el paracérvix se secciona completamente, incluyendo la parte caudal a la vena uterina profunda, sacrificando el sistema nervioso autónomo simpático y parasimpático.
- **Tipo D:** el tipo D1 consiste en la resección de todo el paracérvix a nivel de la pared pélvica junto con los vasos hipogástricos, exponiendo las raíces del nervio ciático. Se realiza una resección total de los vasos de la parte lateral del paracérvix. El tipo D2 equivale al tipo D1 más la resección de todo el paracérvix con los vasos hipogástricos y las estructuras fasciales o musculares adyacentes. Esta resección corresponde al procedimiento LEER (resección endopélvica lateralmente extendida, *lateral extended endopelvic resection*).

Recientemente se ha revisado la anatomía quirúrgica en relación a la clasificación de los diferentes tipos de histerectomía radical (puede ser consultado en este enlace: https://www.sciencedirect.com/science/article/pii/S0002937823007287).

TÉCNICA QUIRÚRGICA DE LA HISTERECTOMÍA RADICAL TIPO C1 MEDIANTE CIRUGÍA MÍNIMAMENTE INVASIVA (LAPAROSCOPIA/ROBÓTICA)

En la cirugía de la histerectomía radical con preservación nerviosa o tipo C1 (*nerve sparing* o NSRH), se conservan el nervio hipogástrico inferior, los nervios esplácnicos pélvicos y el plexo hipogástrico inferior, así como los nervios eferentes a la vejiga y a la vagina. Generalmente, la determinación del ganglio centinela y la linfadenectomía pélvica se realizan en primer lugar, pues se facilita la identificación de las estructuras anatómicas retroperitoneales, especialmente los nervios pélvicos.

La clave de esta técnica es la identificación sistemática de las estructuras anatómicas del sistema nervioso autónomo, lo que se ve facilitado por el abordaje mínimamente invasivo, en comparación con el abordaje laparotómico, al tener mejor visión y precisión. Los pasos fundamentales al desarrollar la técnica NSRH pueden resumirse en tres (▶ **Vídeo 76-1**):

1. Aislamiento, disección y sección de la vena uterina profunda, lo que permite la visualización y la conservación de los nervios esplácnicos y del plexo hipogástrico inferior, tras la disección previa del espacio paravesical y pararrectal. Esta disección de los espacios avasculares de la pelvis aísla el tejido paracervical que incluye la arteria uterina, la vena uterina superficial y la vena uterina profunda. Se realiza la sección del tejido paracervical junto con los ganglios linfáticos, así como del tejido adiposo y conectivo de este. Así, quedan expuestas las ramas ventrales de los nervios esplácnicos sacros (S2-S3-S4) a lo largo de su trayectoria hacia el plexo hipogástrico inferior.
2. Aislamiento y preservación de los nervios hipogástricos inferiores, que se unen a los nervios esplácnicos en el plexo hipogástrico inferior, durante la disección del ligamento uterosacro y del espacio de Okabayashi.
3. Implica la preservación de las ramas vesicales eferentes del plexo hipogástrico inferior, que discurren en la hoja posterior y lateral del ligamento vesicouterino, durante la disección del espacio de Yabuki. La visión de las venas vesicales media e inferior ayuda a preservar estas ramas eferentes.

BIBLIOGRAFÍA

Balaya V, Ngo C, Rossi L, Cornou C, Bensaid C, Douard R, et al. Anatomical consideration for the technique of nerve-sparing during radical hysterectomy for cervical cancer. Gynecol Obstet Fertil. 2016;44:517-25.

Fujii S, Takakura K, Matsumura N, Higuchi T, Yura S, Mandai M. Anatomic identification and funcional outcomes of the nerve sparing Okabayashi radical hysterectomy. Gynecol Oncol. 2007;107:4-13.

Kyo S, Kato T, Nakayama K. Current concepts and practical techniques of nerve-sparing laparoscopic radical hysterectomy. Eur J Obstet Gynecol Reprod Biol. 2016;207:80-8.

Querleu D, Cibula D, Abu-Rustum NR. 2017 Update on the Querleu-Morrow Classification of Radical Hysterectomy. Ann Surg Oncol. 2017;24(11):3406-12.

Querleu D, Cibula D, Abu-Rustum NR, Fanfani F, Fagotti A, Pedone, et al. International expert consensus on the surgical anatomic classification of radical hysterectomies. Am J Obstet Gynecol. 2024;230(2):235.e1-235.e8.

Salicru SR, De la Torre JF V, Gil-Moreno A. The surgical management of early-stage cervical cancer. Curr Opin Obstet Gynecol. 2013;25:312-9.

Linfadenectomía pélvica

77

A. Pascu y J. Gilabert Estellés

INTRODUCCIÓN

La linfadenectomía pélvica se define por la extracción de los grupos ganglionares ilíacos externos, interilíacos y obturadores. La identificación de los límites de la disección y el desarrollo de los espacios avasculares, aislando los elementos peligrosos, precede siempre a esta disección. La escisión del tejido linfograso se debe realizar en bloque, si es posible.

REFERENCIAS ANATÓMICAS

En la mujer, las vísceras pélvicas están separadas entre sí y de la pared pélvica por ocho espacios virtuales (**Fig. 77-1**). Estos posibles espacios contienen tejido conectivo areolar y son bidimensionales hasta que se desarrollan quirúrgicamente, permitiendo una disección relativamente exangüe. El conocimiento de las referencias anatómicas para entrar en cada uno de estos espacios es básico

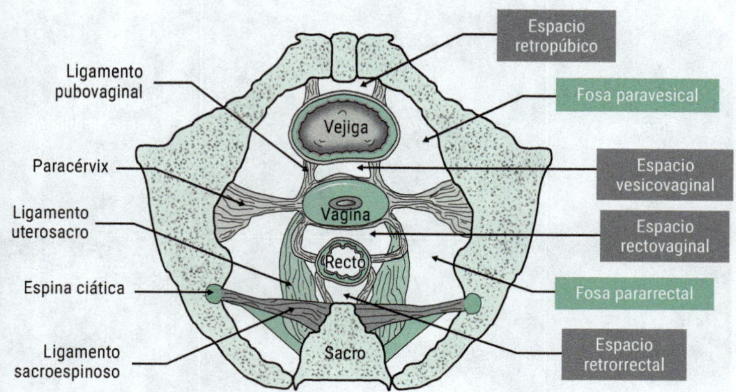

Figura 77-1. Espacios anatómicos de la pelvis.

para poder realizar una disección segura y aprovechar la presión positiva del neumoperitoneo en el abordaje laparoscópico. Para la linfadenectomía pélvica, es necesaria una apertura amplia del espacio paravesical lateral, al que se puede acceder realizando una incisión del peritoneo pélvico en el triángulo formado por el ligamento redondo, los vasos ilíacos externos y el infundíbulo pélvico.

Los límites de la linfadenectomía pélvica son (**Fig. 77-2**):

- Proximal: bifurcación de la arteria ilíaca común.
- Distal: canal inguinal (vasos circunflejos y epigástricos profundos).
- Medial: arteria ilíaca interna y su rama, la arteria umbilical.
- Lateral: porción medial del músculo psoas.
- Profundo: nervio obturador.

TÉCNICA QUIRÚRGICA (Vídeo 77-1)

1. La primera maniobra tiene lugar mediante la tracción del ligamento redondo, realizando una coagulación y sección de este en su porción más lateral, aproximadamente a la altura de su cruce con la arteria ilíaca externa. Se realiza una incisión del peritoneo pélvico 1 cm lateral y paralela al ligamento infundibulopélvico, prolongándola sobre los vasos ilíacos externos, y en el lado derecho, alrededor del ciego, que se moviliza cranealmente; en el lado izquierdo, se moviliza el sigma para facilitar el acceso. La incisión se amplía en sentido

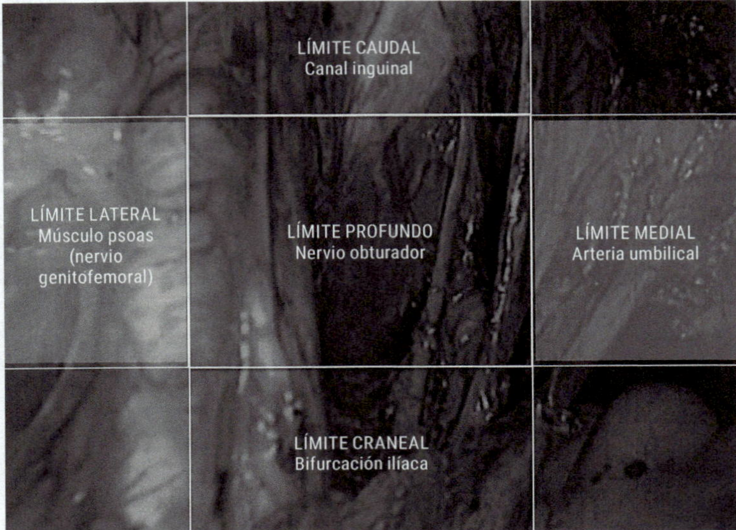

Figura 77-2. Límites anatómicos en la linfadenectomía pélvica.

caudal sobre el músculo psoas. Esta maniobra permite identificar el cruce entre el uréter y la arteria ilíaca externa derecha (en el lado izquierdo, la bifurcación de la arteria ilíaca común).

2. A continuación, se desarrolla el espacio avascular paravesical (Fig. 77-3), que se encuentra subdividido a su vez por la arteria umbilical en una porción medial y otra lateral. Tras traccionar medialmente la arteria umbilical, se progresa mediante una disección roma con movimientos divergentes hasta identificar el nervio obturador y el músculo obturador interno. De esta forma, se expone el nervio obturador en todo su trayecto, con lo que queda definido el límite medial y profundo de la linfadenectomía, dejando lateral a este el paquete ganglionar.
3. La disección del tejido linfograso empieza fuera de los vasos ilíacos externos, sobre el borde interno del músculo psoas, a la altura de la bifurcación de la arteria ilíaca común. Se identifica el nervio genitofemoral, que puede estar fusionado o presentar dos haces nerviosos diferenciados, y se procede a la separación por tracción y disección del tejido linfograso, progresando en sentido medial y distal a lo largo del músculo psoas.
4. Se separan los vasos ilíacos externos del músculo psoas hasta llegar al espacio obturador y se continúa con la separación del tejido ganglionar de la arteria ilíaca externa, iniciando su sección en su porción más distal a la altura del anillo inguinal. En esta maniobra, ayudarán la tracción hacia arriba del ligamento redondo y la identificación de los vasos circunflejos ilíacos y epigástricos profundos.
5. Se continúa la disección del paquete ganglionar en sentido craneal y se procede a la separación del tejido de la vena ilíaca externa mediante disección roma. En el extremo distal de la disección se reconocen la rama iliopúbica y el ligamento de Cooper. A este nivel, hay que tener cuidado con la presencia de una posible vena obturatriz accesoria, que se encuentra aproximadamente en un 25 % de las personas (Fig. 77-4). Esta vena asciende desde el orificio obturador y drena en la vena ilíaca externa. Todo el paquete ilíaco externo se libera cranealmente hasta la bifurcación ilíaca y se moviliza medialmente para su extracción en bloque con los ganglios ilíacos internos y obturadores.

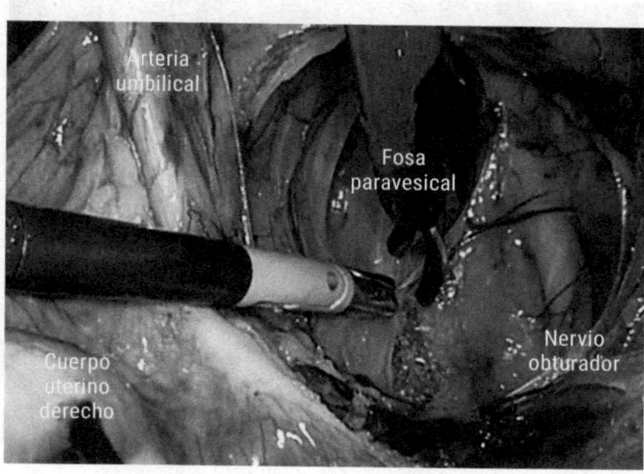

Figura 77-3. Límites anatómicos en la linfadenectomía pélvica (lado derecho).

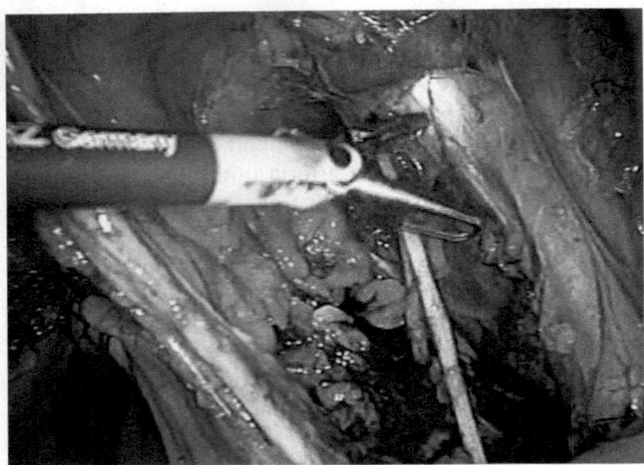

Figura 77-4. Anastomosis venosa ilíaca externa-vena obturatriz (*corona mortis*).

6. La linfadenectomía se continúa con la liberación del tejido linfograso del paquete obturador (nervio, arteria y vena). Es importante mantener siempre a la vista el nervio obturador para evitar las lesiones de este, más frecuentes en su extremo craneal, a nivel de la bifurcación de la vena ilíaca común. Hay que tener en cuenta que la bifurcación de la vena ilíaca común es más caudal a la arteria. En la disección craneal y profunda de la fosa obturatriz, hay que evitar lesiones del tronco posterior de la arteria y la vena ilíaca interna.
7. Finalmente, el paquete ganglionar, que incluye los ganglios ilíacos externos, internos y obturadores, se moviliza de la cara medial de la arteria ilíaca interna y se extrae en bloque, quedando las estructuras anatómicas completamente expuestas (**Fig. 77-5**). Por último, se revisa la hemostasia y se coloca la muestra en una bolsa endoscópica para su posterior extracción por vía vaginal o a través de un puerto accesorio.

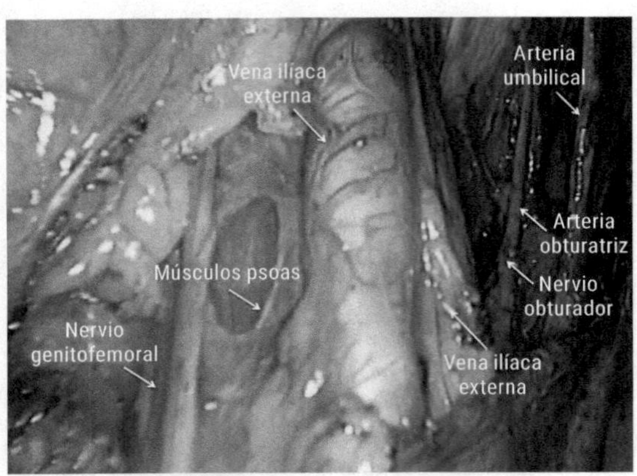

Figura 77-5. Referencias anatómicas tras la disección pélvica (lado izquierdo).

BIBLIOGRAFÍA

Baggish MS, Karram MM. Atlas of Pelvic Anatomy and Gynecologic Surgery. Elsevier, 2016.

Cundiff GW, Azziz R, Bristow RE. The Linde's Atlas of Gynecologic Surgery. Wolters Kluwer Health, 2014.

Linfadenectomía paraaórtica transperitoneal

78

J. C. Muruzábal Torquemada y S. Aguirre Gorospe

DESCRIPCIÓN ANATÓMICA Y TÉCNICA QUIRÚRGICA (▶ Vídeo 78-1)

1. **Apertura del peritoneo:** centrándose sobre el trayecto de la arteria ilíaca común derecha, se comprueba el recorrido del uréter ipsilateral, de forma que la incisión peritoneal se realiza craneal y medialmente a este, en dirección aortocava, hacia el ligamento de Treitz. Una vez realizada la apertura del peritoneo, se introduce el separador con cuidado, realizando tracción del mismo, procurando que quede el plano del tejido linfograso adherido al plano vascular. Se accede a la altura de la porción superior de la arteria y la vena ilíaca común derecha.
2. **Espacio laterocavo:** se avanza en sentido ascendente por encima de la cava, con cuidado para evitar desgarros de su adventicia y procurando disecar y coagular los capilares y las pequeñas ramas que puedan drenar en su trayectoria. El límite superior lo constituye la vena renal izquierda, que suele localizarse unos 2-3 cm por encima del cayado de la vena ovárica derecha, en su cara lateral derecha.
3. **Espacio ilíaco común derecho:** en sentido caudal al punto de abordaje inicial, se diseca el trayecto de la arteria y la vena ilíaca común derecha. En este lado, la vena discurre lateralmente respecto a la arteria a este nivel, mientras que en el lado izquierdo queda por dentro. Hay que tener un cuidado especial con las anastomosis vasculolinfáticas que se establecen en este trayecto. En este abordaje, el límite inferior lo constituye el cruce del uréter derecho sobre la arteria ilíaca común.
4. **Espacio interaortocavo:** en ese trayecto, se encuentra la arteria ovárica derecha, que sale de la cara anterior de la aorta y cruza por encima de la cava, para descender lateralmente a esta. De forma constante, la arteria mesentérica inferior se localiza en la cara anterolateral izquierda de la aorta, a unos 4-5 cm de su bifurcación. En sentido ascendente, se encontrará el origen en la aorta, la arteria ovárica derecha (en su cara anterior) y, más arriba y lateral, la arteria ovárica izquierda.
5. **Espacio lateroaórtico supramesentérico inferior:** una vez visualizada la arteria mesentérica inferior, se diseca el tejido en sentido ascendente, pegándose a la pared de la aorta y objetivando la arteria ovárica izquierda y las ramas lumbares hasta la zona del hilio renal izquierdo. El límite lateral lo constituye la vena ovárica izquierda. A este nivel, el uréter suele estar lateral a esta vena. El suelo o porción caudal de ese espacio está constituido por la parte lateral de los

cuerpos vertebrales y el músculo psoas. También se pueden encontrar trayectos de conductos linfáticos, así como ramas lumbares y la vena ázigos lumbar.

6. **Espacio lateroaórtico inframesentérico inferior:** en la delimitación del margen lateral, hay que identificar previamente la vena y el uréter (que en su recorrido descendente se desplaza medialmente), para evitar su lesión al extirpar el tejido. Caudalmente, este territorio se continúa con el correspondiente al de la arteria ilíaca común. Para el abordaje completo de dicho territorio, habrá que abordarlo, ya sea desplazando medialmente el sigma con su meso o, como lo explicado en el caso de la ilíaca común derecha, abordándolo desde el acceso utilizado para la linfadenectomía pélvica.

BIBLIOGRAFÍA

Lecuru F, Taurelle R. Transperitoneal laparoscopic pelvic lymphadenectomy for gynecologic malignances. Thecnique and results. Surg Endosc. 1998;12:1-6.

Occelli B, Narducci F, Lanvin D, Leblanc E, Querleu D. Learning curves for transperitoneal laparoscopic and extraperitoneal endoscopic paraortic lymphadenectomy. J Am Assoc Gynecol Laparosc. 2000;7:51-3.

Querleu D, Leblanc E, Morice P, Ferron G. Curage ganglionnaire lumbo-aortic. Chirurgie des cancers gynécologiques. Elsevier Masson, 2009; 163-83.

Linfadenectomía paraaórtica extraperitoneal

79

A. Boldó Roda y A. Puig Lecha

INTRODUCCIÓN

El abordaje extraperitoneal para la realización de la linfadenectomía paraaórtica aporta ventajas importantes respecto a la vía transperitoneal, como la menor tasa de lesión intestinal y el acceso más fácil en pacientes con antecedentes de cirugía abdominal previa y en pacientes con obesidad. Como limitación para ese acceso, se encuentra un campo quirúrgico reducido, por lo que es importante un diseño adecuado de los puntos de entrada y la utilización de material adecuado.

RECUERDO ANATÓMICO

- Retroperitoneo: región localizada entre la hoja posterior del peritoneo parietal y la pared posterior del abdomen. Es importante el estudio (mediante técnicas de imagen) de posibles variantes de la normalidad en cada paciente antes de iniciar el procedimiento quirúrgico.
- Principales estructuras vasculares:
  - Arterias renales: normalmente existen dos, una derecha y otra izquierda, aunque hay que tener en cuenta que puede haber variaciones. Su salida suele encontrarse unos 4 cm por encima de la arteria mesentérica inferior. La arteria renal izquierda aparece directamente recubierta por la vena renal izquierda y la derecha lo hace primero por la vena cava inferior y después por la vena renal derecha.
  - Arterias ováricas: se originan unos 2 cm por encima de la arteria mesentérica inferior, una derecha y otra izquierda, y descienden junto a las venas ováricas homónimas.
  - Arteria mesentérica inferior: su origen se sitúa unos 4-5 cm por encima de la bifurcación de la aorta en su cara anterolateral izquierda; desciende y cruza la arteria ilíaca común izquierda medialmente al uréter izquierdo.
  - Vena cava: está formada por la unión de las dos venas ilíacas comunes y discurre por delante y a la derecha de la columna lumbar; la aorta se sitúa medialmente con respecto a ella.
- Otras estructuras anatómicas:
  - Plexo hipogástrico: está situado por delante de la aorta.
  - Cadena simpática: se sitúa a ambos lados de la columna vertebral.

- Uréteres: discurren lateralmente con respecto a la arteria y la vena ováricas, en su porción superior, y medialmente con respecto a estos vasos en su porción inferior, pasan por encima de las arterias ilíacas comunes a la altura de su bifurcación y se dirigen a la vejiga.

COLOCACIÓN DE LA PACIENTE

La paciente se coloca en decúbito supino con perneras bajas. Debe existir un ligero Trendelenburg y un ligero decúbito lateral derecho. El brazo derecho debe quedar alineado con el tronco y el brazo izquierdo debe colocarse extendido, formando 90° con el tronco. El cirujano y el ayudante se sitúan a la izquierda de la paciente.

TÉCNICA QUIRÚRGICA (▶ Vídeo 79-1)

1. **Creación del espacio y colocación de los trocares:** antes de empezar el procedimiento extraperitoneal, se realiza una laparoscopia transperitoneal con un trocar de 12 mm a nivel umbilical para realizar el neumoperitoneo e inspeccionar la cavidad abdominal.

   Para el acceso al espacio paraaórtico, se realiza una incisión a unos 2-3 cm por encima de la espina ilíaca anterosuperior. Tras la apertura cutánea, se separan las fibras musculares hasta llegar a la fascia y se realiza una apertura hasta el plano subaponeurótico, tras lo cual se desarrolla el espacio virtual retroperitoneal mediante disección digital hasta palpar el músculo psoas y la arteria ilíaca externa, intentando no lesionar el peritoneo.

   Se coloca un trocar en ese espacio y se realiza el cambio de insuflación de CO_2 del trocar umbilical a este, dejando abierta la salida del neumoperitoeno intraabdomianal. Se insufla el CO_2 al espacio retroperitoneal con una presión de 10-15 mmHg. Se introduce la óptica (idealmente, óptica de 30°) para colocar los trocares accesorios con visión directa.

   Se colocan dos trocares adicionales de 5 mm en la línea media axilar (o línea axilar anterior), uno subcostal y otro por encima de la cresta ilíaca. Para la colocación de los trocares, suele ser de ayuda usar una aguja fina de punción espinal para dirigir la angulación del trocar durante la entrada. Para la correcta angulación de las pinzas quirúrgicas, entre ambos trocares debe existir una distancia mínima de 3-4 cm. Puede ser útil colocar un cuarto trocar de 5 mm a 3 cm, cranealmente, del trocar de la cámara, para ampliar así la visualización del campo quirúrgico (**Fig. 79-1**).
2. **Disección del campo quirúrgico:** la disección del espacio retroperitoneal se inicia por encima de la arteria ilíaca común izquierda, hacia la bifurcación aórtica y hasta visualizar la arteria ilíaca derecha. El uréter izquierdo y los vasos gonadales deben quedar siempre en el techo del espacio de trabajo. Se amplía el campo quirúrgico hacia la pared lateral izquierda y cranealmente hacia la fosa renal. Se continúa disecando la arteria primitiva derecha hasta la bifurcación y por encima de esta hasta la arteria mesentérica inferior. Posteriormente, se asciende en la disección aortocava supramesentérica hasta alcanzar la vena renal.

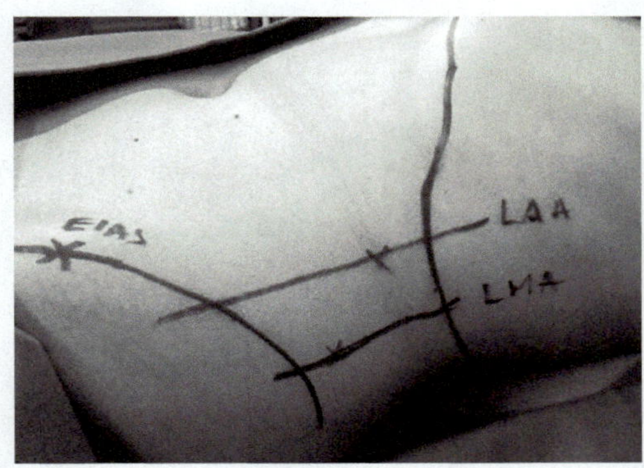

Figura 79-1. Diseño de los puntos de entrada. EIAS: espina ilíaca anterosuperior; LAA: línea axilar anterior; LAM: línea axilar media.

3. **Disección ganglionar:** se diferenciarán tres grupos ganglionares que resecar: los paraaórticos izquierdos (inframesentéricos y supramesentéricos hasta la vena renal), los paraaórticos presacros (ganglios situados entre la bifurcación ilíaca) y los paraaórticos derechos (precavos e interaortocavos).

   Se realiza la disección de estos paquetes ganglionares con un bisturí armónico y bipolar avanzado, identificando las estructuras vasculares y nerviosas descritas antes de realizar la sección de la pieza en bloque. Se debe proceder a la extracción de las piezas en bolsa (▶ **Vídeo 79-2**). Tras realizar la linfadenectomía, se debe efectuar una fenestración en el peritoneo para comunicar el espacio retoperitoneal con la cavidad abdominal, y facilitar así el drenaje linfático y evitar la formación de linfoceles.

BIBLIOGRAFÍA

Castellanos T, Alonso S, Chiva L, Muruzábal JC, Aguirre S, Lapeña S. Capítulo 11. Oncología: Linfadenectomía laparoscópica transperitoneal y extraperitoneal. En: Bresco P, Cruz Piñero O, editores. Manual de técnicas quirúrgicas laparoscópicas. Volumen III. SEGO, 2016. p. 18-26.

Protocolo SEGO. Abordaje laparoscópico en la linfadenectomía pélvica y la aorto-cava. Prog Obstet Ginecol. 2007;50:126-9.

Exenteración posterior modificada con técnica de preservación nerviosa 80

S. Domingo del Pozo y V. Lago Leal

PREPARACIÓN PREOPERATORIA

Una vez decidida la cirugía primaria, se recomienda seguir durante 3 días antes de la intervención una dieta pobre en residuos, recibiendo el día previo una solución evacuante intestinal. Treinta minutos antes de la incisión quirúrgica, se recomienda administrar una dosis antibiótica profiláctica (amoxicilina-clavulánico, 2 g intravenosos [i.v.], con metronidazol, 1.500 mg i.v.). Como prevención tromboembólica, se pautará una heparina de bajo peso molecular junto con medias de compresión en los miembros inferiores. La paciente se colocará en posición de litotomía dorsal modificada, drenando la vejiga urinaria con un catéter vesical tipo Foley.

TÉCNICA QUIRÚRGICA (▶ Vídeo 80-1)

1. Tras realizar una incisión xifopúbica, se diseca la hoja posterior del músculo recto del abdomen junto al peritoneo parietal hacia el espacio de Retzius, de forma ventral, y hacia el músculo psoas ilíaco, de forma lateral, intentando identificar el ligamento redondo. Una vez realizada esta disección, se incide el peritoneo y se coloca el separador abdominal elegido. Se continúa la disección extraperitoneal hasta alcanzar los vasos ilíacos externos y el infundíbulo pélvico.
2. La división del ligamento redondo permitirá movilizar la pieza quirúrgica con la tracción del extremo correspondiente. Una vez dividido el ligamento, se desarrollan las fosas laterales paravesical y pararrectal. Esta disección se realiza de forma roma, describiendo el parametrio y los vasos ilíacos internos. Una de las características de esta técnica es la devascularización paso a paso de la pelvis, ligando/sellando los vasos ováricos y las arterias uterinas. Una vez ligados estos vasos, se sujetan ambos extremos mediales del ligamento redondo con dos pinzas tipo Pean y se llena la vejiga urinaria con aproximadamente 200 mL de agua estéril.
3. El borde del peritoneo próximo a la cúpula vesical se sujeta con dos pinzas tipo Foster para conseguir la disección de la vejiga. Con el bisturí eléctrico, se separa la pared de la vejiga (su llenado facilita esta acción) del peritoneo, obteniendo en bloque todo el peritoneo pélvico anterior. La identificación del uraco, así como de las arterias umbilicales obliteradas, facilita enormemente

esta disección. Finalmente, se coloca en la vagina una pinza con gasas compactas y se tensiona, disecando el resto de la vejiga del mismo modo que se hace en una histerectomía abdominal, dejando todo el colgajo peritoneal sujeto al útero. Los pilares vesicales se disecan hacia el espacio de Kabuki de la misma manera que en una histerectomía radical.

4. Una vez finalizada la pelvis anterior, se secciona el peritoneo parietal izquierdo por encima de la escotadura pélvica, próximo a la gotera parietocólica, hacia el relieve de la arteria mesentérica inferior. El ayudante sujeta el colon sigmoide, tensionándolo. Se moviliza el uréter izquierdo a lo largo de la hoja interna del ligamento ancho hacia el túnel del uréter. Previamente, se desarrolla el espacio de Okobayashi, identificando el nervio hipogástrico. Se secciona entonces el peritoneo en dirección a la arteria mesentérica inferior, prolongando la incisión al sigma en la zona escogida libre de enfermedad miliar. Se realiza la misma maniobra en el lado contralateral, disecando el uréter. Una vez que se moviliza el colon medialmente, se diseca y liga/sella el mesenterio, introduciendo una grapadora lineal intestinal (anastomosis gastrointestinal, GIA) y seccionando la luz intestinal.
5. A continuación, se diseca completamente el mesenterio, ligando los vasos sigmoideos/hemorroidales superiores, o bien directamente la arteria mesentérica inferior, dependiendo de la extensión de la resección. El espacio presacro se desarrolla caudalmente de forma roma, con la ayuda del electrocauterio y dejando siempre el plexo hipogástrico en la pared del sacro. Una vez que se alcanza el suelo pélvico, la dirección de la disección cambia y se vuelve más horizontal, intentando sobrepasar el nivel del saco de Douglas. Este espacio avascular se desarrolla lateralmente y caudalmente, dejando como referencia quirúrgica ambos haces de los nervios hipogástricos.
6. Se seccionan ambos parametrios, siendo el límite la vena uterina profunda con la intención de preservar las raíces parasimpáticas. Una vez que se desarrolla el espacio de Okobayashi, el nervio hipogástrico se individualiza desde las aletas sacras. Asimismo, se desarrolla el túnel del uréter, dejándolo libre del útero al movilizarlo lateralmente una vez que se secciona la hoja anterior de la parte caudal del ligamento vesicouterino.
7. Una vez que la pieza quirúrgica está fija solo por la vagina y por el recto, se abre la pared anterior de la vagina con la ayuda de una torunda en la vagina, que el ayudante empuja con ayuda del bisturí eléctrico. Se continúa la circuncisión de la vagina hacia la cara posterior. Una vez que se secciona la cara posterior de la vagina, la fascia rectovaginal se diseca hasta alcanzar la pared del recto por debajo del receso peritoneal del saco de Douglas. Con el electrobisturí, se secciona el resto de conexiones grasas y conectivas del mesorrecto hasta la misma pared rectal. Una vez confirmada la hemostasia, se extirpa en bloque el rectosigma y la masa tumoral con el útero, con una grapadora intestinal curva que se acopla al hueco pélvico, sin dejar enfermedad alguna en la pelvis.
8. Para conseguir una anastomosis terminoterminal segura, el extremo proximal del intestino debe alcanzar el muñón rectal. Si no fuese así, el peritoneo parietocólico se debe seccionar cefálicamente hasta el ángulo esplénico, e incluso liberarlo. Si fuese necesario, la siguiente maniobra sería la disección y la sección de la vena cólica inferior a la altura del ángulo de Treitz.

9. Se escinde el eje de la sutura mecánica del sigma proximal, entrando en la luz intestinal, y se introduce el yunque de una grapadora endorrectal circular, cerrando la pared intestinal con una sutura monofilamento en bolsa de tabaco. Se introduce el vástago del yunque en la punta extraída de la endograpadora, que perfora el muñón rectal, si es posible en el centro de la línea de grapas. Tras aproximar las dos piezas (yunque y endograpadora), se completa la anastomosis mecánica, realizando un test neumático para demostrar la estanqueidad de esta.
10. Finalmente, se deja un drenaje en la pelvis por la cara posterior de la sutura, retirándolo según el criterio clínico.

BIBLIOGRAFÍA

Houvenaeghel G, Gutowski M, Buttarelli M, Cuisenier J, Narducci F, Dalle C, et al. Modified posterior pelvic exenteration for ovarian cancer. Int J Gynecol Cancer. 2009;19:968-73.

Sznurkowski JJ. En bloc pelvic resection for advanced ovarian cancer preceded by central ligation of vessels supplying the tumor bed: a description of surgical technique and a feasibility study. World J Surg Oncol. 2016;29(14):133.

Tixier H, Fraisse J, Chauffert B, Mayer F, Causeret S, Loustalot C, et al. Evaluation of pelvic posterior exenteration in the management of advanced-stage ovarian cancer. Arch Gynecol Obstet. 2010;281:505-10.

Peritonectomía diafragmática

81

S. Domingo del Pozo y V. Lago Leal

MOVILIZACIÓN HEPÁTICA

Para la realización correcta de este procedimiento, es básico tener una buena exposición del campo quirúrgico, así como una incisión xifopúbica.

El primer paso consistirá en la sección del ligamento redondo, controlando el hígado con la mano izquierda del cirujano y colocando esa estructura entre los dedos índice y medio. Una vez dividido, y con un bisturí eléctrico, se secciona todo el ligamento falciforme hasta alcanzar el diafragma, momento en el que el ligamento se abre en una estructura piramidal, con contenido areolar, que da inicio a los recesos diafragmáticos derecho e izquierdo, uniendo el peritoneo diafragmático a la cápsula de Glisson. Es en este momento, en el que la mano del cirujano/ayudante deprime el hígado, cuando se podrán identificar las venas suprahepáticas, que, dada su escasa longitud, condicionan un grave problema de hemostasia en caso de lesión. Por esta razón, las maniobras hasta su identificación deben ser concisas y suaves.

La disección continuará hacia la derecha de la paciente, buscando progresivamente, de forma caudal y lateral izquierda, el hígado. Esta disección pretende seccionar, con la ayuda de un disector, toda la reflexión del peritoneo hacia la cápsula hepática, tendiendo a una mejor disección en esta última parte. Se trata de un plano avascular sobre el tendón del diafragma, y se expone la parte hepática cubierta, que finaliza al alcanzar el ligamento triangular hepático que, tras una mayor luxación hepática, muestra todo el peritoneo posterior hasta la reflexión en la vena cava, límite final de la disección. El resultado será una completa movilización hepática, en la que el hígado bascular exclusivamente sobre el eje vascular que es la vena cava. Una vez realizada esta maniobra, se podrán ver estructuras retroperitoneales como la glándula suprarrenal, que deberá respetarse.

TÉCNICA QUIRÚRGICA (▶ Vídeo 81-1)

1. Una vez movilizado el hígado, se procederá a la incisión del peritoneo posterior a la altura del polo superior del riñón derecho. Superados el pelotón graso perirrenal y la glándula suprarrenal, se alcanzará fácilmente la separación completa de esta parte del peritoneo hasta el tendón del diafragma, previamente expuesto en la movilización del hígado.

2. A continuación, se separará el peritoneo parietal de la línea media próximo a la parrilla costal, con la ayuda de pinzas de Forester, identificando perfectamente las fibras musculares del músculo diafragmático. Esta separación se realiza de forma progresiva en toda la extensión de la superficie diafragmática, ayudándose con el bisturí eléctrico y con maniobras romas como disecciones digitales o con torunda quirúrgica.
3. Esta disección se continúa hasta el tendón diafragmático, previamente disecado, momento en que se seccionarán las últimas conexiones conectivas, procurando extraer en bloque toda la muestra quirúrgica. Las maniobras sobre el hígado e, indirectamente, sobre la cava pueden comprometer considerablemente el gasto cardíaco al comprimir la vena cava e impedir un correcto retorno venoso. Por tanto, debe existir una comunicación permanente entre anestesia y el equipo quirúrgico.
4. Es obligado comprobar la integridad del diafragma al finalizar la cirugía, lo que se realizará mediante una prueba de estanqueidad, que consiste en llenar el hipocondrio derecho con suero fisiológico y realizar una inspiración pulmonar mantenida; si existe una fuga a la cavidad pleural, se apreciará burbujeo en el agua. En ese caso, y con la misma maniobra anestésica, se procederá a suturar el defecto provocando un vacío en la cavidad pleural mediante una sonda de aspiración colocada en el tórax.
5. En ocasiones, la afectación del diafragma es transmural y afecta a todo el espesor muscular, alcanzando incluso la pleura. En esos casos, y con criterio quirúrgico, se entrará en la cavidad torácica de forma controlada, realizando la escisión en bloque de la zona afectada. El diafragma es suficientemente distensible, por lo que es poco frecuente la necesidad de emplear parches o prótesis. Lo habitual es conseguir cerrar el defecto con una sutura continua monofilamento, anudando una vez realizada la maniobra de colocación de una sonda en la cavidad pleural y aspirando al mismo tiempo que se realiza una inspiración pulmonar mantenida. En ocasiones, y bajo el criterio del cirujano, se podrá colocar un drenaje torácico.

BIBLIOGRAFÍA

Mehta SS, Bhatt A, Glehen O. Cytoreductive Surgery and Peritonectomy Procedures. Indian J Surg Oncol. 2016;7:139-51.

Pathiraja PN, Garruto-Campanile R, Tozzi R. Diaphragmatic peritonectomy versus full thickness diaphragmatic resection and pleurectomy during cytoreduction in patients with ovarian cancer. Int J Surg Oncol. 2013;2013:876150.

Exenteración pélvica: parte abdominal 82

S. Domingo del Pozo y V. Lago Leal

INTRODUCCIÓN

La exenteración pélvica es uno de los procedimientos más exigentes en cirugía oncológica, cuyo éxito dependerá de muchos factores. Estos factores son intrínsecos a la patología previa (cáncer de cérvix o vulva, radioterapia previa, víscera o vísceras afectas...), al manejo perioperatorio y a la técnica quirúrgica, tanto exenterativa como reconstructiva.

TIEMPO ABDOMINAL

1. Una vez anestesiada, se colocará a la paciente en posición de litotomía dorsal modificada. Previamente, se realizará el drenaje vesical con sonda de Foley y un lavado de la ampolla rectal, que irá seguido de una sutura del ano (en casos de afectación posterior) para evitar la contaminación del campo quirúrgico en las diferentes maniobras de la cirugía.
2. Tras una incisión suprainfraumbilical, se procederá a una buena exposición del campo quirúrgico. La cirugía dependerá de la patología basal, así como de la víscera que se deba o no extirpar, considerando:
   - Exenteración anterior, en los casos donde la afectación sea de la vejiga y del compartimento genital.
   - Exenteración posterior, cuando estén afectados el recto/ano y el compartimento genital.
   - Exenteración total, cuando estén todos los compartimentos afectados.
   - Exenteración extendida, cuando se añaden otras estructuras, como el hueso púbico, el cóccix o parte del sacro, o bien el paquete vascular hipogástrico con/sin el músculo elevador (*laterally extended endopelvic resection*).

   Por otro lado, se considerará la exenteración supraelevadora cuando el límite caudal sea el músculo elevador, la infraelevadora cuando sea preciso seccionarlo y la infraelevadora con vulvectomía cuando también implique la escisión del periné (▶ **Vídeo 82-1**).

   En este capítulo, se explicará la exenteración total infraelevadora, siendo comprensible que, en caso de tratarse de una exenteración anterior o posterior, o no extendida, existirán pasos de la técnica que no se realizarán.

Idealmente, se trabajará en planos avasculares, aunque esta situación puede ser enormemente comprometida en los casos en los que se haya realizado radioterapia pélvica previa. Una de las principales consideraciones de esta cirugía es el control de la hemorragia, por lo que la primera intención será el clampaje y la ligadura (o sellado) de los vasos ováricos y uterinos (en ocasiones, interesará realizar una ligadura de arterias hipogástricas de forma bilateral).

3. Para ello, se iniciará la cirugía en la entrada de la pelvis, teniendo como principal referencia anatómica las arterias ilíacas comunes y ambos uréteres. En este momento, y si están presentes, se ligarán los vasos ováricos. La sección del peritoneo pélvico se continuará con el peritoneo parietal, para acceder al ligamento redondo y dividirlo.
4. Una vez dividido el ligamento redondo, se procederá a la apertura y disección de ambas fosas laterales paravesical y pararrectal, seccionando el parametrio hasta el mismo suelo de la pelvis (salvo que un compartimento visceral sea respetado, en el que se procurará preservar la inervación vegetativa). En este momento, es obligatorio tener el control de la vena hipogástrica y del nervio obturador, situación comprometida en las mujeres tratadas con radioterapia de un cáncer de cérvix. Siguiendo el criterio del cirujano, también se podrá realizar la ligadura de los vasos hipogástricos. En el momento en que lo considere el cirujano, se seccionará el uréter permitiendo la máxima longitud, recomendando ligarlos para que con su dilatación se facilite su manejo en la reconstrucción de la vía urinaria.
5. En el compartimento posterior se realizará una sección del sigma (habitualmente con una grapadora lineal), dividiendo el meso del sigma y ligando los vasos mesenterios inferiores (o en su raíz aórtica, o en la división a vasos mesentéricos).
6. Una vez seccionado y disecado el mesosigma, se procederá a disecar el espacio presacro, teniendo como referencia lateral ambos nervios hipogástricos, estando la parte dorsal del sacro cubierta por el plexo nervioso. Este plano es avascular, y su dirección recuerda perfectamente la línea de Karus, que no es otra que la dirección del feto en el momento del parto. Este concepto es trascendente, ya que no hay que olvidar la concavidad del sacro y su horizontalización al alcanzar el músculo puborrectal.
7. La disección de este espacio presacro discurre a lo largo del llamado «plano sagrado» o *holly plane*, cuyo final es el tejido graso del mesorrecto. Su disección está facilitada por separadores apropiados, como la valva de Saint Marcks. Una vez alcanzado el mesorrecto, se procurará no abrirlo y escindirlo en bloque con la pieza. Para ello, mediante el bisturí eléctrico, se separará hacia el cóccix y, ya desde aquí, se separará toda la pieza quirúrgica del plano del músculo elevador del ano hacia el arco tendíneo, de forma ventrocaudal.
8. El compartimento anterior se empieza con la disección del espacio de Retzius, que finalizará por su parte anterior en el borde inferior del pubis, a nivel de la uretra retropúbica, y por los laterales en el arco tendíneo. Una buena referencia para la disección vesical es la identificación de los vasos umbilicales obliterados. Es interesante saber que este espacio presenta en su plano profundo un plexo venoso, sobre el que a veces es difícil aplicar hemostasia. En la medida de lo posible, estas venas deben quedarse en la pieza quirúrgica.

9. Una vez seccionado el arco tendinoso (unión de la fascia endopélvica al arco tendíneo), la disección de la vejiga resulta sencilla en los casos no irradiados, ayudados de nuevo por retractores apropiados. En caso contrario, cuando la radioterapia no permite valorar los márgenes negativos, puede ser incluso necesaria la sección del arco tendíneo, separando el plano del músculo elevador y alcanzando la fosa isquiorrectal, aunque lo habitual es realizar este tiempo por vía perineal.

Es importante recordar que el suelo de la pelvis acaba siendo un cuadrilátero formado por los arcos tendíneos, que alcanzan la sínfisis púbica, y los ligamentos sacroespinosos, siendo de vital importancia sus márgenes, pues son los límites de seguridad. Si se sobrepasa el ligamento sacroespinoso, se inicia la entrada a la escotadura ciática, donde se encontrarán el tronco lumbosacro y los peligrosos vasos glúteos, cuyas venas conforman en ocasiones un plexo complejo sobre el que es difícil aplicar hemostasia.

Una vez disecada la pieza hasta el ligamento sacrococígeo, la propia vagina y la uretra, el tiempo abdominal finaliza, debiendo continuarse por vía perineal.

BIBLIOGRAFÍA

Höckel M. Laterally extended endopelvic resection (LEER)-principles and practice. Gynecol Oncol. 2008;111(2):S13-7.

Magrina JF, Stanhope CR, Weaver AL. Pelvic exenterations: supralevator, infralevator, and with vulvectomy. Gynecol Oncol. 1997;64:130-5.

Exenteración pélvica: parte perineal 83

S. Domingo del Pozo y V. Lago Leal

INTRODUCCIÓN

La exenteración pélvica es uno de los procedimientos más exigentes en cirugía ginecológica, y su éxito dependerá de muchos factores. Estos factores son intrínsecos a la patología previa (cáncer de cérvix o vulva, radioterapia previa, víscera o vísceras afectadas, etc.), al manejo perioperatorio y a la técnica quirúrgica, tanto exenterativa como reconstructiva.

TIEMPO PERINEAL (▶ Vídeo 83-1)

1. Se colocará a la paciente en posición de litotomía dorsal, tallando de nuevo el campo quirúrgico previa asepsia de este. La incisión perineal cambiará dependiendo de la localización del tumor. En los casos de cáncer de cérvix o endometrio, la sección se realizará a la altura de los labios mayores por su parte medial, circuncidando la uretra en caso de exenteración anterior y el ano con su musculatura en caso de compartimento posterior.
2. Sin embargo, el diseño de la incisión cambia considerablemente si se trata de un cáncer de vulva. En estos casos, suelen encontrarse perinés cicatriciales por cirugías previas, con retracciones cutáneas y con cambios actínicos en caso de radioterapia previa. Se debe escindir la máxima extensión de periné, incluyendo las cicatrices, ya que en estos casos los planos profundos son mínimos, desconociendo el margen profundo y lateral negativo anatomopatológico. Por otro lado, en aras de la reconstrucción (colgajos miocutáneos), interesa disponer de un buen estamento cutáneo, bien vascularizado en la medida de lo posible (no cicatricial, no irradiado). Todas estas consideraciones son básicas para evitar una recaída local y un postoperatorio con dehiscencias perineales.
3. Una vez diseñada la incisión, se procederá a la sección del plano graso hasta el plano profundo (pubis, musculatura abductora), facilitando el manejo de la pieza la tracción de una sutura en el ano, que cerrará su luz para evitar contaminaciones del campo quirúrgico. Una vez se disponga de un buen fragmento de piel en todo el perímetro, el cierre de los bordes cutáneos con pinzas de Krobach puede facilitar también el movimiento en bloque de toda la pieza. En los casos de tumoraciones perineales contaminadas, extensas o

necrosadas, el cierre de toda la extensión de la pieza perineal con un plástico mediante una sutura continua a la piel también facilita su manejo.

4. La aproximación lateral de la pieza al plano profundo alcanzará la musculatura del bulbo cavernoso de forma bilateral, prosiguiendo hasta el borde inferior del pubis. De este modo, se alcanza el clítoris, en caso de que aún lo mantenga la paciente, y se secciona con la hemostasia adecuada.
5. En la parte dorsal, se diseca el tejido graso retroanal previa localización del cóccix, empleando una valva tipo Doyen que separe de forma ventral el rectoano por su cara posterior. De este modo, conseguiremos seccionar el ligamento anococcígeo, entrando en la cavidad pélvica.
6. Ya con el dedo índice de la mano izquierda dentro de la cavidad, se secciona con bisturí eléctrico el músculo elevador, fundamentalmente el músculo puborrectal a medida que nos acercamos hacia la vagina. Una vez separada la vagina del músculo elevador, interesa luxar la pieza quirúrgica extrayendo al exterior el muñón rectosigmoideo, la vagina/útero y la vejiga, quedando la pieza anclada simplemente por el complejo uretral. De este modo, resulta tremendamente sencillo seccionar el tejido remanente para extirpar en bloque la pieza quirúrgica.
7. Una vez realizada la exenteración, se procede a la hemostasia y a la reconstrucción. Como medida general, se recomienda rellenar el hueco pélvico con tejido que condicione volumen, como el epiplón (colgajo epiploico) o el ciego, tras la decolación del marco cólico, rotándolo. Sin embargo, ante defectos cutáneos por exenteraciones con vulvectomía, es recomendable emplear colgajos musculares por sus cualidades reconstructivas: volumen, buena vascularización y suturas sin tensión.

BIBLIOGRAFÍA

Höckel M. Laterally extended endopelvic resection (LEER)--principles and practice. Gynecol Oncol. 2008;111(2):S13-7.

Magrina JF, Stanhope CR, Weaver AL. Pelvic exenterations: supralevator, infralevator, and with vulvectomy. Gynecol Oncol. 1997;64:130-5.

Anastomosis colorrectal en cirugía ginecológica

84

L. Sánchez-Guillén y E. García-Granero Ximénez

INTRODUCCIÓN

La resección colorrectal extendida en bloque es un procedimiento frecuente durante la cirugía de la neoplasia ginecológica primaria o recurrente. En el contexto de una exenteración pélvica posterior supraelevadora, la realización de una anastomosis colorrectal puede ser un reto para el cirujano como alternativa a la operación de Hartmann, con riesgo de fuga anastomótica, relacionado fundamentalmente con la altura de la anastomosis y la existencia de radioterapia pélvica previa.

La limitación de espacio que supone la pelvis y la necesidad de movilizar parte del colon descendente bien vascularizado para crear una anastomosis sin tensión hacen que la realización de estas anastomosis sea un proceso técnico complejo. El factor cirujano es una variable pronóstica independiente y, por tanto, la colaboración del cirujano colorrectal con el ginecólogo es muy importante para reducir la morbilidad anastomótica. Este es uno de los parámetros que evidencian la necesidad de trabajar con grupos multidisciplinarios en este tipo de cirugía compleja. En este capítulo se describen los detalles técnicos y los consejos esenciales para realizar la anastomosis colorrectal baja o ultrabaja, también denominada coloanal mécanica, con la técnica conocida como «doble grapado», de forma eficaz, minimizando el riesgo de fuga anastomótica (▶ **Vídeo 84-1**).

LIGADURA DEL PEDÍCULO VASCULAR Y VASCULARIZACIÓN DE LA ANASTOMOSIS

1. Para la resección del recto-sigma, los autores recomiendan la ligadura «alta» de la arteria mesentérica inferior (AMI), en su raíz a la salida de la aorta abdominal, y la ligadura de la vena mesentérica inferior en dos tiempos, inicialmente a la altura de la AMI y posteriormente de forma proximal a nivel del cuerpo del páncreas, preservando la vena cólica izquierda para mantener un retorno venoso adecuado.
2. En el cáncer de recto, no existen diferencias significativas entre la ligadura «alta» o «baja» de la AMI en cuanto a la recurrencia de la enfermedad a nivel ganglionar ni en lo que respecta a la tasa de fuga anastomótica. Sin embargo,

el procedimiento descrito de ligaduras vasculares facilitará la movilización del colon descendente y el descenso del ángulo esplénico, y posibilitará una anastomosis sin tensión, irrigada a través de las arcadas marginales procedentes de la rama izquierda de la cólica media. Antes de realizar la anastomosis, es importante observar un flujo de sangre adecuado en el cabo cólico que se va a anastomosar (**Fig. 84-1**).

LONGITUD ADECUADA DEL COLON Y TENSIÓN DE LA ANASTOMOSIS

1. En la exenteración pélvica posterior supraelevadora, la resección anterior del recto y sigma puede efectuarse con la escisión total o subtotal del mesorrecto. Antes de iniciar la construcción de la anastomosis colorrectal o coloanal, es importante obtener una longitud cólica adecuada, para asegurar la ausencia de tensión mediante la movilización completa del ángulo esplénico, la ligadura de la AMI en su origen y la vena mesentérica inferior en el borde inferior del páncreas, como ya se ha explicado anteriormente.
2. En algunas ocasiones, si la resección del colon ha sido más extensa y el colon no llega sin tensión, el descenso del colon transverso puede realizarse por el lado derecho por la ruta retroileal, a través de un ojal realizado en el mesenterio (**Fig. 84-2**). Generalmente, esta técnica requiere la movilización del colon transverso proximal, liberando completamente los ligamentos gastrocólicos de la transcavidad de los epiplones. La ventana debe ser lo suficientemente grande como para acomodar el colon sin causar estrangulación.
3. Una vez asegurado el flujo sanguíneo adecuado en el colon preanastomótico, la anastomosis se puede crear del modo habitual. Sin embargo, excepcionalmente, cuando se ha resecado una porción significativa del colon transverso, esta ruta retroileal no permite una llegada del colon sin tensión a la pelvis. En esta situación, se puede utilizar la técnica de Deloyers, que consiste en la movilización completa del resto del colon derecho, de la reflexión hepática y el retroperitoneo, la ligadura de los vasos cólicos medios y la rotación

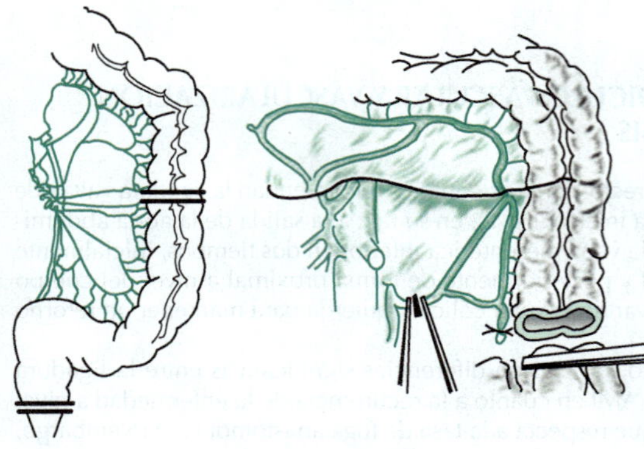

Figura 84-1. Ligadura vascular de la arteria mesentérica inferior (a su salida de la aorta) y de la vena mesentérica inferior.

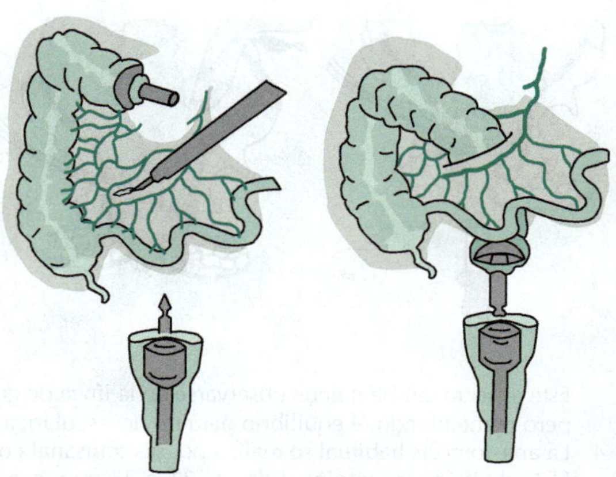

Figura 84-2. Descenso del colon transverso por ruta retroileal a través de un ojal realizado en el mesenterio.

en sentido antihorario del colon restante, únicamente irrigado por los vasos ileocólicos.

4. Cuando todas estas maniobras no permiten una anastomosis colorrectal libre de tensión y con un aporte de sangre adecuado, se debe valorar la realización de una anastomosis ileorrectal, si el muñón rectal tiene una longitud mínima de unos 10 cm y una distensiblidad adecuada y sin defecto previo en la función de los esfínteres, o bien la realización de una colostomía terminal con cierre del muñón rectal (Hartmann).

DISPOSITIVOS Y TÉCNICA DE LA ANASTOMOSIS

1. La resección se completa con la sección rectal. Habitualmente, se secciona con un instrumento de sección-sutura transversal; actualmente los habituales son TA, Contour® o los utilizados en cirugía mínimamente invasiva. Antes de la sección, es útil aplicar un torniquete oclusor (que hace las veces de *clamp*) para lavar el muñón rectal con solución citolítica (habitualmente, povidona yodada al 10%) y evitar así que las células exfoliadas en la luz intestinal sean causa de recidiva tumoral en la línea de sutura (**Fig. 84-3**).
2. La vagina debe asegurarse fuera de peligro durante la sección rectal y la construcción anastomótica, visualizándola y confirmando que está libre de la línea de grapas del instrumento *End-to-End Anastomosis* (EEA). Uno de los métodos más simples para mejorar la visualización en la disección y la anastomosis colorrectal consiste en que el ayudante, colocado entre las piernas de la paciente, coloque una gasa montada, de forma que resalte al cirujano la visión de la cúpula vaginal.
3. El yunque separado de la grapadora se aloja en el colon proximal mediante una sutura en jareta o en bolsa de tabaco con monofilamento de 2-0, con puntos de espesor completo de la pared del colon. Además, es importante asegurar que no haya un exceso de grasa mesentérica interpuesto en la línea de grapas.

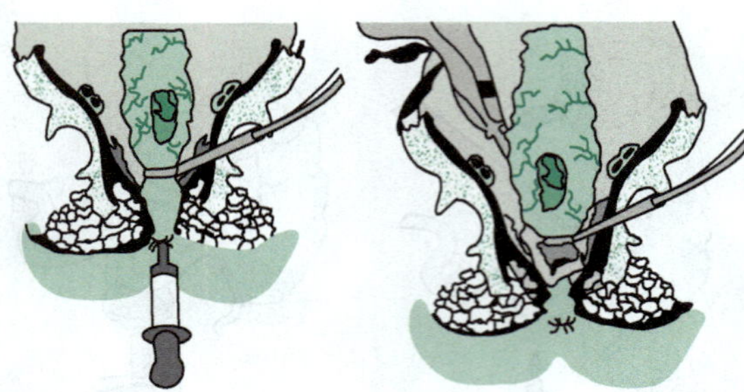

Figura 84-3. Lavado del muñón rectal con solución citolítica.

Este aspecto también debe observarse en la línea de grapas del muñón rectal, pero manteniendo el equilibrio para no devascularizar en exceso.

4. La anastomosis habitual se realiza por vía transanal con la grapadora circular EEA, de diámetro opcional de 28, 31 o 33 mm, según el calibre del colon anastomótico. Cuando la introducción de la grapadora a través del ano es difícil, puede ser necesario dar unos puntos en el anodermo que separen las vertientes y faciliten la entrada del cabezal.
5. El dispositivo EEA lo introduce en el muñón grapado el ayudante que está fuera del campo estéril, con el pincho retraído, a través del canal anal y el recto. Durante todo este proceso, es esencial la comunicación entre el cirujano abdominal y el ayudante para evitar accidentes y posible yatrogenia.
6. A continuación, la grapadora se avanza hasta la línea transversal de grapas del muñón rectal. El cirujano abdominal debe confirmar que la grapadora se encuentra al final del muñón rectal antes de ordenar al asistente que accione la salida del vástago con el pincho del EEA, que debe ser lo más cercano al punto medio de la sutura transversal.
7. En este momento, se ensambla el yunque en el vástago que asoma, comprobando la ausencia de torsión en el eje del colon, y se procede a aproximar colon y recto para la sutura automática (**Fig. 84-4**). Mientras se va realizando el cierre, se debe asegurar la aposición perfecta de los cabos, sin interposi-

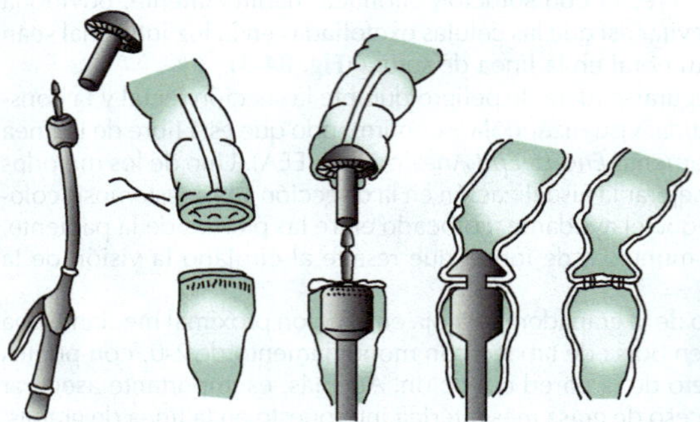

Figura 84-4. Anastomosis mecánica donde se procede a unir el yunque del cabo anastomótico proximal, o cólico, y la punta de la grapadora del extremo distal.

ción de grasa mesentérica o de la vagina, lo que tendría como consecuencia catastrófica la posterior fístula anastomótico-vaginal. La grapadora indica el margen óptimo a elegir del grado de cierre de la grapa. Las grapas atraviesan el tejido y adoptan forma de B al contacto con el yunque. Para que esta B sea correcta, es muy importante observar el tiempo de compresión-adaptación de los tejidos de unos 20 segundos antes de liberar el seguro, accionar el mecanismo de disparo y seccionar con la cuchilla el tejido interno incluido en la sutura.

8. A continuación, se abre la grapadora girando la rueda del mango en sentido antihorario «cuatro medias vueltas», se separan los extremos del instrumento y se libera así la anastomosis. La retirada del instrumento debe efectuarse con maniobras suaves de mínima rotación en ambos sentidos, para evitar lesionar la anastomosis realizada.
9. Una vez extraído el instrumento del ano, es necesario evaluar la integridad de los dos anillos anastomóticos o *donut*. Si forman un anillo completo, indica que la anastomosis es correcta. Además, es necesario comprobar el hermetismo y, para ello, el método habitual es la distensión neumática cuidadosa transanal de la anastomosis con solución salina. La presencia de un *donut* incompleto o la existencia de una fuga aérea son signos inequívocos de un defecto técnico que se debe corregir. En estos casos, lo más seguro para la paciente es rehacer de nuevo la anastomosis.

FUGA ANASTOMÓTICA Y ESTOMAS DE PROTECCIÓN

Las tasas de fuga anastomótica intestinal en ginecología oncológica varían entre el 2,1 y el 53,8 %, dependiendo del tipo de tumor, con una tasa del 2,1 % para el cáncer de ovario y una tasa más elevada (14-53,8 %) cuando las series incluyen el cáncer de vagina y el de cérvix. Estadísticamente, los factores independientes de fuga anastomótica son la altura de la anastomosis y la radioterapia previa, de modo semejante a lo que ocurre en el cáncer de recto y la enfermedad trofoblástica maligna. Además, en estos casos es frecuente un tiempo quirúrgico prolongado y la posible trasfusión sanguínea, que también son factores relacionados con el desarrollo de fuga anastomótica. Por ello, el cirujano debe elegir, según los factores de riesgo acumulados, entre las siguientes alternativas: realizar la anastomosis, protegida o no por un estoma derivativo, o efectuar la intervención de Hartmann.

No existen criterios absolutos sobre la elección del procedimiento. Los autores del capítulo recomiendan la utilización de la puntuación de Dekker sobre los factores de riesgo de fuga anastomótica para la colectomía izquierda como herramienta útil para la selección del procedimiento. Además, recientemente, en series de escisión total del mesorrecto con escasos factores de riesgo de fuga anastomótica se han descrito las «ileostomías virtuales» (tutorización de un asa ileal a la piel para su conversión a ileostomía derivativa real en el caso de fuga anastomótica). El grupo de los autores realiza actualmente ileostomías virtuales en estos pacientes, asociando endoscopias postoperatorias secuenciales para el control de la anastomosis (v. **cap. 97**).

BIBLIOGRAFÍA

García-Granero E, Navarro F, Cerdán Santacruz C, Frasson M, García-Granero A, Marinello F, et al. Individual surgeon is an independent risk factor for leak after double-stapled colorectal anastomosis: An institutional analysis of 800 patients. Surgery. 2017;162:1006-16.

Jurado M, Alcázar JL, Baixauli J, Hernández-Lizoain JL. Low colorectal anastomosis after pelvic exenteration for gynecologic malignancies: risk factors analysis for leakage. Int J Gynecol Cancer. 2011;21:397-402.

Lago V, Domingo S, Matute L, Padilla P, Flor B, García-Granero A. Ghost ileostomy in advanced ovarian cancer. Gynecol Oncol. 2017;147(2):488.

Lim SW, Lim SB, Park JY, Park SY, Choi HS, Jeong SY. Outcomes of colorectal anastomoses during pelvic exenteration for gynaecological malignancy. Br J Surg. 2008;95:770-3.

Peiretti M, Bristow RE, Zapardiel I, Gerardi M, Zanagnolo V, Biffi R, et al. Rectosigmoid resection at the time of primary cytoreduction for advanced ovarian cancer. A multi-center analysis of surgical and oncological outcomes. Gynecol Oncol. 2012;126:220-3.

Steele SR, Hull TL, Read TE, Saclarides TJ, Senagore AJ, Whitlow CB. The ASCRS Textbook of Colon and Rectal Surgery, 4th ed., Springer International Publishing., 2022.

Derivación urinaria y reimplante ureteral en cirugía oncoginecológica 85

F. J. Delgado Oliva y J. L. Pontones Moreno

DERIVACIÓN URINARIA

La realización de una cirugía oncoginecológica adecuada exige, en ocasiones, la resección parcial o total de elementos vecinos (vejiga, uréter, recto-sigma), por lo que, una vez practicada la cistectomía radical, si la afectación es extensa, se debe proceder a la reconstrucción del tracto urinario inferior. En los casos de exenteración pélvica que incluyan la necesidad de exéresis de la vejiga, la derivación urinaria de elección sería la ureteroileostomía cutánea tipo Bricker. Existen algunas circunstancias que pueden desaconsejar esta derivación, como patología inflamatoria del intestino, radioterapia pélvica o el mal pronóstico a corto plazo de la enfermedad neoplásica. En estos casos, puede optarse por derivaciones menos complejas que no precisan el uso del intestino, como la transureterostomía cutánea, evitando así las complicaciones del Bricker asociadas al tiempo intestinal.

Técnica quirúrgica de la ureteroileostomía cutánea tipo Bricker (▶ Vídeo 85-1)

1. Alejándose unos 20 cm de la válvula ileocecal, se aíslan 15 cm de íleon terminal. Observando las arcadas vasculares del mesoíleon, se secciona el intestino con sutura mecánica (ganastomosis gastrointestinal [GIA] de 55 mm).
2. Se restablece el tránsito intestinal mediante anastomosis laterolateral con sutura mecánica (GIA de 55 mm) en la vertiente inferior de la anastomosis, cerrando su cara anterior con puntos interrumpidos de ácido poliglicólico 3-0. También es posible realizar la anastomosis mediante sutura manual terminoterminal.
3. Se libera el uréter izquierdo (ya seccionado tras la cistectomía) proximalmente, y se pasa a la fosa ilíaca derecha por detrás del meso intestinal, retroperitonealmente, para su anastomosis al asa de Bricker, que queda en la fosa ilíaca derecha. Se realiza la liberación proximal del uréter derecho. Un aspecto esencial de la manipulación ureteral es intentar conservar todo el tejido periureteral que contiene el aporte vascular ureteral para prevenir la isquemia, que es el principal factor relacionado con las estenosis y las fístulas anastomóticas.
4. Se procede a la espatulación de ambos uréteres por el borde antimesentérico. Se coloca un punto en la V de la espátula de ácido poliglicólico 5-0 y otro punto en el borde superior del uréter. Sobre una guía hidrófila de nitinol (Sensor™

PTFE-Nitinol Guidewire, Boston Scientific), se pasan dos catéteres ureterales mono J (70 cm de longitud y 7 Fr de grosor), uno a cada uréter.

5. En la parte distal del asa de Bricker, se practica una incisión con el bisturí eléctrico de unos 2 cm y se anastomosa el uréter izquierdo con los dos puntos de ácido poliglicólico de 5-0 colocados en él previamente. Se realiza el mismo procedimiento para el uréter derecho.
6. Se secciona con el bisturí frío la parte proximal del asa de Bricker (con la que se confeccionará el estoma) y con una pinza de Allis se exteriorizan ambos catéteres mono J.
7. Se efectúa la anastomosis ureterointestinal de cada uréter al asa de Bricker con dos suturas continuas de ácido poliglicólico de 5-0.
8. Se confecciona el estoma en el flanco derecho con puntos interrumpidos (piel, serosa del asa y mucosa) de ácido poliglicólico de 3-0.

Técnica quirúrgica de la transureterostomía cutánea (Fig. 85-1)

1. Se libera el uréter izquierdo (ya seccionado tras la cistectomía) proximalmente y se pasa por detrás del paquete intestinal, retroperitonealmente, con el disector al lado derecho. Se efectúa la liberación proximal del uréter derecho.
2. Con el bisturí frío, se realiza la ureterotomía en el borde antimesentérico del uréter derecho. Se procede a la espatulación del uréter izquierdo y a la colocación de punto de ácido poliglicólico de 5-0 en la V de la espátula, y la anastomosis del uréter izquierdo al borde proximal de la ureterotomía realizada en el uréter derecho.
3. Desde el extremo distal del uréter derecho previamente seccionado, se introduce (sobre guía hidrófila) un catéter mono J (70 cm de longitud y 7 Fr de grosor) hasta el riñón derecho y, desde la ureterotomía unida al uréter izquierdo, se asciende el otro catéter mono J al riñón izquierdo.
4. Se coloca un punto de ácido poliglicólico de 5-0 anastomosando el borde distal del uréter izquierdo (no espatulado) a la parte inferior de la ureterotomía en el uréter derecho. Se efectúa la anastomosis ureteroureteral con dos suturas continuas.
5. Se realiza una incisión de 2-3 cm en la piel del flanco derecho, con el bisturí frío, y se exteriorizan ambos catéteres mono J y el uréter derecho.
6. Se procede a la confección de la ureterostomía cutánea con dos suturas continuas de ácido poliglicólico de 3-0, evertiendo la mucosa ureteral sobre la piel.

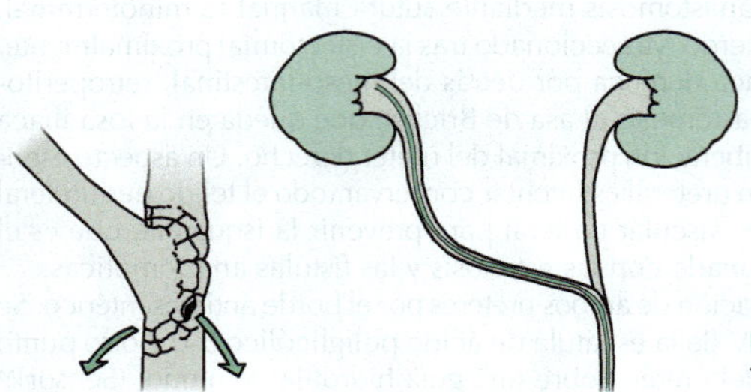

Figura 85-1. Transureterostomía cutánea.

REIMPLANTE URETERAL

En cirugía ginecológica, la localización más frecuente de lesión/afectación ureteral suele ser a nivel del uréter pélvico (o distal), al discurrir en paralelo con las arterias ováricas y, más distalmente, al cruzar por delante de las arterias uterinas, elementos que deben ligarse en la histerectomía, ya sea por procesos benignos o malignos.

Los principios quirúrgicos que deben seguirse para un tratamiento correcto del uréter lesionado y una buena cirugía ureteral son: movilizar el uréter y conservar la adventicia ureteral (para conservar su vascularización), desbridar el borde lesionado (sobre todo en las lesiones térmicas), conseguir una anastomosis sin tensión (espatuladas), utilizar suturas reabsorbibles de ácido poliglicólico 5-0 y colocar un catéter ureteral doble J (normalmente, de 28 cm de longitud y 6 Fr de grosor), que se retirará en días sucesivos.

Existen numerosas y diversas técnicas de reimplante ureteral, pero aquí se describirán fundamentalmente el reimplante ureteral extravesical tipo Lich-Gregoir (que los autores realizan en su centro) y el colgajo de Boari, para aquellas situaciones en las que la lesión ureteral es más alta (uréter ilíaco) o la sección ureteral es más extensa y no puede realizarse un reimplante convencional.

Técnica quirúrgica del reimplante ureteral tipo Lich-Gregoir (▶ Vídeo 85-2)

1. Se seccionan con tijera de Metzenbaum los últimos 0,5-1 cm de uréter lesionado.
2. Se procede a la espatulación del uréter por su borde antimesentérico.
3. Con un bisturí eléctrico, se realiza una incisión de 1-2 cm en la cara posterior vesical, abriendo la capa seromuscular hasta exponer la mucosa vesical. Con el bisturí frío, se abre la mucosa vesical y se vacía de la vejiga.
4. Se sitúan tres puntos de ácido poliglicólico de 5-0 en el extremo ureteral, y se efectúan tres suturas continuas entre el uréter y la mucosa vesical.
5. Antes de finalizar la sutura ureterovesical, se coloca un catéter doble J (28 cm de longitud y 6 Fr de grosor), ascendiéndolo proximalmente hacia el riñón con una guía hidrófila de nitinol (Sensor™ PTFE-Nitinol Guidewire, Boston Scientific) e introduciendo el extremo distal en la vejiga.
6. Se procede a enterrar la sutura ureterovesical con puntos interrumpidos de 3-0 de ácido poliglicólico, uniendo la capa seromuscular-seromuscular de la propia vejiga, tunelizando el uréter distal a modo de mecanismo antirreflujo.

Técnica quirúrgica del colgajo de Boari (Fig. 85-2)

1. Se seccionan con tijera de Metzenbaum los últimos 0,5-1 cm de uréter lesionado.
2. Se procede a la espatulación del uréter por su borde antimesentérico.
3. Se realiza una incisión sobre la cara anterior y superior de la vejiga en forma de U invertida, con el vértice en dirección al cuello vesical. La base del colgajo debe ser amplia (más que el vértice) para asegurar la vascularización correcta de este.

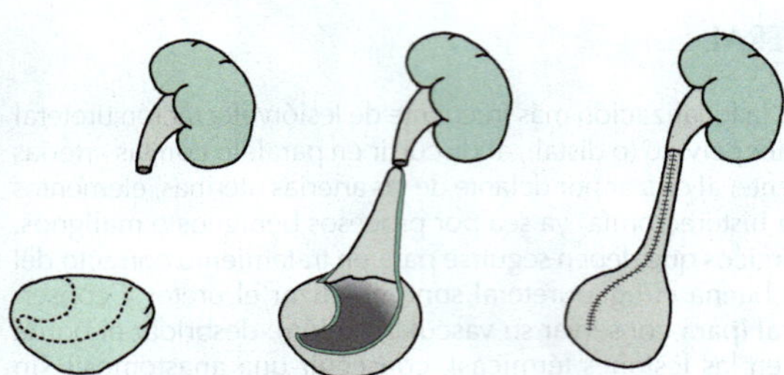

Figura 85-2. Colgajo de Boari.

4. Con el bisturí frío, se incide la mucosa vesical del colgajo donde se reimplantará el uréter. Con un disector, se realiza un túnel submucoso desde el extremo proximal del colgajo hasta el punto en la mucosa vesical donde se pretende efectuar la ureteroneocistostomía. Con el mismo disector, se sujeta el uréter y se pasa a través del túnel submucoso del colgajo.
5. Se sitúa un punto de ácido poliglicólico de 5-0 en el vértice de la V de la espátula ureteral y se anastomosa a la porción más craneal del túnel submucoso del colgajo. Se coloca otro punto de 5-0 de ácido poliglicólico en el otro extremo del uréter y se realizan dos suturas continuas mucosa ureteral-mucosa del colgajo vesical.
6. Se coloca un catéter doble J (28 cm de longitud y 6 Fr de grosor), ascendiéndolo proximalmente hacia el riñón con una guía hidrófila de nitinol (Sensor™ PTFE-Nitinol Guidewire, Boston Scientific) e introduciendo el extremo distal en la vejiga.
7. Se aproximan los bordes del colgajo vesical con sutura en dos planos: mucosa con ácido poliglicólico de 4-0 y capa seromuscular con ácido poliglicólico de 3-0. La cara anterior vesical se cierra también en dos planos, de igual forma que en el colgajo.

BIBLIOGRAFÍA

Campbell-Walsh. Urología, 10 Edición. Tomo 2. Capítulo 42, págs 1198-204.

Glenn J, Keane T. Glenn's Urologic Surgery. 6ª Edición. Capítuloh 93, págs. 727-31.

Hinman Jr F. Atlas of Urologic Surgery, Second Edition. Section 19, págs. 795-822.

Jäger L, Nilsson PJ, Rådestad AF. Pelvic exenteration for recurrent gynecologic malignancy: a study of 28 consecutive patients at a single institution. Int J Gynecol Cancer. 2013;23: 755-62.

Vulvectomía radical

86

L. Matute Tobías y P. Padilla Iserte

INTRODUCCIÓN

La vulvectomía radical en bloque con linfadenectomía inguinofemoral superficial y profunda según la técnica de Way, con su famosa incisión en alas de mariposa, o la de Taussing, con incisiones separadas, ha sido cuestionada por su radicalidad, al ser una intervención mutilante y de postoperatorio tórpido por la dehiscencia e infección de las suturas. Por ello, en los últimos tiempos se ha intentado disminuir el traumatismo quirúrgico con múltiples variaciones, desde la vulvectomía simple con linfadenectomía inguinal bilateral e incisiones verticales independientes de la vulva hasta la hemivulvectomía o escisión local amplia junto con la biopsia selectiva de ganglio centinela. Otras veces solo se practica una vulvectomía simple si las condiciones de la paciente no permiten una cirugía más radical.

Actualmente, se tiende a individualizar el tratamiento quirúrgico, reemplazando el tratamiento estándar en función de los factores pronósticos, que son el estadio de la enfermedad, el tamaño y la localización del tumor y, sobre todo, la afectación linfática.

CONSIDERACIONES QUIRÚRGICAS

1. El uso de incisiones separadas mejora la morbilidad en lo que respecta a menor dehiscencia de la herida, infección, necesidad de transfusión y estancia hospitalaria, así como en la menor recurrencia en el puente de piel, sobre todo en pacientes con enfermedad avanzada.
2. En las lesiones superficiales, se realiza la escisión local del tumor primario.
3. En las lesiones regionales, se efectúa una vulvectomía radical modificada.
4. Se usan colgajos cutáneos en la reconstrucción perineal tras la vulvectomía radical para proporcionar una mejoría anatómica y funcional.

Así, se puede concluir que, aunque el tratamiento del cáncer vulvar es eminentemente quirúrgico, la tendencia actual es realizar técnicas más conservadoras con menor morbilidad postoperatoria y similares resultados en cuanto a recurrencias y supervivencia.

En los estadios tempranos con mínima invasión del estroma, la hemivulvectomía o escisión local amplia con biopsia selectiva de ganglio centinela ± linfadenectomía ipsilateral es adecuada siempre que la lesión no afecte a la línea media, como el clítoris o el ano. Lo más importante es diagnosticar de forma temprana estas lesiones para evitar la demora en el tratamiento, ya que la afectación linfática ensombrece claramente el pronóstico.

TÉCNICA QUIRÚRGICA (▶ Vídeo 86-1)

1. Se realiza una incisión desde la porción labiocrural posterior en forma de V invertida, con la punta por encima de la base del clítoris.
2. Se obtiene 1 cm de tejido normal (margen quirúrgico macroscópico sin tensión).
3. Se extienden las incisiones labiocrurales hacia los bordes externos de la fascia profunda del diafragma urogenital.
4. La disección prosigue en sentido dorsal y en dirección contraria al hueso púbico.
5. Se ligan los vasos pudendos internos, aproximadamente a las 4 y a las 8 horarias.
6. Se pinza y se secciona la base vascularizada del clítoris.
7. En la parte inferior, se disecan porciones de periné hacia arriba, en dirección a la incisión vaginal.
8. Se diseca la porción vulvar del cuerpo vaginal con técnica roma.
9. Se cierran las incisiones vulvar y perineal con puntos verticales con sutura de reabsorción tardía 2-0.
10. En la mayoría de las ocasiones, se precisa realizar un colgajo para evitar tensión en la herida quirúrgica.

BIBLIOGRAFÍA

Baiocchi G, Rocha RM. Vulvar cancer surgery. Curr Opin Obstet Gynecol. 2014;26:9-17.
Hoffman MS, Roberts WS, Finan MA. A comparative study of radical vulvectomy and modified radical vulvectomy for the treatment of invasive squamous cell carcinoma of the vulva. Gynecol Oncol. 1992;45:192-7.

Linfadenectomía inguinofemoral

87

L. Matute Tobías, A. Sánchez-Migallón Pérez y P. Padilla Iserte

INTRODUCCIÓN

La región inguinofemoral se describe como un área cuadrilátera delimitada en su parte superior por una línea de aproximadamente 12 cm que va del tubérculo púbico a la espina ilíaca anterosuperior, 1 cm por encima del ligamento inguinal; lateralmente, una línea que desciende 20 cm desde la espina ilíaca; medialmente, una línea de 15 cm paralela a la previa que parte del tubérculo púbico e inferiormente una línea de unión de ambas verticales (**Fig. 87-1**).

TÉCNICA QUIRÚRGICA

1. Se coloca a la paciente en decúbito supino con ambos miembros inferiores en abducción y flexión de ambas rodillas, exponiendo la región inguinofemoral.
2. Se realiza una incisión oblicua en la piel de 8-10 cm paralela al ligamento inguinal entre el pubis y la espina ilíaca anterosuperior. Se diseca el tejido celular subcutáneo hasta llegar a la fascia superficial o fascia de Camper.

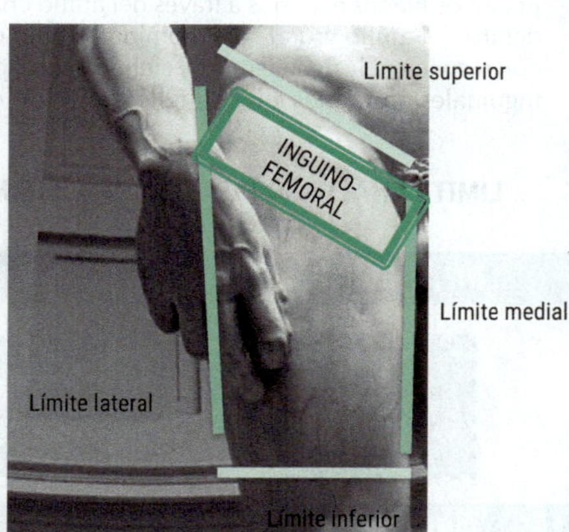

Figura 87-1. Límites de la región inguinofemoral.

3. En la zona comprendida entre la fascia de Camper y la fascia lata se iniciará la disección del tejido adiposo que contiene los ganglios linfáticos superficiales, con la exéresis del paquete linfograso alrededor del cayado de la vena safena interna y en los territorios medios inferiores y superiores. Pueden localizarse 10-15 ganglios linfáticos, que se dividen en cinco grupos según la localización con respecto a la vena safena. Recogen el drenaje de la parte inferior de abdomen, miembros inferiores, ano, genitales externos y región glútea, y a su vez drenan su contenido principalmente en los ganglios linfáticos ilíacos externos y en los inguinales profundos a través de la fosa oval de la fascia cribiforme (**Vídeo 87-1**).
4. En la disección de los ganglios inguinales superficiales se encontrará la vascularización superficial: a nivel lateral externo, los vasos circunflejos ilíacos superficiales; a nivel medial, los vasos pudendos externos, y a nivel central, los vasos epigástricos superficiales. Se deberá realizar una correcta coagulación o ligadura de ellos. En un plano más profundo se identifica la vena safena magna/interna a nivel anteromedial, que se recomienda preservar.
5. Se sigue la vena safena magna a nivel craneal hasta localizar la unión safenofemoral, atravesando la fosa oval de la fascia cribiforme. De este modo, se accede a la fascia profunda, o fascia lata, que cubre los ganglios inguinales profundos. Tras la apertura de la fascia cribiforme, se identifican la arteria y la vena femorales comunes (de medial a lateral: vena, arteria y nervio femoral). Se extirpan los ganglios mediales en relación con la vena femoral común desde la desembocadura del cayado de la safena hasta el ligamento inguinal (**Fig. 87-2**).

   Se encuentran aproximadamente 1-3 ganglios inguinales profundos, cuya ubicación es: distal a la unión safenofemoral, dentro del anillo crural (Cloquet) y lateral al anillo crural.
6. Los ganglios profundos reciben drenaje del clítoris, de los ganglios inguinales superficiales y de los vasos linfáticos que viajan a lo largo de la arteria femoral. Esos drenan, a su vez, en el obturador, a nivel medial, o en los ganglios linfáticos ilíacos externos a través del anillo crural. El ganglio que se encuentra dentro del anillo crural se denomina ganglio de Cloquet y se localiza medial con respecto a la vena femoral, siendo este el punto de drenaje de los ganglios inguinales profundos a los ganglios pélvicos, de ahí que su afectación sea un

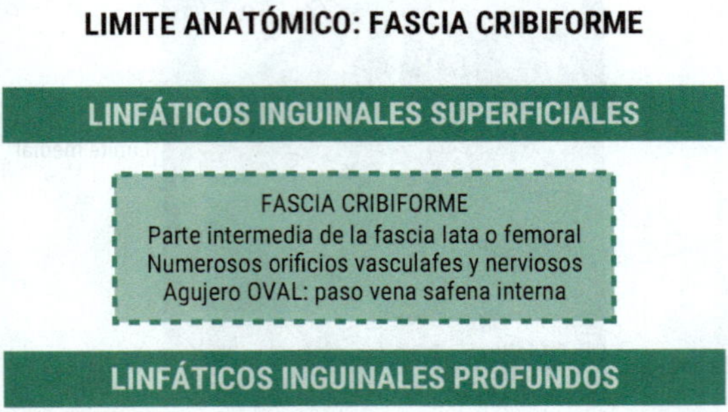

Figura 87-2. Límite anatómico en la linfadenectomía superficial y profunda.

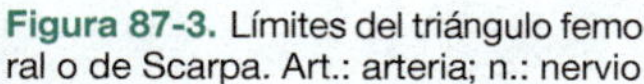

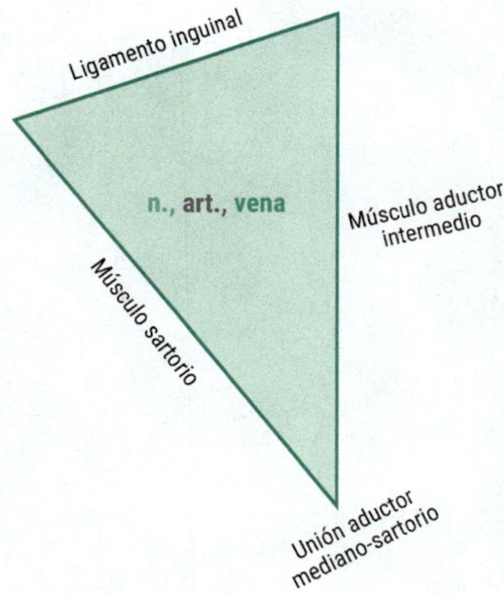

Figura 87-3. Límites del triángulo femoral o de Scarpa. Art.: arteria; n.: nervio.

factor de mal pronóstico por su conexión directa con los ganglios ilíacos y obturadores.

7. Los ganglios linfáticos vulvares cruzan de derecha a izquierda y viceversa dentro del tejido adiposo del monte de Venus, por lo que tanto las lesiones contralaterales como las homolaterales pueden drenar en los ganglios inguinales de cualquiera de ambos lados.
8. Una vez se han retirado los ganglios inguinales profundos, queda al descubierto el triángulo de Scarpa. Su límite superior está formado por el ligamento inguinal; medialmente, se encuentran el músculo aductor largo del muslo y la vena safena magna, y lateralmente se localiza el músculo sartorio (**Fig. 87-3**). El suelo del triángulo lo conforman el músculo pectíneo y el aductor medio, medialmente, y el músculo psoas ilíaco, lateralmente. En el interior, se identifican, de medial a lateral, la vena, la arteria y el nervio femoral, este último separado de los vasos femorales por el ligamento ileopectíneo (▶ **Vídeo 87-2**).

BIBLIOGRAFÍA

Charles F. Levenback. Lymphatic mapping and sentinel lymph node biopsy in women with squamous cell carcinoma of the vulva: a Gynecologic Oncology Group Study. J Clin Oncol. 2012;30:3786-91.

Oncoguía SEGO (Sociedad Española de Ginecología y Obstetricia). Cáncer escamoso invasor de vulva. Guías de práctica clínica en cáncer ginecológico y mamario, 2023.

Cirugía reconstructiva de la vulva

88

A. Pérez García, J. M. García Sánchez y E. Simón Sanz

INTRODUCCIÓN

La cirugía oncológica en la región vulvar implica en ocasiones la realización de resecciones amplias y mutilantes como única garantía para lograr un tratamiento curativo. La estrategia conjunta entre el cirujano oncológico y el cirujano plástico permite conciliar las exigencias de la intervención oncológica y de una reconstrucción con escasa morbilidad. En este tipo de resecciones, el cierre directo suele ser difícil, sobre todo tras irradiación previa, lo que obliga a aplicar técnicas de cirugía reconstructiva que van desde el simple injerto cutáneo a los colgajos libres.

El objetivo principal de la cirugía de reconstrucción de la vulva es crear dos pliegues de tamaño adecuado y simetría sagital, que conformen un vestíbulo neovulvar suficientemente ancho y elástico, sin alterar la micción y la defecación cuando se conserven estas funciones. A continuación, se describen las distintas opciones reconstructivas disponibles en la actualidad, siguiendo un orden de complejidad ascendente.

CICATRIZACIÓN POR SEGUNDA INTENCIÓN

Aunque esta técnica puede ser una opción razonable en heridas pequeñas y pacientes con gran deterioro, la cicatrización se retrasa con los riesgos asociados de contaminación, infección y extensión de la herida. La terapia adyuvante también puede retrasarse y la contracción secundaria de la cicatriz puede conllevar resultados insatisfactorios.

INJERTOS DE PIEL

Los injertos de piel parcial o total constituyen una opción válida cuando la pérdida de sustancia afecta solo al tejido cutáneo, como ocurre en la vulvectomía superficial. El injerto prende gracias a la revascularización a partir de la profundidad, por lo que debe inmovilizarse adecuadamente y mantenerse en contacto con la zona receptora, sin espacios muertos ni posibilidad de movimientos de cizallamiento. El mallado permite el drenaje de exudados y una mayor adaptación, facilitando su prendimiento, que se ve dificultado por la presencia de pliegues y el mayor riesgo de contaminación que conlleva su localización en la confluencia urodigestiva.

COLGAJOS LOCALES

Los colgajos locales suponen la movilización de tejido adyacente al defecto, manteniendo su propia irrigación. Es una opción rápida y simple de realizar, y al tratarse de tejido con características similares, dada su proximidad al defecto, ofrece resultados estéticos satisfactorios. Sin embargo, están limitados por su tamaño y proporciones, y su vascularización puede verse comprometida por la radioterapia y la resección (**Algoritmo 88-1**).

Este aporte de tejido se puede realizar mediante distintos métodos de movilización. Entre los más utilizados destacan el avance V-Y, la transposición y la rotación, basados en la vascularización abdominal, glútea o medial del muslo en función de su localización (**Fig. 88-1**).

El colgajo de avance V-Y permite la cobertura de defectos vulvares craneales (pubolabial), laterales (medial de muslo) o caudolaterales (glúteo). El colgajo de transposición tipo Limberg puede utilizarse para cubrir pequeños defectos vulvares. Para defectos mayores, el colgajo en pétalo de loto, basado en perforantes de la arteria pudenda interna, puede ser una opción adecuada. Su diseño de forma oval está centrado en el pliegue glúteo, pudiendo obtener una superficie cutánea de hasta 7 × 15 cm, que permite la cobertura tras una hemivulvectomía.

COLGAJOS REGIONALES

Los colgajos regionales permiten la transferencia de tejido desde zonas próximas al defecto, aunque no inmediatamente adyacentes, manteniendo en continuidad su pedículo vascular. Permiten aportar cobertura de calidad, posibilitan la cobertura

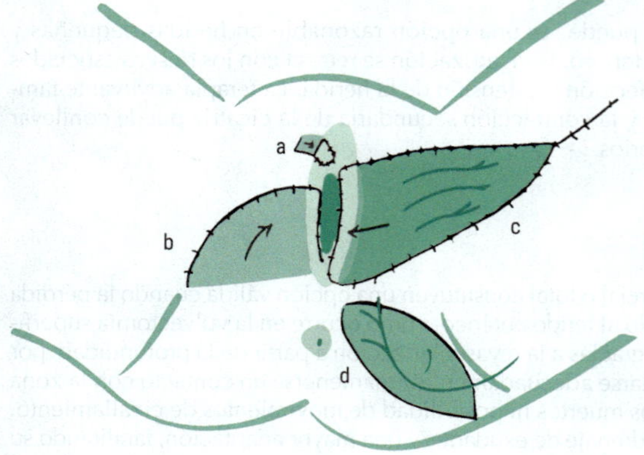

Figura 88-1. Diseño de colgajos locales. a) Colgajo de transposición. b) Colgajo de rotación. c) Colgajo de avance V-Y. d) Colgajo en pétalo de loto.

de grandes defectos y causan una morbilidad limitada en la zona donante. Otra ventaja es que quedan fuera de la zona de radioterapia de los tumores perineales. Para la reconstrucción de la vulva se emplean colgajos procedentes del abdomen y del muslo (**Fig. 88-2**). Dentro de las múltiples opciones existentes, se comentan las más habituales.

Colgajo musculocutáneo recto abdominal

Está basado en vasos epigástricos profundos inferiores. Además del músculo recto abdominal, permite incluir una isla de piel vertical, horizontal, oblicua o extendida (▶ **Vídeo 88-1**), basada en vasos perforantes paraumbilicales. Se pueden obtener colgajos de hasta 12 × 35 cm. Permite aportar grandes volúmenes para relleno (mediante el componente muscular y desepidermizando parte de la isla cutánea) de cavidades asociadas a la resección tumoral, como en los casos de exenteración. Es importante realizar un cierre minucioso de la pared abdominal, normalmente incluyendo una malla, para reducir el riesgo de eventración.

Colgajo miocutáneo *gracilis*

Basado en ramas de la arteria circunflexa femoral medial (rama de la femoral profunda), el músculo *gracilis* se ha empleado con frecuencia para la reconstrucción de la vulva, la vagina y fístulas vesicovaginales y rectovaginales. Para poder incorporar una isla cutánea de vascularización fiable, es necesario incluir en la disección la grasa, la fascia y los vasos que rodean al músculo *gracilis*, denudando en concreto el sartorio y la musculatura aductora. De esta forma, se puede obtener una isla cutánea de 10 × 30 cm. El pedículo vascular del colgajo se sitúa a 7-10 cm del pubis. En las pacientes obesas, de elevado riesgo o que no van a precisar radioterapia postoperatoria, se puede emplear el colgajo muscular y

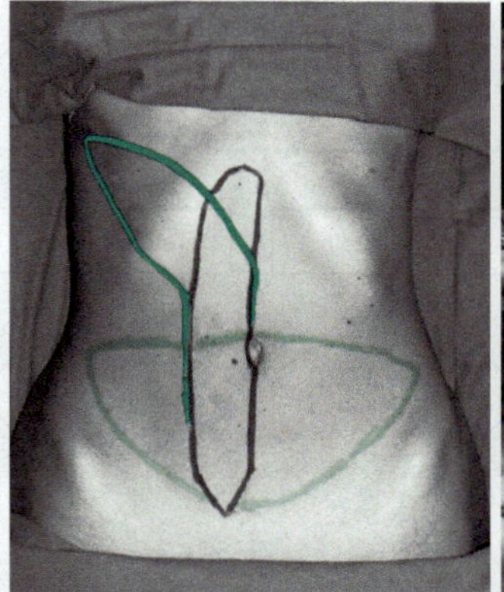

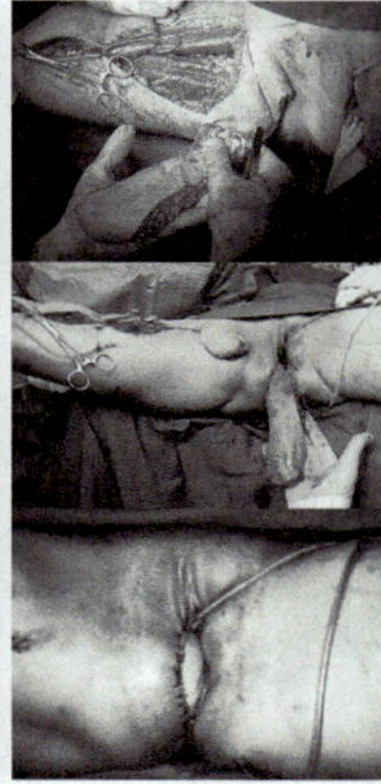

Figura 88-2. Izquierda: diseños de colgajo de recto abdominal con isla horizontal (*verde claro*), vertical (*negro*) y extendida (*verde*). Derecha: colgajo miocutáneo *gracilis* para reconstrucción de defecto de vulva.

cubrirlo posteriormente con injertos de piel, para reducir el tiempo quirúrgico y el riesgo de complicación de las heridas.

Colgajo anterolateral de muslo

Está basado en perforantes dependientes de la rama descendente de la arteria circunfleja femoral lateral que atraviesan el músculo vasto lateral. La disección es técnicamente más compleja que para los anteriores colgajos. Puede alcanzar hasta 20 × 35 cm, pero el cierre directo de la zona donante no es posible si el ancho es mayor de 9 cm. Se puede preservar el músculo vasto lateral (disecando la perforante a través del músculo) o incluirlo en el colgajo si se precisa para la reconstrucción.

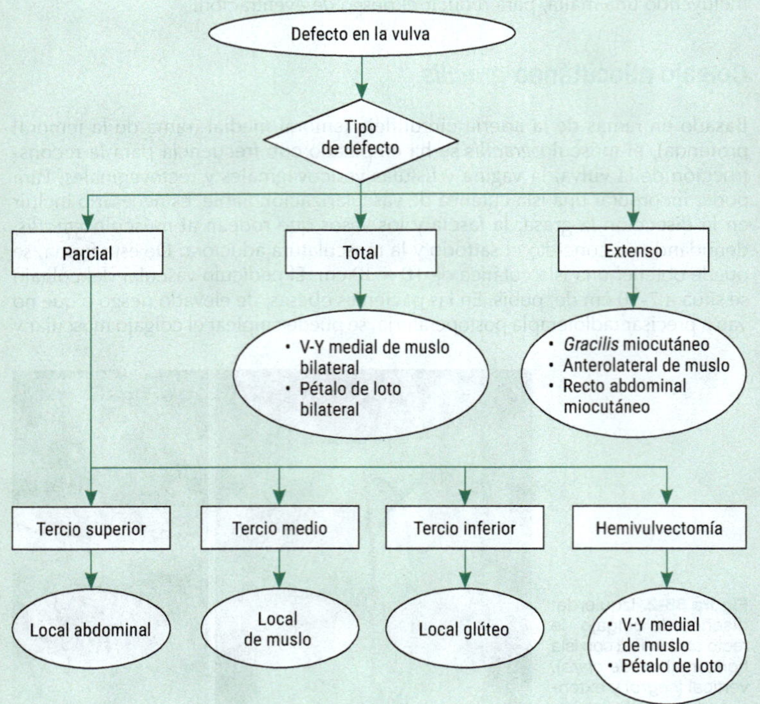

Algoritmo 88-1. Elección de colgajos para reconstrucción de vulva.

BIBLIOGRAFÍA

Höckel M, Dornhöfer N. Vulvovaginal reconstruction for neoplastic disease. Lancet Oncol. 2008;9:559-68.

Mughal M, Baker RJ, Muneer A, Mosahebi A. Reconstruction of perineal defects. Ann R Coll Surg Engl. 2013;95:539-44.

Tan BK, Kang GC, Tay EH, Por YC. Subunit principle of vulvar reconstruction: algorithm and outcomes. Arch Plast Surg. 2014;41:379-86.

Traquelectomía radical

89

Á. Martín Jiménez y A. Reyes Claret

INTRODUCCIÓN

La traquelectomía radical es la intervención quirúrgica conservadora de la fertilidad que está indicada en las pacientes jóvenes con carcinoma invasivo de cérvix en estadios iniciales (el último consenso europeo lo reserva para pacientes estadio T1b1, siendo de elección en aquellas con presencia de invasión linfovascular).

La traquelectomía radical por vía vaginal fue descrita inicialmente por el profesor Daniel Dargent (Lyon, Francia) en 1986. Esta intervención se basa en una variación de la histerectomía radical vaginal de Schauta-Stoekel. Al tratarse de pacientes nulíparas con antecedente frecuente de conización previa, este abordaje radical vaginal presenta una complejidad difícil de asumir por los centros que no estén habituados a la cirugía oncológica por vía vaginal.

Los pasos técnicamente limitantes de este abordaje son la preparación de las fosas paravesical y pararrectal, la disección del codo del uréter y la ligadura de la rama cervical de la uterina. Estas maniobras son necesarias para realizar la sección radical de los tejidos paracervicales.

La preparación laparoscópica previa, incluida la disección completa del uréter, permite la realización de la resección vaginal de una forma mucho más sencilla al evitarse la necesidad de la disección vaginal del uréter (traquelectomía radical asistida por laparoscopia). Esta intervención también se puede realizar íntegramente por vía laparoscópica y, por tanto, puede ser accesible a los centros con experiencia en cirugía oncológica por vía laparoscópica (traquelectomía radical laparoscópica con preservación nerviosa) (▶ **Vídeo 89-1**).

TÉCNICA QUIRÚRGICA

A continuación, se desarrollan las maniobras quirúrgicas, en primer lugar, de la traquelectomía radical asistida por laparoscopia y, a continuación, de la traquelectomía radical laparoscópica.

Traquelectomía radical asistida por laparoscopia (▶ Vídeo 89-2)

1. Linfadenectomía pélvica reglada y estudio histológico intraoperatorio de los ganglios obtenidos. La afectación ganglionar invalidará el procedimiento.

2. Desarrollo de la fosa pararrectal y sección de los dos tercios superiores del parametrio, manteniendo *in situ* la arteria uterina.
3. Liberación completa del uréter y sección radical del ligamento vesicouterino.
4. Vía vaginal: preparación del manguito vaginal.
5. Apertura del fondo de saco de Douglas y sección radical de parametrios y ligamentos uterosacros.
6. Sección del istmo uterino y obtención de la pieza para confirmación histológica intraoperatoria de los márgenes de resección. Colocación del cerclaje profiláctico y reanastomosis de la vagina al istmo uterino. Reinsuflación y revisión laparoscópica.

Traquelectomía radical laparoscópica con preservación nerviosa (▶ Vídeo 89-3)

1. Preparación de los espacios paravesical y pararrectal, identificación del ganglio centinela (azul de metileno + tecnecio) con gammacámara laparoscópica, exéresis y estudio histológico intraoperatorio.
2. Desarrollo de la fosa pararrectal e identificación, en el fondo, de las raíces nerviosas esplácnicas (parasimpático).
3. Sección de la parte vascular del parametrio, manteniendo *in situ* la arteria uterina.
4. Sección radical del ligamento uterosacro, preservando el plexo hipogástrico inferior.
5. Apertura del fondo de saco de Douglas y disección del espacio rectovaginal.
6. Disección amplia del espacio vesicovaginal.
7. Disección de la rama cervical de la arteria uterina. Marcaje previo con clips metálicos para orientar la sección del istmo uterino por encima del nivel de la rama cervical.
8. Presentación del manguito vaginal anterior mediante una valva metálica, sección completa del manguito vaginal y obtención de la pieza. Estudio histológico intraoperatorio de los márgenes de la resección.
9. Reanastomosis del istmo uterino a la vaginal con puntos laparoscópicos.
10. Revisión del campo quirúrgico, donde se puede observar la preservación del cuerpo uterino irrigado por las arterias uterinas y la disección completa de los uréteres.

BIBLIOGRAFÍA

Cibula D, Raspollini MR, Planchamp F, Centeno C, Chargari C, Felix A, et al. ESGO/ESTRO/ESP Guidelines for the management of patients with cervical cancer - Update 2023. Int J Gynecol Cancer. 2023;33(5):649-66.

Dargent D, Martinjh X, Sacchetti A, Mathevet P. Laparoscopic vaginal radical trachelectomy: a treatment to preserve the fertility of cervical carcinoma patients. Cancer. 2000;88:1877-82.

Martin A, Torrent A. Laparoscopic nerve-sparring radical trachelectomy: surgical tecnique and outcome. J Minim Invasive Gynecol. 2010;17:37-41.

Ganglio centinela en endometrio y cérvix: técnica

90

V. García-Pineda e I. Zapardiel Gutiérrez

INTRODUCCIÓN

Los estadios precoces del carcinoma de cérvix y del carcinoma endometrial parecen una apuesta factible para la introducción de la técnica del ganglio centinela en su estadificación quirúrgica, como alternativa a linfadenectomías sistemáticas asociadas a una mayor morbilidad perioperatoria sin incremento aparente de la supervivencia (ASTEC trial en endometrio y SENTIX trial en cáncer de cérvix). Por ello, se ha convertido en un recurso ya aceptado en la mayoría de las guías clínicas, y su técnica se debe estandarizar y conocer para lograr la mejora de la tasa de detección de enfermedad ganglionar y la disminución de la morbilidad postoperatoria de estas pacientes.

Es fundamental considerar una serie de parámetros: técnica de inyección, tipo de trazador, drenaje linfático bilateral, prueba de imagen para la detección prequirúrgica del ganglio centinela, técnica quirúrgica y estudio anatomopatológico.

CÁNCER DE ENDOMETRIO (▶ Vídeo 90-1)

Con respecto al carcinoma endometrial, se han descrito tres posibles lugares de inyección del trazador: inyección endometrial peritumoral guiada por histeroscopia, inyección subserosa en el fondo uterino e inyección cervical. A pesar de ofrecer tasas de detección del 95 %, la técnica histeroscópica no es una técnica extendida debido a su complejidad; la inyección subserosa en fondo uterino se ha desestimado por su escasa sensibilidad y tasa de detección, y en la actualidad la inyección cervical es el método más aceptado debido a su fácil reproducibilidad y escasa complejidad, sin que se observe una menor tasa de detección.

Clásicamente se ha utilizado el colorante azul de metileno como trazador principal desde 1996; no obstante, numerosos estudios apoyan el uso combinado de este colorante con radiocoloide marcado con ^{99m}Tc, consiguiendo tasas de detección que oscilan entre el 89 y el 92 %, con una tasa de detección bilateral del 60,8 %. Sin embargo, la experiencia actual con el uso de verde de indocianina (*indocyanine green*, ICG) muestra las mejores tasas de detección de ganglio centinela, con una tasa de detección global del 98,6 % y una tasa de detección bilateral del 90,4 % en el caso del carcinoma endometrial.

CÁNCER DE CÉRVIX

En cuanto al carcinoma de cérvix, los estudios más actuales establecen una tasa de detección global del 96 % con el uso combinado de colorante azul y radiocoloide, y del 100 % con ICG, siendo la tasa de detección bilateral del 76,3 % y del 98,5 % respectivamente.

TÉCNICA QUIRÚRGICA

La inyección cervical de radiocoloide se efectúa el día anterior a la intervención con una aguja espinal de 25 G: 1 mL submucoso (2 mm de profundidad) y 1 mL estromal (1 cm de profundidad) a las 3 h y a las 9 h, evitando así el drenaje al tabique vesicouterino y al fondo de saco de Douglas. Posteriormente, el ganglio centinela se localiza con linfogammagrafía planar ± *single photon emission computed tomography*/SPECT (tomografía por emisión de fotón único).

1. Al inicio de la intervención quirúrgica, se inyecta el ICG (1,25 mg/mL) de igual forma que el radiocoloide. Para visualizar la fluorescencia emitida por el ICG que marca el drenaje linfático, se necesita el uso de un laparoscopio por infrarrojo cercano (*near infrared*).
2. El abordaje quirúrgico inicial más habitual es el transperitoneal, con la inserción del trocar óptico umbilical y trocares accesorios de 5 mm en ambas fosas ilíacas y de 10 mm a nivel suprapúbico, que servirá para la introducción de la gammasonda. No obstante, en ocasiones se puede plantear el abordaje retroperitoneal inicial si el ganglio centinela se localiza a este nivel, sobre todo en pacientes obesas: inserción inicial del trocar óptico de 10 mm en la fosa ilíaca izquierda, medial y craneal con respecto a la espina ilíaca anterosuperior, y dos trocares accesorios de 5 mm en la línea axilar lateral y anterior; el espacio retroperitoneal se genera con la disección digital en la inserción del primer trocar y la difusión del neumoretroperitoneo (máxima presión de CO_2 12 mmHg), y las cuatro referencias anatómicas principales que se deben considerar al inicio de la disección del ganglio centinela son, en orden dorsoventral, el músculo psoas, la arteria ilíaca común izquierda, el uréter izquierdo y el pedículo gonadal izquierdo. Durante toda la disección, el uréter y el pedículo gonadal deben quedar en el techo, adheridos a la hoja posterior del peritoneo (**Fig. 90-1**).
3. El abordaje transperitoneal al área lumboaórtica se realiza con la incisión del peritoneo entre el promontorio y la arteria ilíaca común derecha, debiéndose visualizar el uréter y la vena común ipsilateral y prestar atención al decalaje entre la bifuración aórtica y el nacimiento de la vena cava cuando se realiza la disección ganglionar a este nivel. Este abordaje se puede considerar en el cáncer de endometrio, aunque todavía no está completamente extendido entre los grupos quirúrgicos a nivel mundial.
4. En la práctica habitual, el abordaje más habitual es el transperitoneal pélvico, dado que la localización más frecuente del ganglio centinela se encuentra a nivel de la fosa obturatriz y el área de vasos ilíacos externos donde drenan vasos linfáticos procedentes del área de la arteria uterina; si no se localiza

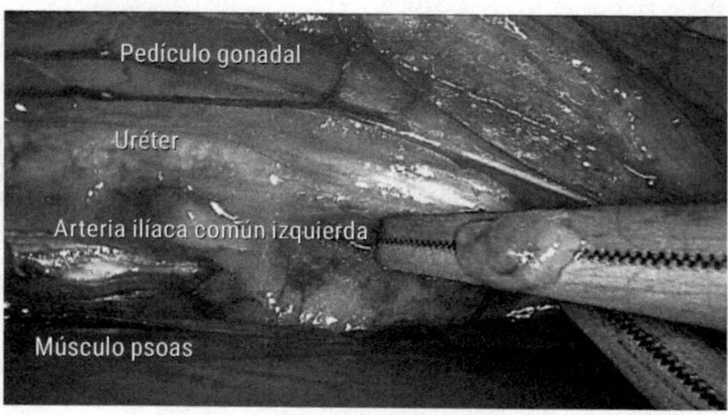

Figura 90-1. Referencias anatómicas principales que hay que considerar al inicio de la disección del ganglio centinela.

en esta área, se debe buscar en el área presacra y en la ilíaca común a la altura del cruce del uréter, de modo bilateral. Al inicio de la intervención, se pueden visualizar los canalículos linfáticos marcados con ICG o azul de metileno por transparencia, sobre todo en las pacientes no obesas.

5. La búsqueda inicial del ganglio centinela debe empezar con la apertura de la fosa paravesical: incisión del repliegue peritoneal entre el ligamento redondo y el ligamento infundibulopélvico en forma de L invertida y siguiendo el eje longitudinal de los vasos ilíacos externos, pudiendo llegar hasta la bifurcación de la arteria ilíaca común, si fuera preciso, e identificando el psoas y el nervio genitofemoral en el límite lateral.
6. El siguiente paso es la identificación del uréter, que debe permanecer pegado a la hoja de peritoneo medial que, a su vez, servirá para separar las asas intestinales.
7. A continuación, se localizará la arteria umbilical obliterada a partir del tronco umbilicouterino de la arteria hipogástrica. Para terminar de abrir este espacio, es preciso separar la arteria umbilical en dirección medial, dejando que el aire difunda en el tejido areolar con la ayuda de movimientos divergentes.
8. Una vez abierta la fosa paravesical, se deben localizar (con la ayuda de la gammasonda y la cámara de infrarrojos) los canalículos linfáticos y seguirlos hasta localizar su primera estación de drenaje (es muy importante localizar bien los linfáticos eferentes de la zona parametrial y seguirlos, para disecar el ganglio centinela y no llevarse ganglios de drenaje secundario en lugar del centinela).
9. Una vez localizado el ganglio centinela, es importante no disecar todo el tejido linfoganglionar, sino solo los ganglios centinela principales y eventuales ganglios centinela de drenaje secundario. Esta disección resulta a veces más dificultosa que una linfadenectomía pélvica reglada, ya que se debe evitar la disección de los vasos ilíacos y el nervio obturador, que no permite su identificación nítida.
10. Se puede realizar la extracción de la pieza quirúrgica protegida en un dedil de guante. Es aconsejable comprobar de nuevo con la gammacámara el número de cuentas del ganglio caliente extracorpóreamente. Finalmente, se realiza una inspección final con ambos métodos antes de dar por concluida la técnica.

BIBLIOGRAFÍA

Ballester M, Dubernard G, Lécuru F, Heitz D, Mathevet P, Marret H, et al. Detection rate and diagnostic accuracy of sentinel-node biopsy in early stage endometrial cancer: a prospective multicentre study (SENTI-ENDO). Lancet Oncol. 2011;13:469-76.

Buda A, Crivellaro C, Elisei F, Di Martino G, Guerra L, De Ponti E, et al. Impact of Indocyanine Green for Sentinel Lymph Node Mapping in Early Stage Endometrial and Cervical Cancer: Comparison with Conventional Radiotracer (99m)Tc and/or Blue Dye. Ann Surg Oncol. 2016;23:2183-91.

Cibula D, Kocian R, Plaikner A, Jarkovsky J, Klat J, Zapardiel I, et al. Sentinel lymph node mapping and intraoperative assessment in a prospective, international, multicentre, observational trial of patients with cervical cancer: The SENTIX trial. Eur J Cancer. 2020;137:69-80.

Kitchener H, Swart AM, Qian Q, Amos C, Parmar MK. Efficacy of systematic pelvic lymphadenectomy in endometrial cancer (MRC ASTEC trial): a randomized study. Lancet. 2009;373:125-36.

Papadia A, Imboden S, Siegenthaler F, Gasparri ML, Mohr S, Lanz S. Laparoscopic Indocyanine Green Sentinel Lymph Node Mapping in Endometrial Cancer. Ann Surg Oncol. 2016;23:2206-11.

Ganglio centinela en el cáncer de vulva

91

A. R. Guijarro Campillo, V. Lago Leal y S. Domingo del Pozo

INTRODUCCIÓN

El sistema linfático es una red de drenaje unidireccional en el que la linfa fluye desde un tejido o región anatómica concreta a través de un canalículo aferente hacia un ganglio linfático. El circuito prosigue por la médula del ganglio abandonándolo a través de los canalículos linfáticos eferentes. El primer ganglio que recibe este drenaje desde un tejido o región anatómica es el denominado ganglio centinela (GC) (v. indicaciones en **cap. 58**).

TÉCNICA DE DETECCIÓN Y BIOPSIA DEL GANGLIO CENTINELA

Hay que tener en mente que el drenaje linfático de la vulva tributa en primer lugar a los ganglios inguinales superficiales, después a los inguinales profundos (separados por la fascia cribiforme) y luego a los ganglios pélvicos. Anatómicamente están localizados en el triángulo anatómico de Scarpa, cuyos límites son el ligamento inguinal, el músculo sartorio y el músculo abductor largo. Mención especial tienen las lesiones de la línea media cuyo drenaje linfático es bilateral, así como aquellas lesiones unilaterales con un borde interno a menos de 1 cm de la línea media (▶ **Vídeo 91-1**).

El procedimiento de la biopsia selectiva de ganglio centinela (BSGC) en el cáncer de vulva se podría dividir en:

1. Administración de radiofármaco.
2. Linfogammagrafía.
3. Detección y extracción del ganglio o ganglios centinela.
4. Estudio anatomopatológico.

Administración de radiofármaco

La técnica consiste en la inyección intradérmica bajo anestesia local de un radiofármaco perilesional habitualmente el día previo de la intervención o el mismo día unas horas antes. Los trazadores isotópicos son partículas coloidales marcadas con tecnecio 99 (Tc99), siendo los más utilizados la albúmina nanocoloide, el coloide de estaño y el sulfuro de renio, que, una vez inyectados, alcanzan los ganglios linfáticos, donde quedan retenidos varias horas. El tecnecio es la sustancia radioactiva más utilizada debido a su vida media de aproximadamente 6 horas. Como reacciones adversas se han descrito reacciones alérgicas habitualmente de poca entidad y de forma casi anecdótica.

Linfogammagrafía

Se trata de una prueba de imagen dinámica (registro de una imagen cada 30 segundos y durante 30 minutos) después de la inyección del radiofármaco. Esto permite identificar la región linfática donde drena el tumor, así como el número, orden de aparición y localización de los ganglios centinela. Es recomendable la toma de una imagen estática a las 2-3 horas realizando externamente marcas cutáneas de la situación del/los GC en una o ambas ingles, que facilitan al cirujano la identificación del ganglio.

La detección intraoperatoria se realiza mediante sondas detectoras que detectan las zonas con mayor contaje radioactivo guiando su localización y exéresis para su posterior estudio anatomopatológico.

Identificación intraoperatoria del ganglio o ganglios centinela

La técnica anterior puede combinarse con la administración intraoperatoria de colorante por vía intradérmica alrededor del tumor (azul de isosulfán, de metileno o verde de indocianina), inyectándose 10-15 minutos antes de comenzar la intervención. La migración discurre siguiendo la misma vía que el trazador isotópico y su identificación se realiza por la visualización directa del nódulo coloreado.

La exéresis del GC se realiza practicando una incisión en la zona previamente localizada. Respecto al Tc99, la detección intraoperatoria se realiza mediante sondas detectoras que permiten guiar la disección hacia la zona con mayor contaje radioactivo hasta lograr la localización del/los GC. Durante el procedimiento se recomienda la presencia de un médico nuclear con experiencia, preferiblemente que haya tenido implicación en la obtención de las imágenes gammagráficas.

La adición de colorante permite visualizar directamente el nódulo teñido y en ocasiones identificar el canalículo aferente. Todo ganglio que emita una señal de radioactividad al menos >10% del GC principal habrá de ser extraído para su estudio.

Estudio anatomopatológico

Una vez extraído el GC, se puede realizar su estudio de forma intraoperatoria o diferida valorando la importancia según el caso de posibles micrometástasis no detectadas en caso de estudio intraoperatorio y la posibilidad de nueva cirugía. Se define como ganglio positivo o afecto aquel que presenta células de características histopatológicas o inmunohistoquímicas de malignidad. En el estudio diferido de las metástasis se clasifican en macrometástasis (tamaño > 2 mm), micrometástasis (0,2-2 mm) o células tumorales aisladas (< 0,2 mm). Pueden realizarse técnicas de inmunohistoquímica, las cuales mejoran los resultados de detección de metástasis (en un 5-15 %), pero, por contra, no disponibles en todos los centros.

PUNTOS CLAVE

- La BSGC es un procedimiento quirúrgico que forma parte del manejo quirúrgico del cáncer de vulva en estadio precoz.
- La evidencia actual obliga a la utilización de un radiofármaco (Tc99) y además recomienda asociar el uso de un colorante (el verde de indocianina tiene mejores resultados que el azul de metileno).
- La técnica intraoperatoria requiere un adecuado conocimiento anatómico de la ingle, así como la implicación del servicio de medicina nuclear, que guiará a través de la linfogammagrafía previamente realizada y la sonda intraoperatoria.

BIBLIOGRAFÍA

ESGO Vulvar Cancer Guidelines. Published October 2016 by European Society of Gynaecological Oncology.

Levenback C, Coleman RL, Burke TW, Bodurka-Bevers D, Wolf JK, Gershenson DM. Intraoperative lymphatic mapping and sentinel node identification with blue dye in patients with vulvar cancer. Gynecol Oncol. 2001;83:276-81.

Oncoguía SEGO. Cáncer Escamoso Invasor de Vulva 2023. Guías de práctica clínica en cáncer ginecológico y mamario.

Oonk, M. (2022, October 27-30). Updates on surgical management. 23rd European Congress on Gynecological Oncology), Berlin, Germany. Disponible en: https://eacademy.esgo.org/esgo/2022/esgo23/373787/maaike.oonk.updates.on.surgical.management.

Reparación de la lesión digestiva 92

M. Frasson y L. Sánchez-Guillén

INTRODUCCIÓN

La lesión del tubo digestivo puede ser una complicación muy relevante, puesto que, si no se diagnostica durante la cirugía, puede causar la salida de contenido intestinal en la cavidad peritoneal con el consiguiente cuadro peritonítico y una tasa de mortalidad del 5-10 %. Por tanto, ante la sospecha, es fundamental durante la cirugía explorar atentamente el tubo digestivo buscando posibles lesiones, para su tratamiento inmediato.

LESIÓN DEL TUBO DIGESTIVO

Según la profundidad de la lesión, su extensión y el estado de vascularización del segmento afectado, existen tres opciones quirúrgicas para su tratamiento.

Lesión parcial de la pared intestinal, sin perforación

Pueden ser lesiones térmicas por electrocoagulación o lesiones causadas con tijera durante la lisis de adherencias. Se caracteriza por una solución de continuidad de la capa seromuscular, sin perforación aparente de la capa mucosa. Es preferible su reparación inmediata para no perder su localización, y se realizará una sutura de la capa seromuscular lesionada con puntos sueltos extramucosos de 3-0, sutura reabsorbible (poliglactina), con aguja cilíndrica (▶ **Vídeo 92-1**).

Lesión penetrante de todo el espesor de la pared intestinal, sin isquemia del segmento intestinal afectado

Si se trata de lesiones de dimensiones reducidas y, sobre todo, si estas afectan a la porción antimesénterica, son fáciles de reparar de forma segura con una sutura primaria.

1. Se debe controlar rigurosamente la contaminación de la cavidad abdominal por el contenido intestinal, poniendo *clamps* intestinales blandos o, mejor,

cintas oclusoras de algodón, inmediatamente por encima y por debajo de la lesión. Si existe contaminación de contenido intestinal, hay que proceder al lavado abundante de la cavidad peritoneal lo antes posible y las veces que sea necesario.
2. Tras comprobar la correcta vascularización de la pared intestinal lesionada, se debe reparar la solución de continuidad siempre en dirección transversal, para evitar una estenosis del tracto intestinal.
3. Se realizará una sutura primaria, preferiblemente con puntos sueltos serosubmucosos, con hilo de 3-0 reabsorbible (poliglactina) y con aguja cilíndrica. Hay que asegurarse de que la capa mucosa quede completamente invaginada. Si es posible, se aconseja realizar una prueba cuidadosa de estanqueidad de la sutura.
4. En el colon izquierdo y en el recto, si la paciente está en posición de Lloyd-Davis (litotomía con Trendelenburg), resulta útil la observación de la sutura sumergida en solución salina y distendida con aire a través del ano.
5. Terminada la reparación, como medida antiséptica, es importante que el material quirúrgico utilizado se considere sucio y se retire de la mesa quirúrgica; igualmente, es necesario el cambio de guantes por parte de todo el equipo quirúrgico (▶ **Vídeo 92-2**).

Lesión de todo el espesor y extensa de la pared intestinal, con signos de devascularización

En estos casos, sobre todo si afecta a la porción mesentérica, se aconseja realizar una resección del segmento intestinal lesionado con anastomosis primaria buscando cabos bien vascularizados.

1. En general, en el intestino delgado se aconseja una sutura terminoterminal con puntos entrecortados, serosubmucosos, como ya se ha mencionado.
2. Si la lesión se encuentra en los últimos 25 cm de intestino delgado, parece preferible realizar una resección ileocecal con anastomosis ileocólica, generalmente laterolateral, para evitar la barrera de presión distal de la válvula de Bauhin sobre la anastomosis.
3. Si el diagnóstico es tardío y ya existe peritonitis por una contaminación fecal relevante de la cavidad abdominal o si el paciente está termodinámicamente inestable por *shock* séptico acompañante, será aconsejable realizar un estoma, que puede ser una colostomía o una ileostomía terminal, con abandono del cabo distal o fístula mucosa.
4. Si se decide realizar una anastomosis primaria con riesgo de fuga anastomótica, otra alternativa sería protegerla con una ileostomía «en asa» (▶ **Vídeo 92-3**).

CONSEJOS PRÁCTICOS

- En caso de sospecha, se revisará cuidadosamente todo el tubo digestivo. Es fundamental el diagnóstico intraoperatorio de la lesión.

- Todas las lesiones que afectan a la capa seromuscular tienen que ser reparadas, para evitar perforaciones tardías en el postoperatorio.
- En caso de perforación del tubo, hay que evaluar la posibilidad de un cierre primario (siempre en sentido transversal) o, si la lesión es extensa o con isquemia de la pared intestinal, realizar una resección del segmento afectado. Se recomienda un uso juicioso de estoma en asa o terminal.

BIBLIOGRAFÍA

Baker LW, Thomson SR. Colonic surgery for acute conditions: injuries to the intra-abdominal colon. En: Fielding LP, Goldberg SM (eds). Rob & Smith's Operative Surgery. Surgery of the Colon Rectum and Anus. Oxford, Butterworth-Heinemann Ltd, 1993; p. 436-44.

Platz A, Galandiuk S. Management and treatment of colon and rectal trauma. En: Fazio VW, Church JM, Delaney C (eds). Current therapy in Colon and Rectal Surgery. Philadelphia: Elsevier Mosby, 2005; p. 421-5.

Reparación de la lesión vesical

93

J. L. Pontones Moreno y F. J. Delgado Oliva

INTRODUCCIÓN

Las lesiones yatrogénicas de la vejiga pueden dividirse en dos grupos: las secundarias a los procedimientos endourológicos (endoscópicos) sobre la vejiga y las que se producen durante la cirugía de órganos de vecindad (cirugía ginecológica pélvica y cirugía general). La vejiga es el órgano que se daña con más frecuencia durante la cirugía pélvica, la mayor parte de las veces en procedimientos obstétricos o ginecológicos. Entre un 0,4 y un 3,7 % de las pacientes sometidas a una histerectomía radical sufren una lesión vesical intraoperatoria. Su incidencia es mayor a medida que aumenta la complejidad del procedimiento quirúrgico.

Lógicamente, el mejor tratamiento es la prevención. Existen varios factores predisponentes que elevan el riesgo de lesión vesical yatrogénica y que el cirujano debe tener en cuenta durante la intervención (**Tabla 93-1**).

Es extremadamente importante la identificación intraoperatoria y la reparación inmediata de la lesión vesical, puesto que la fuga de orina durante el postoperatorio inmediato incrementa notablemente la morbimortalidad, debido a la posible aparición de íleo prolongado, urinoma, abscesos intraperitoneales o peritonitis y sepsis, así como la necesidad de cirugía repetitiva exploradora. El 80-90 % de las lesiones intraoperatorias se identifican en el mismo momento en que se producen.

Tabla 93-1. Factores de riesgo de lesión vesical yatrogénica

- Antecedente de cirugía pélvica previa
- Infiltración neoplásica
- Cesárea
- Radioterapia o quimioterapia previas
- Enfermedad inflamatoria pélvica
- Anomalías congénitas
- Exposición deficiente del campo quirúrgico:
  - Tumores voluminosos
  - Obesidad
  - Hemorragia intraoperatoria
  - Incisión inadecuada

Además de la visión directa de una rotura vesical intraoperatoria, la existencia de una perforación vesical inadvertida puede sospecharse por la visualización de la sonda de Foley o si se observa una presencia constante de líquido transparente en el campo quirúrgico, hematuria u oligoanuria; en los procedimientos laparoscópicos, se sospecha, además, por la presencia de aire en la bolsa de diuresis.

Si existen dudas sobre la posibilidad de una lesión de la pared vesical o esta es difícil de localizar, la instilación en la vejiga de suero fisiológico o de azul de metileno es útil para identificar la lesión. Si se sospecha una lesión, pero resulta difícil su identificación intraoperatoria, se debe investigar hasta obtener una conclusión definitiva (para lo que puede ser necesario solicitar la colaboración del urólogo), y evitar así la necesidad de reintervenciones. La elección de la técnica para la reparación de una lesión vesical intraoperatoria debe basarse en una serie de condicionantes que se reflejan en la **tabla 93-2**.

Si la lesión se descubre durante la cirugía, se reparará en el acto. Si la lesión se diagnostica en el postoperatorio inmediato, la reintervención y reparación de la lesión vesical suele ser la única solución. En las neoplasias infiltrantes que envuelven o invaden la vejiga, puede ser necesaria la práctica de una cistectomía parcial o radical, y no una simple sutura de pared vesical.

TÉCNICA DE REPARACIÓN DE LA LESIÓN DE LA PARED VESICAL

Lesiones supratrigonales (cara anterior o posterior y cúpula vesical)

1. Siempre que sea posible, se debe completar el procedimiento primario (histerectomía, etc.) antes de reparar la vejiga. Esto proporciona una exposición mejor para explorar exhaustivamente toda la vejiga, y se consigue una visualización óptima durante la reparación de la lesión.
2. Se realiza una valoración completa de la localización (afectación del trígono vesical), el tamaño y las características de la lesión. Si el tejido de los bordes de la lesión presenta signos isquémicos o necróticos, se debe resecar hasta conseguir tejido viable para realizar una sutura adecuada.
3. Es imperativa la exploración del interior de la vejiga, ya que permite identificar lesiones adicionales y explorar adecuadamente la anatomía de los meatos ureterales y del cuello vesical. Si por la localización de la lesión (proximidad de los meatos) se considera necesario, se debe cateterizar uno o ambos uréteres

Tabla 93-2. Factores que condicionan la elección de la técnica quirúrgica

- Naturaleza y pronóstico de la neoplasia
- Localización (trigonal o supratrigonal)
- Tipo de lesión
- Extensión de la lesión
- Estado intraoperatorio de la paciente
- Experiencia del cirujano

mediante un catéter ureteral tipo doble J de calibre 5-6 Fr, tras la colocación de una guía hidrófila de nitinol (Sensor™ PTFE-Nitinol Guidewire, Boston Scientific).

4. Si existen coágulos en el interior de la vejiga, se deben evacuar y hay que lavar la vejiga con suero abundante para identificar la presencia de algún punto sangrante.
5. Después de una inspección minuciosa del interior de la vejiga, se empezará por movilizar adecuadamente la vejiga para conseguir una exposición mejor del área que se va a reparar y realizar las suturas sin tensión. Se consigue una buena movilización tras seccionar los anclajes laterales a nivel del peritoneo parietal y la disección de la cara anterior de la vejiga, separándola de la cara posterior del pubis, para exponer el espacio de Retzius.
6. Se cierra el defecto en dos planos siempre que sea posible: plano mucoso y plano muscular-seroso. Esto proporciona un cierre más hermético y garantiza una hemostasia adecuada y una cicatrización más rápida y consistente. Para facilitar la sutura, se pueden colocar dos pinzas de Allis en los extremos de la lesión para tensar el defecto y exponer mejor los planos de sutura.
7. Se sutura el plano mucoso: la mucosa se cierra mediante sutura continua utilizando sutura reabsorbible (ácido poliglicólico) de 4-0 o 5-0 (**Fig. 93-1**).
8. Se sutura el plano musculoseroso: se realiza una sutura con puntos sueltos reabsorbibles de 2-0 o 3-0 (ácido poliglicólico), uniendo la capa seromuscular (**Fig. 93-2**). Si el procedimiento es laparoscópico, se suele realizar una sutura continua de 2-0 en un plano, para cerrar todas las capas de la vejiga (**Fig. 93-3**).
9. Se llena la vejiga a través de la sonda vesical con suero fisiológico para comprobar si el cierre es estanco. Si existe un alto riesgo de formación de fístula (p. ej., tejidos irradiados) o si se identifica una fuga a través de la sutura, se puede desarrollar un tercer plano de sutura, con puntos sueltos reabsorbibles, placando e invaginando tejido seromuscular sobre los planos de sutura realizados previamente (procedimientos de Lembert o de Halsted).
10. Una vez cerrada la vejiga y antes de dar por finalizado el procedimiento, se debe comprobar la permeabilidad adecuada de la sonda de Foley (se reco-

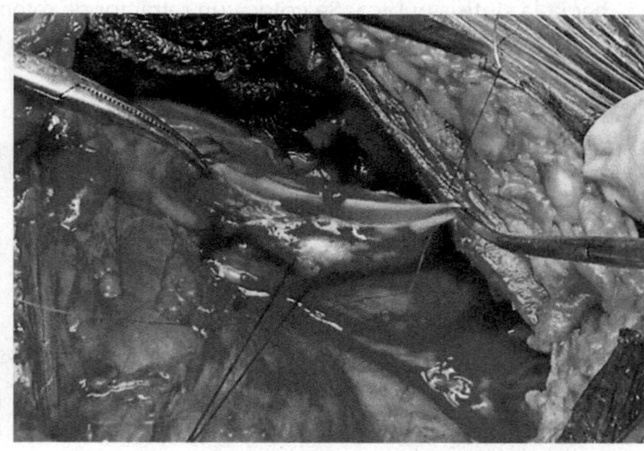

Figura 93-1. Sutura del plano mucoso.

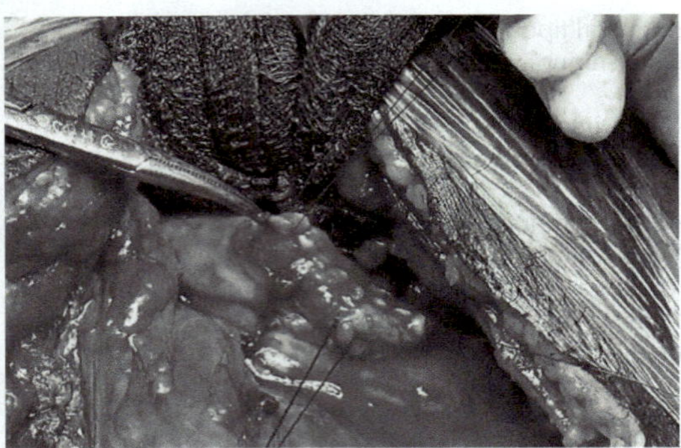

Figura 93-2. Sutura del plano muscular-seroso.

mienda un calibre de 18 o 20 Fr) mediante irrigación con suero fisiológico, utilizando una jeringa urológica. Se colocará un tubo de drenaje aspirativo tipo Jackson-Pratt próximo a la zona del cierre de la vejiga, pero separado de la línea de sutura.

Lesiones de la zona trigonal

En el área trigonal de la vejiga, se encuentran estructuras de vital importancia como los orificios ureterales y el cuello vesical. Las lesiones más posteriores de la vejiga pueden afectar al trígono y poner en riesgo la integridad de esas estructuras. Los principios de la reparación son esencialmente los que ya se han descrito, si bien es necesario tener en cuenta algunas consideraciones especiales:

1. Es obligatorio realizar una inspección minuciosa del área trigonal, que se consigue mediante una movilización amplia de la cara anterior de la vejiga en el espacio de Retzius. Si es necesario, se realiza una cistotomía anterior, de unos 4-5 cm de longitud, en el plano sagital, extendiéndose caudalmente hacia la sínfisis púbica. Se coloca un retractor de retención automática o uno tipo Gosset de pequeño tamaño dentro de la luz de la vejiga, lo que permitirá

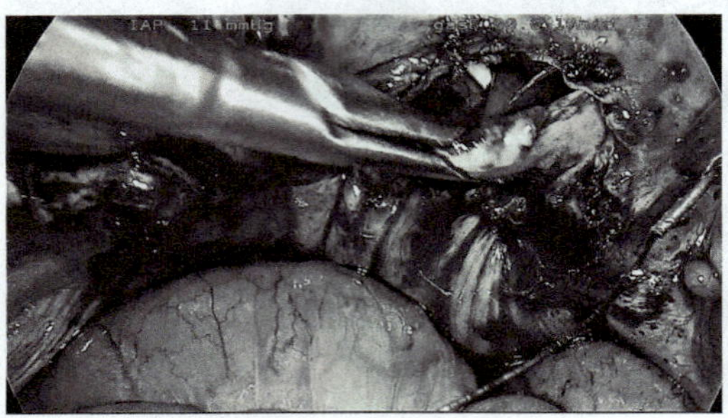

Figura 93-3. Sutura laparoscópica en un plano.

una exposición correcta del interior de la vejiga y una inspección completa del trígono.

2. Se tutoriza uno o ambos uréteres para lesiones cerca de los orificios ureterales, mediante un catéter de tipo doble J. Si existen dudas sobre la presencia de una posible lesión del uréter yuxtavesical, se puede administrar índigo carmín por vía intravenosa para ayudar a identificar los orificios ureterales o comprobar la existencia de fugas en el uréter terminal. Si se confirma una lesión del uréter terminal, es preferible reimplantar ese uréter según la técnica descrita en el **capítulo 85**.
3. Si resulta difícil acceder a la lesión desde el exterior de la vejiga, se puede proceder al cierre de la lesión trigonal posterior a partir de esta exposición intravesical anterior, preferiblemente en dos planos, siempre que sea posible, del modo descrito para las lesiones supratrigonales. En las pacientes que han recibido radioterapia previamente, una disección más extensa con interposición de omento o fascia perivesical puede minimizar el riesgo de fístula.

Con frecuencia, las lesiones del trígono pueden tener asociadas lesiones del cuello vesical, de la uretra o de los uréteres. Estas situaciones pueden requerir una cirugía reconstructiva compleja del cuello vesical o un reimplante ureteral, por lo que es recomendable contar con la colaboración de un cirujano urológico, con experiencia en técnicas reconstructivas, para la mejor resolución de este tipo de roturas (**Algoritmo 93-1**).

CUIDADOS POSTOPERATORIOS ESPECÍFICOS

En el contexto de los cuidados postoperatorios de la cirugía primaria, es importante tener en cuenta algunos detalles específicos para la mejor evolución de la reparación vesical.

- Hay que asegurar en todo momento la permeabilidad adecuada de la sonda de Foley, para evitar su obstrucción y una sobredistensión vesical que pueda hacer fracasar el cierre vesical. Si es preciso, se pueden realizar lavados vesicales mediante jeringa con presión mínima.
- Control estricto de la cuantía y de las características del débito del drenaje para una detección precoz de una posible fístula urinaria. Si la cuantía es abundante o las características del líquido hacen sospechar que pueda tratarse de orina, se debe realizar un análisis bioquímico del líquido para descartarlo.
- El tiempo de cicatrización de la lesión de la pared vesical varía en función de la extensión y la complejidad de la lesión, así como de la vitalidad de los tejidos (radioterapia o quimioterapia previa, inmunosupresión, infección postoperatoria, etc.). Dependiendo de ello, la sonda vesical se debe mantener, al menos, 10-14 días. Cuando la reparación vesical ha sido sencilla (p. ej., lesiones en la cúpula o en la pared anterior), no es preciso realizar prueba de imagen alguna antes de retirar la sonda vesical; por el contrario, si las lesiones son complejas o de la zona trigonal, antes de retirar la sonda es necesario descartar una posible fuga urinaria mediante una cistografía convencional o cistoscopia.

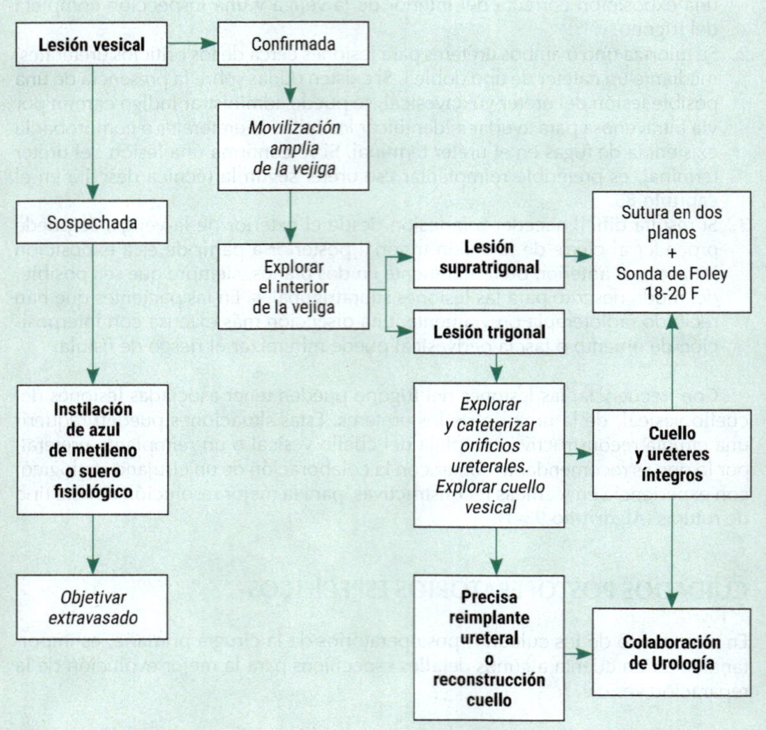

Algoritmo 93-1. Manejo intraoperatorio de la lesión vesical yatrogénica.

BIBLIOGRAFÍA

Carley ME, McIntire D, Carley JM, Schaffer J. Incidence, risk factors and morbidity of unintended bladder or ureter injury during hysterectomy. Int Urogynecol J Pelvic Floor Dysfunct. 2002;13:18-21.

Delacroix SE, Winters JC. Urinary Tract Injures: Recognition and Management. Clin Colon Rectal Surg. 2010;23:104-12.

Gómez RG, Ceballos L, Coburn M. Consensus statement on bladder injuries BJU Int. 2004;94:27-32.

Méndez LE. Iatrogenic injuries in gynecologic cancer surgery. Surg Clin North Am. 2001;81:897-923.

Uréter: localización y movilización 94

P. Padilla Iserte e I. Soler Ferrero

INTRODUCCIÓN

Los uréteres son dos estructuras tubulares relativamente móviles, con un recorrido retroperitoneal de 20-25 cm desde su salida desde la pelvis renal hasta su llegada a la vejiga. En ginecología, es de vital importancia conocer su entrada y su recorrido en la pelvis, así como su localización y la relación con las fosas avasculares de la pelvis femenina.

RECORRIDO ABDOMINAL

El uréter se extiende sobre la pared posterior abdominal por delante del psoas ilíaco hasta la línea terminal de la pelvis, por donde cruza a los vasos ilíacos comunes.

- Posterior: en relación al tejido celuloadiposo que continúa la grasa pararrenal, intersecciones internas del psoas que lo separan de las apófisis transversas.
- Lateral: borde interno infrahiliar del riñón.
- Medial: del lado derecho, la vena cava inferior, ganglios linfáticos y la cadena simpática; del lado izquierdo, la aorta.
- Anterior: del lado derecho, la segunda porción del duodeno, los vasos gonadales (misma altura), el colon ascendente y el mesocolon derecho (hacia fuera); del lado izquierdo, los vasos gonadales (vena superior a la arteria), el colon descendente y el mesocolon izquierdo (hacia fuera).

RECORRIDO PÉLVICO

El uréter se introduce en la pelvis y discurre por las paredes de esta hasta la espina ciática, donde gira para alcanzar la vejiga.

- Posterior: vasos ilíacos, tronco lumbosacro y rama ascendente de la arteria iliolumbar.
- Lateral: músculo psoas y vasos gonadales.
- Medial: permanece lateralmente a 2 cm de la eminencia del promontorio.

- Anterior: del lado derecho, el extremo inferior del mesenterio, la terminación de la arteria ileocólica, el ángulo ileocecal y el apéndice; del lado izquierdo, la raíz secundaria del mesosigma (mesocolon sigmoide) y luego el propio mesosigma recorrido por la arteria sigmoidea. A esta altura, el uréter discurre por el fondo de la fosita intersigmoidea.

LOCALIZACIÓN DEL URÉTER (▶ Vídeo 94-1)

En las intervenciones quirúrgicas es importante conocer la localización del uréter. Como referencia, se aprovecha su entrada en la pelvis a nivel de la bifurcación de la arteria ilíaca común. Los autores desaconsejan su búsqueda en la pelvis, dado que suele ser difícil y una causa frecuente de lesión; es mucho más accesible su localización en su cruce con la bifurcación de las ilíacas en su entrada en la pelvis, y así se puede seguir en todo su recorrido.

1. Se procederá a realizar una incisión en el peritoneo a 1 cm del infundíbulo pélvico desde el ligamento redondo hacia la parte superior, con una longitud aproximada de 3-4 cm, en el plano avascular. Con esta maniobra, se consigue la entrada segura en el retroperitoneo, así como visualizar la intersección del uréter con la ilíaca externa en su entrada en la pelvis (**Fig. 94-1**).
2. Una vez localizado a ese nivel, se puede aprovechar para la apertura de la fosa posterior o fosa pararrectal, tal y como se explica en el **capítulo 69** (**Fig. 94-2**).
3. Es importante saber que el uréter desciende por debajo del infundíbulo pélvico en su recorrido abdominal. Así, en la anexectomía en que no se localice el uréter se debe proceder a la ligadura lo más próxima posible al ovario, para no lesionar el uréter. Del mismo modo, la sección y corte de la arteria uterina se debe realizar lo más próxima al útero, dado que el uréter discurre por debajo, a 1 cm, confirmándose la regla básica del gran cirujano Te Linde: «Pégate a la matriz y serás feliz».

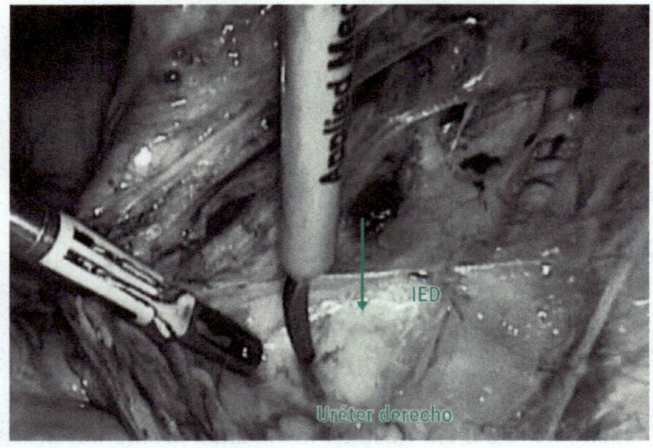

Figura 94-1. Localización del uréter en su entrada en la pelvis (flecha). IED: ilíaca externa derecha.

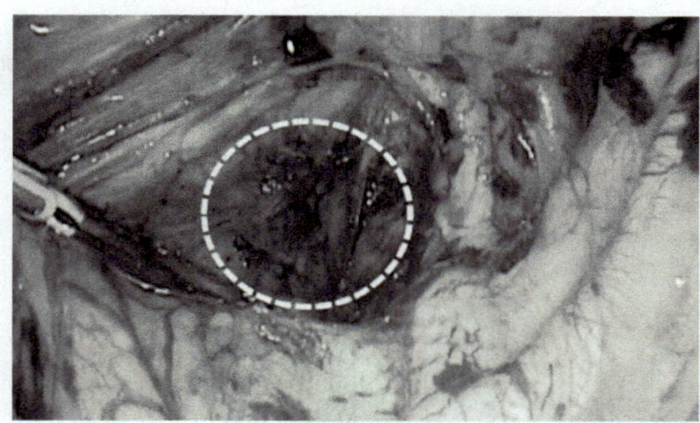

Figura 94-2. Límites de la fosa posterior o pararrectal (en blanco).

RELACIONES ANATÓMICAS IMPORTANTES

- Grasa renal: a su salida, está incluido dentro de la grasa renal.
- Psoas ilíaco: en este tramo, el uréter va a cruzar el músculo y se relaciona con su fascia, con la que presenta adherencias.
- Vasos gonadales: cruzan ventralmente con respecto al uréter.
- Nervio genitofemoral: discurre por la fascia del psoas, y el uréter lo cruza ventralmente.
- Duodeno: el uréter derecho cruza la tercera porción del duodeno.
- Raíz del mesenterio: el uréter derecho es cruzado por la raíz del mesenterio.
- Ligamento ancho: el uréter discurre bajo el ligamento ancho, marcando un pliegue en este ligamento que cubre el útero y las trompas.
- Arteria uterina: rama de la arteria ilíaca interna que cruza ventralmente el uréter.
- Útero y fondo vaginal: el uréter pasa por delante para alcanzar la vejiga.

IRRIGACIÓN

- Irrigación arterial: arterias procedentes de la arteria renal, ramas de las arterias gonadales, la aorta abdominal y la arteria ilíaca común. Todas estas ramas se anastomosan a nivel de la adventicia formando una red de irrigación ureteral (**Fig. 94-3**).
- Drenaje venoso: drena a las venas gonadales y a la vena renal/cava.
- Drenaje linfático: drena principalmente a los ganglios lateroaórticos infrarrenales y a los ilíacos comunes.

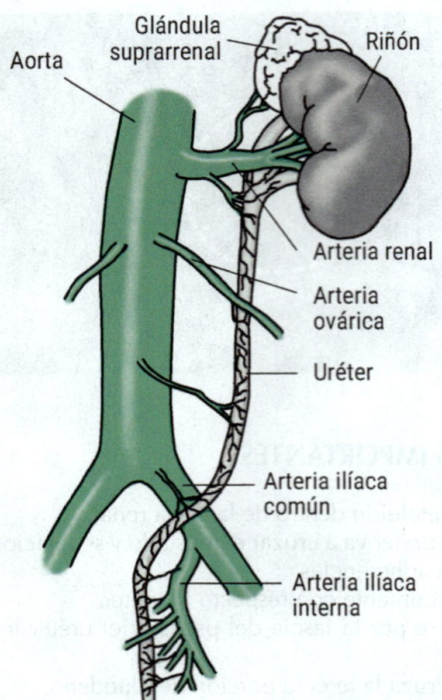

Figura 94-3. Irrigación ureteral.

BIBLIOGRAFÍA

Latarjet M, Ruiz A. Anatomía humana. Volumen 2. Madrid: Ed. Médica Panamericana, 2004; p. 1528-22.

Pared abdominal: corrección de defectos

95

J. Bueno Lledó

INTRODUCCIÓN

Como tras cualquier otro abordaje quirúrgico abdominal, tras la cirugía ginecológica pueden presentarse defectos herniarios que requieran una corrección posterior. Se trata, fundamentalmente, del desarrollo de hernias incisionales o eventraciones postoperatorias causadas por la realización de laparotomía o laparoscopia mediante varios tipos de incisiones:

- Laparotomía media infraumbilical y, menos frecuentemente, supraumbilical.
- Incisión transversa o de Pfannestiel.
- Incisiones de trocares de laparoscopia.
- Defectos motivados por la extirpación de tumores de la pared de origen ginecológico (metástasis o endometriomas).

DEFECTOS DERIVADOS DE LAPAROTOMÍA MEDIA

Se trata, principalmente, de defectos herniarios situados en la línea media infraumbilical, por la localización del útero y los anexos. Con menos frecuencia, aparecen en laparotomías medias más amplias (supraumbilicales), provocadas por intervenciones de cáncer de ovario, necesidad de resecciones intestinales o en el abordaje supramesocólico. Las técnicas utilizadas en estos defectos varían según el tamaño del defecto y suelen sustentarse en el apoyo de una malla o prótesis de pared:

- **Reparación suprafascial:** para defectos de diámetro pequeño (< 5 cm) acompañados de sutura fascial primaria. Se recomienda la colocación de una malla cubriendo el defecto y sobrepasándolo en 3-4 cm por ambos lados. También se denomina *onlay*. Suele ser una técnica fácil, aunque presenta un índice de recidiva mayor que la reparación preperitoneal (12,5 % frente a 5 %), y en ella influyen numerosos factores de riesgo dependientes del paciente. La prótesis usada con más frecuencia es la de polipropileno macroporosa.
- **Reparación preperitoneal o *sublay*:** llamada así porque la colocación de la prótesis se realiza por debajo de la fascia, en el plano preperitoneal. Debe también sobrepasar con límites de seguridad el borde del defecto, y la malla

que se utiliza suele ser de polipropileno o composite (con la cara peritoneal de material compatible, por si existe contacto con contenido intraabdominal). También suele estar indicada en defectos pequeños de la línea media, de entre 5 y 10 cm de longitud.

- **Reparación intraperitoneal o *intraperitoneal onlay mesh* (IPOM):** es una técnica poco utilizada que consiste en la colocación de la prótesis a nivel intraperitoneal, en contacto con el contenido intraabdominal. Exige, por tanto, el uso de una malla que no provoque adherencias en contacto con las asas intestinales, como las prótesis de composite, las de politetrafluoroetileno expandido o las nuevas bioabsorbibles y biológicas. Constituye el principal abordaje por vía laparoscópica y está indicada en algunos casos de defectos herniarios con diámetro pequeño, sobre todo transversal (inferior a 5 cm).
- **Técnica de Rives:** consiste en la colocación de la malla de polipropileno entre la vaina posterior y los vientres de los músculos rectos abdominales, de forma que se asegura una reparación estanca y segura del defecto (Fig. 95-1). Su índice de recidiva es muy bajo (en torno al 3-5 %), aunque es una técnica que exige una curva de aprendizaje. Está indicada en defectos de la línea media supraumbilicales o infraumbilicales (o ambos) con 10-20 cm de diámetro longitudinal y por debajo de los 10 cm de diámetro transversal.
- **Separación anatómica de los componentes:** se puede realizar por abordaje anterior o posterior. Son técnicas complejas que exigen conocimientos y experiencia en cirugía anatómica de la pared, donde se combinan mioplastias. Suelen utilizarse en grandes defectos de pared de la línea media o incluso en defectos laterales, con diámetros longitudinales amplios (>15-20 cm) y diámetros transversos >10 cm. Es esencial la colocación de grandes mallas de polipropileno o composite en planos anatómicos extensos. También es imprescindible la sutura fascial con una sutura continua de monofilamento de reabsorción lenta.

  Así, se desarrollan dos técnicas principales:
  - Separación anterior de componentes (SAC): la Unidad de los autores ha desarrollado una modificación de la técnica original de Óscar Ramírez,

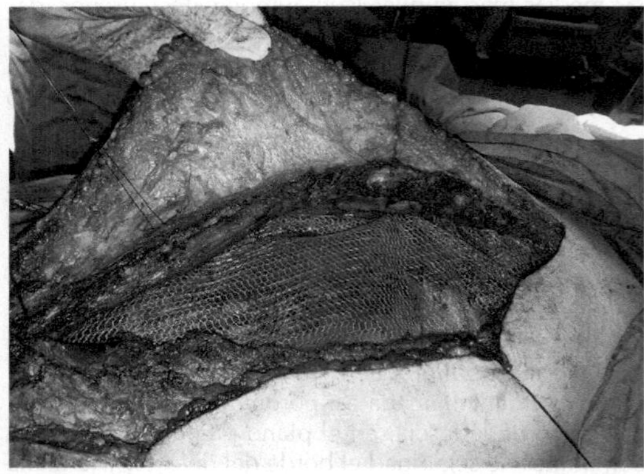

Figura 95-1. Reparación del defecto herniario según la técnica de Rives. Colocación de la prótesis de polipropileno a nivel retromuscular (rectos del abdomen).

cuyo uso se ha extendido en hospitales nacionales (reparación SAC de Carbonell-Bonafe). La amplia prótesis se coloca supraaponeurótica tras la liberación del colgajo del oblicuo externo al incidir la línea semilunar, bilateralmente. Presenta un índice de recidiva relativamente bajo (del 5-9%), al tratarse de grandes defectos herniarios. Su principal inconveniente es el riesgo de complicación de la herida quirúrgica debido a la sección de los vasos perforantes en el tejido celular subcutáneo durante la disección, para alcanzar la línea semilunar (isquemia o necrosis de la herida hasta en el 15% de los casos, según varias series).

- Separación posterior de componentes (*transverse abdominis release*): liberación del espacio preperitoneal tras incidir y seccionar la inserción del músculo transverso a nivel de la vaina posterior del recto y próximo a los vasos epigástricos, con colocación de la malla de polipropileno en ese espacio. Se necesita una curva de aprendizaje para el desarrollo de la técnica. Presenta menos complicaciones locales de la herida quirúrgica, al trabajar otro espacio más profundo, e índices de recidiva algo menores que la SAC (2-7%), según varias revisiones bibliográficas.

DEFECTOS DERIVADOS DE INCISIONES TRANSVERSAS

Tras la realización de una incisión transversa o de Pfannestiel, con frecuencia pueden aparecer defectos suprapúbicos de mayor o menor tamaño (**Fig. 95-2**), que necesiten una reparación protésica que aporte garantías ante la alta recidiva que conlleva esta localización (4-15%). La técnica más utilizada es la reparación protésica de STOPPA, que consiste en un abordaje preperitoneal, con colocación de la malla en este espacio. Se requieren varias premisas para una reparación eficaz, teniendo en cuenta las características anatómicas propias que hacen especialmente complejo este abordaje: el relieve óseo del pubis, la presencia de la vejiga y los vasos ilíacos, la ausencia de la vaina posterior del

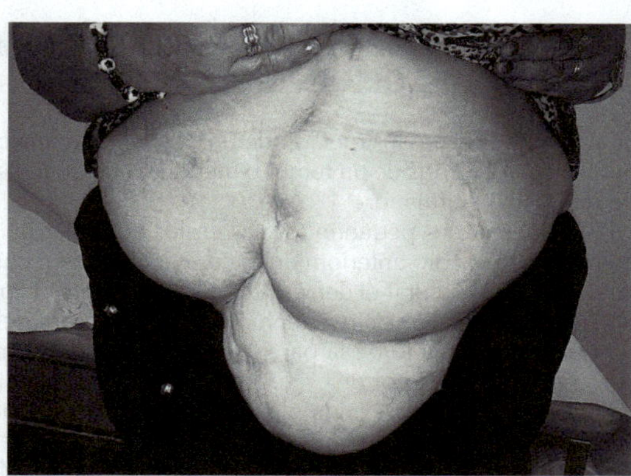

Figura 95-2. Eventración suprapúbica tras cirugía mediante incisión de Pfannestiel.

músculo recto a nivel infraumbilical. Suelen ser incisiones quirúrgicas sometidas a alta tensión.

Por tanto, al igual que en otros casos de cirugías previas urológicas o digestivas, esta cirugía reparadora requiere un conocimiento anatómico del área que se va a tratar, de la fijación sólida de la prótesis al pubis y los ligamentos de Cooper, y de un amplio *overlap* (superposición) de esta sobre el defecto herniario, extendiendo los bordes laterales de la prótesis hasta 10 cm y asegurando con ello el éxito de la reparación.

DEFECTOS DERIVADOS DE INCISIONES DE TROCARES LAPAROSCÓPICOS

La eventración de los orificios de los trócares (EOT) es la complicación más frecuente de la cirugía laparoscópica, y su incidencia oscila entre el 0,18 y el 2,8 %.

El diámetro del trocar, la obesidad y la edad desempeñan un papel primordial a la hora de proceder al cierre de la fascia, que es lo más importante para prevenir la aparición de dichas eventraciones. El factor más importante es el diámetro del orificio del trocar: más del 80 % de las EOT se producen en los orificios ≥ 10 mm, por lo que la mayoría de los estudios concluyen que todos los orificios ≥ 10 mm deben ser suturados a nivel aponeurótico, ya que, cuando no es así, la probabilidad de aparición de una EOT es muy elevada.

La sutura con mayores garantías es la realizada con monofilamento de reabsorción lenta (p. ej., poli-4-hidroxibutirato). Por tanto, sería una medida eminentemente profiláctica más que terapéutica la que podría disminuir la incidencia de estas eventraciones. Una vez desarrollada la EOT, la técnica suprafascial o la preperitoneal con prótesis de polipropileno son las más realizadas en la actualidad. Se deben respetar todos los criterios que se han analizado en este capítulo y reunir una reparación protésica con garantías, es decir, el *overlap* o superposición suficiente de la malla sobre el defecto herniario y una sutura fascial eficiente con un monofilamento de reabsorción lenta.

DEFECTOS DERIVADOS DE LA EXÉRESIS DE TUMORES DE LA PARED DE ORIGEN GINECOLÓGICO

La necesidad de reconstrucción de una parte de la anatomía de la pared abdominal tras la exéresis de un tumor o metástasis de origen ginecológico constituye un reto para el cirujano.

Si el defecto es pequeño (p. ej., en los endometriomas), se puede abordar como se ha descrito anteriormente, con técnicas de reparación protésica, intentando acercar y suturar el defecto con la mínima tensión posible. Para ello, puede utilizarse una técnica de reparación suprafascial, subfascial o intraperitoneal.

Cuando el defecto de la pared es grande (casos de metástasis o tumores de pared metastásicos) por una resección extensa y una gran pérdida de sustancia, hay que aplicar técnicas complejas de reconstrucción para abordar el defecto. Antes, en el tiempo de exéresis del tumor, es importante resecar un buen huso de piel alrededor de este, con el fin de mantener límites de seguridad mientras la disección avanza en los planos siguientes (celular subcutáneo, fascial, muscular y peritoneal).

El segundo tiempo, o cirugía reconstructiva, debe planificarse previamente a la intervención, apoyándose en las imágenes de estudios preoperatorios como la tomografía computarizada o la resonancia magnética abdominal. Este planteamiento a veces no reduce la probabilidad de tener que improvisar el manejo intraquirúrgico, si se ha producido una gran pérdida de sustancia. Normalmente, el objetivo es el cierre fascial completo, intentando reducir el defecto mediante técnicas de reparación protésica, donde la malla es fundamental para cubrir el amplio defecto ocasionado. En numerosos casos, es inviable este cierre fascial completo, por lo que el cirujano se ve abocado a realizar un puenteo o *bridging* con la malla, para cubrir el defecto y evitar la evisceración (▶ **Vídeo 95-1**).

En determinados casos, pueden participar dos prótesis en diferentes planos anatómicos, con el fin de aportar mayor estabilidad y fortaleza a la reparación, aunque no puede compararse su resultado a lo que aportarían los grupos musculares ausentes. Esto conlleva el desarrollo del denominado *bulging* o abombamiento, que se observa en los pacientes en el área reparada en los siguientes meses postoperatorios.

PUNTOS CLAVE

- Las técnicas que se usan con mayor frecuencia en la corrección de defectos de la pared abdominal son la reparación suprafascial (*onlay*), la preperitoneal (*sublay*), la intraperitoneal (IPOM), la retromuscular (Rives) y la separación anatómica de componentes.
- La reparación de una hernia suprapúbica tras una incisión transversa presenta una alta recidiva. Para realizarla, se requiere un conocimiento anatómico perfecto del área, de la fijación sólida de la prótesis al pubis y los ligamentos de Cooper, y de un *overlap* amplio de esta sobre el defecto herniario.
- El mejor tratamiento de la eventración del trocar laparoscópico es la prevención. Todos los orificios ≥ 10 mm deben suturarse a nivel fascial durante la laparoscopia.

BIBLIOGRAFÍA

Breuing K, Butler CE, Ferzoco S. Incisional ventral hernias: review of the literature and recommendations regarding the grading and technique of repair. Surgery. 2010;148:544-58.

Carbonell AM, Cobb WS, Chen SM. Posterior components separation during retromuscular hernia repair. Hernia. 2008;12:359-62.

Carbonell F, Bonafé S, García P. Nuevo método de operar en la eventración compleja: separación anatómica de componentes con prótesis y nuevas inserciones musculares. Cir Esp. 2009;86:87-93.

Mathes SJ, Steinwald PM, Foster RD. Complex abdominal wall reconstruction: a comparison of flap and mesh closure. Ann Surg. 2000;232:586-96.

Rives J, Pire JC, Flament J. Major incisional hernias. En: Chevrel JP. Surgery of the abdominal wall. Berlin, Heildelberg: Springer Verlag, New York, 1987; p. 116-44.

Reconstrucción vaginal

96

C. Klenner Muñoz, E. Simón Sanz y A. Llinás Porte

INTRODUCCIÓN

Los defectos adquiridos de la vagina suelen ser secundarios al tratamiento quirúrgico de las neoplasias de los componentes de la pelvis. Dentro de estas se pueden incluir el cáncer de colon, que afecta sobre todo a la pared posterior de la vagina, el cáncer de vejiga, que, por su proximidad, suele afectar a la pared anterior, la extensión local del cáncer uterino y de cérvix que afecta a la región superior de la vagina y tumores primarios vaginales que pueden producir defectos de todo tipo según la localización y la extensión. En determinadas circunstancias, estos tumores requieren la exenteración pélvica y una resección vaginal total para su tratamiento.

Con independencia de la causa, el defecto vaginal remanente puede abarcar desde un pequeño defecto de la mucosa vaginal hasta defectos que incluyen todo el espesor y la circunferencia de esta. Los defectos pequeños pueden repararse con cierre directo, no así los defectos causados por cirugías ablativas extensas, donde normalmente es necesario el uso de colgajos.

La reconstrucción vaginal se puede llevar a cabo en el mismo tiempo quirúrgico de la exéresis tumoral o en un segundo tiempo; la primera opción es la de elección, si bien esta decisión debe evaluarse en cada caso concreto valorando la morbilidad asociada, el pronóstico y el estado general de la paciente. Cuando hay que reemplazar la vagina por otra estructura, no se dispone de un tejido con características idénticas, y todas las estructuras tienen algún inconveniente, ya sea en cuanto a morbilidad para la donante como problemas de sequedad, hipersecreción o incluso problemas en la función sexual, ya sea en lo que respecta a la imagen corporal, por lo que es importante informar de estos inconvenientes a las pacientes, para que los conozcan en previsión de sus expectativas.

CLASIFICACIÓN DE LOS DEFECTOS VAGINALES

Los defectos vaginales se clasifican según su localización, y existen dos tipos básicos de defectos: parcial (tipo I) y circunferencial (tipo II). A su vez, estos tipos pueden subclasificarse en tipo IA (parcial y que afecta a la pared anterior) y tipo IB (parcial y que afecta a la pared posterior). Los defectos de tipo IIA son circunferenciales y afectan a los dos tercios superiores de la vagina, típicos de la extensión del útero y el cérvix. Los tipo IIB son circunferenciales completos y suelen deberse a exenteraciones pélvicas (**Fig. 96-1**).

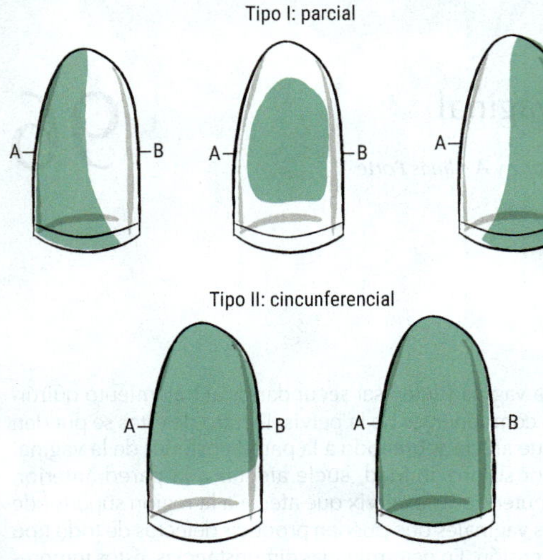

Figura 96-1. Clasificación de los tipos de defectos vaginales.

OBJETIVOS DE LA RECONSTRUCCIÓN

Al proceder con la reconstrucción, hay que considerar los siguientes objetivos:

- Cerrar las heridas, para poder empezar el tratamiento quimioterápico o radioterápico de la forma más precoz posible.
- Reducir el espacio muerto en la pelvis, y disminuir así el riesgo de infección y la pérdida de líquidos.
- Prevenir la aparición de herniaciones y fístulas.
- Restaurar la imagen corporal y reforzar la autoestima.
- Recuperar la función sexual.

OPCIONES RECONSTRUCTIVAS

Los defectos pequeños se pueden cerrar de forma directa gracias a la elasticidad de los tejidos, pero los defectos de mayor tamaño necesitarán reconstrucción. Cuando la paciente no haya recibido radioterapia, ni esté previsto que lo haga, se podrá realizar la reconstrucción mediante un injerto de piel. Sin embargo, el método de referencia (*gold standard*) es el uso de colgajos locorregionales pediculados, que son los que se explican a continuación (**Algoritmo 96-1**):

- **Colgajos pélvicos:**
  - Basados en la arteria pudenda interna (colgajos Singapur o Malaga *flap*): se trata de un colgajo fasciocutáneo vulvoperineal, axial de la arteria pudenda

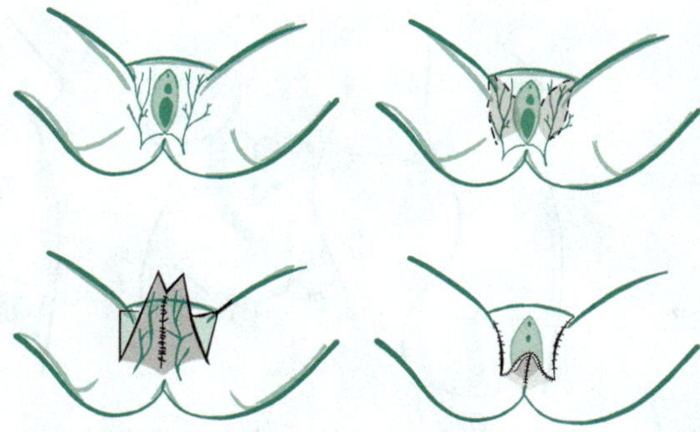

Figura 96-2. Colgajo vulvoperineal, Singapur o Malaga *flap*. Basados en la arteria pudenda interna, para la reconstrucción vaginal completa, se suturan en la línea media y se introducen en la cavidad.

interna, pediculado en la zona posterior a la altura del rafe perineal. Incluye piel, tejido celular subcutáneo y, a veces, se puede incluir aponeurosis de músculos aductores. Se diseña sobre el pliegue de la ingle, con un tamaño que puede llegar hasta los 15 cm de longitud por 6 cm de anchura. Se puede utilizar para la reconstrucción de defectos parciales o para la reconstrucción de defectos completos; en este último caso, se levantarán los colgajos de forma bilateral, suturándolos en la línea media, para formar un tubo que formará la neovagina (**Fig. 96-2**).

  - Basados en la arteria pudenda externa: son colgajos cutáneos locorregionales de diferentes tipos, útiles para la cobertura de defectos pequeños o, también, de defectos vulvares.

- **Colgajos abdominales:**
  - Colgajo de músculo recto abdominal con isla cutánea vertical (de elección): también se puede utilizar una isla cutánea horizontal u oblicua. Se usa pediculado en vasos epigástricos inferiores (procedentes de vasos femorales). Tras levantarse el colgajo, se lleva a la región pélvica por un trayecto intraperitoneal. El mayor inconveniente es la morbilidad en la zona donante, en forma de debilitación de la pared abdominal; en caso de ostomías existe más riesgo, por lo que es necesario realizar una reparación cuidadosa de la pared abdominal (**Fig. 96-3**).
  - Otros: hipogastrio, inguinal, suprapúbico.
- **Colgajos de muslo (▶ Vídeo 96-1):**
  - Colgajo de músculo *gracilis* musculocutáneo: según algunos autores, este es el colgajo de elección para la reconstrucción vaginal, y puede utilizarse único o bilateral. Es un colgajo basado en la arteria femoral circunfleja medial y muy versátil, con el que se puede obtener mucho tejido para obliterar espacio y, a la vez, conseguir una reconstrucción vaginal satisfactoria.
  - Colgajo fasciocutáneo anterolateral de muslo.
  - Colgajo fasciocutáneo medial de muslo.
  - Colgajo fasciocutáneo posterior de muslo: este es un colgajo que aporta mucho tejido y puede ser de elección en caso de que se vaya a realizar una resección tumoral con la paciente en decúbito prono.

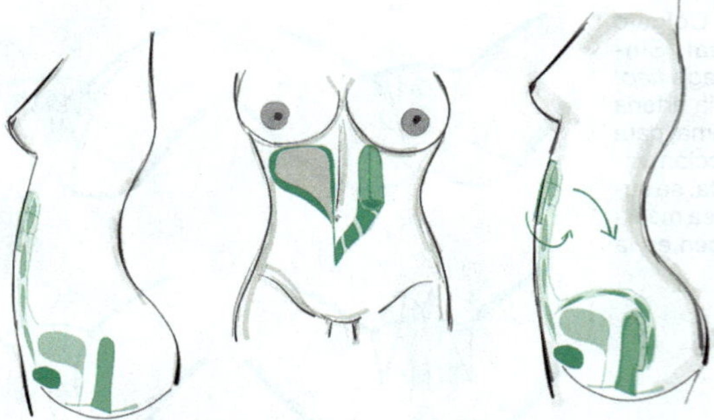

Figura 96-3. Colgajo musculocutáneo de recto abdominal. Se levanta el colgajo pediculado en su pedículo inferior, se introduce en la cavidad peritoneal, se lleva a la cavidad pélvica y se enrolla la isla cutánea para reconstruir la vagina con la forma necesaria.

CONSIDERACIONES PRÁCTICAS

- Tiempo de cirugía: en las pacientes oncológicas, se tiende a indicar la reconstrucción en el mismo tiempo de la resección, es decir, inmediata. De esta forma, se evita efectuar la cirugía una vez establecida la cicatriz, lo que podría causar contractura y mayor dificultad técnica.
- Selección del colgajo: para ello, hay que basarse en el tipo de defecto y en las características individuales de la paciente; por ejemplo, si la paciente tiene obesidad, quizá un colgajo musculocutáneo de recto abdominal no sea el más indicado, porque, al tener un panículo adiposo excesivo, hace imposible la reconstrucción adecuada. Si la paciente tiene un mal estado general, quizá la cirugía debe enfocarse más a la obliteración del espacio que a conseguir una reconstrucción anatómica y funcional.
- Cuidados postoperatorios: es preciso el uso de drenajes, un soporte nutricional y hemodinámico adecuados, profilaxis antitrombótica y antibiótica, y evitar la sedestación al menos durante 3 semanas (si la paciente lo tolera, puede estar en bipedestación y deambular).
- Tras la curación de las heridas, es conveniente usar dilatadores vaginales con abundante lubricación en caso de que la paciente desee mantener una vida sexual activa. Estas dilataciones deberán continuar de por vida. Las cremas con estrógenos pueden ser útiles para mejorar la lubricación en los defectos vaginales parciales.
- Los resultados dependen de la buena vascularización de la zona, del tamaño del espacio muerto y de la pérdida de soporte del suelo pélvico.
- Complicaciones: la radioterapia, la obesidad y el tabaco son factores que aumentan el riesgo de aparición de complicaciones. Las principales son: infecciones, necrosis del colgajo y retraso de la cicatrización o dehiscencia de la sutura; suelen resolverse con un tratamiento conservador. Otras complicaciones son: alteración de secreciones, mal olor, prolapso, complicaciones de la zona donante y complicaciones urinarias y digestivas, entre otras.

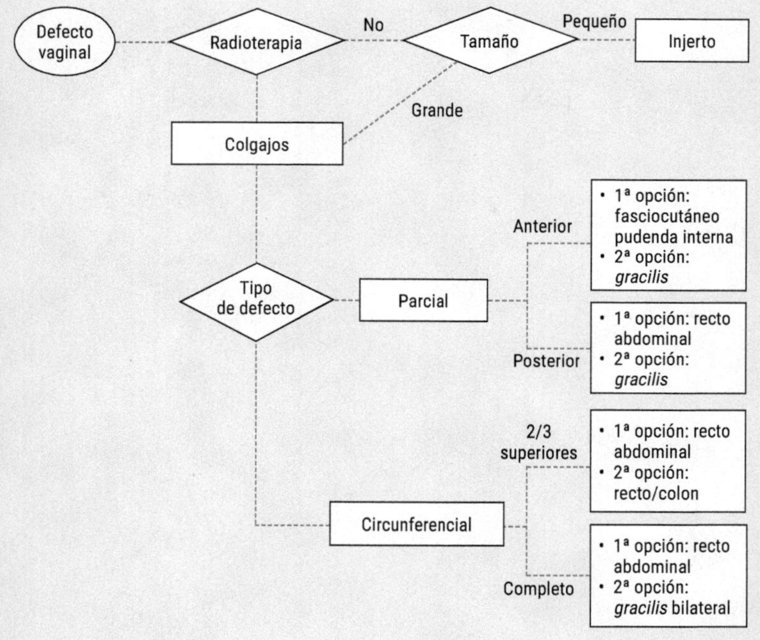

Algoritmo 96-1. Elección del mejor método de reconstrucción vaginal.

BIBLIOGRAFÍA

Combs PD, Sousa JD, Louie O, Said HK, Neligan PC, Mathes DW. Comparison of vertical and oblique rectus abdominis myocutaneous flaps for pelvic, perineal, and groin reconstruction. Plast Reconstr Surg. 2014;134:315-23.

Gangloff GE. Reconstrucción pelviperineal. Enciclopedia Médico-quirúrgica. Elsevier Mason, 2006.

Lefevre JH, Parc Y, Kernéis S, Shields C, Touboul E, Chaouat M, et al. Abdomino-perineal resection for anal cancer: impact of a vertical rectus abdominis myocutaneous flap on survival, recurrence, morbidity, and wound healing. Ann Surg. 2009;250:707-11.

Ileostomía y colostomía

97

B. Flor Lorente y L. Sánchez-Guillén

INTRODUCCIÓN

La fuga anastomótica es una complicación grave en la cirugía del cáncer de recto, cuya incidencia varía mucho en la bibliografía, desde el 2 % hasta casi el 50 %. En el contexto de la cirugía del cáncer de ovario, existe poca evidencia sobre las fugas anastomóticas colorrectales y sus factores de riesgo, pero se pueden extrapolar las conclusiones de estudios sobre estas fugas en el cáncer de recto.

En la actualidad, existe suficiente evidencia científica para recomendar la realización de estomas de protección en todos los pacientes tras la resección completa del mesorrecto, y solo si la resección es parcial se podrá evitar el estoma de protección, si no se asocian otros factores de riesgo de fuga anastomótica. La ileostomía virtual, o *ghost ileostomy*, se encuentra en fase de ensayo clínico para aquellos pacientes sometidos a resección completa de mesorrecto y sin factores de riesgo asociados.

El estomaterapeuta debe marcar preoperatoriamente la mejor posición del futuro estoma, teniendo en cuenta el tipo de estoma, su temporalidad, la anatomía abdominal, la mejor ubicación en diferentes posiciones y las habilidades cognitivas del paciente. El emplazamiento de elección será a través del músculo recto anterior del abdomen, habitualmente en la unión de los dos tercios exteriores con el interior de la línea imaginaria que une la espina ilíaca anterosuperior y el ombligo (**Fig. 97-1**).

REALIZACIÓN DEL ESTOMA: TÉCNICA

1. Incisión cutánea circular, ajustada al diámetro del asa que exteriorizar, con bisturí frío o diatermia, habitualmente de dos o tres traveses de dedo.
2. Separación del tejido celular subcutáneo sin necesidad de extirparlo, salvo en pacientes muy obesos con grandes apéndices epiploicos.
3. Apertura aponeurótica transversal o en cruz (preferentemente), con posterior separación roma de las fibras musculares hasta alcanzar la vaina posterior del músculo recto anterior del abdomen y el peritoneo, que se seccionan longitudinalmente con diatermia. Durante esta maniobra roma hay que tener cuidado de no lesionar los vasos epigástricos, que discurren por detrás y por fuera del músculo recto anterior del abdomen.

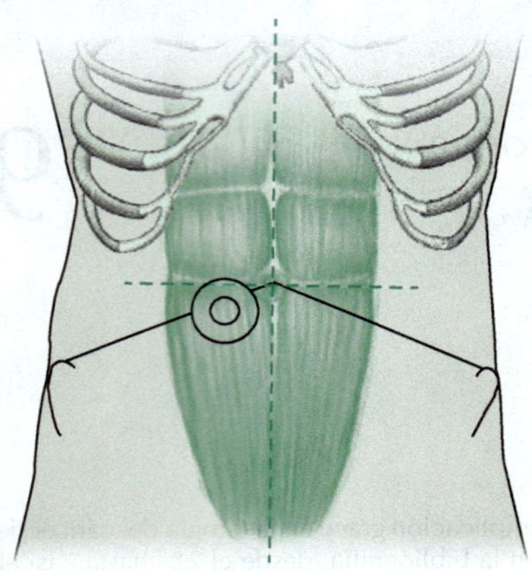

Figura 97-1. Disposición transrectal del estoma.

TIPOS DE ESTOMA: ILEOSTOMÍA

Debe emplearse como primera elección, en el íleon terminal, a 20-30 cm de la válvula ileocecal.

- **Ileostomía lateral en asa:** es el montaje habitual para proteger una anastomosis colorrectal, aunque no existe evidencia clara de su superioridad sobre la colostomía en asa, salvo la menor tasa de prolapso. No son necesarios ni el empleo de varillas subileales (salvo en circunstancias especiales en las que el asa ileal no se exteriorice holgadamente) ni su fijación al peritoneo parietal (en desuso).
  1. El extremo distal del asa intestinal se fija en la parte inferior del orificio y el extremo proximal, en la parte superior. En ocasiones, puede invertirse esta colocación para hacerla aún más excluyente, aunque ello suponga la torsión del asa ileal de forma intraabdominal. Antes de su extracción a través de la pared abdominal utilizando una goma de gotero o *vessel-loop* transmesoileal, se debe referenciar con un punto o clip el extremo distal, para después saber cuál es el cabo que «no» se va a evertir (▶ **Vídeo 97-1**).
  2. La incisión de apertura del asa se realiza en el extremo distal, a 1-2 cm de la piel, y no sobre la cúpula del asa exteriorizada, abarcando la mitad de la circunferencia. Posteriormente, se procede a suturar el borde del extremo distal del asa ileal con la piel, a nivel subepidérmico, con puntos de sutura reabsorbibles (de tres a cinco puntos).
  3. El borde del extremo proximal del asa ileal debe evertirse ampliamente para evitar, en lo posible, el contacto del contenido intestinal (muy líquido y abrasivo) con la piel. Para ello, se colocan tres puntos tractores que abarcan el espesor total del borde, la serosa ileal a 3-5 cm del borde y la dermis cutánea. A continuación, se usa una disección que, de forma roma, evierta

el borde proximal. En ocasiones, puede evertirse con una pinza de Babcok sin usar puntos, pero suele ser más traumático. Finalmente, entre los puntos anteriores, se sutura el resto del borde ileal con la piel, a nivel subepidérmico, con puntos de sutura reabsorbibles (de tres a cinco puntos) (Fig. 97-2).

4. Nunca debe dejarse una ileostomía plana, por la grave irritación cutánea que provoca. Sin embargo, en casos especiales en los que no puede evertirse (inflamación del íleon, obesidad grave, lesiones del peritoneo), puede ser de gran utilidad el empleo de una varilla subileal (*ileostomía en asa con varilla*) que impide su hundimiento y el paso de material intestinal al extremo distal, o bien seccionar el asa con una anastomosis gastrointestinal (GIA) o endocortadora y únicamente reabrir el borde proximal (*ileostomía lateral terminalizada con extremo distal cerrado*).

- **Ileostomía terminal (*Brooke ileostomy*):** es el montaje habitual tras una colectomía total o proctocolectomía sin anastomosis. Su uso se centra, sobre todo, en la enfermedad inflamatoria intestinal. Se confecciona igual que la ileostomía en asa, salvo que no hay extremo distal. El proximal se evierte con cuatro puntos tractores y una disección (borde romo)/Babcock que le ayuda (Fig. 97-3).
- **Ileostomía virtual (*ghost ileostomy*):** es una opción intermedia, en ensayo clínico, para evitar realizar ileostomías en asa a todas las pacientes tras la resección completa del mesorrecto. Permite evitar repetir la laparotomía si fuera necesario convertirla en real (▶ **Vídeo 97-2**). Se marca el extremo distal como se ha descrito anteriormente y se coloca un *vessel-loop* rodeando solo el tubo del íleon. Después, se exterioriza únicamente el *vessel-loop* a través de la marca en la piel del estomaterapeuta y se fija con seda a la marca. Si hubiera una fuga anastomótica, se estira del *vessel-loop* y se convierte la ileostomía virtual en real (Fig. 97-4).

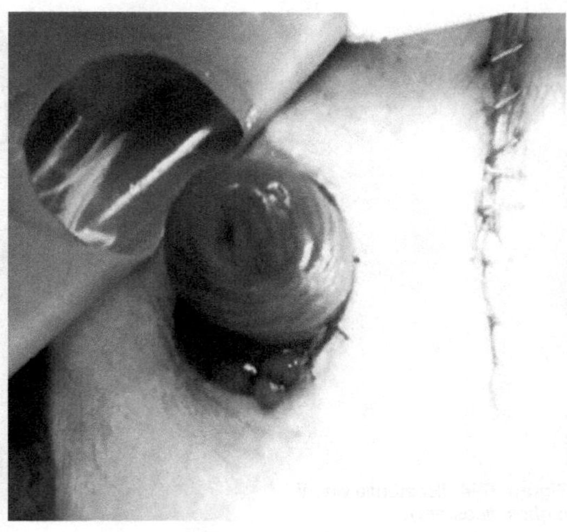

Figura 97-2. Ileostomía en asa.

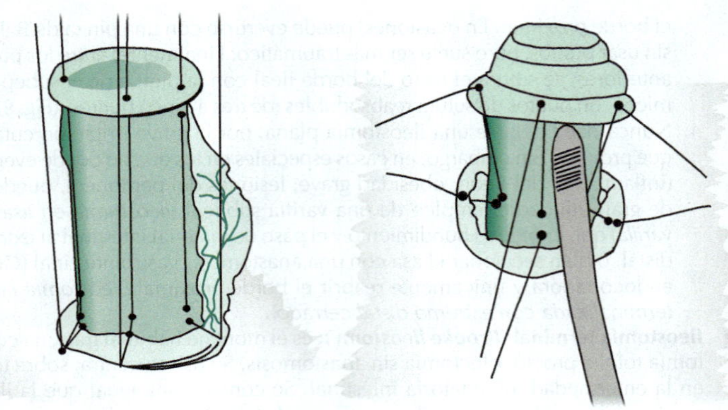

Figura 97-3. Ileostomía terminal de Brooke.

TIPOS DE ESTOMA: COLOSTOMÍA

Las colostomías se realizan, sobre todo, con el colon izquierdo (sigmoidostomías) y el transverso (transversostomías), pero pueden realizarse en cualquier punto, si bien las cecostomías están en desuso. La técnica quirúrgica no difiere de la comentada anteriormente de las ileostomías. Únicamente, debido a que el material fecal no es tan irritante con la piel, no es necesaria su eversión y la incisión de apertura en las colostomías en asa se realiza en la parte más alta del bucle del asa.

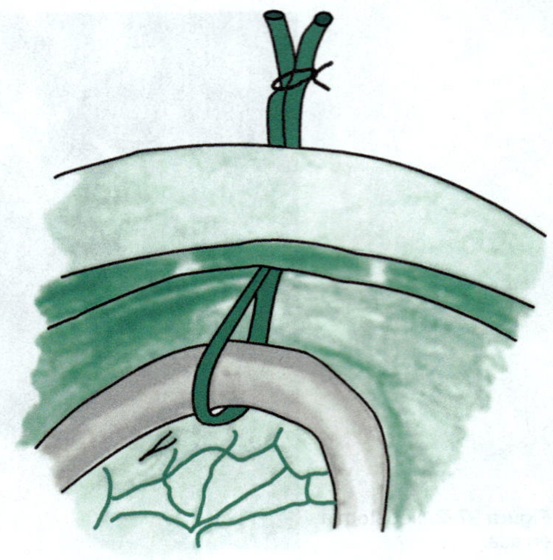

Figura 97-4. Ileostomía virtual o *ghost ileostomy*.

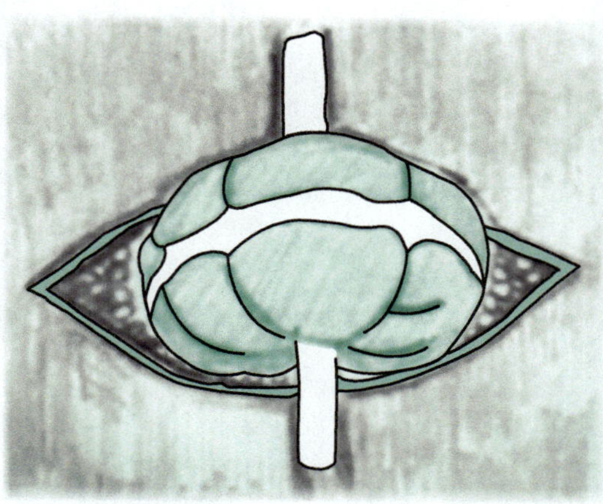

Figura 97-5. Colostomía en asa.

- **Colostomía en asa:** es el montaje habitual para desconectar el recto del tránsito intestinal, bien por oclusión o bien por perforación. No se debe emplear para proteger una anastomosis colorrectal por el riesgo de lesionar la arteria marginal del colon. Solo se puede realizar en un segmento móvil del colon, es decir, en el colon transverso o sigmoide. Suelen ser temporales y se necesitan para la realización de otros tratamientos. En este caso, para evitar el hundimiento del estoma se recomienda la colocación de una varilla temporal, ya que no suelen salir de forma holgada (**Fig. 97-5**). Existe una variante, conocida como «colostomía en cañón de escopeta», en la que la separación de los extremos es completa y que se emplea cuando no es posible exteriorizarla en asa.
- **Colostomía terminal (tipo Hartmann) con o sin fístula mucosa:** es el montaje habitual tras una extirpación rectosigmoidea sin anastomosis o cuando se desea conseguir una derivación fecal total. Los diferentes tipos dependen de la confección del extremo distal: cerrado en el mismo orificio del estoma o abandonado en el abdomen o abierto (fístula mucosa) en el mismo orificio del estoma o en otro orificio cutáneo (▶ **Vídeo 97-3**). Si es definitiva, existe suficiente evidencia para recomendar el uso de una malla periestomal profiláctica, ya sea intraperitoneal, retromuscular o supraaponeurótica.

BIBLIOGRAFÍA

Cataldo PA, Mackeigan JM. Intestinal stomas. Principles, Techniques and Management. Editorial Marcel Dekker Inc. 2004.

Güenaga KF, Lustosa SA, Saad SS, Saconato H, Matos D. Ileostomy or colostomy for temporary descompression of colorectal anastomosis. Cochrane Database Syst Rev. 2007;(1):CD004647.

Karanjia ND, Corder AP, Bearn P, Heald RJ. Leakage from stapled low anastomosis after total mesorectal excision for carcinoma of the rectum. Br J Surg. 1994;81:1224-6.

Wexner SD, Fleshman JW. Master Techniques in colon and rectal surgery: abdominal operations. Ed. Wolters Kluwer. Lippincott Williams & Wilkins. 2012.

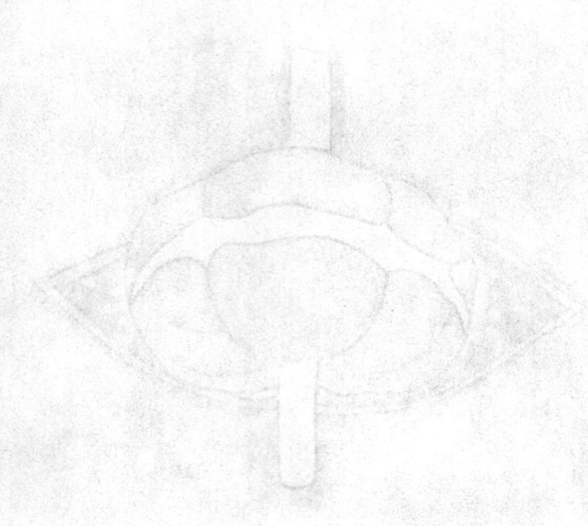

Curas de presión negativa en heridas 98

V. Lago Leal y P. Padilla Iserte

MECANISMO DE ACCIÓN

Se trata de un método no invasivo que consigue, mediante presiones negativas controladas, favorecer la cicatrización. Respecto a su mecanismo de acción, existen factores locales como la desecación, el edema tisular o el exudado excesivo, la infección de la herida quirúrgica o la mala coaptación de los bordes que van a condicionar un cierre deficiente de la herida. La terapia de presión negativa (TPN) actúa sobre todos estos condicionantes, acelerando y reduciendo el tiempo de cierre de la herida. En ginecología oncológica, su uso es especialmente útil para el cierre de grandes dehiscencias de laparotomías, de exenteraciones pélvicas infraelevadoras o de heridas inguinales (incluso con linforrea tras una linfadenectomía), entre otras (**Algoritmo 98-1**).

Efectos directos

- La esponja/apósito semipermeable del sistema de presión negativa mantiene un ambiente húmedo y cálido que favorece la cicatrización.
- El drenaje continuo favorece un buen control del exudado y reduce la formación de hematomas o seromas que entorpezcan la cicatrización.
- Reduce la formación de edema en la herida, al generar un gradiente de presión entre la herida y el recipiente de succión, promoviendo el transporte de fluidos desde el lecho de la herida y el espacio intersticial.
- La estructura porosa de la esponja transmite la presión negativa de forma homogénea a la superficie de la herida, manteniendo la cohesión de los bordes de la incisión y facilitando la contracción de los bordes epiteliales, y reduciendo las fuerzas de tracción.
- Constituye una barrera física frente a los microorganismos, disminuyendo la necesidad de cambios del apósito con respecto a las curas convencionales, con menor posibilidad de colonización de la herida.

Efectos indirectos

- Aumento del flujo sanguíneo por la presión negativa ejercida. Presiones mayores de –175 mmHg pueden provocar el efecto contrario, reduciendo el aporte sanguíneo.

- Disminución de la concentración local y sistémica de diversos mediadores de la inflamación, atenuando la respuesta inflamatoria a nivel local.
- Incremento del tejido de granulación a través de un fenómeno de mecanotransducción (conversión del estímulo mecánico en actividad química). La TPN es capaz de aumentar la organización del colágeno y la expresión del factor de crecimiento endotelial vascular y del factor de crecimiento de fibroblastos, promoviendo todo ello una cicatrización más rápida y efectiva.

CONTRAINDICACIONES DE LA TERAPIA DE PRESIÓN NEGATIVA

La TPN tiene las contraindicaciones siguientes:

- Exposición de estructuras vitales en el lecho de la herida (vasos, nervios, vísceras): puede conllevar la formación de fístulas o hemorragias agudas. Es posible utilizar colgajos o esperar hasta que exista una capa de tejido de granulación que proporcione cobertura.
- Infección sistémica activa.
- Presencia de tejido desvitalizado: aumenta el riesgo de infección y dificulta la cicatrización; precisa dresbridamiento.
- Promueve también el crecimiento de tejido maligno, por lo que se debe evitar en estos casos.
- Pacientes con piel frágil por edad, uso crónico de corticoides o trastornos en la formación de colágeno. La presión negativa en los márgenes de la herida puede producir una avulsión cutánea.
- Alergia al adhesivo.

TÉCNICA DE APLICACIÓN (▶ Vídeo 98-1)

1. Existen varios dispositivos en el mercado (p. ej., VAC®, RENASYS®), que habitualmente constan de una esponja de poliuretano porosa que se puede recortar a la medida de la solución de continuidad que se va a cubrir; se pueden usar esponjas con plata para lograr un control mejor de la carga bacteriana de las heridas tratadas.
2. Se fija con un apósito adhesivo alrededor de la herida y se conecta a una bomba de vacío que genera presiones negativas continuas o intermitentes que oscilan entre –75 mmHg y –175 mmHg.
3. Se dispone de apósitos de alcohol polivinílico para sellar posibles fugas en los pliegues cutáneos (p. ej., en heridas perineales). El dispositivo se debe cambiar cada 72 horas aproximadamente (individualizando según paciente y evolución de la herida).
4. El sistema consta de una alarma que avisa en caso de pérdida de vacío o llenado de la cámara de la bomba, entre otras funciones. Requiere un funcionamiento continuo durante al menos 22 horas al día, y no debe estar parado durante más de 2 horas (riesgo de infección). Si el paciente necesitara dos TPN simultáneas en dos localizaciones, existe la opción de aplicar dos sistemas de drenaje conectados a la bomba de vacío mediante una conexión en Y (**Tabla 98-1**).

Tabla 98-1. Pasos en la colocación de terapia de presión negativa
• Lavado con solución aséptica de la herida • Desbridamiento de la herida, si se precisa • Evaluación del tamaño de la solución de continuidad y tallado de la esponja • Aplicación de un apósito alcohólico por la presencia de pliegues, si se precisa • Fijación con un apósito adhesivo • Apertura de un orificio en el apósito sobre la esponja (del tamaño de una moneda) • Fijación del sistema de drenaje • Activación de vacío y comprobación de fugas, y resellado con apósito adhesivo

Para heridas más pequeñas, existen otros sistemas (p. ej., PICO®): son desechables, portátiles, de un solo uso y de aplicación directa. Su composición es similar a la de los dispositivos descritos anteriormente. Constan de una bomba que genera una presión negativa de entre –60 mmHg y –100 mmHg, y tienen una duración de 7 días. Poseen señales que alertan sobre el mal funcionamiento, la aparición de una fuga o la batería baja. Se presentan en varios tamaños predeterminados de apósito, según el defecto que se vaya a cerrar. Están constituidos por varias capas que permiten la evaporación, pero impiden la entrada de aire, con la consiguiente pérdida de vacío.

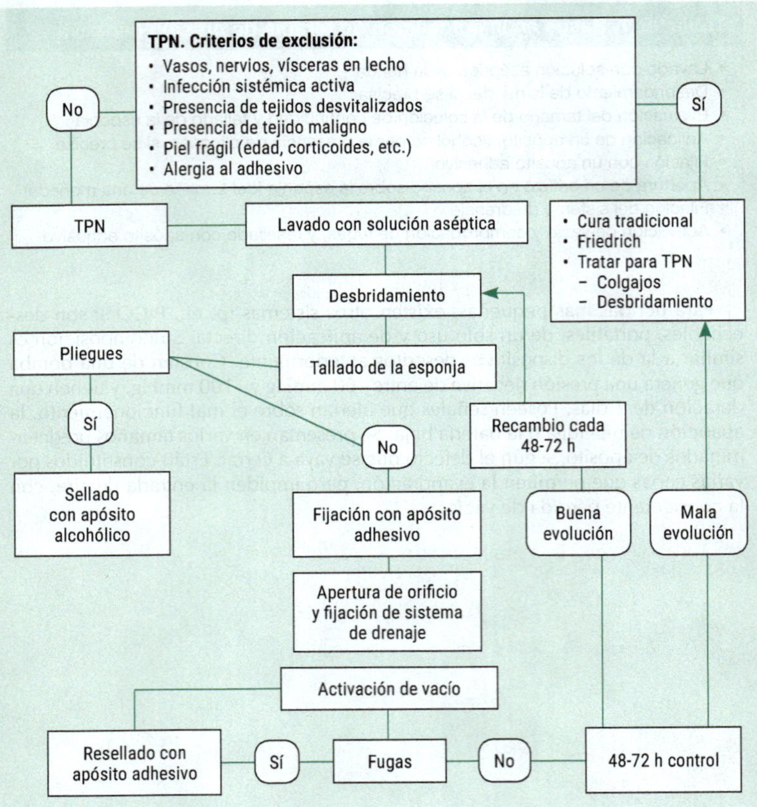

Algoritmo 98-1. Manejo de la terapia de presión negativa (TPN).

BIBLIOGRAFÍA

Hampton J. Providing cost-effective treatment of hard-to-heal wounds in the community through use of NPWT. Br J Commun Nurs. 2015;20:14-20.

Jacobs S, Simhaee DA, Marsano A. Efficacy and mechanism of vacuum assisted closure (VAC) therapy in promoting wound healing: a rodent model. J Plast Reconstr Aesthet Surg. 2009;62:1331-40.

Kairinos N, Voogd AM, Botha PH. Negative-pressure wound therapy: negative-pressure wound therapy and increased perfusion. Just an illusion? Plast Reconstr Surg. 2009;123:601-9.

Morykwas MJ, Argenta LC, Shelton-Brown EI. Vacuum-assisted closure: A new method for wound control and treatment. Animal studies and basic foundation. Ann Plast Surg. 1997;38:553.

Norbury K. Vacuum-assisted closure therapy attenuates the inflammatory response in porcine acute wound healing model. Wounds. 2010;19:97-100.

Colocación de un catéter para quimioterapia intraperitoneal

99

O. Arencibia Sánchez y M. A. Madsen Choppi

QUIMIOTERAPIA INTRAPERITONEAL NORMOTÉRMICA

La quimioterapia intraperitoneal (IP) después de la cirugía primaria (sin enfermedad residual o ≤1 cm) fue evaluada en varios ensayos de fase III, donde se observó un aumento de la supervivencia global en comparación con la vía intravenosa. Sin embargo, la integración del uso de IP no se ha realizado en la práctica clínica debido a la heterogeneidad de fármacos, problemas metodológicos al comparar ambas vías, alta toxicidad con peor tolerancia y dudas sobre la eficacia de IP frente a la adición de bevacizumab. Independientemente de esta controversia, la NCCN (National Comprehensive Cancer Networks) especifica que la vía intraperitoneal con paclitaxel/cisplatino puede ser útil en determinadas pacientes (v. **cap. 37**). A continuación, se describen algunas de las técnicas de administración, a la espera de estudios futuros que permitan mejorar su fiabilidad minimizando la morbilidad asociada (▶ **Vídeo 99-1**).

Puertos intraperitoneales (reservorio intraperitoneal)

Los puertos utilizados en la quimioterapia intraperitoneal derivan de los diseñados por Tenckhoff y Schechter para la diálisis intraperitoneal y consisten en un puerto o reservorio con membrana de silicona autosellante que se implanta en el tejido subcutáneo, al que va adherido un catéter que es tunelizado debajo de la piel hasta la cavidad peritoneal (**Fig. 99-1**). Los puertos son radioopacos, en su mayor parte de titanio o plástico, de una o dos cámaras. Los catéteres pueden ser de diferentes diámetros (de entre 8 y 14,7 Fr) y distinto material (silicona o poliuretano), presentar o no fenestraciones y manguitos fijadores a los diferentes planos y venir integrados al puerto o ser desmontables. El acceso al puerto subcutáneo se realiza a través de agujas específicas tipo Huber o Gripper.

Colocación del puerto

La colocación del puerto y el catéter se puede realizar al mismo tiempo tras finalizar la cirugía citorreductora o de manera diferida.

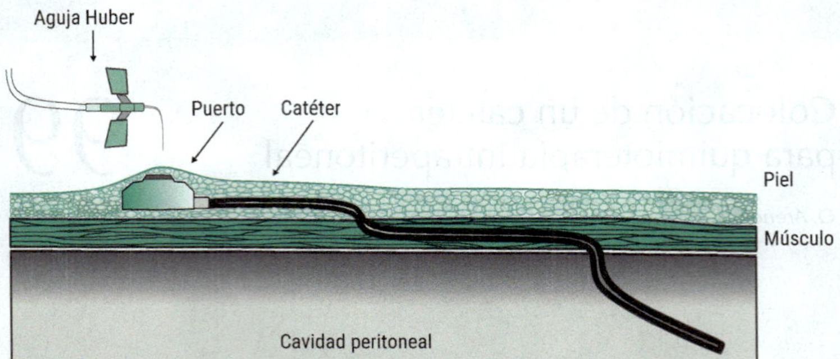

Figura 99-1. Puerto intraperitoneal subcutáneo: situación final tras la colocación gradual por planos.

- **Colocación en el acto de la cirugía citorreductora:** tras la citorreducción, se procede a la colocación del catéter intraperitoneal.
  - Se realiza una incisión de 3-4 cm en la piel, craneal con respecto al margen costal derecho o izquierdo (contralateral a la posición habitual de dormir), a la altura de la línea medioclavicular. En los pacientes delgados, se puede colocar caudal con respecto al margen costal.
  - Se realiza una disección hasta la fascia y se procede a realizar un bolsillo de tejido celular subcutáneo que albergue cómodamente el puerto. Después, se dan puntos de fijación del puerto a la fascia con sutura no reabsorbible 2-0, dejándolos sin anudar hasta la colocación final del catéter.
  - Para la tunelización del catéter hasta la cavidad peritoneal, se utiliza una guía unida a este. Se realiza el recorrido con la guía de forma directa o por planos, gradualmente, de modo que discurra por debajo de la fascia de Scarpa y atraviese la vaina de los rectos, el plano muscular y, finalmente, el peritoneo. La realización de forma gradual disminuye el riesgo de retracciones del catéter (**Fig. 99-2**).
  - La entrada del catéter a la cavidad peritoneal debe realizarse a 5 cm lateral con respecto al ombligo y, en lo posible, evitando las zonas de peritoneo denudado. Es importante manejar el catéter con delicadeza, evitando utilizar pinzas con dientes durante su manipulación. Dentro de la cavidad deben quedar al menos 12 cm de catéter libre, recortando el sobrante en ángulo recto y colocándolo hacia la pelvis, pero no en la profundidad de esta.
  - Tras la colocación, se realiza la comprobación de la permeabilidad y de posibles fugas del sistema con 10 mL de suero salino heparinizado, administrado con una aguja tipo Huber de calibre 19-22. Finalmente, se procede al cierre de la piel del modo habitual.
- **Colocación diferida (vía laparotómica):** bajo anestesia general y en posición supina, se realiza una incisión de 6 cm en la línea entre el ombligo y la espina ilíaca anterosuperior, lateral con respecto a la vaina de los rectos (en caso de resección colónica, es preferible el lado derecho). La fascia del músculo oblicuo externo se abre en dirección caudal y medial. Se separan los vien-

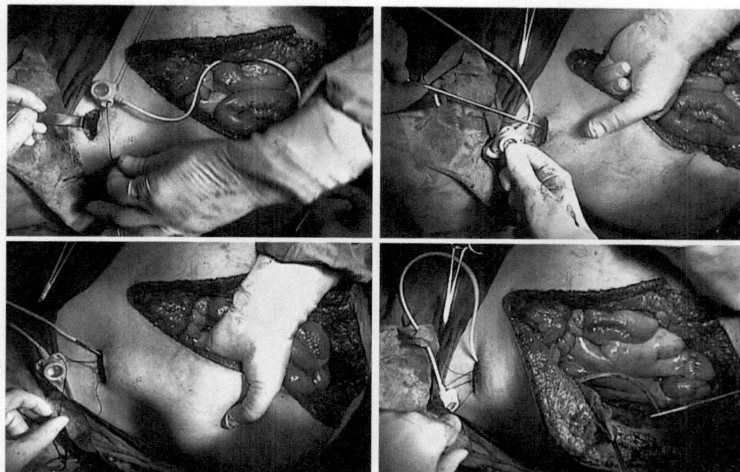

Figura 99-2. Colocación del puerto intraperitoneal subcutáneo tras la cirugía citorreductora. *Imágenes cedidas por el doctor Ignacio Zapardiel Gutiérrez, del Hospital Universitario La Paz, en Madrid.*

tres musculares y se abre cuidadosamente el peritoneo, para evitar complicaciones en caso de adherencias. Mediante esta abertura, se pueden liberar las adherencias circundantes. Se coloca el puerto a nivel subcutáneo como se ha descrito previamente. Se realiza la tunelización del catéter hacia una zona de la cavidad peritoneal alejada de la incisión y se cierra la herida por capas.

- **Colocación diferida (vía laparoscópica):** el acceso a la cavidad abdominal se realiza mediante la técnica de elección del cirujano. Será necesario al menos un trocar auxiliar para la movilización del catéter, que se recomienda colocar en el ombligo (si el trocar óptico se ha colocado en el flanco izquierdo) o en la fosa ilíaca contralateral a la zona de colocación del puerto de quimioterapia intraperitoneal.
  - Tras la inspección y la realización de adhesiólisis, si está indicada, se efectúa una incisión cutánea de 5 mm en la zona donde se pretende que el catéter entre en la cavidad peritoneal y otra en el margen costal.
  - Con la ayuda de una guía unida al catéter, se realiza la tunelización por debajo de la fascia de Scarpa desde el margen costal, exteriorizándose en la incisión de 5 mm (**Fig. 99-3**).
  - Posteriormente, se fija el puerto a la fascia por encima del margen costal y se coloca el catéter intraperitoneal directamente, con ayuda de un fórceps tipo Kelly, o indirectamente, utilizando las guías y los dilatadores de los kits de catéteres venosos.
  - Finalmente, se recorta y se coloca el catéter en la posición deseada por vía laparoscópica. Para evitar constricciones o retracciones del catéter, se puede realizar la apertura de la fascia en la zona de paso a través de este.

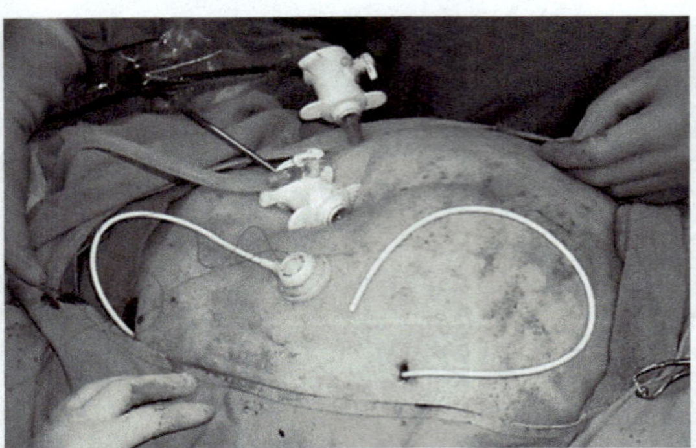

Figura 99-3. Colocación laparoscópica de puerto subcutáneo.

Complicaciones de la vía intraperitoneal

La quimioterapia intraperitoneal es un tratamiento que puede llegar a ser un reto, y así lo ha demostrado el estudio GOG 172, donde el 58% de las pacientes no completaron los seis ciclos de tratamiento previstos. La principal razón para discontinuar el tratamiento fueron problemas relacionados con el catéter. En estudios posteriores, se ha observado que los catéteres más seguros son los no fenestrados, de diámetros mayores e integrados al puerto. A su vez, se recomienda una colocación diferida en caso de resección intestinal. Para evitar perforaciones intestinales o vaginales, el catéter debe retirarse inmediatamente tras finalizar el tratamiento.

QUIMIOTERAPIA INTRAPERITONEAL HIPERTÉRMICA

La quimioterapia intraperitoneal hipertérmica (HIPEC) es la administración de quimioterapia en la cavidad peritoneal potenciando su efecto mediante el calor (39-44 °C). El valor de esta técnica se debe a que el calor tiene un efecto citotóxico directo, potencia la acción de ciertos agentes antimitóticos (mitomicina C, cisplatino, oxaliplatino) y favorece la penetración de estos en los tejidos. A su vez, la hipertermia dificulta los mecanismos de resistencia celular al cisplatino.

En la actualidad, ninguna guía clínica sobre el tratamiento del cáncer de ovario recomienda la HIPEC en esta afección si no es dentro de un ensayo clínico (v. **cap. 36**).

Técnica de quimioterapia intraperitoneal hipertérmica laparotómica

La principal particularidad de esta técnica es que el tratamiento con quimioterapia se administra en el mismo acto quirúrgico, lo que implica, entre otras cosas, una formación y un entrenamiento específicos para todo el personal que interviene en la cirugía. Tras la intervención, se prepara la cavidad para el tratamiento. Se debe cerrar la vagina, pero la realización de las anastomosis intestinales se puede diferir tras la HIPEC para reducir las recidivas en esta localización. Existen dos formas de administrar la HIPEC: mediante la técnica cerrada o mediante la técnica abierta, o método Coliseo. Ambas técnicas presentan ventajas e inconvenientes, y aún no existe consenso sobre cuál es la mejor.

En ambas, es habitual que, tras finalizar la perfusión con quimioterapia hipertérmica, el abdomen esté expuesto completamente, se aspire todo el líquido residual y se irrigue la cavidad con 2-3 litros de solución salina, para eliminar los restos de los agentes quimioterápicos. Se renueva la vestimenta estéril y se procede al cierre de las anastomosis intestinales y de la pared abdominal.

Técnica cerrada

Tras finalizar la citorreducción primaria, se sitúan los dos catéteres aferentes conectados en Y en las zonas donde se encontraba la mayor cantidad de masa tumoral y otros dos catéteres eferentes, también en Y, en localizaciones opuestas a los catéteres aferentes, siempre posteriores a las asas intestinales. Si bien la mayoría de los catéteres tienen incorporados sensores de temperatura, existen equipamientos con sensores conectados aparte. Se procede al cierre provisional de la pared abdominal solo, mediante el cierre de la piel y el tejido celular subcutáneo con sutura continua de monofilamento tipo PDS 1. Los catéteres se conectan a la máquina de perfusión, y se realiza el llenado y la distensión de la cavidad abdominal con suero salino precalentado; esto permite asegurar la circulación correcta de la perfusión y la inexistencia de fugas; habitualmente, se necesitan entre 2,5 y 3,5 litros. Se inicia la circulación del líquido perfundido y, tras lograr una temperatura de afluencia de 41-43 °C y una temperatura de salida de 41-42 °C, con un flujo estable de 1.000-1.500 mL/min, se añade el agente quimioterápico. La quimioterapia se mantiene en circulación durante 30-90 minutos, mientras se controla que no existan fugas.

Técnica abierta/técnica Coliseo

Tras la resección completa de la afección, se colocan los catéteres aferentes y eferentes a través de la pared abdominal y se fijan de forma estanca a la piel. El retractor se coloca unos 10 cm por encima del abdomen; la piel se separa y se fija a este mediante una sutura de monofilamento 2-0. Se cubre la herida abdominal con láminas de plástico, realizando una abertura en estas para lograr el acceso manual a la cavidad abdominal y la pelvis. Se conectan los catéteres a la bomba, iniciando la perfusión quimioterápica hipertérmica, mientras la mano del cirujano (con doble guante) ayuda a la distribución homogénea del líquido y manipula las vísceras para evitar la formación de adherencias.

Una de las ventajas evidentes de la técnica cerrada es la disminución del riesgo de toxicidad durante la perfusión de los fármacos quimioterápicos, mientras que en la técnica abierta parece que es más fácil conseguir que la quimioterapia intraperitoneal llegue a todos los órganos abdominales. No obstante, la colocación correcta de los catéteres en la técnica cerrada va a permitir conseguir una circulación adecuada de la perfusión. Con el fin de mejorar la distribución del quimioterápico en la técnica cerrada, se cuenta con la posibilidad de implementar un sistema de redistribución de fluidos con burbujeo intracavitario de dióxido de carbono que garantice la recirculación óptima del fármaco por toda la superficie a tratar. Se ha propuesto que este sistema mejora la distribución del fármaco en la cavidad abdominal, manteniendo unas temperaturas constantes y homogéneas durante el procedimiento.

Técnica de quimioterapia intraperitoneal hipertérmica laparoscópica

Tras una exploración laparoscópica, los catéteres se colocan a través de trocares laparoscópicos de 10-12 mm y se sitúan en el lugar deseado dentro de la cavidad peritoneal. Se retiran los trocares, y los catéteres se suturan a la piel. El perfusor conectado inicia el proceso de administración de quimioterapia hipertérmica. El mayor beneficio de la técnica laparoscópica es la escasa morbilidad por las incisiones y la rápida recuperación del paciente (**Fig. 99-4**).

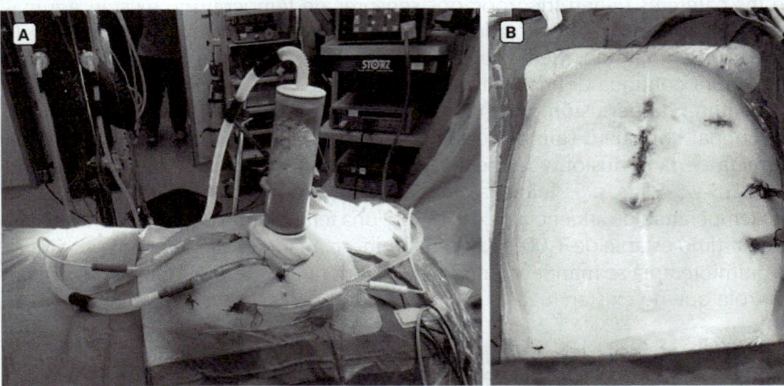

Figura 99-4. Modelo de HIPEC laparoscópico.

BIBLIOGRAFÍA

Armstrong DK, Bundy B, Wenzel L, Huang HQ, Baergen R, Lele S, et al. for the Gynecologic Oncology Group. Intraperitoneal Cisplatin and Paclitaxel in Ovarian Cancer. N Engl J Med. 2006;354:34-43.

Ayhan A, Reed N, Gultekin M, Dursun P. Textbook of gynecological oncology. ESGO 2016. ISBN: 978-975-277-645-6.

vNOTES en cirugía oncológica 100

A. Boldó Roda y Ó. Piñero Sánchez

INTRODUCCIÓN

El avance tecnológico en instrumentación y ópticas ha permitido el desarrollo de la cirugía NOTES (*Natural Orifice Transluminal Endoscopic Surgery*) en aras de reducir la morbilidad. En la evolución de la cirugía laparotómica a la cirugía laparoscópica ha habido un paso más hacia la cirugía NOTES. No solamente mejora los resultados cosméticos sino que reduce la agresión quirúrgica. Esta técnica quirúrgica utiliza orificios naturales tales como la boca o la vagina como canales endoscópicos para evitar cicatrices en la pared abdominal.

El acceso transvaginal (vNOTES) se usa para la realización de colecistectomía, apendicectomía, nefrectomía y patología ginecológica. La vagina permite un acceso directo a la cavidad peritoneal y la culdotomía o colpotomía se ha utilizado ampliamente para la extracción de piezas y se presenta como fácil y segura en su cierre.

En ginecología la vagina se considera una vía de acceso clásica y alternativa. El concepto de endoscopia transvaginal se nombró originalmente como culdoscopia. Inicialmente su aplicación fue diagnóstica y actualmente pueden realizarse todo tipo de procedimientos. Son factibles y seguros, reducen el dolor y mejoran los resultados cosméticos confiriendo muchas ventajas a esta vía.

Según el artículo de revisión de Yoshiki sobre esta técnica aplicada a distintos procedimientos ginecológicos, tanto anexiales como a nivel de histerectomía, la vía vaginal ofrece un mayor espacio que la umbilical y menor incidencia de choque de instrumentos debido a la amplitud de la colpotomía. Anatómicamente supone una dirección reversa, que puede ser desorientadora para el cirujano, aunque existe una rápida adaptación dada la familiaridad del ginecólogo con la vía vaginal.

En general, se concluye que la selección adecuada de pacientes es importante en el éxito de la cirugía haciendo hincapié en la colpotomía segura, por lo que una de las principales contraindicaciones será la ocupación del Douglas, como en el contexto de endometriosis y cuadros adherenciales que lo obliteren.

En el contexto de la cirugía oncológica podría indicarse en toda aquella cirugía anexial profiláctica en pacientes portadoras de mutaciones genéticas que incrementan el riesgo de cáncer de ovario (síndrome de Lynch, portadoras de mutación de *BRCA1* y *BRCA2*). Otra de las indicaciones de la técnica vNOTES es la histerectomía y doble anexectomía factible sin existencia de prolapso uterino. Esta situación puede ser especialmente facilitadora también ante la necesidad de histerectomía profiláctica asociada (síndrome de Lynch), en el contexto de pacientes afectas de hiperplasia compleja con atipias o adenocarcinoma de endometrio en estadio inicial, que presenten obesidad mórbida, cicatrices abdominales o dificultades adicionales para la laparoscopia convencional o para la vía abdominal.

Recientemente se está comenzando a realizar el abordaje vNOTES por vía robótica, en vez de con los instrumentos de la laparoscopia tradicional, para comprobar qué ventajas podría tener con respecto a esta última (**Tabla 100-1**).

DESARROLLO DE LA TÉCNICA QUIRÚRGICA vNOTES

Preparación preoperatoria

Administrar antibiótico profiláctico: en quirófano, cefazolina 2 g y metronidazol 1.500 mg durante 10-15 minutos. Ocho horas después de la cirugía se repetirá la dosis de cefazolina de 2 g.

Colocación de la paciente

- Colocar a la paciente en posición de litotomía durante la creación de la colpotomía y colocación del dispositivo.
- Piernas en abducción y flexión 90° a nivel de la cadera.
- Asegurar el posicionamiento de las nalgas en el borde de la mesa para proporcionar una óptima exposición de la región vaginal y disponer de espacio suficiente para la manipulación de los instrumentos.
- Colocar a la paciente en Trendelenburg 20° después de la inserción del dispositivo transvaginal para desplazar las asas intestinales de la pelvis.

Procedimiento quirúrgico

Según se desarrolla en el **Vídeo 100-1**, el procedimiento se divide en tres fases: A (tiempo vaginal), B (tiempo laparoscópico) y C (tiempo de cierre vaginal). Dentro de cada fase se describen pasos concretos (**Fig. 100-1**). La cirugía se define en 10 pasos estandarizados que se expondrán a continuación.

Tabla 100-1. Ventajas vNOTES *vs.* laparoscopia

Laparoscopia	Vía vaginal
• Identificación más sencilla de uréteres • Exploración abdominal más completa • Mejora la técnica vaginal para anexectomía y úteros grandes • Docencia más sencilla	• Menor dolor postoperatorio y uso de analgesia • Mejora de la ergonomía para los cirujanos • Mejores resultados estéticos • Mejor recuperación • Menos infecciones postoperatorias

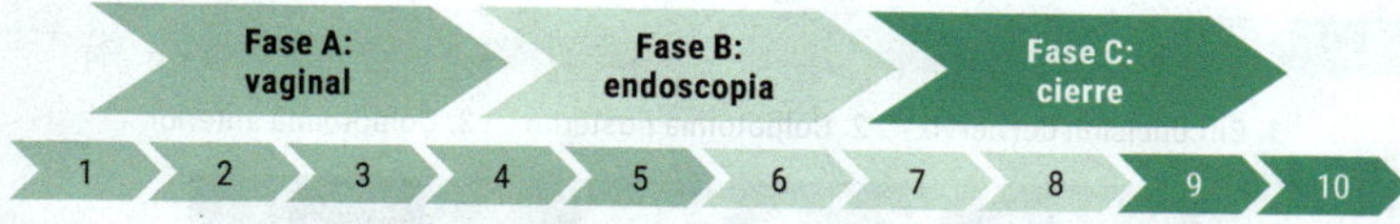

Figura 100-1. Fases y pasos de la técnica vNOTES.

Fase A (vaginal)

La colocación de la paciente en esta fase se realizará con 0° de Trendelenburg y el ayudante a la izquierda del cirujano. Como preparación antes de las incisiones se realizará la hidrodisección con 40 mL de ropivacaína 2 mg/mL, adrenalina al 0,5 % y aguja de 21G (**Fig. 100-2**).

- **Paso 1: circuncisión del cérvix.** La valva de Doyen se coloca en la vagina y se tracciona del cérvix con dos pinzas de Pozzi. Después de la infiltración del cérvix y el tejido paracervial, se realiza la circuncisión del cérvix con el bisturí frío. Posteriormente se realiza una disección roma con gasa y dedo de la pared anterior y posterior.
- **Paso 2: colpotomía posterior.** Con la valva de Doyen en la cara posterior y las pinzas de Pozzi con tracción en sentido anterior, se practica la apertura del saco de Douglas con pinza y tijeras. La incisión se amplía hasta 4 cm y la valva de Doyen se coloca con la pala en la cavidad peritoneal por la apertura posterior.
- **Paso 3: colpotomía anterior.** Con otra valva de Doyen empujando la cara anterior vaginal y los Pozzi tirando en sentido posterior se practica la apertura del peritoneo anterior vesicovaginal. Se realiza con la tijera siguiendo la trayectoria de la reflexión en forma de sonrisa (*happy smile*). Si no es posible la apertura segura por insuficiente descenso del útero, se puede realizar el paso 4 (transección de ligamentos uterosacros), manteniendo en mente no lesionar la vejiga, que debe ser disecada primero. Después de realizar la colpotomía se coloca la valva de Doyen con la pala introducida anterior al útero en la cavidad peritoneal.
- **Paso 4: transección de ligamentos uterosacros.** Las valvas de Doyen se colocan anterior y posterior al útero. Se clampa el ligamento uterosacro con *clamps* de Heaney o Fort, se seccionan y se suturan. La sutura se mantiene referenciada con mosquito a ambos lados del campo quirúrgico para la suspensión de la cúpula vaginal en el momento del cierre de la vagina.
- **Paso 5: preparación e instalación del dispositivo de acceso transvaginal GelPOINT® V-Path para la creación del neumoperitoneo.** Se realiza la inserción de trocares en la plataforma en forma de triángulo invertido. La cámara se inserta en el trocar inferior a las 6 h y los superiores se utilizan para los instrumentos. Se conecta el neumoperitoneo.

Fase B (endoscópica)

En esta fase se modificará el Trendelenburg a 20° y el ayudante se situará a la derecha del cirujano (**Fig. 100-3**).

1 2 3 4 5 6 7 8 9 10

1. Circuncisión del cérvix 2. Colpotomía posterior 3. Colpotomía anterior

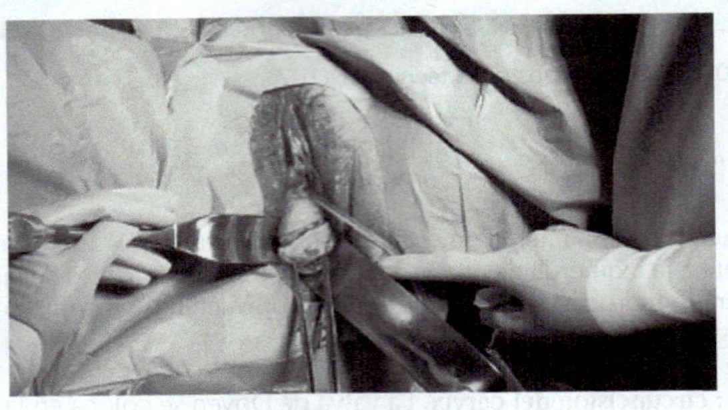

1 2 3 4 5 6 7 8 9 10

4. Sección de los ligamentos uterosacros

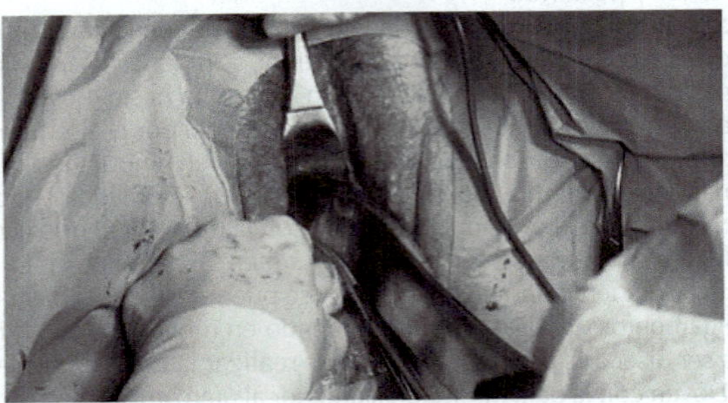

1 2 3 4 5 6 7 8 9 10

5. Preparación y colocación del puerto vNOTES

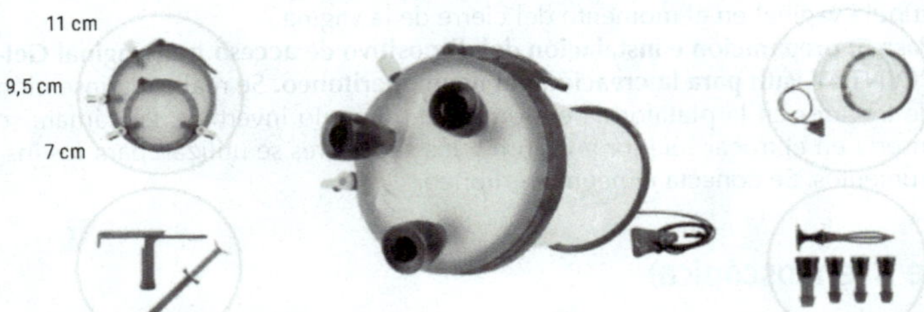

Figura 100-2. Fase vaginal.

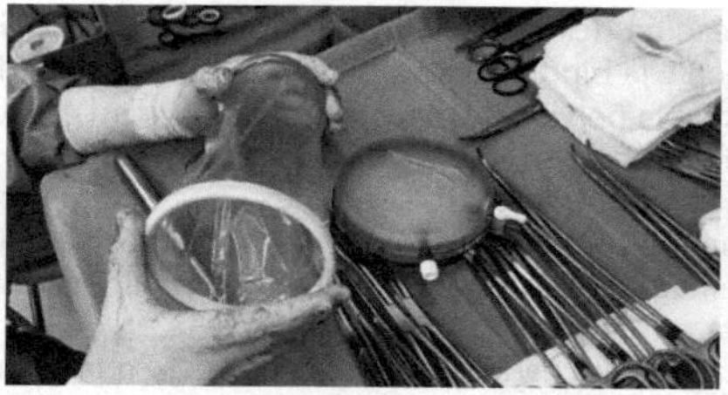

1 2 3 4 5 **6** 7 8 9 10

6. Identificación e inspección del campo y sección de parámetros

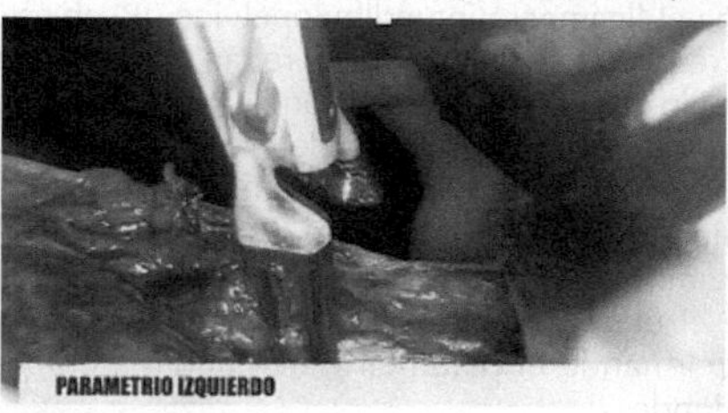

1 2 3 4 5 6 **7** 8 9 10

7. Sección de ligamentos infundíbulo-pélvicos

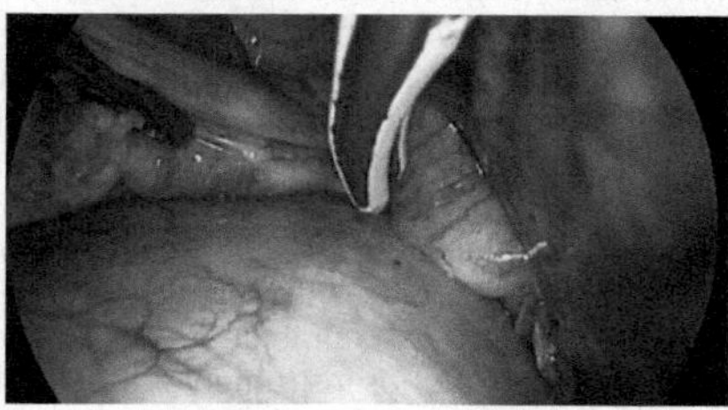

1 2 3 4 5 6 7 **8** 9 10

8. Hemostasia y retirada del puerto

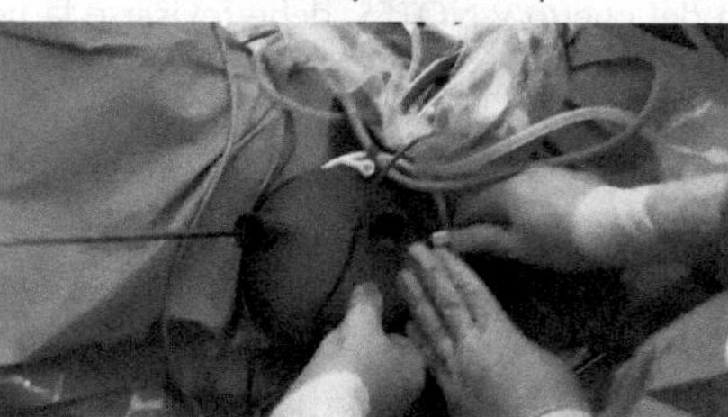

Figura 100-3. Fase endoscópica.

- **Paso 6: identificación del uréter y transección del parametrio.** Se colocan la bipolar fenestrada y la bipolar avanzada en los trocares superiores. Las asas se movilizan fuera de la pelvis y se inspecciona la cavidad peritoneal en la parte ventral y dorsal del útero en busca de anomalías.
  - En el caso de un cirujano diestro se empieza por el parametrio izquierdo. La primera estructura que se encuentra es la parte más caudal del parametrio que contiene la arteria uterina. Se utiliza la bipolar avanzada para sellar y seccionar esta estructura.
  - Se precisa coagulación dado que las estructuras se retraerán tras el anillo del vNOTES después de cortar, complicando la intervención si hay una hemostasia incompleta. Mientras se mantiene el empuje del útero en sentido craneal y medial, el parametrio izquierdo se secciona junto con el ligamento redondo. No se secciona el ligamento infundibulopélvico (IP) en este momento. Si se seccionara el resultado sería la torsión y retracción de la pieza hacia el lado derecho haciendo que la sección del parametrio derecho fuera más dificultosa.
  - Se procede a la coagulación y sección del parametrio derecho con la bipolar avanzada. Durante esta parte del procedimiento se cruza la mano derecha sobre la izquierda. Para cortar la parte alta del parametrio, se cambia de mano descruzando los instrumentos. La mano derecha empuja craneal y medialmente el útero, mientras la mano izquierda opera con la bipolar avanzada seccionando el parametrio de caudal a craneal incluyendo el ligamento redondo.
- **Paso 7: transección del ligamento IP o del ligamento ovárico y extirpación de las trompas.** Una de las ventajas de la histerectomía vNOTES respecto a la vaginal es la visibilidad y seguridad durante la resección de las trompas o anexos. Una vez que el ligamento redondo se secciona en el lado derecho, la pinza de la mano derecha sujeta la ampolla tubárica y la empuja medialmente permitiendo que la selladora con la mano izquierda seccione el ligamento IP. En caso de salpinguectomía, el ligamento ovárico se secciona primero mientras la mano derecha empuja el útero craneal y medialmente. Posteriormente, la parte distal de la trompa se sujeta con la pinza y se aísla del ovario. Como el uréter normalmente se visualiza en la pared pélvica durante parte del procedimiento, la salpinguectomía y anexectomía es totalmente segura. Después de completar estos pasos en el lado derecho, ambos instrumentos se cambian a la posición original con la selladora en la mano derecha. Este mismo procedimiento se realiza en el lado derecho.
- **Paso 8: hemostasia y extracción de la plataforma.** El útero se extrae. Antes de la extracción del puerto v-NOTES, debe revisarse la hemostasia en las paredes pélvicas.

Fase C (vaginal)

En esta fase se establecerá 10° de Trendelenburg y el ayudante volverá a la izquierda del cirujano (**Fig. 100-4**).

- **Paso 9: extracción del especimen y extracción del puerto vNOTES.** Para útero no aumentado, la tracción hasta el anillo externo del Alexis permite la

1 2 3 4 5 6 7 8 **9** 10

9. Extracción de útero y anexos con quiste

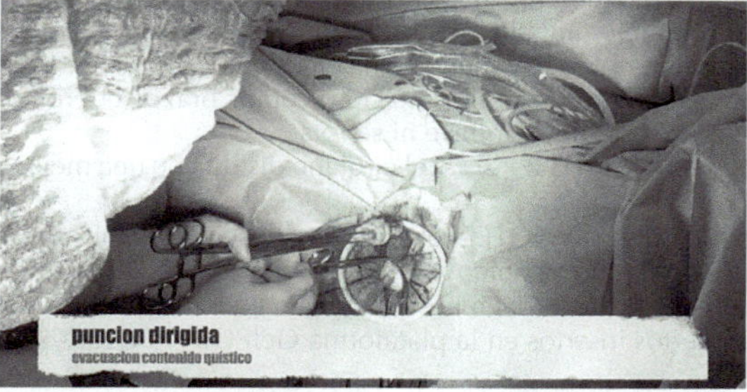

1 2 3 4 5 6 7 8 9 **10**

10. Retirada de retractor y cierre

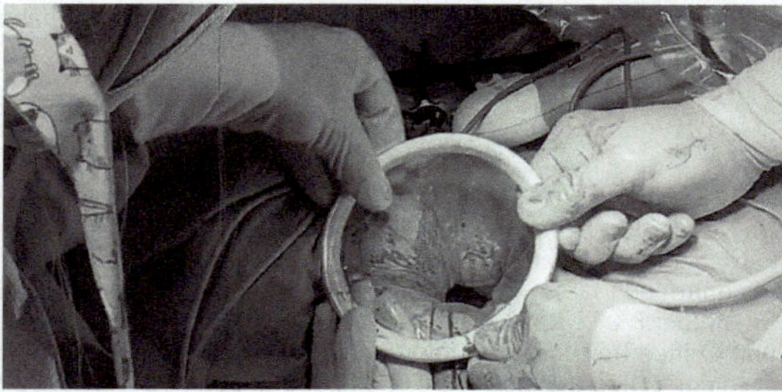

Figura 100-4. Cierre vaginal.

colocación de los tenáculos y la extracción. Si se desea el embolsado previamente a la extracción, la bolsa se introduce en el abdomen antes de evacuar el neumoperitoneo. La pieza se coloca en la bolsa que es traccionada fuera de la cavidad. Después se extrae el anillo interior y se extrae completamente el puerto.

- **Paso 10: cierre de la cúpula vaginal.** Se realiza como en una histerectomía vaginal.

En la indicación de solo anexectomía en el procedimiento se utiliza la plataforma vNOTES de 7 cm con inserción del anillo interno del retractor Alexis en una colpotomía posterior. Las fases de colocación, tiempo endoscópico y tiempo vaginal de cierre son las mismas que las descritas en la histerectomía. Se realizará la anexectomía mediante energía bipolar seccionando a nivel del ligamento útero-ovárico e IP.

Aunque llevamos pocos casos como para extraer conclusiones, al realizar el acceso vNOTES por vía robótica hemos notado los siguientes beneficios:

- Al tener mayor movilidad con los instrumentos, es posible alcanzar más sitios y acceder con mejor ángulo a la disección que se quiere realizar.
- Debido a esto también hay menos colisiones entre pinzas.
- Dado que los puertos están fijos por los propios brazos del robot en el GelPOINT® V-Path, este no se mueve ni se rota.
- Al estar en sentado en la consola, el cirujano disfruta de una mejor ergonomía.

La técnica quirúrgica vNOTES robótica se divide en los mismos tres tiempos quirúrgicos (vaginal, endoscópico y cierre) que la estándar. Como se desarrolla en el ▶ **Vídeo 100-2**, las variaciones difieren en el uso de los brazos robóticos a través de los puertos insertos en la plataforma GelPOINT® V-Path.

Manejo postoperatorio

En caso de mantener el taponamiento vaginal debe mantenerse la sonda urinaria hasta su retirada. Se aconseja dejar el taponamiento y la sonda de Foley 4 horas después de la cirugía. Dependiendo de los cirujanos se plantea cirugía ambulatoria o con ingreso de menos de 24 horas.

BIBLIOGRAFÍA

Baekelandt J, De Mulder PA, Le Roy I, Mathieu M, Laenen A, Enzlin P, et al. HALON-hysterectomy by transabdominal laparoscopy or natural orifice transluminal endoscopic surgery: a randomised controlled trial (study protocol). BMJ Open. 2016;6(8):e011546.

Baekelandt J, De Mulder PA, Le Roy I, Mathieu C, Laenen A, Enzlin P, et al. Adnexectomy by vaginal Natural Orifice Transluminal Endoscopic Surgery versus laparoscopy: results of a first randomized controlled trial (NOTABLE trial). BJOG. 2021;128(11):1782-91.

Housmans S, Stuart A, Bosteels J, Deprest J, Baekelandt J. Standardized 10-step approach for successfully performing a hysterectomy via vaginal natural orifice transluminal endoscopic surgery. Acta Obstet Gynecol Scand. 2022;1(6):649-56.

Li CB, Hua KQ. Transvaginal natural orifice transluminal endoscopic surgery (vNOTES) in gynecologic surgeries: a systematic review. Asian J Surg. 2020;43(1):44-51.

Cirugía robótica en el cáncer ginecológico

101

J. Ponce Sebastià y M. Barahona Orpinell

INTRODUCCIÓN

La cirugía robótica ha supuesto tanto un avance como una mejoría en el tratamiento del cáncer ginecológico por vía mínimamente invasiva. La cirugía robótica comparte las ventajas de la cirugía laparoscópica frente a la laparotómica y presenta a su vez múltiples ventajas respecto a la cirugía laparoscópica. La visión en 3D, la desaparición del temblor, la precisión de trabajo convertida en microcirugía, la versatilidad y amplitud de movimiento de las pinzas (*endowrist*), la ergonomía del cirujano, el aplanamiento de la curva de aprendizaje gracias a la posibilidad de simulación virtual y la naturalidad de los movimientos son algunas de las razones por las que la cirugía robótica facilita la aplicación de la cirugía mínimamente invasiva en el cáncer ginecológico. El objetivo del capítulo es demostrar mediante diferentes vídeos el funcionamiento del robot, así como su aplicación en las diferentes cirugías en el cáncer ginecológico.

DESCRIPCIÓN Y FUNCIONAMIENTO DEL ROBOT, PARTES Y *DOCKING* (▶ Vídeo 101-1)

El robot consta de tres partes: torre laparoscópica, brazos y consola. Los brazos se acoplan a los trocares laparoscópicos (*docking*) para poder introducir en ellos tanto la óptica como los instrumentos que se manejarán desde la consola. Desde esta, se manejan los instrumentos con sus respectivas energías (monopolar, bipolar, sellado, etc.), la óptica y la utilización de inmunofluorescencia.

TÉCNICA DE LA CIRUGÍA ROBÓTICA EN EL CÁNCER GINECOLÓGICO

La aplicación de la cirugía robótica va a permitir tratar o estadificar (o ambas cosas) el cáncer de endometrio, el cáncer de cérvix inicial y localmente avanzado, y el cáncer de ovario inicial. También va a permitir resolver complicaciones gracias a la precisión de la sutura:

- ▶ **Vídeo 101-2.** Histerectomía con anexectomía: precisión, control de la hemostasia, utilización de bipolar y monopolar, fiabilidad en la sutura de la cúpula vaginal.
- ▶ **Vídeo 101-3.** Histerectomía radical: disección de los espacios de la pelvis, tunelización del uréter y *nerve sparing* (preservación de nervios).
- ▶ **Vídeo 101-4.** Linfadenectomía pélvica: límites y disección de la linfadenectomía pélvica aplicable en el cáncer de endometrio, ovario y cérvix inicial.
- ▶ **Vídeo 101-5.** Linfadenectomía paraaórtica: límites y disección de la linfadenectomía paraaórtica aplicable en el cáncer de endometrio, de ovario y de cérvix localmente avanzado.
- ▶ **Vídeo 101-6.** Ganglio centinela con inmunofluorescencia: utilización del verde de indocianina para la detección del ganglio centinela; aplicable en el cáncer de endometrio y de cérvix inicial.
- ▶ **Vídeo 101-7.** Suturas de precisión: corrección de complicaciones mediante sutura microquirúrgica. Sutura de la vena cava y del nervio obturador.

PUNTOS CLAVE

- Debido a sus características de máxima precisión/microcirugía, la cirugía robótica es una opción válida para practicar la cirugía ginecológica-oncológica con mínima invasión.
- Está indicada en la cirugía del cáncer de endometrio, del cáncer de cérvix quirúrgico y del cáncer de ovario inicial, así como en la estadificación paraaórtica del cáncer de cérvix localmente avanzado.
- Los avances tecnológicos permiten el entrenamiento virtual o utilizar técnicas de inmunofluorescencia (verde de indocianina) para el estudio del ganglio centinela.

BIBLIOGRAFÍA

Minig L, Achilarre MT, Garbi A, Zanagnolo V. Minimally Invasive Surgery to Treat Gynecological Cancer: Conventional Laparoscopy and/or Robot-Assisted Surgery. Int J Gynecol Cancer. 2017;27:562-74.

Ponce J, Barahona M, Pla MJ, García-Tejedor A, Gil Ibáñez B, Gaspar HM. Robotic Transperitoneal Infrarenal Para-Aortic Lymphadenectomy With Double Docking: Technique, Learning Curve, and Perioperative Outcomes. J Minim Invasive Gynecol. 2016;23:622-7.

Stewart KI. New Developments in Minimally Invasive Gynecologic Oncology Surgery. Clin Obstet Gynecol. 2017;60:330-48.

Wisner KPA. Indications and techniques for robotic pelvic and para-aortic lymphadenectomy with sentinel lymph node mapping in gynecologic oncology. Best Pract Res Clin Obstet Gynaecol. 2017;45:83-93.

Complicaciones médicas en el postoperatorio

102

M. B. Martín Salamanca y J. J. Escribano Tórtola

INTRODUCCIÓN

La complicación postoperatoria se define como cualquier alteración en el curso previsto de la respuesta local y sistémica del paciente quirúrgico. Es el resultado de la enfermedad primaria, de la intervención quirúrgica, de otros factores no relacionados o de una combinación de las tres causas. La prevención de las complicaciones postoperatorias comienza con un exquisito manejo preoperatorio e intraoperatorio.

Se ha estimado que la prevalencia de complicaciones mayores en cirugía ginecológica se sitúa en torno a un 3,7 %. La tasa de mortalidad para la cirugía ginecológica se ha estimado en un 0,2 % en los primeros 30 días del postoperatorio. En los pacientes con cáncer, esta tasa aumenta al 5,1 %.

Este capítulo se centrará en las complicaciones cuyo tratamiento principal no es quirúrgico y que presentan una mayor incidencia: complicaciones digestivas, infección postoperatoria y tromboembolia.

CLASIFICACIÓN DE LAS COMPLICACIONES POSTOPERATORIAS

Las complicaciones postoperatorias se pueden clasificar según el área anatómica a la que afecten, según la extensión (afectación local o sistémica), según el momento del postoperatorio en que se presenten o según su probabilidad de presentación (**Tabla 102-1**). En un intento de objetivar y sistematizar los tipos de complicaciones, Clavien propuso, en 1992, una clasificación por niveles de gravedad que facilita la categorización de estas y su comparación (**Tabla 102-2**).

COMPLICACIONES POSTOPERATORIAS DIGESTIVAS

Náuseas y vómitos postoperatorios

Su aparición se relaciona con fármacos anestésicos y analgésicos (sobre todo opioides), íleo intestinal y obstrucción mecánica intestinal.

Tras descartar el íleo paralítico y la obstrucción intestinal, el tratamiento consiste en la administración de metoclopramida 10 mg/8 h por vía oral o 10 mg en infusión intravenosa (i.v.). Si no cede, se administrará ondansetrón 4 mg en

Tabla 102-1. Clasificación de las complicaciones postoperatorias

Por área anatómica	Neurológicas	
	Respiratorias	
	Cardiovasculares	
	Digestivas	
	Renales	
Por extensión	Locales	Infección de herida quirúrgica, evisceración, etc.
	Sistémicas	Fiebre, náuseas/vómitos, etc.
Por el momento en que se presentan	Inmediatas (primeras 24 h)	Cambio de la vía de abordaje, alteraciones durante la inducción anestésica, pérdida de piezas dentales, lesiones corneales, lumbalgia, náuseas/vómitos, etc.
	Precoces-1ª fase (24-48 h)	Tromboembolia pulmonar, neumonía, taquicardia, arritmias, insuficiencia cardíaca, *shock* hipovolémico, trombosis venosa profunda, alteración del estado de conciencia, cefalea, insuficiencia renal, desequilibrio hidroelectrolítico, etc.
	Tardías-2ª fase (48 h-30 días)	Infección pulmonar, trombosis venosa superficial y profunda, ascitis quilosa, depresión, mialgias, anemia, infección herida quirúrgica, disfunción sexual
Por probabilidad de presentación	Evitables e inevitables	
	Predecibles e impredecibles	

infusión lenta i.v. Si persisten los síntomas, hay que realizar una nueva evaluación clínica, dieta absoluta, colocación de sonda nasogástrica y corrección del estado de hidratación y electrólitos.

Íleo paralítico

El íleo paralítico es la interrupción aguda del tránsito intestinal de causa funcional. Si persiste, el intestino se distiende y su contenido queda secuestrado, con gran pérdida de agua, electrólitos y albúmina, ocasionando hipovolemia, elevación

Tabla 102-2. Clasificación de Clavien-Dindo de las complicaciones postoperatorias (versión revisada)

Grado	Definición
I	Toda desviación del curso postoperatorio normal sin necesidad de tratamiento médico, endoscópico, quirúrgico o intervencionismo radiológico. Medidas terapéuticas permitidas: antieméticos, antipiréticos, analgésicos, diuréticos, reposición de electrólitos y fisioterapia. Se incluyen también las infecciones de la herida quirúrgica que se manejan en la cama del paciente
II	• Tratamiento médico que no es el comprendido en el grado I • Trasfusión sanguínea y nutrición parenteral
III	Necesidad de tratamiento quirúrgico, endoscópico o intervencionismo radiológico
IIIa	Intervención que no precisa anestesia general
IIIb	Intervención que precisa anestesia general
IV	Complicaciones que amenazan la vida que obligan al ingreso en una unidad de cuidados intensivos
IVa	Disfunción de un único órgano
IVb	Disfunción multiorgánica
V	Muerte del paciente
Sufijo «d»	En pacientes que presentan una complicación que requerirá seguimiento tras el alta para su completa evaluación, se añade el sufijo «d» (*disability*) al grado de complicación

diafragmática, insuficiencia respiratoria y *shock*. Se produce en un 4 % de la cirugía ginecológica (**Algoritmo 102-1**).

Clínica

Cursa con dolor abdominal difuso, sensación de distensión abdominal, náuseas o vómitos (o ambas cosas) e intolerancia a la dieta oral. En la exploración, destaca la presencia de distensión abdominal y timpanismo, y una disminución de los ruidos hidroaéreos.

Diagnóstico

El diagnóstico diferencial se efectuará con la obstrucción intestinal mecánica, en cuyo caso el factor de riesgo más importante son las adherencias por cirugías previas (**Tabla 102-3**). Aunque en el inicio el tratamiento es similar (reposo intestinal), la obstrucción intestinal prolongada requeriría cirugía para evitar la aparición de necrosis intestinal y peritonitis.

Pruebas complementarias

Se determinarán los niveles séricos de sodio, potasio, magnesio, cloro, bicarbonato, creatinina y nitrógeno ureico, y se realizará un hemograma. Si el cuadro se

Tabla 102-3. Diagnóstico diferencial del íleo paralítico frente a la obstrucción intestinal

Signo/síntoma	Íleo paralítico	Obstrucción intestinal mecánica
Dolor abdominal	Malestar abdominal	Dolor tipo calambre o cólico que empeora progresivamente
Aparición tras intervención quirúrgica	48-72 h postoperatorio	5°-6° día postoperatorio
Náuseas/vómitos	Presentes	Presentes
Distensión abdominal	Presente	Presente
Auscultación abdominal	Ruidos hidroaéreos ausentes o disminuidos	Borborigmos con actividad peristáltica y ruidos metálicos
Fiebre	Solo si hay peritonitis asociada	Infrecuente; si existe, sugiere necrosis intestinal
Prueba de imagen (radiografía abdominal)	Gas en el colon. Asas distendidas de intestino delgado y grueso	Escasas o múltiples asas de intestino dilatado (normalmente, intestino delgado), con nivel aire/líquido
Pruebas de laboratorio: leucocitosis	Ausente o leve	Elevada. Si es > 20.000/μL, se asocia a isquemia intestinal
Tratamiento	Conservador: sonda nasogástrica, enema, estimulación colinérgica	Conservador: sonda nasogástrica. Quirúrgico

prolonga, se realizará una radiografía abdominal en bipedestación, que mostraría dilatación de las asas intestinales, ausencia de gas en el colon y presencia de niveles hidroaéreos. Si no se puede distinguir un cuadro de otro, se valorará la realización de una tomografía computarizada (TC) abdominopélvica.

Prevención

Uso de analgesia epidural para control del dolor postoperatorio, cirugía mínimamente invasiva, reducción del uso de opioide, uso de programas de recuperación intensificada (v. **cap. 105**).

Tratamiento

En primer lugar, es obligatorio excluir cualquier causa secundaria de íleo paralítico (p. ej., absceso intraabdominal). El tratamiento consistirá en:

- Dieta absoluta y administración de líquidos i.v. Comprobación diaria de electrólitos y reposición si está indicado.
- Sonda nasogástrica: si hay vómitos continuados. La sonda se debe retirar cuando desaparece la distensión abdominal y reaparecen los ruidos intestinales. No está indicado su clampaje ni el inicio de la alimentación con ella, dado que aumenta el riesgo de aspiración. Se deben reponer los líquidos, en función de la pérdida por la sonda, con 20 mEq de potasio por cada 0,5 L de solución salina (suero fisiológico).
- Reevaluación clínica con exploración a lo largo del día: se repetirá la prueba de imagen si no existe mejoría con las medidas conservadoras en 48 horas. Cuando desaparezca la distensión abdominal y reaparezcan los ruidos hidroaéreos, se retirará la sonda nasogástrica y se iniciará la tolerancia oral con líquidos.

FIEBRE POSTOPERATORIA

La aparición de fiebre ≥38 °C en las primeras 24-48 horas tras una cirugía se debe, en la mayor parte de las ocasiones, al trauma quirúrgico y desaparece espontáneamente. No hay evidencia para hacer estudios de imagen o laboratorio pormenorizados de entrada. Sin embargo, tiene especial importancia revisar los antecedentes del paciente, el tipo de cirugía y si se han producido complicaciones o se han colocado implantes o drenajes/catéteres, los síntomas y signos (disnea, esputo, diarrea, exantema, dolor, etc.) si los presenta, la evolución de las constantes vitales desde la cirugía (temperatura, frecuencia cardíaca, frecuencia respiratoria), y realizar una exploración clínica (piel, auscultación pulmonar, palpación abdominal, exploración de heridas quirúrgicas, de puntos de venopunción, de salida de drenajes/catéteres y de los miembros inferiores en busca de signos de trombosis venosa profunda). Según los hallazgos, se valorará la solicitud de urianálisis o urocultivo, tinción de Gram de esputo y cultivo, hemocultivos y cultivo del catéter, cultivo de material de la herida quirúrgica, hemograma, radiografía de tórax, ecografía o TC abdominopélvica, o eco-Doppler de los miembros inferiores (**Fig. 102-1**).

Los abscesos profundos y la tromboflebitis pélvica son causas posibles de fiebre postoperatoria en pacientes que no muestran ni signos ni síntomas y tienen fiebre persistente. La regla nemotécnica de las cinco W aglutina las principales causas de fiebre postoperatoria: ***wind*** (neumonía o atelectasias), ***water*** (infección del tracto urinario), ***wound*** (infección de herida quirúrgica), ***what did we do*** (medicación, trasfusiones, catéteres, complicaciones intraoperatorias), ***walking*** (trombosis venosa profunda o tromboembolia pulmonar).

El momento de aparición de la fiebre en el postoperatorio es uno de los factores más importantes a tener en cuenta a la hora de realizar el diagnóstico diferencial (**Tabla 102-4**).

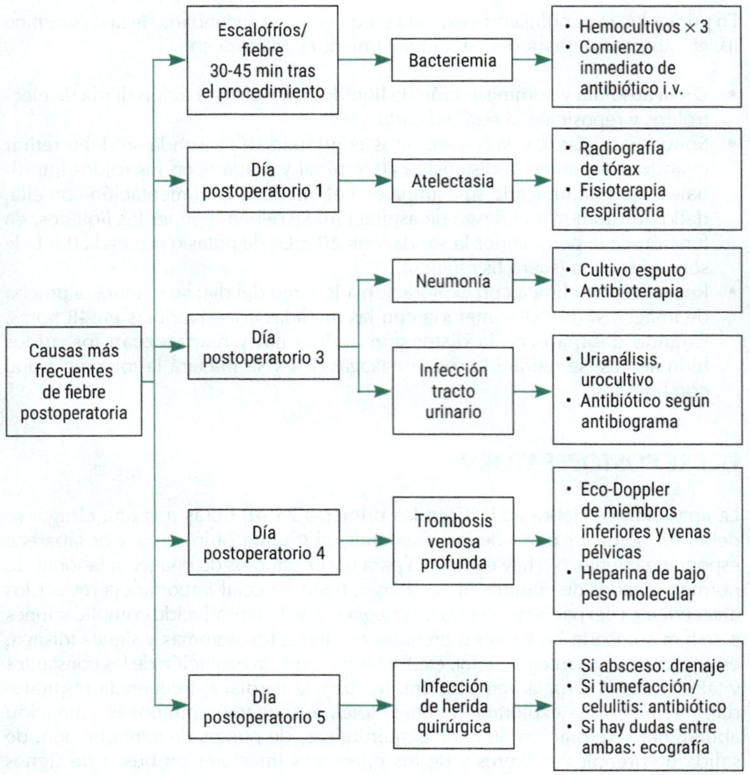

Figura 102-1. Tratamiento de la fiebre postoperatoria. i.v.: intravenoso.

Tabla 102-4. Causas de fiebre postoperatoria según el momento de aparición

Día postoperatorio	Causas
Primeras 24-48 h	Anomalías endocrinas o metabólicas
	Estado hipercatabólico
	Reacción transfusional
	Atelectasias pulmonares
	Infecciones ya presentes antes de la cirugía
A las 72 h	Sitio de venopunción, catéteres y sondas
	Neumonía
	Infección del tracto urinario
	Trombosis venosa profunda
	Trombosis venosa superficial
Entre el 4°-7° día	Infección de la herida quirúrgica
	Trombosis venosa profunda o embolia pulmonar
Tras el 7° día	Absceso intraabdominal
	Neumonía o empiema
	Trombosis venosa profunda o embolia pulmonar

INFECCIÓN POSTOPERATORIA

Infección de la herida quirúrgica

Se considera que la herida quirúrgica está infectada cuando presenta secreción purulenta, y esta definición se amplía a las heridas que presentan inflamación y secreción serosa (seromas) en las que se aíslan bacterias en el cultivo en los primeros 30 días tras una cirugía. Si existe un implante, esta definición se amplía hasta el primer año tras la cirugía. Puede cursar o no con fiebre. En el primer caso, es un concepto clínico; en el segundo, un concepto microbiológico que obligaría a considerar como infectada esa herida. Se habla de infección de la herida quirúrgica superficial cuando afecta a la piel y al tejido subcutáneo, y profunda cuando compromete la fascia y el músculo.

Tratamiento

Los tres pilares fundamentales del tratamiento son: tratamiento antibiótico adecuado, drenaje quirúrgico y soporte metabólico y hemodinámico que evite la aparición de una segunda complicación.

- Tratamiento antibiótico: hasta poder disponer de un antibiograma específico, se debe instaurar un tratamiento antibiótico empírico de gran espectro, considerando los gérmenes que contaminan con más frecuencia la herida quirúrgica en cuestión. En la piel, los gérmenes más frecuentes son *Staphylococcus aureus* y *Staphylococcus epidermidis*. En cirugía abdominal y vaginal, en la que predominan las infecciones por gramnegativos y anaerobios, se recomiendan cefoxitina (1-2 g/4-6 h), cefotetán (1-2 g/12 h), ceftizoxima (2 g/8-12 h), ampicilina-sulbactam (3 g/6 h), ticarcilina-clavulanato (3,1 g/4-6 h), piperacilina/tazobactam (3,37 g/h), imipenem-cilastatina (0,5 g/6 h), meropenem (1 g/8 h) o una combinación de antiaeróbico + antianaeróbico, como gentamicina (1-2 mg/kg/8 h) o tobramicina (1-2 mg/kg/8 h), o amikacina (5 mg/kg/8 h) más clindamicina (600-900 mg/6 h) o metronidazol (500 mg/6 h).
- Tratamiento quirúrgico: se debe drenar el foco séptico, con desbridamiento amplio de los tejidos (extrayendo tejidos desvitalizados y detritus), destrucción de puentes de fibrina que puedan formar compartimentos de colecciones purulentas y lavado con abundante agua oxigenada y suero. Se dejará la herida abierta y se evitará su cierre en los primeros días; el cierre se producirá por segunda intención.

Infección respiratoria postoperatoria

Es una infección de inicio temprano causada por bacilos gramnegativos y *S. aureus*. Su principal factor de riesgo es la cirugía del compartimento abdominal y torácico, así como de vísceras yuxtadiafragmáticas. El diagnóstico debe basarse en la temperatura, el recuento de leucocitos, la diferencia alveoloarterial de oxígeno, los cambios radiológicos en la radiografía de tórax y el tipo y el cultivo de secreciones bronquiales.

Tratamiento

El tratamiento dependerá de los comités de infección de cada hospital y de la gravedad del paciente. En líneas generales, se basa en cefalosporinas de tercera generación y en betalactámicos/inhibidor de betalactamasas.

Infección por catéteres intravasculares

Es la primera causa de bacteriemia intrahospitalaria, sobre todo si se usan soluciones de nutrición parenteral durante más de una semana. Su frecuencia es directamente proporcional al tiempo de cateterismo. Los gérmenes principales son *S. epidermidis, S. aureus* y *Candida* sp. Se buscará la presencia de supuración del orificio de entrada o de trombosis venosa locorregional (o ambas cosas), se retirará el catéter y se cultivarán la punta y la conexión, además de realizar hemocultivos. Debido a la etiología de estas infecciones, el antibiótico de elección es la vancomicina (1 g/12 h i.v.) de forma empírica, a la espera del antibiograma.

COMPLICACIONES TROMBOEMBÓLICAS

Se calcula que hasta el 20% de los fallecimientos postoperatorios se deben a la embolia pulmonar (**Algoritmo 102-2**).

Trombosis venosa profunda

Este proceso constituye la causa subyacente de la mayoría de los casos de tromboembolia pulmonar. En cirugía ginecológica, las venas que lo presentan son las de miembros inferiores y la pelvis. El diagnóstico es complicado porque menos de la mitad de las pacientes presentan síntomas y solo el 40% ven confirmado el diagnóstico de sospecha en la ecografía Doppler.

Tratamiento

Se tratará con heparina en infusión continua durante 5-7 días y, a continuación, con anticoagulantes orales o heparina de bajo peso molecular durante 3-6 meses, si no hay otros factores de riesgo.

Tromboembolia pulmonar

Se requiere un alto grado de sospecha porque ni los síntomas ni los signos son sensibles ni específicos: disnea, dolor pleural, angustia, taquicardia, cianosis, síncope, tos, hemoptisis, fiebre e hipotensión. Las pruebas complementarias básicas son: radiografía de tórax, electrocardiograma (aparición de una onda S en la derivación I, onda Q en V_3 e inversión de la onda T en V_3, pero también puede ser un electrocardiograma rigurosamente normal) y gasometría (en casos graves, puede mostrar una disminución de la presión arterial de O_2 y una disminución del pH). El diagnóstico definitivo se obtiene mediante gammagrafía de ventilación-perfusión o con angio-TC pulmonar.

Tratamiento

Se requiere el ingreso en cuidados intensivos y anticoagulación de forma similar a la descrita para la trombosis venosa profunda.

PUNTOS CLAVE

- La prevención de las complicaciones en el postoperatorio empieza con un manejo preoperatorio (selección adecuada del paciente y del tipo de intervención/vía, optimizando el estado basal) e intraoperatorio (anestesia, técnica quirúrgica, seguridad del paciente en el quirófano) adecuados.
- En los períodos perioperatorio y postoperatorio, es fundamental la identificación precoz de complicaciones y el manejo multidisciplinario, con el fin de disminuir su morbimortalidad.

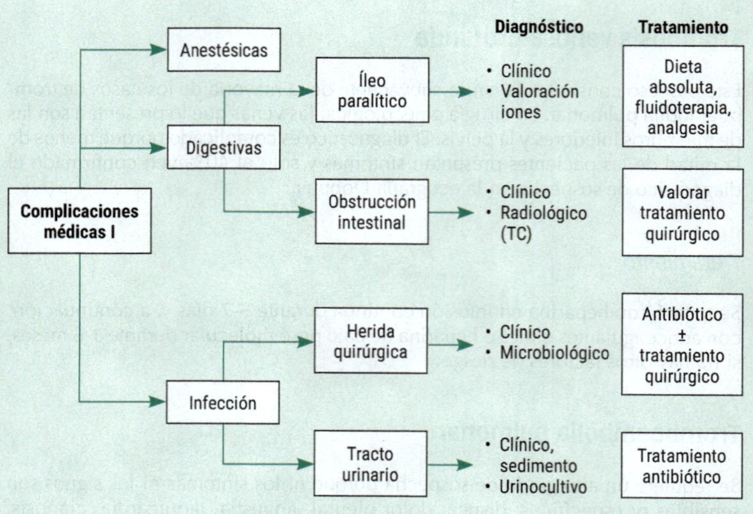

Algoritmo 102-1. Complicaciones médicas en el postoperatorio en cirugía ginecológica oncológica. TC: tomografía computarizada.

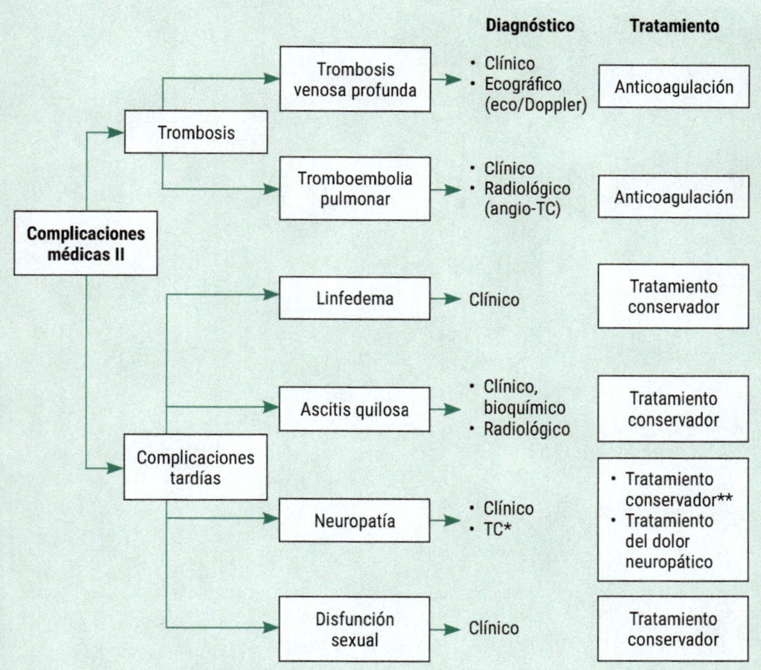

Algoritmo 102-2. Complicaciones médicas en el postoperatorio inmediato y complicaciones tardías. TC: tomografía computarizada. *Se solicitará si existe sospecha de hematoma compresivo. **Si existe hematoma compresivo o atrapamiento, requerirá corrección quirúrgica.

BIBLIOGRAFÍA

Dindo D, Demartines N, Clavien PA. Classification of surgical complications: a new proposal with evaluation in a cohort of 6336 patients and results of a survey. Ann Surg. 2004;240: 205-13.

Mason A, Goldacre M, Meddings D, Woolfson J. Use of case fatality and readmission measures to compare hospital performance in gynaecology. B J Obstet Gynecol. 2006;113:695.

O'Donovan P. Complications in Gynecological Surgery. Springer, 2008.

Parrilla Paricio P, Landa García JI. Manual de la Asociación Española de Cirujanos. Cirugía AEC. Madrid: Editorial Médica Panamericana, 2010.

Complicaciones quirúrgicas en el postoperatorio 103

V. García-Pineda y E. Rodríguez González

INTRODUCCIÓN

La tasa de complicaciones asociadas a la cirugía ginecológica varía entre el 0,2 y el 26 %, siendo de un 3,7 % la tasa de complicaciones mayores. Las complicaciones más frecuentes de la cirugía ginecológica están relacionadas con el daño visceral (vejiga, recto, uréteres) y de los grandes vasos pélvicos o lumboaórticos y dependen de la vía de abordaje, de la complejidad quirúrgica y de las características de la paciente. En términos generales se pueden detectar de forma más frecuente en el postoperatorio las siguientes complicaciones (**Algoritmo 103-1**).

COMPLICACIONES INFECCIOSAS

La aparición de fiebre (temperatura > 38 °C) en las primeras 48 horas de la cirugía suele asociarse a la liberación de citocinas por el trauma tisular y se resuelve espontáneamente; sin embargo, hay que descartar las causas más frecuentes de fiebre postoperatoria que suelen relacionarse con procesos infecciosos:

- Infección del tracto urinario.
- Infección de la herida quirúrgica incluyendo fascitis necrotizante (*Streptococcus* del grupo A y *Clostridium perfringens*).
- Abscesos pélvicos.
- Dehiscencia de anastomosis digestiva o necrosis intestinal y sobreinfección.
- Obstrucción ureteral o fístula y sobreinfección.
- Infección respiratoria.

El manejo inicial de la paciente ha de incluir evaluación clínica y exploración física, analítica completa, cultivos de orina y sangre, de secreciones de la herida quirúrgica (si presentes) o del catéter de vía central. La cuantificación de procalcitonina sérica no se recomienda de rutina pero sirve para orientar el diagnóstico hacia una infección bacteriana de forma más específica que la proteína C reactiva. Se deben solicitar pruebas de imagen dirigidas al posible sitio de la infección.

Ante una alta sospecha de fiebre de origen infeccioso se debe iniciar antibioterapia empírica de amplio espectro; en nuestra cirugía los principales patógenos a cubrir son los aerobios gramnegativos y los anaerobios hasta obtener un antibiograma específico.

COMPLICACIONES DIGESTIVAS

Las lesiones intestinales constituyen la tercera causa de mortalidad asociada a la cirugía laparoscópica, despúes de la anestesia y las lesiones vasculares. Tienen lugar en el 0,03-0,65 % de los procedimientos, ocurriendo en hasta un 50% de los casos durante el acceso a la cavidad abdominal.

- **Lesiones relacionadas con el acceso a la cavidad abdominal:** el intestino delgado es la estructura más frecuentemente lesionada y las lesiones a nivel del estómago, el hígado y el colon pueden ocurrir cuando el acceso es subcostal. Las lesiones gastrointestinales deben ser resueltas en el momento en el que se identifican. La mayoría de las lesiones relacionadas con el acceso requieren un cierre simple primario. La colostomía temporal en lesiones menores del intestino grueso no suele ser necesaria (v. **cap. 92**).
- **Lesiones relacionadas con la disección durante la cirugía:** las lesiones intestinales pueden estar relacionadas con el uso de electrocirugía o ser secundarias a traumatismos durante la disección o manipulación quirúrgica. Es importante tener en cuenta que la lesión térmica visible es siempre inferior a la lesión real. La extensión térmica lateral alcanza los 22 mm para los instrumentos monopolares, los 6 mm para los bipolares y los 4 mm para los que utilizan ultrasonidos. La resección intestinal es una opción razonable cuando se produce una lesión electroquirúrgica de suficiente alcance que no permite conseguir bordes sanos para resuturar.

El retraso en la identificación de estas lesiones aumenta el riesgo de necrosis intestinal, perforación y mortalidad. Los síntomas suelen manifestarse en las 12-36 horas postoperatorias, aunque pueden retrasarse hasta 7 días. La lesión intestinal oculta debe sospecharse en pacientes que no presentan una mejoría gradual tras una cirugía laparocópica, presentando dolor abdominal, especialmente asociado a taquicardia o fiebre. En el caso de la cirugía laparoscópica la presencia de gas libre intraabdominal en estudios de imagen puede no ser últil para el diagnóstico de lesión intestinal, pues la presencia de gas intraabdominal se puede visualizar hasta una semana después en condiciones normales. El incremento en la cantidad de gas libre intraabdominal en las pruebas de imagen sugiere la existencia de una lesión gastrointestinal.

Una lesión gastrointestinal oculta es una emergencia quirúrgica y debe ser intervenida en el momento en que se identifica. El manejo va a depender de la extensión del tejido dañado, el grado de contaminación peritoneal y el estado hemodinámico de la paciente.

COMPLICACIONES UROLÓGICAS

Las lesiones del tracto urinario ocurren alrededor del 0,5 % de las cirugías laparoscópicas ginecológicas. La mayoría de son lesiones vesicales (hasta el 85 %), pero solo una minoría de las ureterales (3-12 %) se identifican durante la cirugía.

Lesiones vesicales relacionadas con el acceso

El 36 % de las lesiones del tracto urinario ocurren durante el acceso laparoscópico. El riesgo de lesión vesical aumenta cuando hay historia de cirugías abdominales previas. Generalmente la lesión vesical se produce al colocar el trocar suprapúbico cuando la vejiga no está adecuadamente replecionada. El sondaje vesical debe llevarse a cabo antes de la inserción de los trocares, una vez realizada la inducción anestésica, para descomprimir la vejiga. Dicho sondaje puede permitir la identificación temprana de una lesión, mediante la visualización de gas que distiende la bolsa de drenaje o la presencia de sangre en esta.

Si se sospecha una lesión vesical, la instilación de azul de metileno o suero fisiológico en la vegija puede ayudar a su identificación. El manejo de la lesión vesical depende de su tamaño:

- <2 mm (punción con aguja): generalmente no son necesarios la reparación o el sondaje.
- <10 mm: generalmente se resuelven de forma espontánea manteniendo el sondaje vesical durante 7-10 días.
- Lesiones de mayor tamaño o irregulares: requieren la sutura con material absorbible en dos capas. El sondaje vesical permanente debe mantenerse hasta 15 días. Una cistografía puede realizarse antes de la retirada de la sonda, especialmente en lesiones complejas (v. **cap. 93**).

Lesiones relacionadas con la disección durante la cirugía

El uso de electrocirugía es la causa del 45 % y del 33-48 % de las lesiones vesicales y ureterales, respectivamente, producidas durante la cirugía laparoscópica.

- **Lesión vesical:** su manejo varía dependiendo del tamaño de la lesión.
- **Lesión ureteral:** ocurre en menos del 2 % de las cirugías pélvicas, puede ser traumática durante la disección o térmica secundaria al uso excesivo de energía adyacente al uréter. Si se sospecha una disección pélvica difícil (endometriosis, adherencias), la cateterización prequirúrgica de los uréteres puede reducir el riesgo de lesión ureteral. La identificación ureteral siguiendo las referencias anatómicas y observando la peristalsis de los mismos es la mejor forma de evitar una lesión, siendo necesario en algunos casos, cuando hay una importante distorsión anatómica, realizar una adecuada disección de ambos uréteres. Al concluir cualquier cirugía laparoscópica en la cual se trabaja próximo a los uréteres es importante valorar su integridad (v. **cap. 94**).

PUNTOS CLAVE

- El riesgo de complicaciones postoperatorias depende de la complejidad quirúrgica, de la morbilidad asociada del paciente y de la vía de abordaje quirúrgico.
- Es fundamental administrar profilaxis antibiótica 60 minutos antes de la incisión en la piel adaptándola al tipo de procedimiento quirúrgico a realizar.
- Las complicaciones urológicas y digestivas suelen aparecer entre las 36 horas y 7 días postquirúrgicos, generando una alteración importante del estado clínico del paciente.

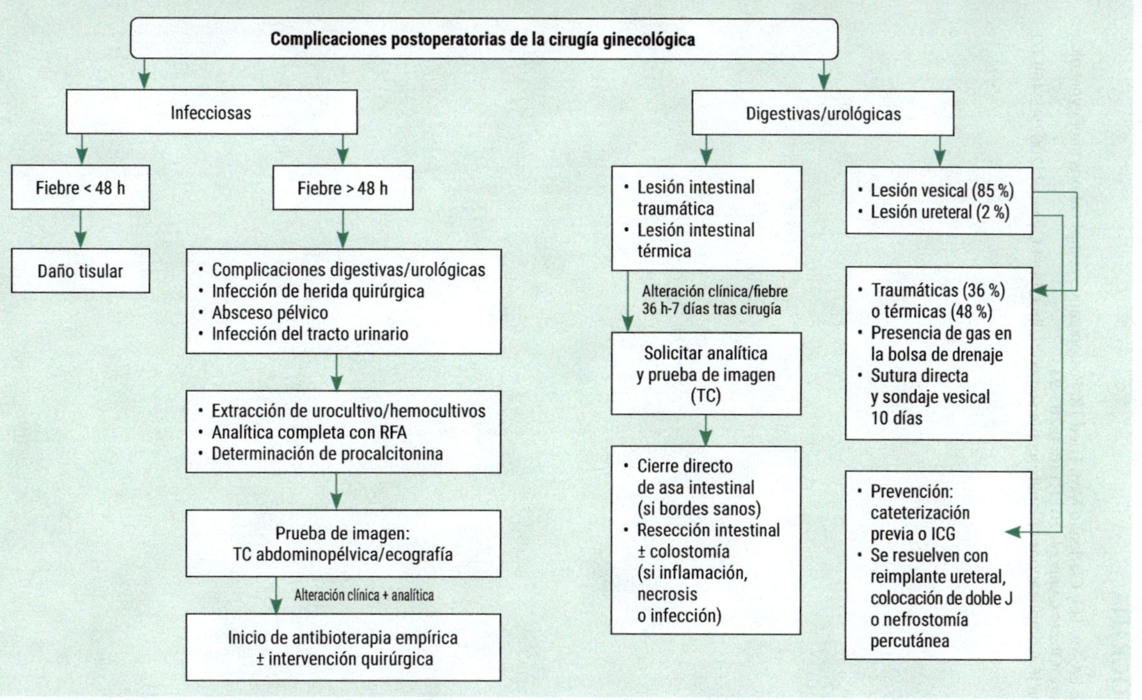

Algoritmo 103-1. Complicaciones postoperatorias de la cirugía ginecológica. ICG: verde de indocianina; RFA: reactante de fase aguda; TC: tomografía computarizada.

BIBLIOGRAFÍA

Erekson EA, Yip SO, Ciarleglio MM, Fried TR. Postoperative complications after gynecologic surgery. Obstet Gynecol. 2011;118(4):785-93.

Magrina JF. Complications of laparoscopic surgery. Clin Obstet Gynecol. 2002;45:469-80.

Anestesia en cirugía ginecológica 104

Ó. Díaz Cambronero, L. A. Bruno Carlos y N. García Gregorio

INTRODUCCIÓN

Los programas de recuperación intensificada han puesto de manifiesto la importancia de las actuaciones intraoperatorias en la respuesta metabólica y recuperación funcional de las pacientes. Es poco probable que una sola medida demuestre beneficio en la recuperación; sin embargo, el abordaje multidisciplinar y la estandarización de cuidados sí que han demostrado tener un impacto significativo. Las estrategias principales se concentran en los siguientes aspectos del proceso (**Fig. 104-1** y **Algoritmo 104-1**).

PROFILAXIS DE LAS NÁUSEAS Y VÓMITOS POSTOPERATORIOS (NVPO)

La cirugía ginecológica se asocia a una alta incidencia de náuseas y vómitos postoperatorios (NVPO) en el postoperatorio (náuseas: 22-80 %, vómitos: 12-30 %), debido a múltiples factores relacionados con la paciente, con el uso de determinados fármacos anestésicos, pero también con el pneumoperitoneo en cirugía laparoscópica y la duración del procedimiento.

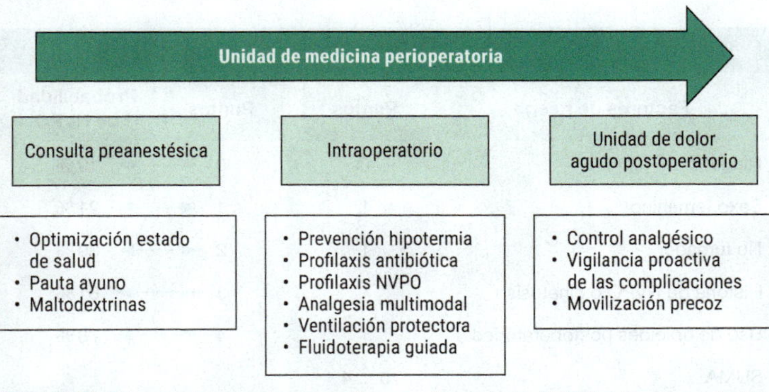

Figura 104-1. Fases del manejo en medicina perioperatoria. NVPO: náuseas y vómitos postoperatorios.

Se recomienda el uso de una estrategia individualizada de profilaxis antiemética basada en:

- La estratificación del riesgo según la escala de Apfel (**Tabla 104-1**).
- El abordaje terapéutico multimodal según el riesgo.
- Evitar el uso de anestésicos volátiles y óxido nitroso (se recomienda el uso de anestesia total intravenosa con perfusión continua de propofol), reducir o evitar el uso de opioides de larga duración y de neostigmina para la reversión del bloqueo neuromuscular.
- Mantener una correcta hidratación intraoperatoria, reducir el tiempo de ayuno y favorecer la movilización precoz.

Un abordaje analgésico multimodal (infiltración de la herida quirúrgica, bloqueo del plano transverso del abdomen [TAP], anestesia intradural, analgesia epidural), junto con terapia farmacológica (antiinflamatorios no esteroideos [AINE] y paracetamol), permite minimizar el uso de opioides intraoperatoria y postoperatoriamente.

Los fármacos antieméticos de uso habitual son los antagonistas $5HT_3$ (ondasentrón), corticosteroides a dosis bajas (dexametasona) y butirofenonas (droperidol). Para el tratamiento de las náuseas y vómitos en el postoperatorio se recomienda el uso de un fármaco distinto a los de la profilaxis, preferentemente un antagonista $5HT_3$.

PROFILAXIS DE LA INFECCIÓN DEL SITIO QUIRÚRGICO

La infección de la herida quirúrgica es la complicación más frecuente y evitable de la cirugía. En el consenso Delphi se priorizan 10 medidas principales de prevención: ducha preoperatoria; correcta higiene quirúrgica de manos; no eliminación del vello del campo quirúrgico o eliminación con maquinilla eléctrica; profilaxis antibiótica sistémica adecuada; uso de abordajes mínimamente invasivos; descontaminación de la piel con soluciones alcohólicas; mantenimiento de la normotermia;

Tabla 104-1. Escala de Apfel *et al.* y estimación del riesgo de NVPO

Factores de riesgo	Puntos	Puntos	Probabilidad de NVPO
Ninguno	0	0 ⟷	10 %
Sexo femenino	1	1 ⟷	21 %
No fumador	1	2 ⟷	39 %
Historia de NVPO o cinetosis	1	3 ⟷	61 %
Uso de opioides postoperatorios	1	4 ⟷	78 %
SUMA	0 ... 4		

NVPO: náuseas y vómitos postoperatorios.

protectores-retractores plásticos de la herida; cambio de guantes intraoperatorio, y cambio de material quirúrgico y auxiliar antes del cierre de las heridas.

MANEJO ANESTÉSICO

Monitorización y fluidoterapia intraoperatoria

Se recomienda mantener la ingesta oral de fluidos hasta 2 horas antes de la inducción anestésica para optimizar la hidratación y minimizar el riesgo de broncoaspiración. En cirugía mayor las guías de recuperación intensificada recomiendan que el fluido contenga al menos 45 g de carbohidratos complejos (maltodextrinas) para mejorar la sensibilidad a la insulina (excepto en la diabetes tipo I).

Optimizar la fluidoterapia durante el procedimiento quirúrgico es fundamental para disminuir las complicaciones postoeratorias. La estrategia perioperatoria hemodinámica guiada por objetivos (*goal directed therapy*) ha demostrado tener un impacto significativo en pacientes de alto riesgo. La estrategia hemodinámica se realizará tras una evaluación individualizada del contexto clínico mediante la administración si es preciso de fluidos, fármacos inotrópicos y/o vasopresores hasta alcanzar unos objetivos hemodinámicos predefinidos y según la condición clínica. No parece recomendable el uso de una estrategia de fluidoterapia restrictiva ya que asocia un mayor riesgo de lesión renal asociada. Los episodios intraoperatorios, incluso de breve duración, de presión arterial media inferior a 60-70 mmHg se asocian a lesiones miocárdica, renal aguda y muerte, todas relacionadas con la gravedad y la duración del episodio hipotensivo. Los fluidos isotónicos balanceados son de elección como fluidoterapia de mantenimiento y sustitución, evitando el uso de suero fisiológico al 0,9 % en el perioperatorio por el riesgo asociado de acidosis metabólica hiperclorémica.

La monitorización de variables dinámicas para predecir la respuesta a fluidos de forma individualizada (variación de volumen sistólico, variación de presión de pulso, índice de variabilidad pletismográfica) es la práctica clínica habitual en cirugía abierta, pero no está validada en el caso de aumento de la presión intrabdominal como ocurre en la cirugía laparoscópica. El objetivo es mantener la euvolemia, con un balance intraoperatorio cero o ligeramente positivo, sobre todo en cirugía mayor y pacientes de alto riesgo en las que es fundamental optimizar el transporte de oxígeno durante todo el período perioperatorio.

Los fármacos anestésicos, la ventilación mecánica con presión positiva intermitente y las técnicas anestésicas neuroaxiales tienen diferentes efectos sobre el tono vasomotor tanto arterial como venoso, provocando dilatación y favoreciendo la hipotensión. Por tanto, una vez se ha optimizado el volumen intravascular mediante la fluidoterapia, puede ser necesario el uso de vasopresores para mantener una adecuada presión de perfusión y evitar la sobrecarga de fluidos.

Inducción y mantenimiento anestésico

Las guías clínicas de recuperación intensificada recomiendan evitar el uso rutinario de ansiolíticos de vida media larga por sus efectos en el postoperatorio inmediato, sobre todo en pacientes sometidas a procedimientos quirúrgicos en régimen ambulatorio. Basándose en la evidencia disponible recomiendan individualizar su indicación y utilizar fármacos de vida media corta.

Tanto en la inducción como en el mantenimiento de la anestesia general se recomienda el uso de fármacos de vida media corta para favorecer la rápida recuperación. La anestesia total intravenosa con propofol tiene menos efectos secundarios y reduce las náuseas y vómitos postoperatorios comparada con los fármacos anestésicos inhalatorios de corta acción como sevoflurano o desflurano. El uso de monitores de profundidad anestésica como el índice biespectral, la entropía o el índice de estado del paciente (PSi) permite guiar la administración de fármacos con un mejor ajuste de la dosis y un rápido despertar. La combinación de anestesia general y técnicas analgésicas locorregionales en los casos en que sea factible favorece la realización de anestesia libre de opioides y minimizar o evitar su uso postoperatorio, disminuyendo los efectos secundarios que estos asocian.

El uso de bloqueantes neuromusculares ayuda, sobre todo en cirugía laparoscópica y robótica, a la creación de un área de trabajo adecuada, fundamental para la realización de las maniobras quirúrgicas de forma segura, y permite disminuir la presión de insuflación, individualizándola en cada caso. Esto último tiene a su vez un efecto beneficioso ya que disminuye los efectos negativos hemodinámicos y respiratorios del neumoperitoneo y el dolor postoperatorio. La monitorización es fundamental para individualizar el grado necesario de bloqueo neuromuscular en función de la paciente y de la cirugía prevista, permitir una correcta reversión del mismo al final de la cirugía y disminuir el riesgo de bloqueo neuromuscular residual.

Estrategias ventilatorias

La ventilación mecánica, esencial durante la anestesia general, puede contribuir a la alteración de la oxigenación y el intercambio de gases principalmente debido a la aparición de atelectasias a los pocos minutos de la inducción anestésica y que pueden favorecer las complicaciones respiratorias postoperatorias. La compresión del tejido pulmonar, la absorción de aire alveolar y el deterioro de la función del surfactante son los tres mecanismos fisiológicos que pueden contribuir al desarrollo de la atelectasia durante la anestesia general. La creación del neumoperitoneo en cirugía laparoscópica aumenta la formación de atelectasias por el desplazamiento cefálico del diafragma, la disminución de la capacidad residual funcional y alteraciones de la ventilación de perfusión pulmonar. Se recomienda el uso de una estrategia de ventilación de protección pulmonar basada en ventilación con un volumen tidal de 6-8 mL/kg de peso ideal, optimización de la presión positiva telespiratoria (PEEP) y realización de maniobras de reclutamiento pulmonar que consigan aumentar la capacidad residual funcional y mejorar la oxigenación y la compliancia del sistema respiratorio.

Prevención de la hipotermia

Durante la anestesia y la cirugía existe un riesgo elevado de hipotermia debido a la exposición del campo quirúrgico y al deterioro de la respuesta termorreguladora normal, que producen una pérdida acelerada de calor. Los efectos deletéreos de la hipotermia son bien conocidos: altera el metabolismo de los fármacos, favorece alteraciones de la coagulación y sangrado, aumenta el riesgo de infección de la herida quirúrgica, el consumo metabólico de oxígeno y la morbilidad cardíaca. Es fundamental monitorizar y prevenir la hipotermia durante el perioperatorio mediante medidas activas de calentamiento por conducción y convección, y el calentamiento de los fluidos infundidos. Se recomienda la monitorización de la temperatura intraoperatoria mediante sonda oro/nasofaríngea y mantener la normotermia, evitando también la hipertermia, que es igualmente perjudicial. Los procedimientos quirúrgicos que requieren incisiones laparotómicas, de larga duración, resecciones extensas peritoneales aumentan el riesgo de hipotermia, pero también de producir una respuesta inflamatoria sistémica e hipertermia. En todas las pacientes, pero en especial en las de alto riesgo, estas medidas se deben iniciar en el preoperatorio y mantener en el postoperatorio.

ANALGESIA INTRAOPERATORIA Y POSTOPERATORIA

El objetivo final en la cirugía ginecológica y especialmente en la cirugía oncológica mayor es la reducción del dolor a un mínimo tolerable que no interfiera en la recuperación, esto es, que permita el descanso, la tolerancia digestiva y la deambulación. En esta línea se prefiere una anestesia y analgesia minimizando los fármacos opioides, que se asocian a complicaciones como las náuseas y los vómitos postoperatorios, el íleo paralítico, la retención urinaria y la somnolencia diurna, con la consiguiente prolongación de la estancia hospitalaria. Los fármacos opioides se relacionan también con la inmunosupresión y el fenómeno de la hiperalgesia. Además, las estrategias libres de opioides podrían reducir la recurrencia y aumentar la supervivencia en algunos tipos de tumores, aunque este es un aspecto todavía controvertido.

En todas las pacientes sometidas a cirugía oncoginecológica se recomienda una analgesia multimodal que incluya los AINE durante el período intraoperatorio y postoperatorio para el tratamiento del dolor.

Analgesia en cirugía por laparotomía

Se recomienda anestesia combinada (epidural + general) en cirugía mayor por laparotomía. En estos casos, ninguna otra estrategia ha demostrado superioridad analgésica.

La anestesia epidural torácica (T8-T12) en comparación con la analgesia basada en opioides intravenosos se asocia, además, con una reducción de la morbilidad pulmonar y con una recuperación más precoz del tránsito intestinal.

Analgesia en cirugía laparoscópica

En cirugía laparoscópica, la ventaja de la anestesia epidural sobre otras alternativas es menos evidente, aunque en pacientes concretas, como aquellas con enfermedad respiratoria o historia de dolor crónico, puede ser especialmente beneficiosa. La analgesia epidural podría diferir el alta al retrasar la deambulación, de ahí la importancia de una estructura coordinada con una unidad de dolor agudo postoperatorio que pueda controlar la analgesia y retirar los catéteres de forma precoz.

PUNTOS CLAVE

- Es poco probable que una sola medida demuestre beneficio en la recuperación; sin embargo, el abordaje multidisciplinar y la estandarización de cuidados sí que han demostrado tener un impacto significativo.
- La incidencia de NVPO es muy elevada en la cirugía ginecológica, por lo que es altamente recomendable el uso de una estrategia multimodal individualizada de profilaxis antiemética.
- Mantener la normotermia durante el perioperatorio es fundamental para disminuir las alteraciones metabólicas, el riesgo de sangrado y el consumo metabólico de oxígeno postoperatorio.
- Se recomienda una pauta de analgesia multimodal que incluya fármacos AINE durante el período intraoperatorio y postoperatorio, minimizando el uso de fármacos opioides.

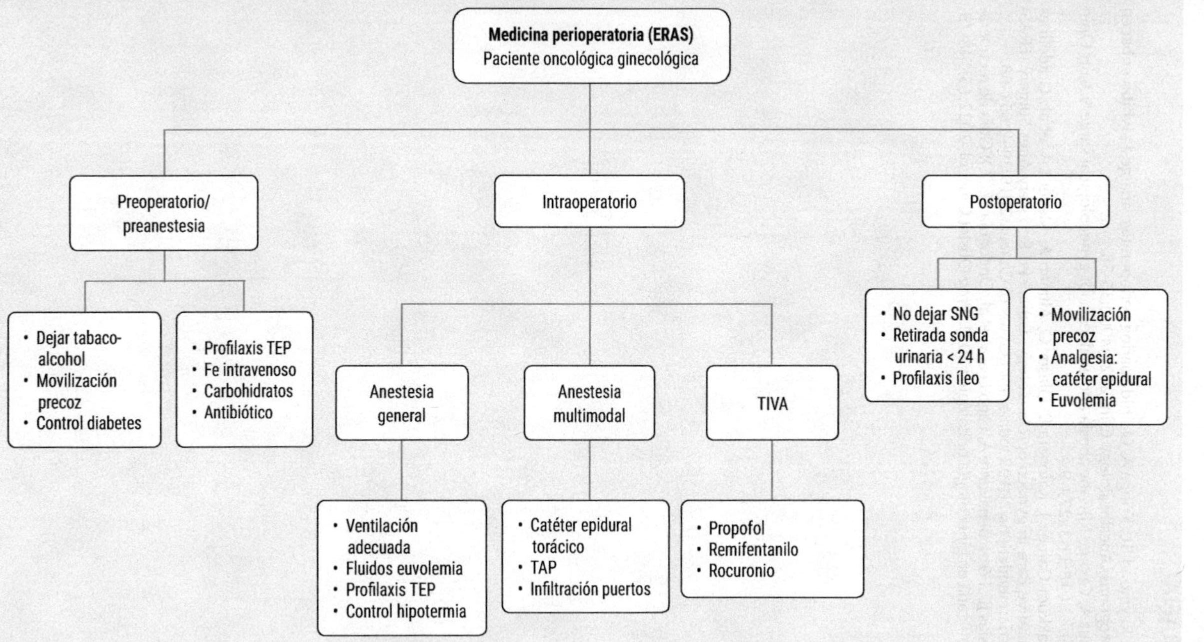

Algoritmo 104-1. Manejo ERAS en paciente oncológica. ERAS: recuperación intensificada precoz; Fe: hierro; SNG: sonda nasogástrica; TAP: bloqueo del plano transverso del abdomen; TEP: trombosis venosa profunda; TIVA: anestesia total intravenosa.

BIBLIOGRAFÍA

McEvoy MD, Raymond BL, Kringe A. Opioid-sparing perioperative analgesia whitin enhaced recovery programs. Anesthesiology Clin. 2022;40(1):35-58.

Munro A, Sjaus A, George RB. Anesthesia and analgesia for gynecological surgery. Curr Opin Anaesthesiol. 2018;31(3):274-9.

Nelson G, Bakkum-Gamez J, Kalogera E, Glaser G, Altman A, Meyer LA, et al. Guidelines for perioperative care in gynecologic/oncology: Enhanced Recovery After Surgery (ERAS) Society recommendations-2019 Update. Int J Gynecol Cancer. 2019;29(4):651-68.

Sánchez Iglesias JL, Pérez Benavente A, Lago Leal V, et al. Oncoguía SEGO: Guía de recuperación intensificada en ginecología oncológica 2021. Prog Obstet Ginecol. 2022;65:148-79.

Protocolo de recuperación precoz postquirúrgica

105

M. J. Alberola Estellés, M. Vila Montañés y Ó. Díaz Cambronero

INTRODUCCIÓN

La recuperación intensificada precoz, del inglés *Enhanced Recovery After Surgery* (ERAS), se define como el conjunto de medidas aplicadas al paciente quirúrgico durante todo el período perioperatorio con el objetivo fundamental de obtener una recuperación precoz, disminuyendo el estrés quirúrgico y minimizando las complicaciones postoperatorias.

El protocolo de recuperación intensificada consiste en optimizar la condición física y psicológica del paciente antes de la intervención quirúrgica mediante acciones farmacológicas y no farmacológicas. Estos programas suponen la actuación de un equipo multidisciplinar formado por facultativos de distintas especialidades médicas (ginecología, endocrinología, anestesiología, rehabilitación, oncología, etc.) y personal de enfermería.

La paciente es el principal protagonista del programa de recuperación intensificada, y su implicación y la de sus familiares son fundamentales para obtener el máximo beneficio de la implementación del programa en nuestros servicios quirúrgicos (**Algoritmo 105-1**).

RECOMENDACIONES DE LOS PROGRAMAS DE RECUPERACIÓN INTENSIFICADA

Los programas de recuperación intensificada incluyen una serie de recomendaciones para el equipo multidisciplinar quirúrgico, para implementar antes, durante y después de la cirugía.

Preoperatorio

- Proporcionar información detallada de forma oral y escrita del procedimiento quirúrgico, de sus riesgos, beneficios y opciones terapéuticas; incluir la mención al manejo de los estomas.
- Prehabilitación: el manejo completo incluye prehabilitación en tres esferas: física, nutricional y psicológica.

Prehabilitación física

Incluye dos partes en el entrenamiento: entrenamiento aeróbico, adaptado e individualizado al grado funcional, la comorbilidad asociada y la fragilidad de la paciente, y entrenamiento específico de la musculatura inspiratoria.

Prehabilitación nutricional

La desnutrición preoperatoria grave de las pacientes se asocia a un aumento del riesgo de complicaciones postoperatorias. El *screening* preoperatorio para detección de las pacientes con alto riesgo de desnutrición permite la implementación de suplementos nutricionales. El test de MUST es un ejemplo que utiliza parámetros como datos antropométricos, pérdida de peso involuntaria y el estrés quirúrgico (**Fig. 105-1**).

Prehabiltación psicológica

Es recomendable incluir una valoración del estado emocional en pacientes pendientes de cirugía oncológica ginecológica.

Otras medidas en el preoperatorio

- Preparación intestinal: no se recomienda la preparación rutinaria porque no parece aportar ningún beneficio; se valorará en los casos en los que se prevea resección intestinal a criterio del cirujano.

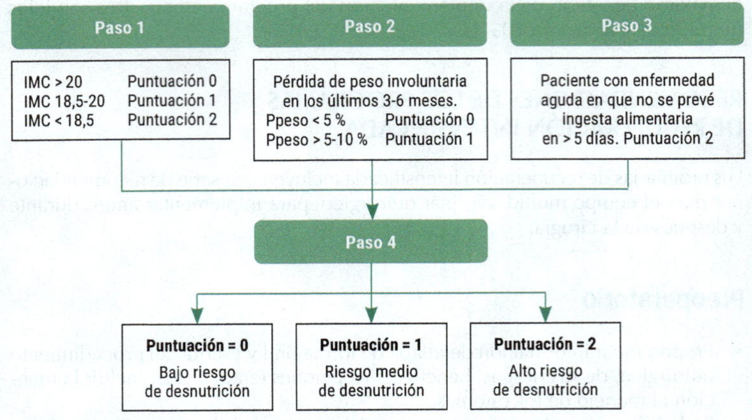

Figura 105-1. Test de Must. IMC: índice de masa corporal; Ppeso: pérdida de peso.

- Ayuno preoperatorio: el estrés quirúrgico induce una respuesta metabólica postoperatoria conocida. El consumo de bebidas carbohidratadas (maltodextrinas al 12,5 %) hasta 2-3 horas antes de la intervención quirúrgica se asocia a una reducción de la resistencia a la insulina y una recuperación precoz del tránsito intestinal, sin aumentar el riesgo de broncoaspiración ni las complicaciones postoperatorias.
- Optimización hemoglobina (Hb): la anemia preoperatoria es un factor de riesgo independiente para la transfusión de hemoderivados y la morbilidad postoperatoria (aumenta el riesgo de infección, trombosis y estancia hospitalaria). La detección preoperatoria de la anemia ferropénica (la más frecuente del paciente quirúrgico) permite su corrección. Es indicativa la obtención de hemograma y perfil del hierro 3-4 semanas antes de la cirugía (**Fig. 105-2**).
- Profilaxis tromboembólica: la incidencia de enfermedad tromboembólica en pacientes intervenidas de neoplasias ginecológicas asciende al 38 %. El cáncer, la obesidad, la inmovilización prolongada y el tratamiento quimioterápico son factores predisponentes para TVP/TEP. Se recomienda la doble tromboprofilaxis, heparinas de bajo peso molecular y profilaxis mecánica en todas las pacientes sometidas a una cirugía ginecológica oncológica de más de 30 minutos.

Intraoperatorio

Profilaxis antibiótica

La infusión de antibiótico debe realizarse 60 minutos antes de la incisión quirúrgica según el protocolo habitual del centro. En caso de sangrado > 1.500 mL se debe repetir la dosis antibiótica.

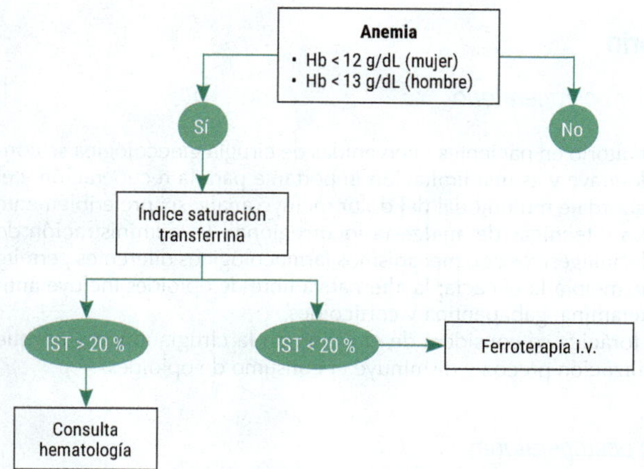

Figura 105-2. Actuación frente a anemia preoperatoria. Hb: hemoglobina; IST: índice de saturación transferrina; i.v.: intravenoso.

Prevención de la hipotermia

La incorporación de medidas de calentamiento activo de la paciente mediante mantas de aire convectivo, calentador de fluidos y monitorización de la temperatura central permite evitar la hipotermia periquirúrgica, que aumenta la morbilidad postoperatoria.

Manejo anestésico

En protocolos de recuperación intensificada se recomienda: uso de anestésicos de corta duración; manejo multimodal del dolor postoperatorio evitando opioides de larga duración; uso de técnicas de anestesia locorregional (epidural torácica, bloqueos nerviosos de la pared abdominal e infiltración de la herida quirúrgica); ventilación mecánica de protección pulmonar, y fluidoterapia guiada por objetivos, entre otros.

Otras medidas intraoperatorias

- Evitar colocación de drenajes quirúrgicos no imprescindibles.
- Evitar la sonda nasogástrica rutinaria.
- Valorar retirada de sondaje vesical de forma precoz.
- Cirugía mínimamente invasiva: esta vía ha demostrado disminuir el sangrado intraoperatorio, menor estancia hospitalaria, mejoría en la función intestinal y regreso precoz a actividades diarias normales, por lo que será de elección en aquellas situaciones que pueda ofrecerse.

Postoperatorio

Manejo del dolor postoperatorio

El dolor postoperatorio en pacientes intervenidas de cirugía ginecológica se considera moderado-grave y es una limitación importante para la recuperación y el alta precoz. El abordaje multimodal del dolor incluye analgesia preferiblemente libre de opioides y técnicas de analgesia locorregional. La administración de distintos tipos de analgésicos con mecanismos farmacológicos diferentes permite una sinergia que mejora la eficacia; la alternativa libre de opioides incluye antiinflamatorios, ketamina, gabapentina y corticoides.

La epidural torácica se considera de elección en la cirugía abierta, porque permite la movilización precoz y disminuye el consumo de opioides.

Otras medidas postoperatorias

- Movilización precoz de forma activa: sedetación la misma tarde de la cirugía, fisioterapia respiratoria precoz.

- Nutricion enteral precoz: si es posible comenzar las primeras 24 horas tras la intervención.
- Incentivar la retirada precoz de sondaje vesical, drenajes...

PUNTOS CLAVE

- La recuperación intensificada en cirugía ginecológica tiene como objetivo la recuperación funcional precoz de la paciente disminuyendo las complicaciones postoperatorias y facilitando el alta precoz.
- El equipo multidiciplinar implicado desarrolla una serie de medidas preoperatorias, intraoperatorias y postoperatorias para optimizar la condición física y psicológica de la paciente quirúrgica.
- La paciente es la principal protagonista de los programas de recuperación intensificada, y su participación e implicación son fundamentales para la obtención de resultados satisfactorios.

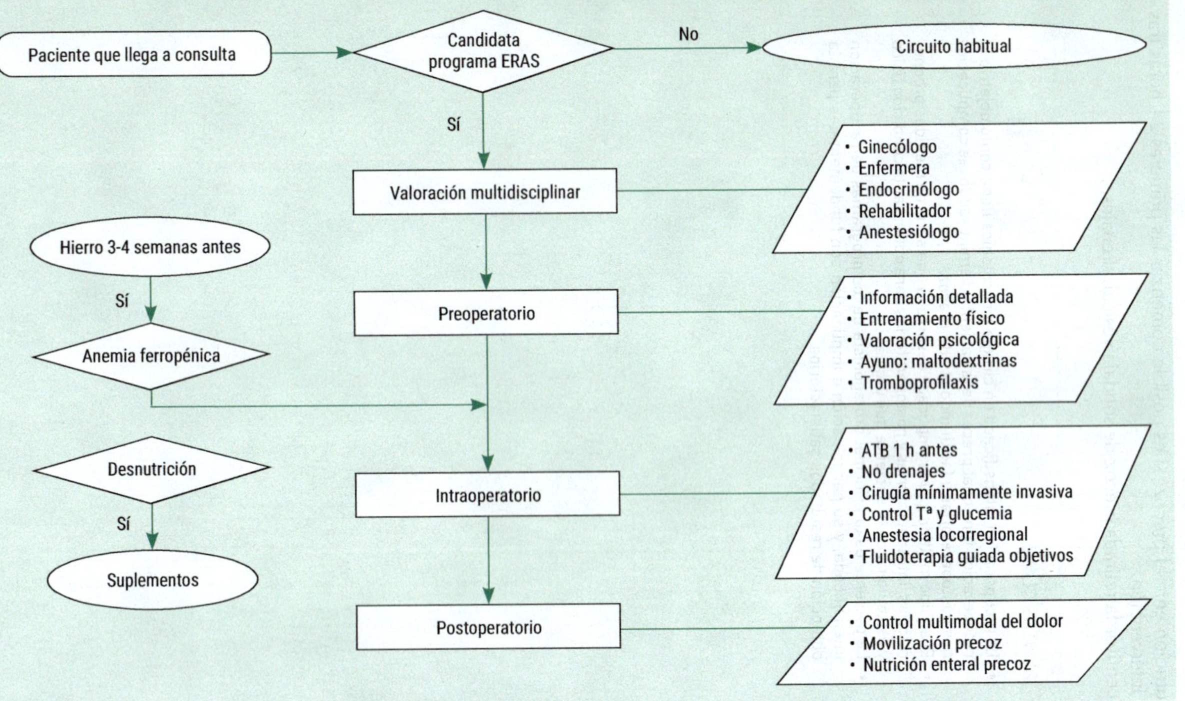

Algoritmo 105-1. Protocolo de recuperación intensificada precoz en cirugía oncoginecológica. ATB: antibiótico; ERAS: recuperación intensificada precoz; Tª: temperatura.

BIBLIOGRAFÍA

Kalogera E, Glaser GE, Kumar A, Dowdy SC, Langstraat CL. Enhanced recovery after minimally invasive gynecologic procedures with bowel surgery: a systematic review. J Minim Invasive Gynecol. 2019;26(2):288-98.

Nelson G, Bakkum-Gamez J, Kalogera E, Glaser G, Altman A, Meyer LA, et al. Guidelines for perioperative care in gynecologic/oncology: Enhanced Recovery After Surgery (ERAS) Society recommendations-2019 update. Int J Gynecol Cancer. 2019;29(4):651-68.

Sociedad Española de Ginecología y Obstetricia. Oncoguía SEGO: Guía de recuperación intensificada en ginecología oncológica 2021. Prog Obstet Ginecol. 2022;65:148-79.

Cuidados continuos en el cáncer ginecológico

10

Valoración del estatus nutricional 106

V. Bebia Conesa, A. Luzarraga Aznar y Ú. Acosta Sánchez

INTRODUCCIÓN

Las pacientes diagnosticadas de un cáncer ginecológico se encuentran en riesgo de desnutrición. Por un lado, padecer cáncer activamente condiciona un estado catabólico, consecuencia del entorno proinflamatorio provocado por el tumor. Al mismo tiempo, en la mayoría de estas pacientes se buscará un tratamiento oncológico activo, muchas veces multimodal —quirúrgico, radioterápico o quimioterápico— y radical. La malnutrición empeora las complicaciones y la tolerancia de los tratamientos oncológicos, sea cual sea su forma. Del mismo modo, los tratamientos oncológicos pueden poner en riesgo el estatus nutricional de una paciente, incluso si no ha padecido problemas nutricionales previos.

En este capítulo, repasaremos de qué estrategias disponemos para evaluar si una paciente está desnutrida, y cuál es la gravedad de dicha desnutrición (**Algoritmo 106-1**).

EVALUACIÓN DEL ESTADO NUTRICIONAL: UNA ESTRATEGIA EN DOS FASES

Actualmente, y siguiendo las recomendaciones de la *European Society for Clinical Nutrition and Metabolism* (ESPEN), la evaluación del estado nutricional ha de realizarse en todos los pacientes con cáncer, así como en todos los pacientes que se vayan a someter a cirugía, ya que las personas que se hallen en alguna de estas situaciones se encuentran en riesgo de desnutrición y, en ellas, la corrección de la desnutrición puede prevenir un efecto adverso. La evaluación del estado nutricional sigue una estrategia en dos fases, propuesta por la *Global Leadership Inititative on Malnutrition* (GLIM) de 2018:

- **Fase 1: cribado de la malnutrición.** En esta primera fase, se aplicarán escalas validadas para seleccionar qué pacientes se encuentran en una situación de desnutrición o en riesgo de desnutrición. En caso de un cribado negativo, no será necesaria ninguna intervención nutricional adicional. Si el resultado del cribado es positivo, se recomienda que la paciente pase a la siguiente fase de valoración del estado nutricional.
- **Fase 2: valoración del estado nutricional.** La segunda fase consiste en establecer mediante una serie de criterios fenotípicos y etiológicos el diagnóstico

de desnutrición, así como su gravedad. Según la valoración del estado nutricional, se llevarán a cabo estrategias para optimizar el estado nutricional de la paciente por parte de un especialista en nutrición.

Esta estrategia en dos fases permite establecer herramientas de cribado rápidas y de aplicación en entornos no especializados en nutrición —como la consulta prequirúrgica o la valoración por enfermería— que permiten seleccionar qué pacientes se beneficiarían de una valoración por parte de un experto en nutrición, encargado de realizar la segunda fase de la evaluación. En el primer apartado, se repasan algunos de estos métodos de cribado. En el segundo apartado, se estudian qué estrategias existen y cómo se determina la gravedad de la desnutrición.

Cribado de la malnutrición

Existen muchas escalas diferentes para el cribado de la malnutrición. Aunque la mayoría están validadas en diferentes contextos, a continuación se describen las más utilizadas en nuestro entorno:

- ***Malnutrition Universal Screening Test*** **(MUST).** Se basa en tres parámetros: índice de masa corporal (IMC), pérdida de peso involuntaria en los últimos 3-6 meses y concurrencia de procesos agudos —si se prevé que estos limiten la ingesta durante más de 5 días—. El resultado de la valoración puede ser de 0 puntos (riesgo bajo de desnutrición), 1 (riesgo intermedio) y 2 o más puntos (riesgo alto). Se precisará actuar en los casos de riesgo alto (v. **cap. 105**).
- ***Nutritional Risk Screening*** **(NRS-2002).** Este es el método de cribado utilizado en las recomendaciones de la ESPEN. Utiliza los parámetros nutricionales de la herramienta MUST, pero como primera fase para el cribado. En caso de un resultado positivo, se emplea una segunda valoración general en la que se evalúa la gravedad de los parámetros cribados.
- ***Subjective Global Assessment*** **(SGA).** Se trata de un cuestionario estructurado que incluye, además de los parámetros nutricionales utilizados en el MUST o el NRS-2002, síntomas que podrían afectar a la ingesta oral, valoración de la pérdida de capacidad funcional o de requerimientos metabólicos. Gracias a estos parámetros asociados, permite realizar una valoración de sarcopenia o caquexia ligadas, aunque no equivalentes, a la desnutrición.
- ***Mini Nutritional Assessment-Short Form*** **(MNA-SF).** Este cuestionario, específicamente diseñado para población anciana, evalúa el riesgo nutricional en función de parámetros nutricionales (IMC, pérdida ponderal) y de condicionantes que afectan especialmente a la capacidad o voluntad nutricional del público diana (estrés psicológico o causado por la enfermedad, déficits neurológicos, problemas en la deglución y anorexia).

Valoración del estado nutricional

La valoración del estado nutricional se basa en cinco criterios, tres de ellos fenotípicos y dos etiológicos. Para poder emitir un diagnóstico de desnutrición, la paciente tendrá que cumplir al menos un criterio fenotípico y un criterio etiológico (criterios GRIM).

Criterios fenotípicos

- **Pérdida ponderal involuntaria.** El umbral a partir del cual se considera una pérdida de peso inesperada está en una reducción del peso mayor al 5 % en los últimos 6 meses o mayor al 10 % en un período mayor a 6 meses.
- **IMC.** El umbral es dependiente de la edad y es diferente de forma regional. Para la comunidad no asiática, un IMC menor a 20 kg/m^2 en menores de 70 años o menor a 22 kg/m^2 en mayores de 70 años se considera suficiente para considerar este criterio. Un IMC elevado no es equivalente a un estado nutricional competente. De hecho, en el contexto epidémico en el que se presenta la obesidad en Occidente, este criterio tiene menos valor (se necesitaría una pérdida de peso muy notable para que un individuo obeso alcanzase los umbrales predefinidos).
- **Masa muscular.** La evaluación de la masa muscular es un factor clave en la desnutrición. Por un lado, la reducción de la masa muscular presenta una asociación fuerte con la desnutrición. Al mismo tiempo, permite discriminar a aquellas pacientes que padecen obesidad sarcopénica, que en realidad son pacientes desnutridas con alto riesgo de complicaciones derivadas de su estado nutricional, a pesar de presentar un IMC elevado. La valoración de la masa muscular se realiza mediante métodos para medir la composición corporal. Los principales son la absorciometría dual fotónica de rayos X, la bioimpedancia y el cálculo del área muscular en cortes axiales de resonancia magnética nuclear o tomografía computarizada.

Criterios etiológicos

- **Disminución de la ingesta o de la asimilación de alimentos.** Se basa en el cumplimiento de al menos una de tres condiciones:
  - Reducción del 50 % o más del consumo energético recomendado en la ingesta durante al menos 1 semana.
  - Cualquier reducción que se continúe durante más de 2 semanas.
  - Cualquier problema gastrointestinal que impacte negativamente en la asimilación o absorción alimentaria, como enfermedad inflamatoria intestinal o cirugía bariátrica.
- **Inflamación o carga de enfermedad.** El estatus proinflamatorio condicionado por una enfermedad concurrente puede ser leve, moderado o grave. Condicionarán un estado proinflamatorio *grave* las infecciones graves, quemaduras, traumatismos craneales cerrados o traumatismos graves. Otras afecciones agudas, así como las enfermedades crónicas —incluyendo las oncológicas— producen estados proinflamatorios *leves o moderados*. Un estado proinflamatorio leve y transitorio —como el condicionado por una infección leve en resolución— no se considera suficiente para considerar este criterio como positivo.

La gravedad del estado nutricional dependerá de los valores obtenidos en la evaluación de los criterios fenotípicos. Ante un diagnóstico de desnutrición, es preciso realizar una serie de estrategias para su corrección. Ante una cirugía prevista en una paciente desnutrida, si oncológicamente es aceptable una demora de 7-14 días, se debe priorizar la corrección del estado nutricional.

PUNTOS CLAVE

- La desnutrición afecta a los resultados obtenidos en tratamientos oncológicos multimodales, como cirugía, radioterapia y quimioterapia. Por ello, en toda paciente con cáncer debe realizarse una evaluación del estatus nutricional.
- La evaluación del estatus nutricional se realiza siguiendo una estrategia en dos fases: cribado a todas las pacientes y valoración detallada a aquellas cuyo cribado sea positivo para riesgo de desnutrición o desnutrición establecida.
- El cribado nutricional lo realizará un profesional sanitario no especializado en nutrición humana empleando alguna de las herramientas validadas (MUST, NRS-2002, SGA, MNA-SF).
- Cuando el resultado del cribado sea positivo, será necesaria la valoración por parte de un nutricionista especializado, que confirmará o no el diagnóstico de desnutrición y establecerá su gravedad, así como un plan de tratamiento asociado.

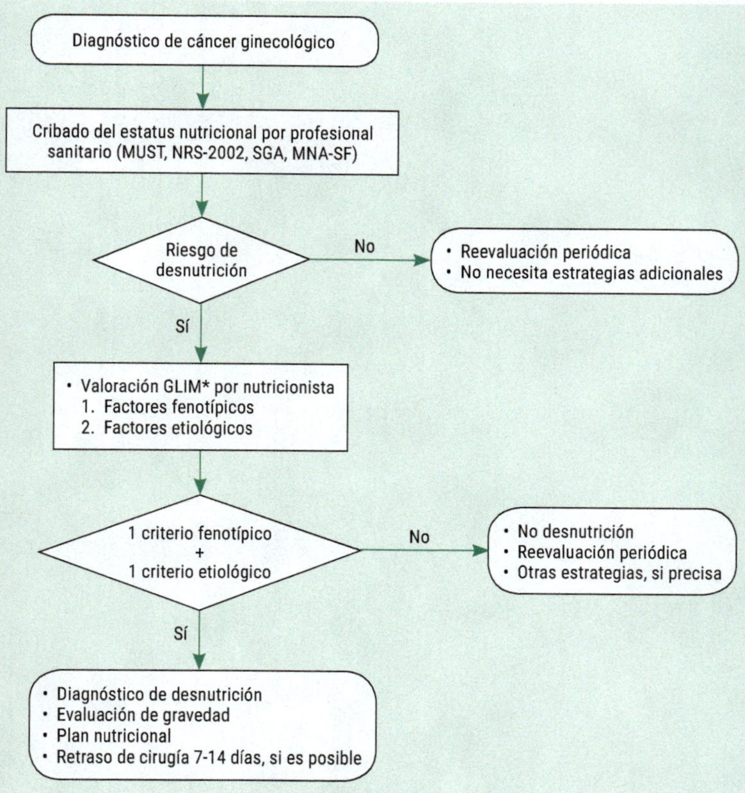

Algoritmo 106-1. Valoración del estado nutricional. *GLIM: criterios diagnósticos para desnutrición, requiere al menos 1 criterio fenotípico y 1 criterio etiológico alterado. GLIM: iniciativa global de liderazgo en desnutricion; MNA-SF: *mini nutritional assessment-short form*; MUST: *malnutrition universal screening test*; NRS-2002: *nutritional risk screening*; SGA: *subjective global assessment*.

BIBLIOGRAFÍA

Cederholm T, Jensen GL, Correia MITD, González MC, Fukushima R, Higashiguchi T, et al. GLIM criteria for the diagnosis of malnutrition – A consensus report from the global clinical nutrition community. Clin Nutr. 2019;38(1):1-9.

Muscaritoli M, Arends J, Bachmann P, Baracos V, Barthelemy N, Bertz H, et al. ESPEN practical guideline: Clinical Nutrition in cancer. Clin Nutr. 2021;40(5):2898-913.

Oncoguía SEGO: Guía de recuperación intensificada en ginecología oncológica 2021.

Weimann A, Braga M, Carli F, Higashiguchi T, Hübner M, Klek S, et al. ESPEN practical guideline: Clinical nutrition in surgery. Clin Nutr. 2021;40(7):4745-61.

Manejo de la ascitis y la oclusión intestinal maligna 107

L. Palomar Abad, M. R. Chilet Lloris,
H. de la Cueva Sapiña y A. Villaescusa Molina

ASCITIS

Fisiopatología

La ascitis maligna es la acumulación patológica de líquido en la cavidad abdominal debido a un proceso neoplásico. El cáncer de ovario es el tumor que más frecuentemente la provoca. A diferencia de otros tumores, la aparición de ascitis en el cáncer de ovario no traduce una situación terminal.

La enfermedad maligna puede causar ascitis por varios mecanismos. Por lo tanto, la expresión «ascitis relacionada con malignidad» es una descripción más apropiada que «ascitis maligna», ya que incluye todas estas causas. La causa de la ascitis puede ser central, debido a hipertensión portal (por afectación tumoral hepática o de la vena portal), o periférica, por infiltración tumoral del peritoneo. En los tumores ginecológicos la causa más frecuente de ascitis es la carcinomatosis peritoneal. En tales casos, la acumulación de líquido es el resultado del bloqueo de los canales linfáticos de drenaje y el aumento de la permeabilidad vascular (**Algoritmo 107-1**).

Diagnóstico

El diagnóstico es fundamentalmente clínico:

- Síntomas: aumento del perímetro abdominal, distensión abdominal dolorosa, náuseas, plenitud precoz, disnea de decúbito. Puede asociar pérdida de peso previa al desarrollo de la ascitis debida al proceso oncológico.
- Exploración física: abombamiento abdominal en flancos con matidez a la percusión, signo de la oleada.

La paracentesis abdominal con un análisis adecuado del líquido ascítico es la forma más eficiente de confirmar la presencia de ascitis, diagnosticar su causa y determinar si el líquido está infectado.

La ecografía abdominal puede ayudar en caso de ascitis tabicada o semiología compatible con escasa extracción de líquido en paracentesis.

Tratamiento

- Tratamiento oncológico específico: cirugía de la neoplasia de ovario (si es factible) y/o quimioterapia sistémica.
- Tratamiento con finalidad paliativa:
  - Paracentesis: la terapia más efectiva para la paliación de síntomas de forma temporal. Indicación y frecuencia a demanda de los síntomas del paciente. En paracentesis de menos de 5 litros no es necesaria la reposición de volumen. Si el paciente presenta hipotensión, deshidratación o insuficiencia renal, considerar hidratación con infusión de dextrosa al 5 %.
    El papel de la albúmina es controvertido en los pacientes con ascitis por carcinomatosis peritoneal. La reposición con albúmina solo está indicada en las ascitis secundarias a hipertensión portal.
    Aunque la paracentesis abdominal combinada y la infusión intraperitoneal de catumaxomab (anticuerpo monoclonal dirigido frente EpCAM) pueden retrasar el deterioro de la calidad de vida en mujeres con cáncer ginecológico en comparación con la paracentesis abdominal sola, la certeza de esta evidencia es muy baja. Además, catumaxomab no está disponible actualmente.
  - Diuréticos: de primera elección en la ascitis de origen central. Eficacia más controvertida en carcinomatosis peritoneal. De elección: espironolactona 100-400 mg/día o furosemida 40-80 mg/día, o la combinación de ambas.
  - Colocación de drenaje peritoneal permanente: en ascitis refractarias recidivantes. Evitan las punciones repetidas y favorecen el uso en el domicilio. Aunque la infección es una complicación potencial, el riesgo general parece ser bajo y las infecciones a menudo se pueden tratar sin retirar el catéter. Las contraindicaciones incluyen bolsas de ascitis loculadas únicas o multifocales, peritonitis o coagulopatía no corregida.
  - Derivación peritoneovenosa: puede minimizar la necesidad de paracentesis. Las contraindicaciones incluyen ascitis hemorrágica, alto contenido de proteínas en el líquido ascítico (>4,5 g/dL), ascitis loculada, hipertensión portal, trastornos hemorrágicos e insuficiencia cardíaca o renal. Dadas las complicaciones descritas y el limitado beneficio, se prefieren métodos alternativos para el tratamiento de la ascitis intratable.

OCLUSIÓN INTESTINAL MALIGNA

Epidemiología

La obstrucción intestinal maligna (OIM) se define como la evidencia clínica de la interrupción del tránsito intestinal por una obstrucción distal al ligamento de Treitz en presencia de un cáncer primario intraabdominal o extraabdominal con afectación peritoneal. La OIM aparece en un 5,5-49 % de las neoplasias de ovario.

Diagnóstico

- Presentación clínica:
  - OIM proximal: generalmente la presentación es abrupta, con dolor abdominal, náuseas y vómitos cuantiosos, y puede estar ausente la distensión abdominal; sigue estreñimiento a las 12-24 horas de instauración del cuadro.
  - OIM distal: el comienzo de los síntomas es más insidioso, con estreñimiento de días de evolución, dolor abdominal difuso y distensión abdominal, mientras que los vómitos son un fenómeno más tardío, más intermitentes y de menor cuantía.
- Exploración física: distensión abdominal (puede estar ausente en oclusiones altas) y disminución del peristaltismo, con auscultación de ruidos hidroaéreos hipoactivos o abolidos, o aumento de este (peristaltismo de lucha) con presencia de ruidos metálicos.
- Exploraciones complementarias:
  - Radiografía simple de abdomen en bipedestación o decúbito lateral: se observa distensión de las asas intestinales y niveles hidroaéreos y puede descartar el neumoperitoneo.
  - Tomografía computarizada abdominopélvica con contraste: cuando puede implicar cambios en el manejo. Aporta más información sobre la etiología de la obstrucción, la presencia de complicaciones asociadas y la extensión de la enfermedad neoplásica.

Tratamiento

El tratamiento inicial de la OIM incluye la descompresión gástrica mediante sonda nasogástrica y la fluidoterapia intravenosa. Este tratamiento debe mantenerse mientras se valore la posibilidad de un tratamiento quirúrgico o existan posibilidades de resolución del cuadro oclusivo (48-72 horas).

La cirugía de la OIM en pacientes con cáncer avanzado tiene una elevada morbimortalidad, por lo que debe reservarse solo para pacientes con buen estado general, un único nivel oclusivo, una esperanza de vida prolongada según la situación oncológica y posibilidades de tratamiento sistémico. La **tabla 107-1** recoge

Tabla 107-1. Factores que contraindican la cirugía en la obstrucción intestinal maligna

Contraindicación absoluta	Contraindicación relativa
• Múltiples niveles obstructivos • Ascitis recidivante tras paracentesis • Masas palpables abdominales difusas • Cirugía reciente que demuestre que es técnicamente imposible • Infiltración de estómago proximal	• Existencia de enfermedad metastásica extraabdominal • ECOG ≥ 2 • Estado nutricional deteriorado • Hipoalbuminemia • Radioterapia previa en abdomen/pelvis • Afectación abdominal en múltiples niveles

ECOG: escala de estado funcional.

los factores que predicen un mal resultado de la cirugía y que la contraindicarán de forma absoluta o relativa.

Las pacientes no candidatas a cirugía deben recibir un tratamiento farmacológico paliativo con el fin de controlar las náuseas, vómitos y dolor y permitir mínimas ingestas. Deben evitarse la aspiración nasogástrica prolongada y la fluidoterapia para favorecer el manejo domiciliario.

Los fármacos que se emplean para el control sintomático incluyen:

- Analgésicos:
  - Opiáceos mayores: morfina en administración subcutánea o fentanilo transdérmico.
- Antieméticos:
  - Neurolépticos: levomepromazina, *haloperidol* (antiemético de elección en la OIM).
  - Procinéticos: metoclopramida. Indicado si predomina el componente funcional o en obstrucciones incompletas. Contraindicado en oclusión completa o en presencia de dolor cólico.
  - Antagonistas receptores $5HT_3$: ondansetrón, granisetrón. Menor evidencia de su uso. Plantear si no han respondido a los antieméticos habituales.
- Antisecretores: disminuyen la secreción intraluminal y el peristaltismo intestinal, mejorando el control del dolor abdominal y de la emesis:
  - Anticolinérgicos: de primera elección, *butilbromuro de hioscina*. También como coadyuvante analgésico para el tratamiento del dolor cólico.
  - Octeótrido: análogo de la somatostatina que ofrece un efecto antisecretor más específico y prolongado. Varios ensayos clínicos han mostrado su superioridad a los fármacos anticolinérgicos, por lo que se recomienda como primera opción (asociado a haloperidol como antiemético) en el manejo de las náuseas y vómitos secundarios a OIM.
  - Glucocorticoides: reducen el edema intestinal y ayudan a controlar la emesis.
  - Gastrografín: en cuadros suboclusivos. Dosis única de 25 mL. Hay poca evidencia de su uso en oclusión intestinal maligna.

La forma de administración de elección de los fármacos es la subcutánea. En la **tabla 107-2** se resumen los principales fármacos y dosis a emplear. Si el tratamiento farmacológico no es eficaz (sobre todo en oclusiones gastroduodenales), se puede reconsiderar la colocación de una sonda nasogástrica descompresora.

El uso de la nutrición parenteral total es muy controvertido en enfermos paliativos. Se puede considerar para la recuperación nutricional en pacientes candidatos a cirugía. Su uso debería evitarse en pacientes con OIM inoperable.

Tabla 107-2. Fármacos empleados en el tratamiento paliativo de la obstrucción intestinal maligna

Indicación	Fármaco	Dosis (mg/día)
Analgésica	Morfina (s.c.)	Escalada según necesidad
	Fentanilo transdérmico	Escalada según necesidad
Antiemética	Haloperidol (s.c.)	5-15
	Levomepromazina (s.c., i.v.)	25-75
	Metoclopramida (s.c., i.v.)	30-120
	Dexametasona (s.c., i.v.)	4-12
	Ondasetrón (i.v.)	16
	Granisetrón (i.v.)	3
Antisecretora	Butilbromuro de hioscina (s.c., i.v.)	40-120
	Octeótrido (s.c., i.v.)	0,1-0,9

i.v.: intravenosa; s.c: subcuténea.

PUNTOS CLAVE

- El tratamiento de elección en la ascitis por carcinomatosis peritoneal de las neoplasias ginecológicas es el tratamiento oncológico específico de la enfermedad de base.
- El tratamiento paliativo de la ascitis es la paracentesis. En ascitis refractarias se colocan drenajes peritoneales permanentes salvo contraindicación. No hay evidencia de la necesidad de reposición de volumen tras las paracentesis y la eficacia de los diuréticos es controvertida en la carcinomatosis peritoneal.
- En la oclusión intestinal maligna debe valorarse la cirugía en pacientes seleccionadas.
- En situaciones inoperables, el tratamiento paliativo farmacológico de la OIM persigue controlar el dolor (analgésicos opioides), disminuir las náuseas y los vómitos (haloperidol, butilbromuro de hioscina, octeótrido, corticoides) y permitir pequeñas ingestas. La vía de administración farmacológica de elección es la subcutánea.

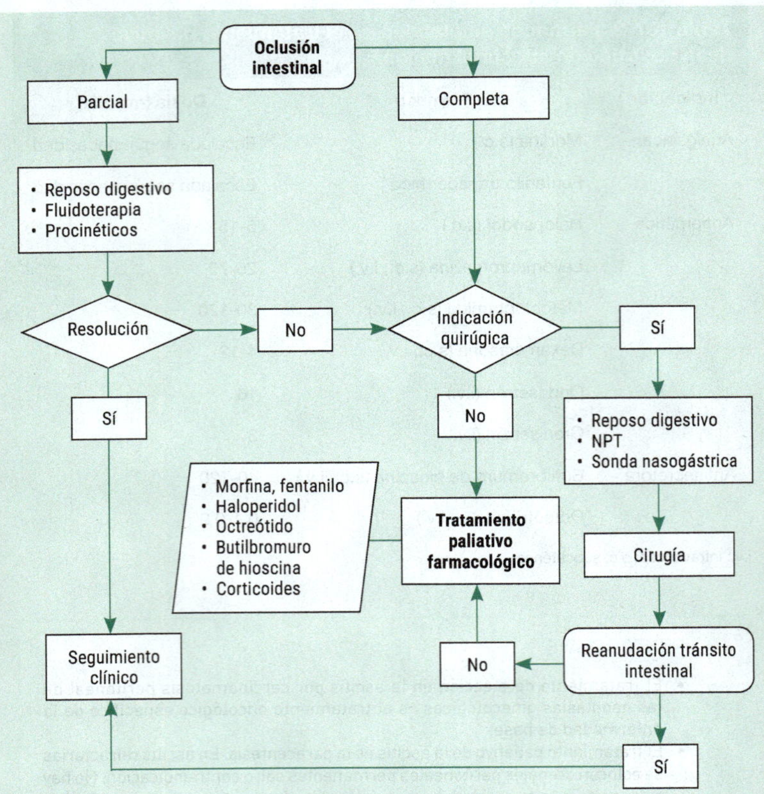

Algoritmo 107-1. Tratamiento de la oclusión intestinal maligna. NPT: nutrición parenteral.

BIBLIOGRAFÍA

Becker G, Galandi D, Blum HE. Malignant ascites: systematic review and guidelines for treatment. Eur J Cancer. 2006;42:589.

Kietpeerakool C, Rattanakanokchai S, Jampathong N, Srisomboon J, Lumbiganon P. Management of drainage for malignant ascites in gynaecological cancer. Cochrane Database Syst Rev. 2019;12(12):CD007794.

Medina-Franco H, García-Alvarez MN, Ortiz-López LJ, Cuarián JZ. Predictors of adverse surgical outcomes in the management of malignant bowel obstruction. Rev Invest Clin. 2008;60:212.

Planas J. Ascitis. En: Porta J, Gómez-Batiste X, Tuca A. Manual «Control de síntomas en pacientes con cáncer avanzado y terminal». Arán Editores, 2005; p. 116-9.

Tuca A, Martinez E, Güell E, Gómez Batiste X. Obstrucción intestinal maligna. Med Clin. 2010;135(8):375-81.

Manejo del dolor en el paciente oncológico

108

S. Morales Sierra

INTRODUCCIÓN

El dolor se puede definir como una experiencia sensorial y emocional desagradable asociada o no a una lesión tisular; no es exclusivamente una sensación debida a la estimulación de nociceptores, sino que intervienen también factores emocionales, lo que hace que el dolor tenga una visión multidimensional. El dolor es un síntoma muy frecuente en el paciente oncológico, está presente en el 30 % de los pacientes en el momento del diagnóstico y hasta en el 90 % de los pacientes con cáncer terminal. Es un problema complejo y de gran importancia en la práctica clínica diaria y debe ser abordado de forma multidimensional. Con el tratamiento correcto, que incluye terapias farmacológicas y no farmacológicas, puede ser aliviado en aproximadamente el 85-90 % de los casos, quedando el porcentaje restante como dolor refractario (**Algoritmo 108-1**).

TIPOS DE DOLOR

El dolor puede ser clasificado de múltiples formas, teniendo en cuenta el mecanismo de producción, su duración en el tiempo o su localización. Según la Organización Mundial de la Salud (OMS), el dolor se clasifica en cuatro tipos fundamentalmente: nociceptivo (somático y visceral), neuropático, incidental y referido (**Tabla 108-1**). Hay que saber diferenciar qué tipo de dolor presenta cada paciente porque esto determinará el tratamiento más adecuado en cada caso. El dolor irruptivo se trata y el dolor incidental debe prevenirse. El dolor basal se debe tratar con una pauta analgésica de opioides de horario regular y dosis fija que debe individualizarse para cada paciente. Las crisis de dolor agudo se tratan con una segunda pauta analgésica distinta de la anterior, a demanda, con distintos fármacos o los mismos y diferentes vías de administración.

EVALUACIÓN CLÍNICA DEL DOLOR

Es fundamental comenzar por una evaluación integral del dolor y las consecuencias que tiene sobre el estado funcional del paciente. Se debe preguntar si hay

Tabla 108-1. Clasificación de los diferentes tipos de dolor

Tipo de dolor	Causa	Características del dolor	Ejemplo
Nociceptivo somático	Estimulación de los nociceptores de piel, hueso o partes blandas	Sordo continuo y bien localizado	Incisiones quirúrgicas, lesiones musculo-esqueléticas
Nociceptivo visceral	Estimulación de nociceptores de las vísceras pélvicas, abdominales o torácicas o bien por espasmo de la musculatura lisa de vísceras huecas	Mal localizado, profundo y opresivo. Puede irradiarse	Obstrucción intestinal, carcinomatosis
Neuropático	Lesión primaria o disfunción en el sistema nervioso central o periférico	Intenso, sensación de escozor o quemazón. Puede asociarse a pérdida de la sensibilidad con o sin hiperalgesia y alodinia. Paroxístico o en descargas	Cicatriz de mastectomía, neuropatía sensitiva asociada a quimioterapia
Incidental	Afectación del tumor a diferentes tejidos	Desencadenado por el movimiento	Fractura patológica por metástasis ósea
Referido	Afectación somática, visceral, neurológica	Dolor en áreas alejadas del tejido dañado	Dolor subescapular por afectación de la vía biliar

dolor y evaluarlo, no solo a la hora de plantear un tratamiento sino también en el seguimiento y monitorización para efectuar posibles modificaciones del mismo (**Tabla 108-2**).

Para evaluar el dolor se deben utilizar instrumentos de medida. Los más usados son los métodos verbales, que incluyen la historia clínica, los autoinformes y los autorregistros. Los más usados son los cuantitativos, en los que el paciente hace una valoración global de su dolor. Incluyen escalas verbales, numéricas y visuales analógicas:

- **Escala verbal simple:** el paciente escoge el adjetivo o adverbio que más se ajusta a las características de su dolor.
- **Escalas numéricas:** el paciente escoge un número del uno al diez. Cero es ausencia de dolor y diez es el máximo dolor soportable.

Tabla 108-2. Evaluación del dolor oncológico
• Localización • Intensidad • Calidad • Patrón horario • Factores exacerbantes y atenuantes • Respuesta previa a analgésicos y modificadores de la enfermedad • Efectos del dolor en el paciente y sobre su vida diaria • Impacto psicoafectivo

- **Escalas visuales analógicas (EVA):** el enfermo marca un punto que corresponde a la intensidad de dolor en un segmento de 10 cm, cuyos extremos se clasifican como mínima y máxima intensidad de dolor (**Fig. 108-1**).

En los últimos años se han desarrollado y validado cuestionarios realizados por el paciente, que permiten medir y realizar evaluaciones del dolor de una forma multidimensional. Actualmente el cuestionario *Brain Pain Inventory* es el de mayor utilidad, y permite medir la intensidad del dolor y su interferencia en diferentes aspectos de la vida del paciente; también existe una versión corta para facilitar su uso. Se debe utilizar la descripción del dolor por parte del paciente, con sus características clínicas, hallazgos en la exploración física, datos objetivos de las pruebas de imagen y otras pruebas como análisis clínicos, junto con la información sobre el tipo de cáncer del paciente y el tratamiento utilizado, para encontrar la etiología más probable del dolor y la fisiopatología que lo ha producido.

TRATAMIENTO DEL DOLOR

El pilar de la estrategia terapéutica se basa en la escalera analgésica de la OMS; no obstante, se debe tener en cuenta la teoría del ascensor analgésico, cada vez más vigente, que se propone iniciar el tratamiento en el punto que el dolor del paciente nos indique, obviando el paso por los escalones anteriores, si por la experiencia clínica sabemos que no va a aportar ningún beneficio terapéutico. De esta manera en dolores con EVA iguales o superiores a 7, por ejemplo, se debería empezar de entrada con el tercer escalón de la analgesia, obviando los dos previos (**Fig. 108-2**).

La vía de administración recomendada es la oral, recurriendo a las formas transdérmicas si la oral está contraindicada y, por último, la parenteral.

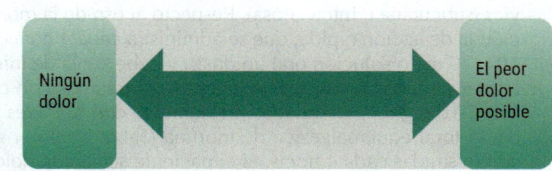

Figura 108-1. Escala visual analógica.

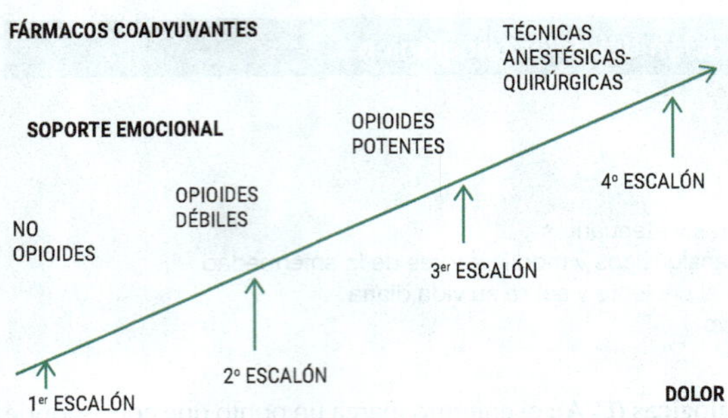

Figura 108-2. Escalera analgésica de la OMS modificada.

En cada uno de los escalones analgésicos se pueden asociar los fármacos coadyuvantes para un mejor control del dolor, y además el primer escalón se puede combinar con el segundo o el tercero. Se debe evitar la combinación de fármacos del mismo escalón terapéutico, salvo los antiinflamatorios no esteroideos (AINE) y el paracetamol.

- El **primer escalón** incluye un grupo amplio de medicamentos (AINE y paracetamol), con diversos grados de actividad analgésica, antiinflamatoria y antipirética. Tienen techo terapéutico, es decir, una dosis máxima diaria por encima de la cual no se consigue un mayor efecto analgésico y su uso está indicado en dolores oncológicos leves o moderados con afectación ósea o musculotendinosa y en la compresión mecánica de pleura o peritoneo. Potencian la acción analgésica de los opioides en el dolor moderado e intenso.
- El **segundo escalón** está formado por los opioides menores o débiles, entre los que cabe destacar la codeína y el tramadol. La codeína tiene un efecto analgésico débil, y no se recomienda su uso aislado; además es muy frecuente que produzca estreñimiento, por lo que siempre debe asociarse un laxante durante su uso. El fármaco de elección en este escalón es el tramadol (**Tabla 108-3**).
- El **tercer escalón** analgésico es el fundamental en el manejo habitual del dolor oncológico y su empleo está indicado tras el fracaso de la analgesia escalonada o de inicio en dolores intensos (EVA ≥7). No deben asociarse fármacos del segundo y tercer escalón, pues no aumentan la eficacia analgésica y sí la toxicidad. Este grupo de fármacos no tiene techo analgésico, y la dosis limitante viene determinada por la aparición de efectos secundarios graves como depresión respiratoria, sedación excesiva o síndrome de neurotoxicidad inducida por opioides. El opioide mayor de referencia es la morfina, del que existen formas de liberación rápida y sostenida (sulfato de morfina) por vía oral, que debe ser la vía de elección, ya que es igual de eficaz que otras vías (subcutánea, intravenosa). Respecto al uso de la morfina oral, es de elección la de acción rápida, que se administra cada 4 horas, en comprimidos de 10 o 20 mg o solución oral unidosis, y debe ser la de inicio porque se puede ajustar con más rapidez. En pacientes no tratados con opioide se empezará con 5-10 mg/4 h; en tratados previamente con opioides se calculará la dosis diaria total equianalgésica de morfina (**Tabla 108-4**) y se repartirá en dosis administradas cada 4 horas. Si el paciente sigue con dolor o necesita más de

Tabla 108-3. Analgésicos no opioides y opioides débiles

Medicamento	Dosis (mg)	Intervalo (horas)	Vía administración	Dosis máxima diaria (mg)	Comentario
Paracetamol	650-1.000	4-6	Oral	6.000	Toxicidad hepática dosis dependiente, con dosis de 140 mg/kg; hepatópatas: 2 g
Ácido acetilsalicílico	500-1.000	4-6	Oral	1.000	
Ibuprofeno	400-600	4-6	Oral, rectal	2.400	Efecto antiinflamatorio más débil. Menor incidencia de efectos secundarios gastrointestinales
Naproxeno	250-500	8-12	Oral, rectal	1.500	
Diclofenaco	50	6-8	Oral, rectal	200	Baja incidencia de gastrolesividad
Metamizol	500-2.000	6-8	Oral, rectal, parenteral	8.000	Por su actividad espasmolítica es útil en dolores viscerales
Codeína	30-60	4-6	Oral, rectal	240	Estreñimiento: asociar laxante. Naúseas y vómitos y somnolencia
Tramadol	50-400	6-8	Oral, rectal, subcutánea, intramuscular o intravenosa	2.400	Evitarlo si riesgo de ataques epilépticos (metástasis cerebrales). Efectos secundarios similares a la codeína, menor estreñimiento

tres dosis suplementarias en un día, se aumenta la dosis diaria total en un 50 % repartida cada 12 horas y así cada 24 horas. Si se produce una crisis de dolor, se administrará una dosis suplementaria: 10 % de la dosis diaria total utilizada, que se podrá repetir cada hora hasta el alivio del dolor.

Además de los fármacos mencionados anteriormente se debe tener en cuenta el uso de fármacos adyuvantes, que en ocasiones resultan esenciales en el manejo del dolor oncológico, como ocurre, por ejemplo, en el dolor neuropático o de las metástasis óseas. Son muchos los fármacos coadyuvantes que se pueden emplear (antidepresivos, anticonvulsionantes, corticoides, benzodiacepinas…).

Tabla 108-4. Dosis equianalgésicas de los opioides más utilizados

	Dosis de opioide usado/24h			
Morfina oral	30-60 mg	90 mg	120-150 mg	200 mg
Morfina parenteral	10-20 mg	30 mg	40 mg	80 mg
Fentanilo transdérmico	25 μg/h	50 μg/h	75 μcg/h	100 μg/h
Oxicodona	20 mg	60 mg	80 mg	160 mg
Buprenorfina transdérmica	35 μg/h	52,5 μg/h	70 μg/h	2 × 70 μg/h
Buprenorfina sublingual	0,4-0,8 mg	1,2 mg	1,6 mg	3,2 mg
Tramadol oral	150-300 mg	450 mg	600 mg	
Tramadol parenteral	100-200 mg	300 mg	400 mg	

Por último, hay un cuarto escalón analgésico, que incluye técnicas invasivas, generalmente reservadas para el tratamiento del dolor refractario, que no ha podido ser controlado con los tratamientos expuestos anteriormente, a dosis óptimas y con el tratamiento coadyuvante adecuado. Es fundamental, antes de decidir la utilización de estas técnicas, asegurarse de que el paciente se encuentra adecuadamente tratado, a dosis óptimas y habiendo combinado de forma adecuada los diferentes escalones analgésicos, dado que no es infrecuente el infratratamiento del dolor en los pacientes oncológicos por un conocimiento inadecuado de los fármacos o el miedo a la aparición de efectos adversos. Estas técnicas también son útiles en casos de dolor referido cuando existe un daño tisular alejado del lugar del dolor. Existen distintas técnicas que pueden ser utilizadas, incluyendo la neuromodulación, la estimulación eléctrica medular, los bloqueos nerviosos e incluso técnicas neuroquirúrgicas como la neurólisis.

PUNTOS CLAVE

- El dolor es un problema muy frecuente en los pacientes con cáncer que debe ser abordado de forma multidimensional, abarcando aspectos físicos, psicológicos y sociales. Es fundamental clasificar de forma adecuada el tipo de dolor para plantear un tratamiento adecuado.
- El tratamiento del dolor se basa en la escalera analgésica, eligiendo un grupo u otro de fármacos en función del tipo y la intensidad del dolor.
- La morfina es el opioide potente de referencia en el dolor oncológico intenso. No tiene techo analgésico y se debe administrar por vía oral siempre que sea posible porque es igual de eficaz que otras vías.

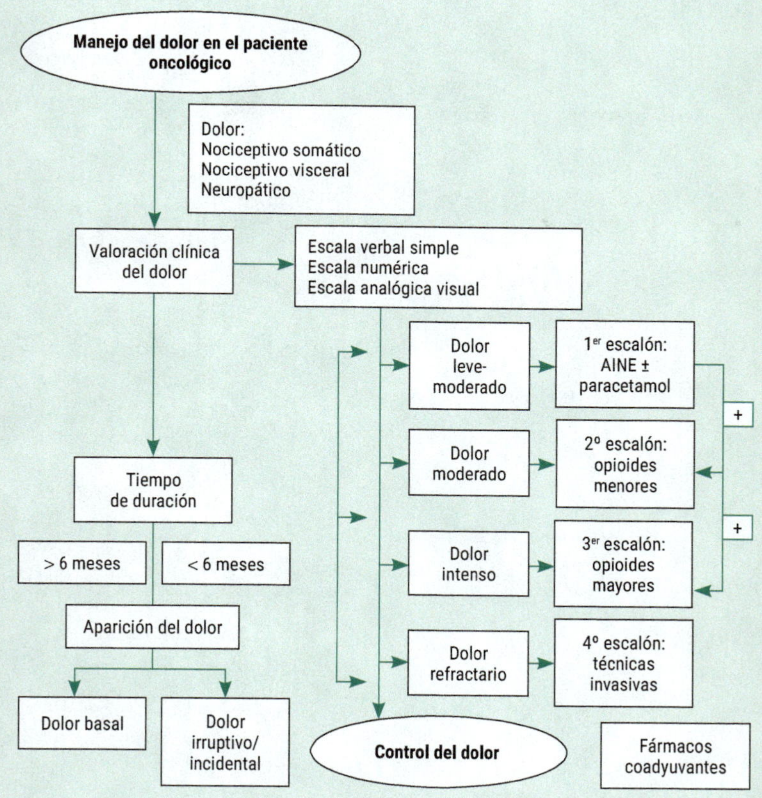

Algoritmo 108-1. Manejo del dolor en el paciente oncológico. AINE: antiinflamatorios no esteroideos.

BIBLIOGRAFÍA

Abahussin AA, West RM, Wong DC, Ziegler LE. PROMs for pain in adult cancer patients: a systematic review of measurement properties. Pain Pract. 2019;19:93.

Burton AW, Chai T, Smith LS. Cancer pain assesment. Curr Opin Support Palliat Care. 2104;8(2):112-6.

Khosravi Shahi P, del Castillo A, Pérez Manga G. Manejo del dolor oncológico. An Med Interna. 2007;24(11):554-7.

Niis J, Lahosse A, Kapreli E, Bilika P, Saraçoğlu Ì, Malfliet A, et al. Nociplastic pain criteria or recognition of central sensitization? Pain phenotyping in the past, present and future. J Clin Med. 2021;10(15):3203.

Roberto A, Greco MT, Uggeri S, Cavuto S, Deandrea S, Corli O, et al. Living systematic review to asses the analgesic undertreatment in cancer patient. Pain Pract. 2022;22:487-96.

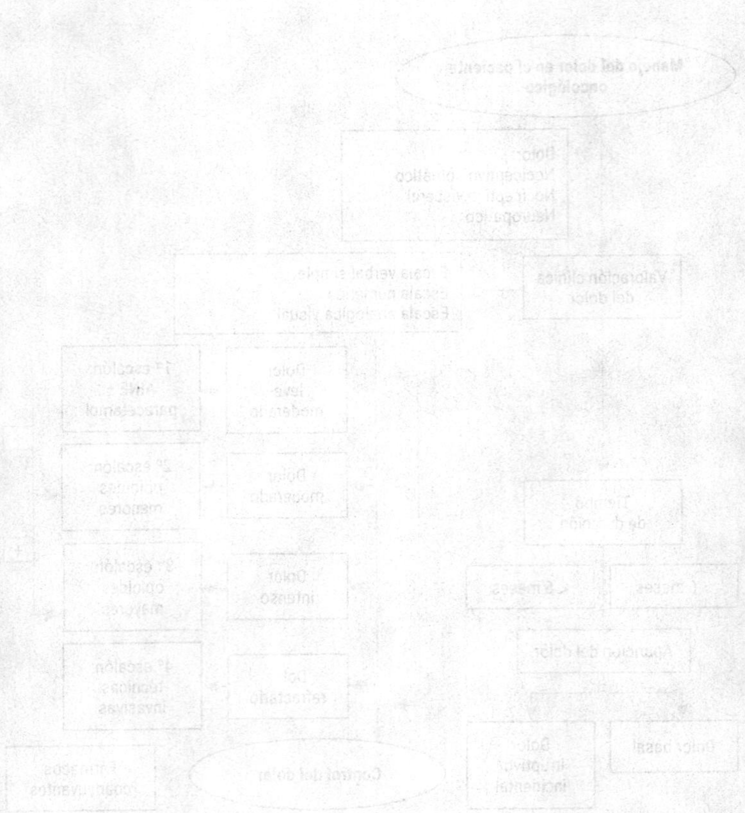

Evaluación de la calidad de vida y de los efectos secundarios: *Patient Reported Outcomes*

109

A. Conde Adán, C. Yelo Docio y J. de Santiago García

INTRODUCCIÓN

En los últimos años se ha producido un cambio de paradigma en la orientación del tratamiento del cáncer ginecológico. Previamente se basaba el éxito terapéutico en la supervivencia global y libre de enfermedad. Actualmente, se dedica más atención a aspectos relacionados con la calidad de vida, así como a disminuir el impacto que los distintos tratamientos provocan sobre el bienestar de las pacientes. Para ello se necesitan herramientas que evalúen cómo se encuentra la mujer en los distintos niveles de su esfera vital (**Algoritmo 109-1**).

DEFINICIÓN

Se considera calidad de vida en salud al concepto que valora cómo la enfermedad afecta al individuo, basándose en aspectos relacionados con el bienestar, tanto desde el punto de vista individual como social. Se valora su funcionamiento en todos los ámbitos, teniendo como referencia lo que la persona consideraría como normal o ideal en su situación.

Los *Patient Reported Outcomes* (PRO) son un instrumento que permite conocer la realidad de las percepciones del paciente en cuanto a la calidad de vida relacionada con su salud, sus síntomas y la satisfacción con los cuidados que recibe, su bienestar general y el impacto en sus funciones. Se recogen en cuestionarios que responde el propio paciente; supone, por tanto, un informe del estado de salud que proviene directamente del paciente, sin interpretación de la respuesta por parte de su médico.

OBJETIVOS

Los cuestionarios de calidad de vida deben evaluar al menos los niveles físico, social y emocional o psicológico; es común que estudien también síntomas habituales como el dolor o la fatiga; y también pueden analizar otras áreas que afectan al individuo, como la sexual, la financiera o la espiritual (**Fig. 109-1**).

- **EORTC:** en 1986, la *European Organization for Research and Treatment of Cancer* (EORT), inició un programa para evaluar la calidad de vida en los

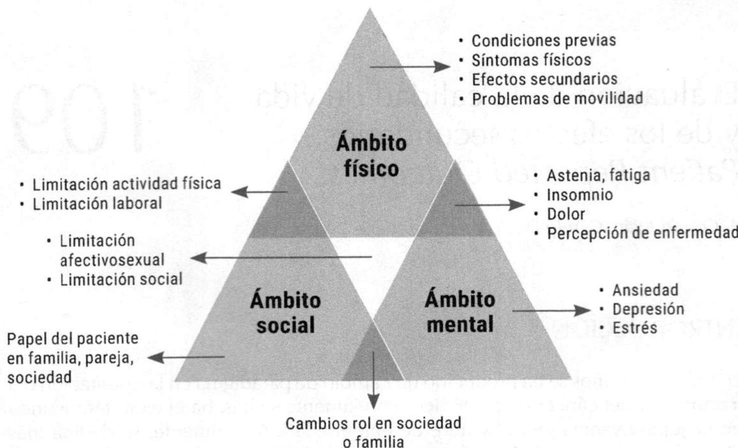

Figura 109-1. Triángulos de calidad de vida.

pacientes que participan en ensayos clínicos. Se han desarrollado a lo largo del tiempo varios cuestionarios, los cuales se encuentran traducidos a distintos idiomas y están disponibles en su página web.

- **SPIRIT PRO Extension:** es una guía de 16 ítems a modo de *check-list* que intenta mejorar el contenido y calidad de los protocolos de ensayos clínicos en cuanto a la recogida de datos. La misión del grupo SPIRIT-PRO es mejorar el diseño y la estandarización de la recogida de datos PRO.

¿Afecta la percepción del paciente a la enfermedad?

Resiliencia

Es la habilidad para sobrellevar estresores y eventos adversos, como puede ser la cirugía. Es importante identificar a los pacientes con una resiliencia baja ya que una menor resiliencia se relaciona con más dolor al año del tratamiento.

Los pacientes con cáncer que presentan menos esperanza en la curación del tratamiento tienen peor funcionamiento emocional 6 meses después del tratamiento. Los pacientes que tienen mayor preocupación por el futuro experimentan más ansiedad, dolor y astenia a lo largo de la enfermedad.

APLICABILIDAD Y VENTAJAS DE LOS *PATIENT REPORTED OUTCOMES*

- Existen datos que relacionan calidad de vida con supervivencia global. Por ejemplo, se ha visto peor supervivencia global en pacientes en el cuartil infe-

rior de *Quality of Life* (QoL) en cáncer de ovario en terapia primaria y tras citorreducción secundaria. El cuestionario EORTC QlQ-c30 predice la supervivencia libre de progresión y la supervivencia global en cáncer de ovario avanzado. Mejorías en el apetito y el estreñimiento durante los 3 primeros meses de tratamiento en el cáncer de ovario se asocian con una mejoría en la supervivencia.
- El *feedback* generado por el estudio de los PRO mejora la calidad de vida.
- Mejora la comunicación médico-paciente. Durante la consulta la paciente puede obviar comentar algún efecto secundario por sentir pudor, olvidarlo o no considerarlo relevante.
- Mejora el diagnóstico y detección de efectos secundarios. Los PRO ayudan a modular el tratamiento; por ejemplo, en el cáncer de ovario metastásico la mejoría en los síntomas suele indicar respuesta y el empeoramiento puede significar progresión o toxicidad, ayudando a regular tratamientos como la quimioterapia.
- Valoración de la duración y evolución de los síntomas, cuando son realizados periódicamente. Se ha observado que la mayoría de los síntomas asociados a los tratamientos se resuelven pasado un año en la mayoría de las supervivientes.
- Ayudan a la elaboración de ensayos clínicos. En las fases iniciales se requieren cuestionarios que investiguen múltiples esferas; en las fases finales, cuando las necesidades y expectativas del paciente son mejor conocidas, usar menos campos ayudará a interpretar los cambios de manera más eficaz.
- *Screening* de depresión o ansiedad.
- Monitorizar el resultado de los tratamientos.
- Ayudan a la toma de decisiones en la parte final de la vida.
- Pueden objetivar cambios positivos respecto a la vida previa al diagnóstico oncológico. En ocasiones situaciones que amenazan la vida como un cáncer pueden dar resultados positivos como el crecimiento emocional o espiritual, la cercanía a la familia y amigos o el aumento de la fuerza interior.

TIPOS DE CUESTIONARIOS

- Genéricos: válidos para todos independientemente de su estado de salud o enfermedad.
- Específicos: generados para una circunstancia concreta, como, por ejemplo, cuestionarios específicos para pacientes con cáncer.
- Específicos de enfermedad: por ejemplo, cáncer de ovario.
- Específicos de tratamiento: para evaluar un determinado fármaco de quimioterapia.
- Específicos de síntomas: dolor.

EJEMPLOS DE CUESTIONARIOS

- **QLQ-C30:** convergen 30 ítems. Diseñado con el objetivo de valorar la capacidad de realizar las actividades de la vida diaria, cada apartado se valora de manera individual (**Tabla 109-1**).

Tabla 109-1. EORTC QLQ-C30 versión 3

La paciente debe contestar a todas las preguntas otorgando una puntuación de entre 1 y 4, siendo 1 en absoluto y 4 mucho

1. ¿Tiene alguna dificultad para hacer actividades que requieran un esfuerzo importante, como llevar una bolsa de compra pesada o una maleta?
2. ¿Tiene alguna dificultad para dar un paseo largo?
3. ¿Tiene alguna dificultad para dar un paseo corto fuera de casa?
4. ¿Tiene que permanecer en la cama o sentada en una silla durante el día?
5. ¿Necesita ayuda para comer, vestirse, asearse o ir al servicio?

Durante la semana pasada:

6. ¿Tuvo algún impedimento para hacer su trabajo u otras actividades cotidianas?
7. ¿Tuvo algún impedimento para realizar sus aficiones u otras actividades de ocio?
8. ¿Tuvo sensación de falta de aire o dificultad para respirar?
9. ¿Tuvo dolor?
10. ¿Necesitó parar para descansar?
11. ¿Tuvo dificultades para dormir?
12. ¿Se sintió débil?
13. ¿Le faltó el apetito?
14. ¿Tuvo náuseas?
15. ¿Vomitó?
16. ¿Estuvo estreñida?
17. ¿Tuvo diarrea?
18. ¿Estuvo cansada?
19. ¿Interfirió algún dolor en sus actividades diarias?
20. ¿Tuvo dificultad en concentrarse en cosas como leer el periódico o ver la televisión?
21. ¿Se sintió nerviosa?
22. ¿Se sintió preocupada?
23. ¿Se sintió irritable?
24. ¿Se sintió deprimida?
25. ¿Tuvo dificultades para recordar cosas?
26. ¿Interfirió su estado físico o el tratamiento médico en su vida familiar?
27. ¿Interfirió su estado físico o el tratamiento médico en sus actividades sociales?
28. ¿Le causó problemas económicos su estado físico o el tratamiento médico?
29. Estado de salud en la última semana: puntuar del 1 al 7, siendo 1 pésimo y 7 excelente
30. Calidad de vida general en la última semana: puntuar del 1 al 7

La puntuación final viene dada por dos preguntas de percepción de calidad de vida global: «¿Cómo puntuaría su salud global la semana pasada?» y «¿Cómo puntuaría su calidad de vida global durante la semana pasada?».

- **EORTC:** incluye cuestionarios adaptados a los distintos tipos de cáncer, como **QLQ-OV28** (28 ítems específicos para el cáncer de ovario), **QLQ-CX24** (ítems específicos del cáncer de cérvix), **QLQ-EN24** (evalúa a pacientes con cáncer de endometrio) y **QLQ-VU34** (para pacientes con cáncer de vulva).

- ***Functional Assessment of Cancer Therapy-General*** **(FACT-G SCORE):** facilita una puntuación total sobre los 27 ítems estudiados y presenta cuatro subescalas sobre el plano físico, funcional, emocional, social/ familiar. Tiene una opción adicional, *Trial Outcome Index*, para valorar los efectos de los tratamientos.

  Dispone de cuestionarios específicos para tumores de ovario (**FACT-O**); el **FACT-cx**, para cáncer de cérvix, incluye preguntas sobre incontinencia, sensación de mal olor…; **FACT-en** es para pacientes con cáncer de endometrio, y **FACT-V**, para cáncer de vulva, recoge preguntas sobre el miedo a las relaciones sexuales y la imagen corporal, entre otras.

Otros ejemplos de cuestionarios se pueden ver en la **tabla 109-2**.

Tabla 109-2. Otros cuestionarios sobre la calidad de vida

Neurotoxicidad	**FACT-/GOG-NXT:** *Functional Assessment of Cancer Therapy group and Gynecologic Oncology*, 11 ítems
Espiritual	**EORTC QLQ-SWB32:** *The European Organization for Research and Treatment for Cancer Quality of Life Questionnaire-spiritual well-being*
Sexual	**EORTC SHQ-22:** *The European Organization for Research and Treatment for Cancer Quality of Life Sexual Health Questionnaire*
Fatiga/astenia	**Multidensional Fatigue Symptom Inventory-Short Form:** 30 ítems
Ansiedad y depresión	• **Hospital Anxiety and Depression Scale:** 14 preguntas sobre aspectos emocionales • **T-DAS, Templer's Death Anxiety Scale:** 15 preguntas verdadero/falso acerca del miedo a morir
Imagen corporal	• **Body Image Scale:** evalúa el impacto de la cirugía y los tratamientos • **Rosenberg's Self-Esteem Scale and Body Image Scale:** evalúa la autoestima
Percepción global	**EQ-VAS:** escala visual en la que el paciente resume su percepción de su estado de salud de 0 (el peor estado de salud imaginalble) a 100 (el mejor estado de salud imaginable)

PUNTOS CLAVE

- La evaluación y mejora de la calidad de vida debe acompañar al objetivo de optimizar el tratamiento médico y quirúrgico oncológico.
- Los PRO resultan de la respuesta del paciente a preguntas sobre su estado de salud, bienestar y los efectos secundarios que provocan la enfermedad y los tratamientos a los que se somete.
- La recogida de los PRO aumenta la supervivencia y calidad de vida, mejora la relación médico-paciente y ayuda a la detección de síntomas, pudiendo modular el tratamiento.

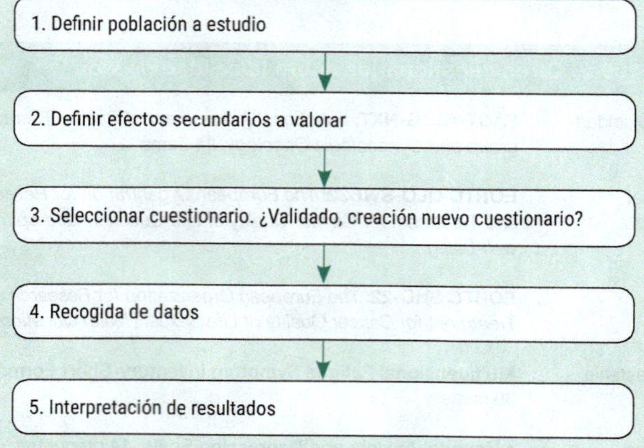
1. Definir población a estudio
2. Definir efectos secundarios a valorar
3. Seleccionar cuestionario. ¿Validado, creación nuevo cuestionario?
4. Recogida de datos
5. Interpretación de resultados

Algoritmo 109-1. Algoritmo para la definición y uso de los *Patient Reported Outcomes*.

BIBLIOGRAFÍA

European Organisation for Research And Treatment of Cancer EORTC. Questionnaires. Disponible en: https://qol.eortc.org/questionnaires/.

Gibbons C, Porter I, Gonçalves-Bradley DC, Stoilov S, Ricci-Cabello I, Tsangaris E, et al. Routine provision of feedback from patient-reported outcome measurements to healthcare providers and patients in clinical practice. Cochrane Database Syst Rev. 2021;10(10):CD011589.

Luckett T, King M, Butow P, Friedlander M, Paris T. Assessing health-related quality of life in gynecologic oncology: a systematic review of questionnaires and their ability to detect clinically important differences and change. Int J Gynecol Cancer. 2010;20(4):664-84.

Cuidados al final de la vida 110

C. Beato Zambrano y J. Pérez Altozano

INTRODUCCIÓN

La atención paliativa es una especialidad multidisciplinar que se centra en prevenir y aliviar el sufrimiento y optimizar la calidad de vida de los pacientes y sus familias, que enfrentan una enfermedad grave, en todas las etapas de esta y no únicamente al final de la vida. Sus principios fundamentales son el manejo de los síntomas, la implementación de planes de cuidados de acuerdo a las preferencias y valores del paciente, la comunicación eficaz, el soporte psicosocial y espiritual, el apoyo al paciente y sus cuidadores, y la coordinación entre los niveles de atención (**Tabla 110-1**).

DEL TRATAMIENTO ESPECÍFICO A LOS CUIDADOS AL FINAL DE LA VIDA

Características de la paciente con cáncer ginecológico

Como la mayor parte de los pacientes al final de la vida, las pacientes con cáncer ginecológico se caracterizan por presentar las siguientes características: síntomas incontrolados, malestar moderado o grave relacionado con su diagnóstico y tratamiento, condiciones físicas/psicosociales graves y comórbidas, esperanza de vida ≤ 6 meses y preocupaciones sobre el curso de la enfermedad y/o las opciones de tratamiento.

A estas características se unen las específicas de cada localización de la enfermedad; por ejemplo, el cáncer de cérvix tiende a la extensión local más que a la metastásica.

Necesidades de la paciente al final de la vida

La paciente y su familia presentan una serie de necesidades físicas, emocionales, sociales y espirituales que deben ser evaluadas. Estas necesidades han de quedar

Tabla 110-1. Criterios para la valoración por cuidados paliativos en el momento del ingreso en el hospital

- Afección o enfermedad que amenaza o limita potencialmente la vida
- Criterios mayores:
  - Impresión subjetiva: puede fallecer en los próximos 12 meses
  - Ingresos previos frecuentes: varios en los últimos meses
  - Ingreso por síntomas físicos o psicológicos de difícil control
  - Necesidad de cuidados complejos: dependencia funcional, nutrición artificial, etc.
  - Deterioro funcional: intolerancia alimentaria, pérdida de peso, etc.
- Criterios menores:
  - Ingreso desde un centro o institución
  - Paciente anciano, con deterioro cognitivo
  - Cáncer metastásico o localmente avanzado
  - Oxigenoterapia domiciliaria
  - Cardiopatía
  - Soporte social inadecuado
  - No existen voluntades anticipadas

registradas de forma completa en la historia clínica como documento que permite la continuidad asistencial. Debe ofrecerse siempre:

- Soporte práctico: conocimiento personal de cómo la enfermedad afecta a la vida diaria y cómo poder superarlo.
- Soporte emocional sistemático y reglado, a la enferma y su familia.
- Atención integral.
- Implicación de la paciente en la decisión del tratamiento.
- Proximidad al domicilio: que los servicios estén cercanos, sin que ello implique una pérdida de calidad en los tratamientos administrados.
- Menor tiempo de espera en el diagnóstico y tratamiento tanto para enfermas ambulatorias como para las que están ingresadas.
- Seguimiento centrado y planificado para cada paciente, de la misma manera que han sido específicos los tratamientos iniciales.
- Continuidad de los cuidados, buena coordinación entre niveles, personal competente y especializado.
- Servicio de hostelería adecuado, comidas saludables, fácil acceso a los servicios, ausencia de barreras arquitectónicas, entrada sencilla a los baños, limpieza adecuada y ambiente agradable.
- Atención a las necesidades sociales y espirituales.

Cuidados paliativos en el cáncer ginecológico

Se precisa un equipo multidisciplinar para que los cuidados paliativos de las pacientes con cáncer ginecológico puedan considerarse óptimos. Este equipo debe incluir a los oncólogos médico y radioterápico, radiólogo y radiólogo intervencionista, ginecólogo, experto en cuidados paliativos, médico de atención primaria y enfermería especializada. Dada la diversidad en los patrones de extensión, las estrategias paliativas deben ser diseñadas a medida para cada paciente.

Los servicios de cuidados paliativos pueden ser prestados en el hospital, en un centro sanitario ambulatorio, en una residencia medicalizada o en el domicilio. Los programas de cuidados paliativos hospitalarios deben incluir equipos de consulta de cuidados paliativos y unidades dedicadas a cuidados paliativos para pacientes internados (**Algoritmo 110-1**).

COMPLICACIONES Y MANEJO DEL CÁNCER GINECOLÓGICO AVANZADO

Los objetivos en el tratamiento de pacientes con tumores ginecológicos en estadios terminales son el control de los síntomas y la mejora de la calidad de vida. Los cuidados continuos deben iniciarse de forma precoz y evolucionar a lo largo del curso de la enfermedad. Las diferentes neoplasias ginecológicas, aunque se originan de órganos anatómicos adyacentes, presentan diferentes síntomas y patrones de progresión.

La oclusión intestinal y la ascitis maligna son complicaciones frecuentes en la progresión del cáncer ginecológico, como ya ha sido expuesto en el **capítulo 107**. Como sucede con la mayoría de los tumores incurables, el dolor es un aspecto dominante que ya se ha tratado en el **capítulo 108**.

Alteraciones del ritmo intestinal

La diarrea es una manifestación frecuente de impactación fecal en el contexto de la ginecología oncológica paliativa. Otras etiologías incluyen la enterocolitis por *Clostridium difficile*, la irradiación abdominal y la infiltración tumoral del intestino. Los antidiarreicos (p. ej., loperamida) son agentes apropiados para la diarrea inespecífica. El tenesmo puede requerir la adición de corticosteroides. Es importante destacar que la diarrea debe diferenciarse de la suciedad debido a fístulas enterovaginales, lo cual puede ser una fuente de angustia significativa para la paciente y requerir corrección quirúrgica cuando sea factible. Cuando la cirugía correctiva no es posible, puede ser útil el cuidado local agresivo junto con agentes para disminuir la producción fistulosa, tal como ocreótido en caso de fístulas del intestino delgado y agentes formadores de bolo (p. ej., metilcelulosa) para fístulas colónicas. La adición de metronidazol, administrado sistemáticamente y aplicado localmente, también puede mejorar el olor asociado.

El estreñimiento es una queja muy común en el marco de los cuidados paliativos de las pacientes con neoplasias ginecológicas. Las causas más comunes son el fallo autonómico, farmacológicas (opioides, antagonistas de la serotonina, antidepresivos tricíclicos, etc.), la obstrucción intestinal, la disminución de la actividad y/o ingesta de líquidos, así como la hipercalcemia asociada. La impactación fecal es a menudo ignorada como causa de una multitud de síntomas, incluyendo dolor abdominal, náuseas y vómitos, anorexia, diarrea y confusión (particularmente en ancianas). También puede interferir en la absorción oral de los fármacos y favorecer la perforación intestinal.

Existe una variedad de agentes disponibles para tratar el estreñimiento en estas pacientes: reblandecedores fecales, laxantes osmóticos, estimulantes intestinales y/o enemas altos de fosfato o docusato. La elección terapéutica depende de la etiología subyacente más probable, el perfil de efectos secundarios del agente individual, las comorbilidades, el estado funcional de la paciente y la respuesta a las medidas terapéuticas iniciales. La obstrucción intestinal y la impactación deben descartarse antes de iniciar la terapia laxante.

Fístulas

El cáncer de cérvix avanzado puede causar fístulas urinarias (vesicovaginales más comúnmente que ureterovaginales) y enterales. Aunque no necesariamente doloroso, el drenaje fistuloso puede tener un impacto extremadamente negativo en la calidad de vida. Debido al olor constante, las pacientes con fístulas a menudo reducen los encuentros sociales. La paliación de las fístulas puede realizarse quirúrgicamente (ureterostomías) o por nefrostomías percutáneas bilaterales para descomprimir los uréteres. Ambos procedimientos conllevan un aparataje externo y mantenimiento. El estado funcional, la esperanza de vida y el riesgo operatorio ayudan a seleccionar el mejor medio de paliación.

Anorexia

La mayoría de las enfermas terminales experimentan anorexia. Este síntoma conlleva un mal pronóstico, especialmente cuando se asocia a pérdida de peso. La anorexia es una fuente de preocupación para las pacientes y los cuidadores, que puede interferir en la paliación eficaz por influir negativamente en la calidad de vida y el estado funcional.

Las dos únicas intervenciones farmacológicas que han demostrado eficacia en ensayos clínicos son los progestágenos a altas dosis (acetato de megestrol o acetato de medroxiprogesterona) y los corticosteroides. Sin embargo, el papel de los esteroides como estimulante del apetito es de corta duración.

Disnea

La disnea en la paciente con cáncer ginecológico avanzado tiene generalmente una etiología multifactorial. El tratamiento debe dirigirse hacia la causa o causas subyacentes siempre que sea posible. Cuando no exista una terapia específica disponible, la paliación debe centrarse en el control de las molestias asociadas con la disnea y no en la causa subyacente. Los opiáceos y las benzodiacepinas pueden administrarse para ese propósito. Para las pacientes en fase terminal, una infusión subcutánea de midazolam y cloruro mórfico a dosis bajas puede aliviar la sensación disneica. Los anticolinérgicos permiten reducir las secreciones respiratorias y la respiración agónica en pacientes incapaces de expulsar las secreciones.

Tabla 110-2. ***Palliative Prognostic Index***

Criterio/Valoración	Puntuación
Palliative Performance Scale	
10-20 (encamado, somnoliento...)	4
30-50 (principalmente en cama, precisa ayuda...)	2,5
≥ 60 (deambula, consciente...)	0
Síntomas clínicos	
Ingesta oral: • Reducción intensa • Reducción moderada • Normal	 2,5 1 0
Edema: • Presente • Ausente	 1 0
Disnea: • Presente • Ausente	 3,5 0
Estado confusional: • Presente • Ausente	 4 0

SITUACIÓN DE ÚLTIMOS DÍAS

El diagnóstico de la situación de últimos días se hace necesario, especialmente, a la hora de asumir decisiones relevantes como la indicación de sedación. También es relevante para la emisión de información. Puede objetivarse mediante el *Palliative Prognostic Index*. Se trata de un índice que evalúa estado general, disponibilidad de la vía oral, edema, disnea y delírium (**Tabla 110-2**). Una puntuación de 0 a 2 se asocia con una supervivencia mediana de 90 días; de entre 2,1 y 4, con una de 61 días, y una puntuación mayor de 4, con una de 12 días.

PUNTOS CLAVE

- El cuidado paliativo tiene como objetivo aliviar el sufrimiento en todas las etapas de la enfermedad y no únicamente al final de la vida. La atención a la paciente con cáncer ginecológico avanzado exige un equipo multidisciplinar.
- Los síntomas más frecuentes en los estadios avanzados son: dolor, ascitis, oclusión intestinal, diarrea, estreñimiento, emesis, anorexia, fístulas y disnea.
- Los servicios de cuidados paliativos pueden ser prestados en el hospital, en un centro sanitario ambulatorio, en una residencia medicalizada o en el domicilio. De manera ideal, deberían proveer atención médica, psicológica, social y espiritual.

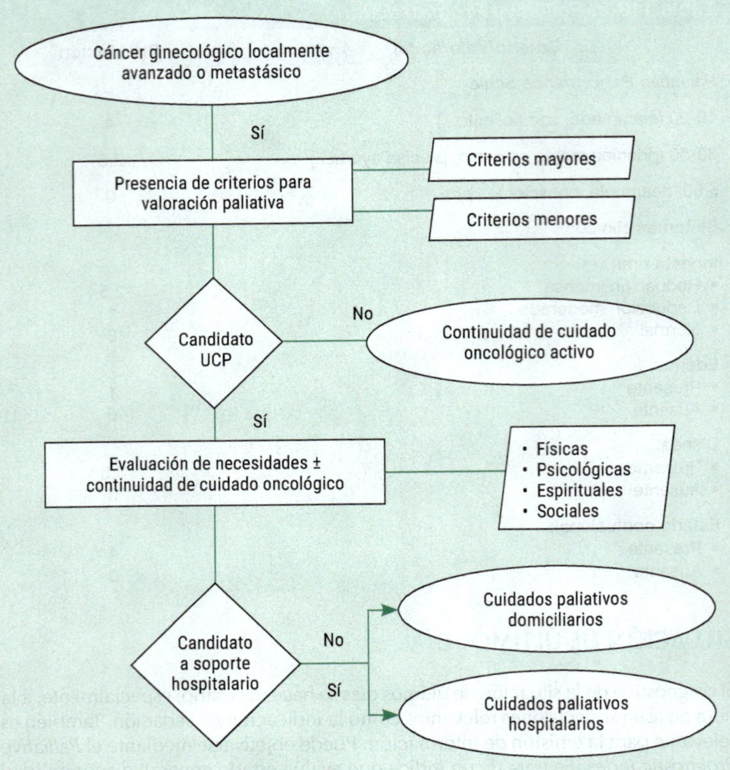

Algoritmo 110-1. Manejo en cuidados paliativos. UCP: unidad de cuidados paliativos.

BIBLIOGRAFÍA

Barnholtz-Sloan J, Patel N, Rollison D, Kortepeter K, MacKinnon J, Giuliano A. Incidence trends of invasive cervical cancer in the United States by combined race and ethnicity. Cancer Causes Control. 2009;20:1129-38.

López-Acevedo M, Lowery WJ, Lowery AW, Lee PS, Havrilesky LJ. Palliative and hospice care in gynecologic cancer: A review. Gynecol Oncol. 2013;131(1):215-21.

Morita T, Tsundoa J, Inoue S, Chihara S. The Palliative Prognostic Index: a scoring system for survival prediction of terminally ill cancer patients. Support Care Cancer. 1999;7(3):128-33.

Narayanan P, Nobbenhuis M, Reynolds KM, Sahdev A, Reznek RH, Rockall AG. Fistulas in malignant gynecologic disease: Etiology, Imaging and Management. RadioGraphics. 2009;29:1073-83.

Weisman DE, Meier DE. Identifying patients in need of a palliative care assessment in the hospital setting. J Palliat Med. 2011;14:1.

Valoración de la paciente anciana con cáncer ginecológico

111

M. Arnáez de la Cruz y P. Padilla Iserte

INTRODUCCIÓN

El cambio en la pirámide poblacional está producido por el aumento en la esperanza de vida de la población y la disminución de la natalidad, y ello, unido a que la edad de incidencia de gran parte de los tumores ginecológicos es superior a los 65 años (60% de casos nuevos diagnósticos), hace que la valoración de la paciente anciana y la determinación de tratamientos a esta edad cobren gran importancia. Es importante recordar que el cáncer es una de las principales causas de muerte en >65 años.

No obstante, hay que tener en cuenta que la edad cronológica no determina la edad biológica, por lo que se valorará de forma individualizada la presencia de enfermedad, fragilidad, ancianidad y discapacidad, lo cual va a condicionar el abordaje terapéutico de cada paciente de forma individualizada.

Una evaluación geriátrica correcta permite identificar de forma precoz a los pacientes vulnerables, con elevado riesgo de complicaciones, haciendo imprescindible eliminar la edad como único criterio de decisión terapéutica.

MANEJO GENERAL DEL PACIENTE ANCIANO CON CÁNCER: EVALUACIÓN GERIÁTRICA

La fragilidad es un síndrome geriátrico que supone un estado multidimensional caracterizado por una reserva fisiológica reducida, homeostasis alterada, disminución de fuerza y resistencia, y vulnerabilidad aumentada por estrés (traumas, procesos agudos e intervenciones). El paciente frágil requiere toda su reserva funcional para realizar las actividades básicas de la vida habitual. Supone un aumento de la discapacidad, hospitalización, riesgo de caídas y pérdida de movilidad; además, aumenta los resultados adversos ante una intervención quirúrgica y la tasa de mortalidad. Mientras que un anciano robusto presenta una mortalidad del 10%, en uno prefrágil aumentaría al 20%, y sería >40% en un anciano frágil.

La *evaluación geriátrica* es indispensable en este tipo de pacientes antes del inicio del tratamiento. Permite evaluar el riesgo de mortalidad a corto-medio-largo plazo, complicaciones perioperatorias, estancia hospitalaria, reingresos, etc. Existen múltiples herramientas validadas para su evaluación, que incluirán el estado funcional, el estado nutricional, las comorbilidades, la función cognitiva, el estado psicológico, la polimedicación y los problemas socioeconómicos.

El diagnóstico de fragilidad permite adaptar los tratamientos e incluir la prehabilitación u optimización multimodal al arsenal terapéutico, de forma que se mejoren las condiciones de las pacientes de cara al tratamiento (**Algoritmo 111-1**).

ABORDAJE EN GENERAL DE LA POBLACIÓN ANCIANA CON NEOPLASIAS GINECOLÓGICAS

- **Cirugía:** la edad, en sí misma, no es un factor de riesgo quirúrgico, pero sí pueden serlo las comorbilidades del paciente y su *performance status* (PS). Las intervenciones quirúrgicas (dentro de la radicalidad) tienden a ser lo menos agresivas posibles en la paciente anciana.
- **Radioterapia:** los datos en la literatura médica demuestran que el tratamiento radioterápico radical es altamente efectivo y bien tolerado en este grupo de edad. Debe emplearse con precaución la quimiorradioterapia concomitante, con especial alerta a las reducciones de dosis como manejo de la toxicidad.
- **Quimioterapia (QT):** datos de series retrospectivas demuestran que la toxicidad de la QT no es más grave ni más prolongada que en la población general. El problema de los ensayos, no específicos para esta población, reside en que estas ancianas seleccionadas no suelen ser representativas de la población general. La tendencia es a infratratar a las pacientes, con dosis subóptimas de QT.

ABORDAJE POR TIPO DE CÁNCER EN LA POBLACIÓN ANCIANA

Cáncer de ovario

La neoplasia de ovario es una enfermedad de pacientes ancianas. Su incidencia aumenta con la edad. Además, las pacientes mayores presentan peor supervivencia, asociada a neoplasias más agresivas y al infratratamiento. La supervivencia específica a 5 años para esta población es solo del 18 % frente al 53 % en población más joven.

Lo primero es establecer una puntuación de riesgo para determinar los posibles tratamientos y las comorbilidades asociadas.

Cirugía

El empleo de la cirugía en población anciana varía en tasas en torno al 53-83 %, pero cuando se ajusta por estadio y no por edad, la posibilidad de curación es similar a la población adulta. El esfuerzo en mejorar la calidad de la cirugía en población anciana parece ser la herramienta que mayor impacto va a tener en el aumento de la supervivencia de esta población, ya que el factor de riesgo más importante en la mortalidad a 12 meses es no recibir el tratamiento estándar.

Es necesario abandonar la práctica de no ofrecer cirugía radical en edad avanzada y ofrecer una evaluación individualizada y cuidadosa en el perioperatorio. La mortalidad quirúrgica se asocia al ASA y no a la edad.

La media de supervivencia de las pacientes de 80-85 años que no reciben tratamiento frente a las que reciben cirugía y QT es de 3 frente a 20 meses.

Quimioterapia

La edad es un factor de riesgo para no recibir QT. Sin embargo, la edad no está asociada con un mayor riesgo de hospitalización o de empleo de recursos sanitarios respecto a la población más joven que recibe QT. En cuanto al cumplimiento, aquellas pacientes que no presentan dependencias funcionales y tienen menor comorbilidad tienen mayor probabilidad de completar la QT, correlacionándose con menor toxicidad y mayor supervivencia global.

La evaluación geriátrica pretratamiento permite predecir posibles toxicidades y peor supervivencia: un PS ≥ 2, depresión y pérdida de autonomía se asocian con toxicidad grave.

Tratamiento de segunda línea

Los datos son aún más escasos, aunque las recomendaciones siguen insistiendo en que la edad por sí sola no debe ser criterio para indicar o no tratamiento de segunda línea, y es más importante el PS de la paciente.

Cáncer de endometrio

La edad en el cáncer de endometrio es un criterio de mal pronóstico, al parecer relacionado con el infratratamiento. Además, se ha relacionado la edad avanzada con tumores de histología más agresiva, mayor probabilidad de tumores de alto grado (indiferenciados) y enfermedad en estadio más avanzado.

A las pacientes ancianas se les ofrece menos tratamiento radical, especialmente cirugía, aunque en aquellas con buen estado basal debe ofrecerse como primera opción. Existen pacientes inoperables por criterios médicos (principalmente enfermedades cardiovasculares, eventos vasculares cerebrales, enfermedad pulmonar grave…), pero deben ser valoradas por ginecólogos oncólogos y anestesistas con elevada experiencia en pacientes de alta morbilidad antes de descartar la cirugía. El tratamiento en estas pacientes se basará en radioterapia radical (externa y/o braquiterapia) y/o QT según el estadio y la fragilidad de la paciente. En pacientes inoperables o que no desean someterse a tratamiento radioterápico, una opción sería la hormonoterapia.

Además, hasta un tercio de las pacientes a las que se les ofrece adyuvancia por factores de riesgo deciden no realizar el tratamiento por miedo a los efectos secundarios y a la disminución de la calidad de vida, con un leve impacto en la supervivencia.

Cáncer de cérvix

El cáncer de cérvix sigue una distribución bimodal con un segundo pico de incidencia a los 60-69 años, lo cual es relevante teniendo en cuenta que los programas de cribado se centran en gente joven y finalizan a los 65 años.

La población anciana con neoplasia de cérvix suele ser tratada de forma conservadora; dicha actitud parece no correlacionarse con peor control local, ni con mayor diseminación a distancia, aunque sí se asocia a una peor supervivencia. Las pacientes ancianas tienden a presentar mayor toxicidad secundaria al tratamiento (principalmente proctitis por radioterapia). Debe tenerse en cuenta la edad, ya que los tejidos tienen menor capacidad de recuperación de las agresiones causadas por el tratamiento.

Aunque existen controversias en este punto, algunos estudios recientes parecen alentadores en cuanto al tratamiento combinado con quimiorradioterapia, ya que asocia mayor supervivencia sin un exceso de morbilidad asociada en comparación con pacientes más jóvenes.

Cáncer de vulva

El tratamiento quirúrgico debe ser individualizado; siempre que sea factible, será la primera opción, aunque en pacientes frágiles o en tumores que precisen gran mutilación para obtener márgenes suficientes puede ofrecerse un tratamiento conservador con radioterapia con/sin QT. El estudio ganglionar es el principal factor pronóstico en el cáncer de vulva; si es posible, debe realizarse el estudio del ganglio centinela, asociado o no a linfadenectomía si fuera necesaria en función del estado basal de la paciente, y valorando la posibilidad de complicaciones asociadas al procedimiento.

PUNTOS CLAVE

- La edad en sí misma no es un criterio para determinar una decisión terapéutica. Hay que diferenciar entre edad cronológica y edad biológica.
- Es indispensable la valoración geriátrica y de fragilidad en las pacientes ancianas con cáncer ginecológico. La prehabilitación permite mejorar el estado basal de cara al tratamiento quirúrgico.
- La citorreducción primaria completa aumenta la supervivencia en cáncer de ovario en población anciana, por lo que la edad no debe ser una contraindicación, siempre que la paciente pueda tolerar el procedimiento.
- Son necesarios estudios específicos en la población anciana con cáncer para poder estandarizar las recomendaciones.

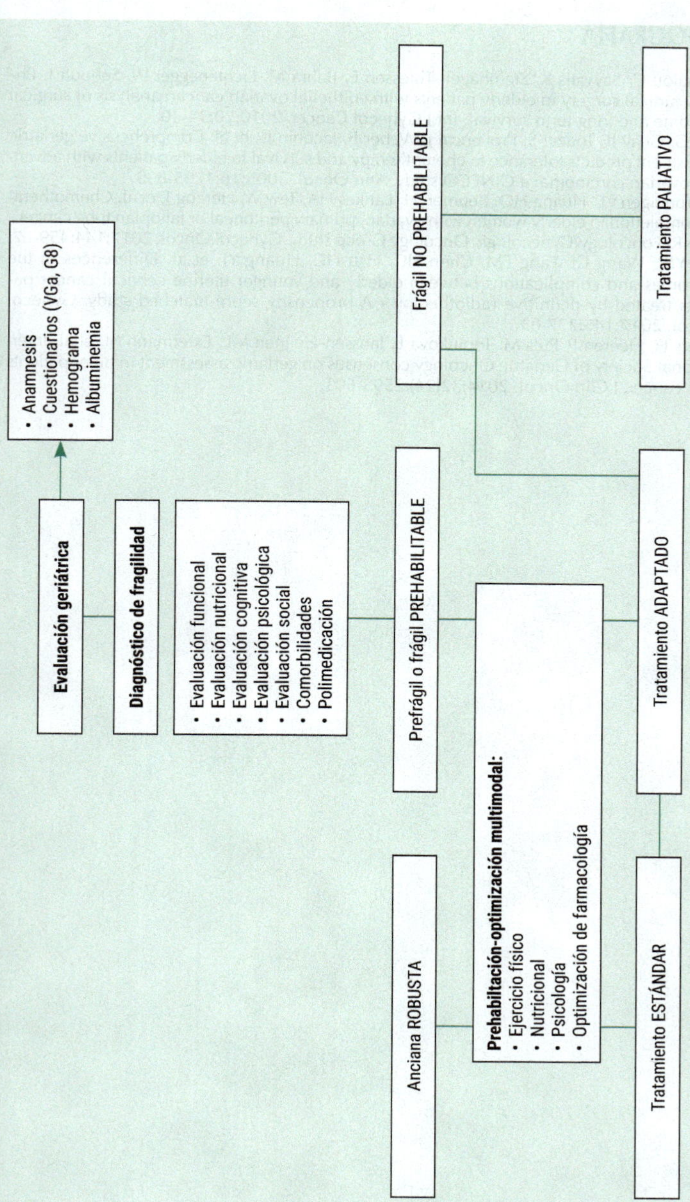

Algoritmo 111-1. Evaluación geriátrica en la paciente oncológica. G8: geriatric 8; VGA: valoración global del anciano/a.

BIBLIOGRAFÍA

Fotopoulou C, Savvatis K, Steinhagen-Thiessen E, Bahra M, Lichtenegger W, Sehouli J. Primary radical surgery in elderly patients with epithelial ovarian cancer: analysis of surgical outcome and long-term survival. Int J Gynecol Cancer. 2010;20:34-40.

Freyer G, Geay JF, Touzet S, Provencal J, Weber B, Jacquin JP, et al. Comprehensive geriatric assessment predicts tolerance to chemotherapy and survival in elderly patients with advanced ovarian carcinoma: a GINECO study. Ann Oncol. 2005;16:1795-800.

Von Gruenigen VE, Huang HQ, Beumer JH, Lankes HA, Tew W, Herzog T, et al. Chemotherapy completion in elderly women with ovarian, primary peritoneal or fallopian tube cancer - An NRG oncology/Gynecologic Oncology Group study. Gynecol Oncol. 2017;144:459-67.

Wang YM, Wang CJ, Fang FM, Chen HC, Hsu HC, Huang YJ, et al. Differences in the outcomes and complications between elderly and younger uterine cervical cancer patients treated by definitive radiotherapy - A propensity score-matched study. Gynecol Oncol. 2017;145:277-83.

Wildiers H, Heeren P, Puts M, Topinkova E, Janssen-Heijnen ML, Extermann M, et al. International Society of Geriatric Oncology consensus on geriatric assessment in older patients with cancer. J Clin Oncol. 2014;32(24):2595-603.

Preservación de la fertilidad en ginecología oncológica: indicaciones

112

A. R. Guijarro Campillo y J. Domingo del Pozo

INTRODUCCIÓN

Las recomendaciones de las principales sociedades científicas establecen que los proveedores de atención médica de las pacientes con una neoplasia maligna deben analizar los riesgos de infertilidad que conllevan cada una de las terapias propuestas y poder plantear cirugías conservadoras de la fertilidad, así como derivar adecuadamente a especialistas en reproducción lo antes posible para su valoración. Además, es importante que las pacientes sean remitidas a un ginecólogo oncólogo con experiencia en este tipo de indicaciones. Como prerrequisitos para realizar una cirugía conservadora oncológicamente segura, las pacientes deben presentar un estadio precoz de la enfermedad y un pronóstico reproductivo razonable (**Algoritmo 112-1**).

IMPACTO DE LA QUIMIOTERAPIA Y LA RADIACIÓN

Las siguientes secciones abordan las opciones de preservación de la fertilidad en tres cánceres ginecológicos específicos. Para cada uno de ellos, se puede recomendar radiación o quimioterapia como parte del tratamiento adyuvante o definitivo. El riesgo de insuficiencia ovárica después de la quimioterapia gonadotóxica depende del agente y la dosis; para quimioterapias basadas en platino, la tasa puede ser del 20-30 %. El riesgo de insuficiencia ovárica es aún mayor con la radiación pélvica adyuvante o definitiva, hasta del 75-100 %. La radioterapia puede afectar y dañar al útero, y llegar a producir riesgos significativos durante el embarazo que se correlacionan con la dosis de radiación. Dentro de estos riesgos se incluyen aborto espontáneo, parto prematuro, bajo peso al nacer, mortalidad infantil perinatal y placentación anómala.

PRESERVACIÓN DE LA FERTILIDAD EN EL CÁNCER DE CÉRVIX

Conización con bisturí frío ± biopsia selectiva de ganglio centinela/linfadenectomía

La conización con bisturí frío (de elección para una correcta valoración de márgenes) con legrado endocervical se puede considerar en mujeres con cáncer de cuello uterino en *estadio IA1 sin invasión del espacio linfovascular* (ILV). Si se logran márgenes negativos de 3 a 5 mm, no es necesaria más cirugía; de lo contrario, se debe realizar una nueva escisión o una traquelectomía simple. El riesgo de metástasis ganglionar es bajo (< 1 %); por lo tanto, la linfadenectomía no es necesaria. La supervivencia a 5 años es equivalente y excelente (98-99 %) en mujeres tratadas con conización o histerectomía para la enfermedad en estadio IA1 y ILV negativo. La conización con evaluación ganglionar (biopsia selectiva de ganglio centinela ± linfadenectomía pélvica) debe considerarse en el *estadio IA1 con ILV*.

Traquelectomía radical y biopsia selectiva de ganglio centinela ± linfadenectomía

La traquelectomía radical es el estándar de atención para las mujeres en *estadio IB1 con invasión linfovascular* porque los resultados de recurrencia son equivalentes a los de la histerectomía radical (95-100 %) y la supervivencia general (99-100 %). La evaluación ganglionar (centinela) es el primer paso durante la cirugía, ya que su afectación tumoral contraindica cualquier tipo de preservación de la fertilidad. La traquelectomía radical se puede realizar mediante laparotomía (abdominal), por vía vaginal o con cirugía mínimamente invasiva (laparoscópica o robótica). Tras la traquelectomía se coloca un cerclaje permanente alrededor del cuello uterino restante con sutura no absorbible y el útero se vuelve a anastomosar a la parte superior de la vagina restante.

Con la reciente publicación ESGO-ESTRE-ESP cada vez se tiene más evidencia que cirugías más conservadoras ofrecen la misma seguridad oncológica, pero con menor morbilidad. Tal es así que en pacientes IB1 sin afectación estromal profunda y con alta probabilidad de márgenes libres de tumor endocervical se podría considerar la traquelectomía simple.

La indicación de preservación en los estadios IB2 es controvertida. Se puede considerar la quimioterapia neoadyuvante para reducir el tamaño del tumor antes de la cirugía en aquellos tumores con un tamaño de 2-4 cm, teniendo en cuenta el impacto de la quimioterapia en la fertilidad, si bien esta práctica no está respaldada fuera de ensayo clínico.

Traquelectomía simple

De manera similar a la conización, la traquelectomía simple se puede considerar en mujeres con enfermedad en *estadio IA2 o IB1* (con invasión linfovascular negativa) como una alternativa conservadora a la traquelectomía radical; la traquelectomía simple tiene un menor riesgo de lesión neurovascular, formación de fístulas, disfunción vesical, intestinal o sexual y linfedema. Es más adecuado para tumores < 2 cm con profundidad de invasión < 50 % y ganglios linfáticos negativos, donde el riesgo de afectación parametrial es < 1 %.

Transposición ovárica

Antes de recibir radiación pélvica adyuvante o definitiva, se puede realizar una transposición ovárica para reducir el riesgo de insuficiencia ovárica. El procedimiento implica el reposicionamiento quirúrgico de los ovarios fuera de un campo de radiación planificado y se puede realizar simultáneamente con una cirugía conservadora para ayudar a preservar la fertilidad. Aproximadamente el 60 % de las mujeres que se someten a una transposición ovárica antes de la radioterapia conservarán la función ovárica. La transposición ≥1,1 a 1,5 cm por encima de la cresta ilíaca se asocia con una mayor probabilidad de función ovárica normal.

PRESERVACIÓN DE LA FERTILIDAD EN EL CÁNCER DE ENDOMETRIO

Cualquiera de las opciones desarrolladas solo debe considerarse en pacientes con *cáncer de endometrio sin infiltración miometrial o muy incipiente e histología de bajo grado* (**Algoritmo 112-2**).

Terapia de gestágenos

El tratamiento preservador de la fertilidad más común es la terapia continua con progestágenos, a través de la vía oral (acetato de medroxiprogesterona o acetato de megestrol) y/o dispositivos intrauterinos liberadores de progestágenos (levonorgestrel [DIU-LNG] 20 µg/día). La tasa de regresión del cáncer de endometrio con tratamiento oral o DIU-LNG es del 44-87 %, con una mediana de tiempo hasta la respuesta de 3-6 meses y una tasa de recurrencia posterior del 25-41 %.

Resección histeroscópica

La resección histeroscópica antes de la terapia con progestágenos orales o intrauterinos (con el objetivo de reducir la carga tumoral) para mujeres con carcinoma endometrial unifocal en estadio IA se ha informado solo en estudios muy pequeños y sigue en fase de investigación (**Fig. 112-1**). Se ha demostrado que es un procedimiento seguro y que no existe riesgo de diseminación en la cavidad peritoneal.

PRESERVACIÓN DE LA FERTILIDAD EN EL CÁNCER DE OVARIO

Tumores de ovario *borderline* (TOBL)

El tratamiento conservador de la fertilidad mediante salpingooforectomía unilateral (SOU) para tumores *borderline* es eficaz y seguro. Si hay formaciones ováricas bilaterales, se puede realizar SOU con quistectomía contralateral. Existe un mayor riesgo de recurrencia en mujeres sometidas a quistectomía en lugar de ooforectomía (34 % frente a 20 %); por lo tanto, la quistectomía debe considerarse solo en mujeres jóvenes con quistes ováricos bilaterales o con un solo ovario (**Tabla 112-1**).

Cáncer epitelial de ovario (CEO)

La cirugía conservadora de la fertilidad no es el estándar de atención, pero se puede considerar en casos de compromiso unilateral de un ovario con histología

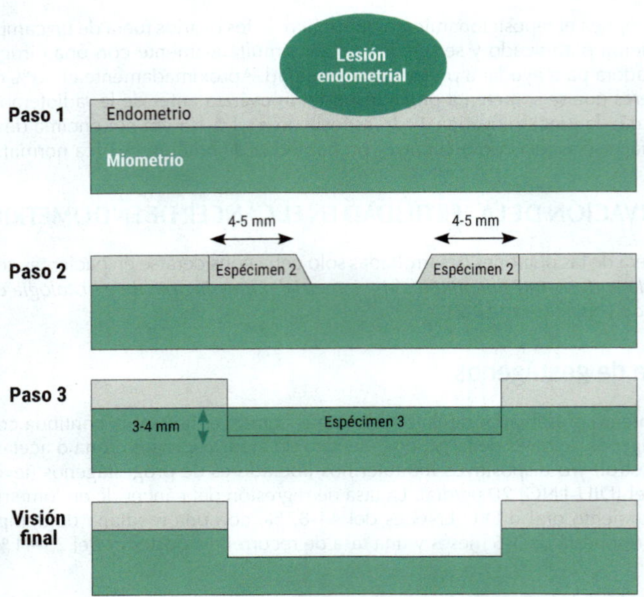

Figura 112-1. Representación esquemática de la resección histeroscópica focal en «tres pasos». *Adaptado de Rodolakis, 2023.*

serosa, endometrioide o mucinoso de bajo grado. Si ambos ovarios están involucrados, pero no hay extensión pélvica, la cirugía conservadora de la fertilidad puede incluir salpingooforectomía bilateral con conservación uterina. La biopsia del ovario contralateral se recomienda solo si hay una lesión de apariencia sospechosa porque el riesgo de enfermedad microscópica es bajo.

Tabla 112-1. Cirugía de preservación de la fertilidad en el cáncer de ovario

Diagnóstico	Tipo de cirugía	Resultado oncológico
Tumor *borderline* estadio FIGO IA	Anexectomía unilateral/ quistectomía bilateral	Tasas de recaída más elevadas sin diferencias en mortalidad respecto a cirugía radical
Tumor epitelial estadio FIGO IA G1	Anexectomía unilateral + estadificación ganglionar (linfadenectomía pélvica y paraaórtica) + omentectomía	Tasa de supervivencia a 5 años del 87 %, recurrencia: 7-12 %

La tasa de recurrencia después de la cirugía conservadora de la fertilidad en el cáncer epitelial de ovario en estadio IA es del 5-29 %, pero la tasa de supervivencia general es de aproximadamente el 94 %. El pronóstico es similar para las pacientes con recurrencia después de la cirugía conservadora de la fertilidad y después del tratamiento estándar.

ALGUNAS CONSIDERACIONES EN LOS TRATAMIENTOS Y TÉCNICAS DE REPRODUCCIÓN ASISTIDA (TRA)

La realización de técnicas de reproducción asistida (TRA) no parece aumentar la tasa de recurrencia o afectar a la supervivencia. El papel de la vitrificación de ovocitos o la congelación de tejido ovárico es distinto en cada tipo de tumor y debe considerarse en aquellas pacientes con riesgo de disminución o pérdida de reserva ovárica.

En las pacientes con *cáncer de endometrio*, las tasas de embarazo espontáneo son altas, pero, dado que estas pacientes por lo general son obesas y en muchos casos presentan anovulación, las TRA serían de utilidad a la hora de acortar los tiempos para conseguir una gestación. El momento de llevar a cabo la estimulación podría ser mientras la paciente está con tratamiento progestágeno, aprovechando el efecto de la progesterona como inhibidor de la ovulación, y utilizando el letrozol como agente estimulador junto a las gonadotrofinas de la misma manera que en las pacientes con cáncer de mama, con lo que se consiguen niveles estrogénicos similares a los de un ciclo natural evitando así el efecto deletéreo que el estradiol elevado puede tener en este cáncer.

En el *cáncer de cérvix*, la indicación de vitrificar ovocitos quedaría para aquellas pacientes que van a recibir además tratamiento con quimioterapia. La tasa de embarazo espontáneo tras la conización es alta y puede estar condicionada por la existencia de adherencias postquirúrgicas, aunque con una tasa elevada de abortos en el segundo trimestre. Existe poca información sobre TRA tras traquelectomía.

En los *tumores de ovario* estaría indicada TRA ante el riesgo de recurrencia o bilateralidad, baja reserva ovárica o necesidad de quimioterapia adyuvante.

PUNTOS CLAVE

- Todas las pacientes con diagnóstico de cáncer ginecológico en edad fértil y con deseo genésico deben ser remitidas lo antes posible a una unidad especialista en preservación de la fertilidad.
- En líneas generales, es posible la cirugía conservadora en aquellos tumores en estadio temprano y bajo grado.
- Los tratamientos que preservan la fertilidad tienen tasas aceptables de supervivencia libre de progresión y supervivencia general en pacientes cuidadosamente seleccionadas.

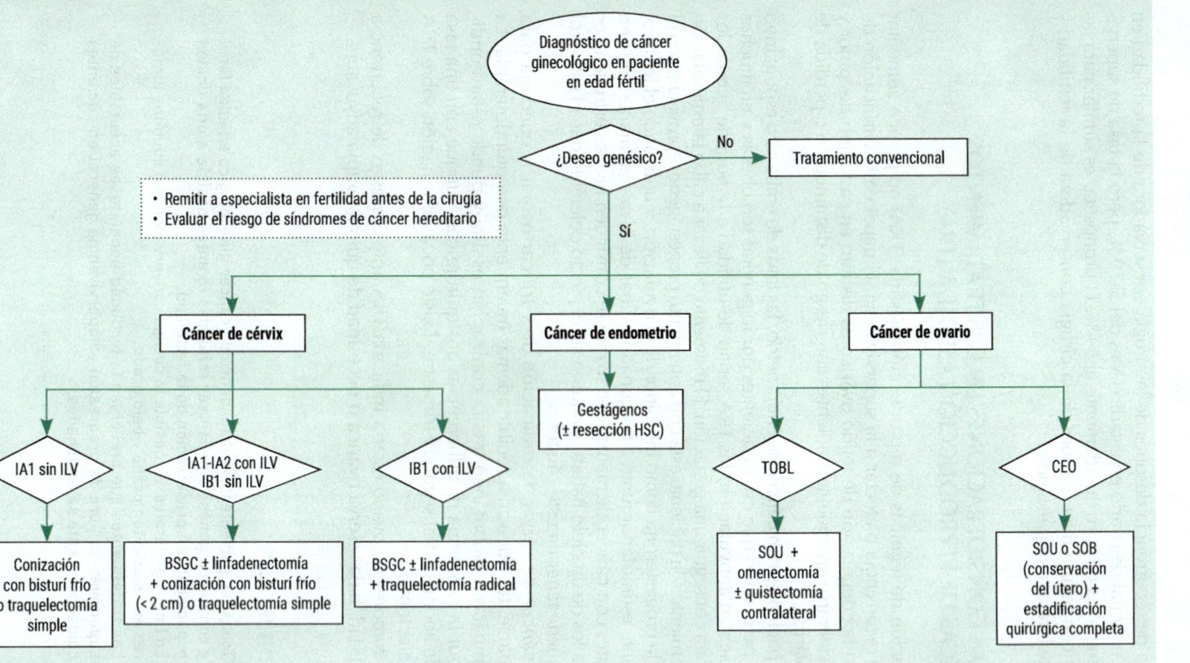

Algoritmo 112-1. Preservación de la fertilidad en ginecología oncológica: indicaciones. BSGC: biopsia selectiva de ganglio centinela; CEO: cáncer epitelial de ovario; HSC: histeroscopia; ILV: invasión linfovascular; SOB: salpingooforectomía bilateral; SOU: salpingooforectomía unilateral; TOBL: tumores ováricos *borderline*.

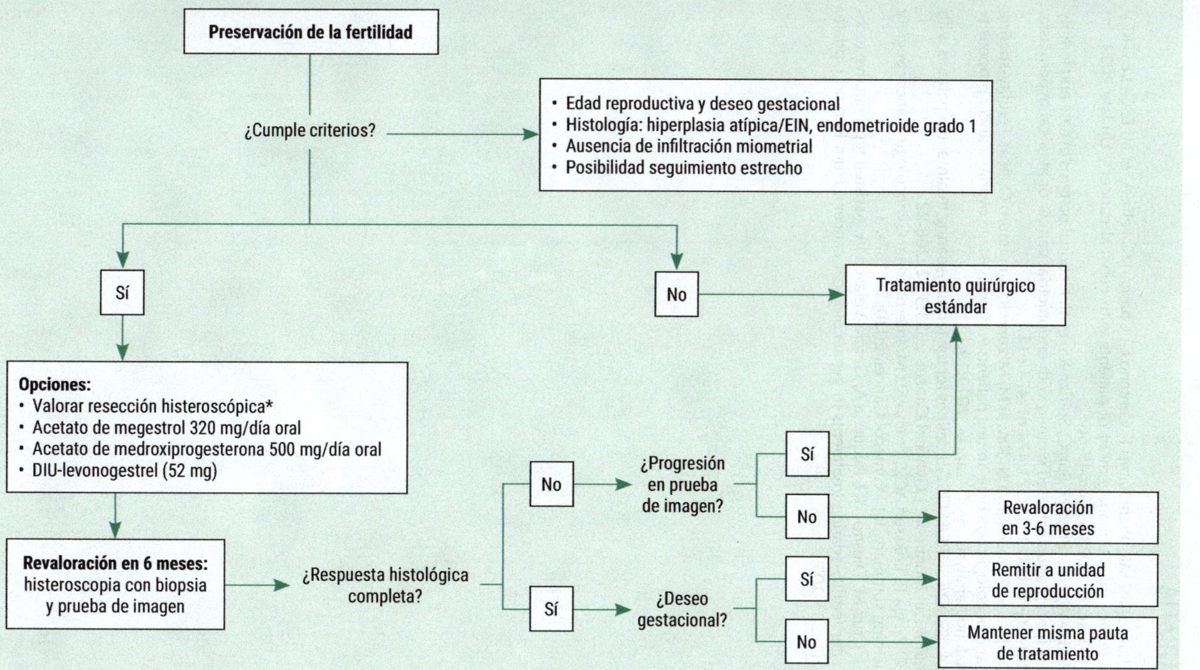

Algoritmo 112-2. Preservación de la fertilidad. *Sobre todo en lesiones focales con invasión incipiente (1-2 mm). EIN: *endometrial intraepithelial neoplasia*.

BIBLIOGRAFÍA

Cibula D, Raspollini MR, Planchamp F, Centeno C, Chargari C, Felix A, et al. ESGO/ESTRO/ESP Guidelines for the management of patients with cervical cancer - Update 2023. Int J Gynecol Cancer. 2023;33(5):649-66.

Harrison RF, He W, Fu S, Zhao H, Sun C, Suidan RS, et al. National patterns of care and fertility outcomes for reproductive-aged women with endometrial cancer or atypical hyperplasia. Am J Obstet Gynecol. 2019;221:474.e1-474.e11.

Kajiyama H, Suzuki S, Yoshikawa N, Kawai M, Mizuno K, Yamamuro O, et al. Fertility-sparing surgery and oncologic outcome among patients with early-stage ovarian cancer propensity score-matched analysis. BMC Cancer. 2019;19:1235.

Rodolakis A. ESGO/ESHRE/ESGE Guidelines for the fertility-sparing treatment of patients with endometrial carcinoma. Int J Gynecol Cancer. 2023;33(2):208-22.

Ramírez PT, Pareja R, Eriksson AGZ, Frumovitz M. International Gynecologic Cancer Society 2019 meeting summary. Int J Gynecol Cancer. 2020; 30:167-73.

Zapardiel I, Cruz M, Diestro MD, Requena A, Garcia-Velasco JA. Assisted reproductive techniques after fertility-sparing treatments in gynaecological cancers. Hum Reprod Update. 2016;22(3):281-305.

Cáncer ginecológico y gestación 113

B. Segarra Vidal y V. J. Diago Almela

INTRODUCCIÓN

El cáncer durante la gestación se considera la aparición de toda neoplasia maligna durante la gestación y hasta un año después del parto (la Organización Mundial de la Salud solo incluye los 6 primeros meses), y acontece en 4-8 de cada 100.000 embarazos. Se espera un incremento sobre todo en los países donde la maternidad se retrasa a una edad más avanzada.

El cáncer ginecológico más frecuente durante la gestación, excluyendo el cáncer de mama, es el de cérvix. Actualmente la aparición de un cáncer durante la gestación no significa la interrupción inmediata del embarazo. El manejo dependerá de aspectos éticos, morales, legales, religiosos y emocionales, lo que requiere derivar a la paciente a un centro especializado con un equipo multidisciplinar compuesto por especialistas de oncología médica, ginecología oncológica, obstetricia de alto riesgo, radiología, neonatología y psicología.

ASPECTOS PRÁCTICOS

La gestación es una situación de cambios fisiológicos que requiere ciertas consideraciones:

- **Diagnóstico:** el mejor método de imagen es la ecografía, que permite un estudio de la lesión de calidad y de manera segura para el feto. Para estudios de extensión se puede utilizar la resonancia magnética (se debe evitar el contraste con gadolinio) y limitar la tomografía computarizada, aunque la irradiación de la pelvis sea escasa. En cuanto a los marcadores tumorales, los antígenos oncofetales (AFP, HCG, CEA, CA-125, HE4) están asociados con el ciclo biológico fetal y sus niveles fluctúan durante la gestación. Los niveles séricos de HE4, a pesar de estar más elevados, se mantienen por debajo del punto de corte establecido para las mujeres premenopáusicas, por lo que se pueden utilizar para la evaluación de masas anexiales durante el embarazo.
- **Tratamiento quimioterápico:** la quimioterapia (QT) es posible, dependiendo del tipo y tiempo de tratamiento. Es un tratamiento citotóxico e inhibe el cre-

cimiento de las células fetales cuando cruza la placenta en concentraciones altas (la mayoría son de categoría D). La dosificación de fármacos durante el embarazo debe basarse en el peso actual y se debe utilizar la misma que en pacientes no embarazadas. La dosis de los fármacos quimioterápicos puede verse reducida por un aumento del metabolismo hepático y por un mayor aclaramiento renal.

La *QT en el primer trimestre* está contraindicada, ya que interfiere en la organogénesis, y se asocia a un 10-20 % de malformaciones mayores, comparado con el 4,1 % de la población. Pasado este trimestre el riesgo de malformaciones mayores (3 %) y problemas de neurodesarrollo no está aumentado. Es factible la administración de taxanos, agentes de platino, antraciclinas, etopósido y bleomicina. El cisplatino se asocia a pérdida auditiva y neutropenia, y el etopósido, con ventriculomegalia y pancitopenia.

No debe administrarse tampoco después de la semana 35, ni plantearse el parto antes de 2-3 semanas de finalizar la QT, debido al riesgo de mielosupresión y los subsecuentes peligros de infección y hemorragia para la madre y el recién nacido. La lactancia materna está contraindicada con administración de QT.

- **Terapias dirigidas:** anti-VEGF, otros fármacos antiangiogénicos y las terapias dirigidas están contraindicados durante el embarazo.
- **Tratamiento radioterápico:** debe evitarse durante la gestación por sus múltiples posibles efectos en el feto, como teratogénesis, aborto, retraso de crecimiento.
- **Tratamiento quirúrgico:** es posible en todos los trimestres, aunque es preferible su realización en el segundo trimestre a ser posible, ya que el uso de anestesia no ha sido asociado a un aumento de malformaciones congénitas o abortos. En el tercer trimestre existe el problema de compresión de la cava y dificultades técnicas por el tamaño uterino, así como el parto prematuro por la propia cirugía.

  La monitorización materna es crucial para prevenir la hipoxia, la hipotensión y la hipoglucemia. La placenta no tiene autorregulación vascular y su perfusión está determinada por la presión arterial materna. La hipotensión materna, la hipoxia o el estrés representan un mayor riesgo para el feto que los propios agentes anestésicos. También hay que considerar diferir la cirugía al postparto si el pronóstico materno no se ve alterado y la posibilidad de realizar una cesárea ante cualquier complicación con feto viable. El uso de la laparoscopia es viable y aporta beneficios sobre la laparotomía. La recomendación para la cirugía durante el embarazo, si es posible, es mediante un abordaje laparoscópico con entrada abierta, de no más de 90-120 minutos, con una presión intraabdominal de trabajo baja de 10-13 mmHg, y por un cirujano experimentado. Los tocolíticos se pueden considerar cuando se espera una manipulación uterina y se recomienda tromboprofilaxis con heparinas de bajo peso molecular en todos los casos.
- **Finalización de la gestación:** si la enfermedad materna está estable se prefiere la finalización > 37 semanas y así evitar un recién nacido prematuro; si fuera necesaria la finalización antes de la semana 34 se debe esperar a la administración de corticoides. Se recomienda remitir la placenta a anatomía patológica.

CÁNCER DE CÉRVIX Y GESTACIÓN

Las alteraciones en la citología cervical son frecuentes en el embarazo (5 %), pero el diagnóstico de cáncer invasivo es raro (las tres cuartas partes se diagnostican en estadios precoces). El 1-3 % de los cánceres de cérvix se diagnostican en el embarazo o puerperio inmediato. El tipo histológico más frecuente es el epidermoide.

Las lesiones precancerosas requieren controles colposcópicos y biopsias dirigidas (riesgo de sangrado, y está contraindicado el legrado endocervical). Las imágenes colposcópicas son difíciles de interpretar por los cambios anatomofisiológicos de la gestación. La *conización* durante la gestación solamente se indica si la confirmación de cáncer invasivo alteraría la forma de parto, posponiéndose al postparto para evitar una posible interrupción de la gestación. Si se debe realizar es preferible en el segundo trimestre (14-20 semanas), y si es muy extenso se aconseja realizar un cerclaje en el mismo tiempo. El tratamiento de las lesiones premalignas durante el embarazo, cuando se excluye la invasión, debe retrasarse hasta el postparto.

El embarazo no acelera el proceso de carcinogénesis. La evolución de un HSIL es muy pequeña durante el embarazo (< 0,4 %), con posibilidad de regresión postparto, por lo que se debe reevaluar en el puerperio. En el cáncer de cérvix invasor se debe considerar la preservación del embarazo inicialmente. El tratamiento depende del estadio FIGO, el trimestre de la gestación y si la paciente decide continuar o no su gestación (**Algoritmo 113-1**). La finalización de la gestación cuando el cáncer de cuello todavía está *in situ* es mediante cesárea para evitar implantes en el caso de requerir una episiotomía.

CÁNCER DE OVARIO Y GESTACIÓN

El 0,2-2 % de las gestaciones se complican con una masa anexial, y solo el 1-6 % de las mismas son malignas; su incidencia es baja (0,018/1.000 partos). El 70 % de las masas anexiales diagnosticadas en el primer trimestre desaparecen en el segundo trimestre. Presentan una alta supervivencia a los 5 años (72-90 %) debido a que en el 75 % de las ocasiones se diagnostican en estadios iniciales.

La mayoría de las veces el diagnóstico es incidental al realizar una ecografía, cuando aún son asintomáticas. El hallazgo durante una cesárea es raro. Su sintomatología es inespecífica (dolor abdominal o de espalda, estreñimiento, distensión abdominal o síntomas urinarios). En pocos casos puede debutar como un abdomen agudo (torsión ovárica que es más frecuente con tamaños de 6-8 cm y a las 10-17 semanas de gestación). En la mitad de las ocasiones su histología es de origen epitelial, un tercio de origen germinal (más frecuentes los disgerminomas, bilaterales en el 10-15 % de los casos) y en menor proporción tumores estromales (tumores de la granulosa).

Respecto al tratamiento (**Algoritmo 113-2**), son subsidiarias de cirugía todas las masas asintomáticas > 10 cm o que contengan contenido sólido y áreas quísticas o presencia de papilas o septos. Debe realizarse, a ser posible, después del primer trimestre. Se prefiere la laparotomía media ante la alta sospecha de malignidad, y si la biopsia extemporánea confirma la malignidad, se debe realizar una estadificación de la enfermedad en estadios inciales (es importante el estudio del retroperitoneo: ganglios pélvicos y paraaórticos). Una adecuada cirugía de estadificación se puede realizar antes de las 22 semanas de gestación y es muy importante particularmente para el estadio I (limitado al ovario), ya que en muchos de ellos es suficiente con la cirugía, y no se precisa QT. Si se trata un tumor con bajo potencial maligno diagnosticado durante el segundo o tercer trimestre, la cirugía podría posponerse hasta el postparto. Para las pacientes diagnosticadas de cáncer de ovario avanzado previo al parto, el tratamiento consiste en la realización de una citorreducción postparto para eliminar la enfermedad persistente. La decisión de continuar el embarazo cuando el diagnóstico es en el primer trimestre debe ser individualizada. Una finalización precoz del embarazo no mejora los resultados del cáncer y sí aumenta la morbilidad fetal por prematuridad.

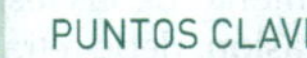

PUNTOS CLAVE

- El diagnóstico de cáncer ginecológico no significa finalizar inmediatamente la gestación. Requiere un manejo multidisciplinar.
- La QT debe aplicarse en el segundo trimestre y retirarse 3 semanas antes de la finalización de la gestación. El tratamiento quirúrgico debe posponerse al segundo trimestre. La radioterapia está totalmente contraindicada.
- La atención psicológica durante todo el proceso y en el postparto es clave.

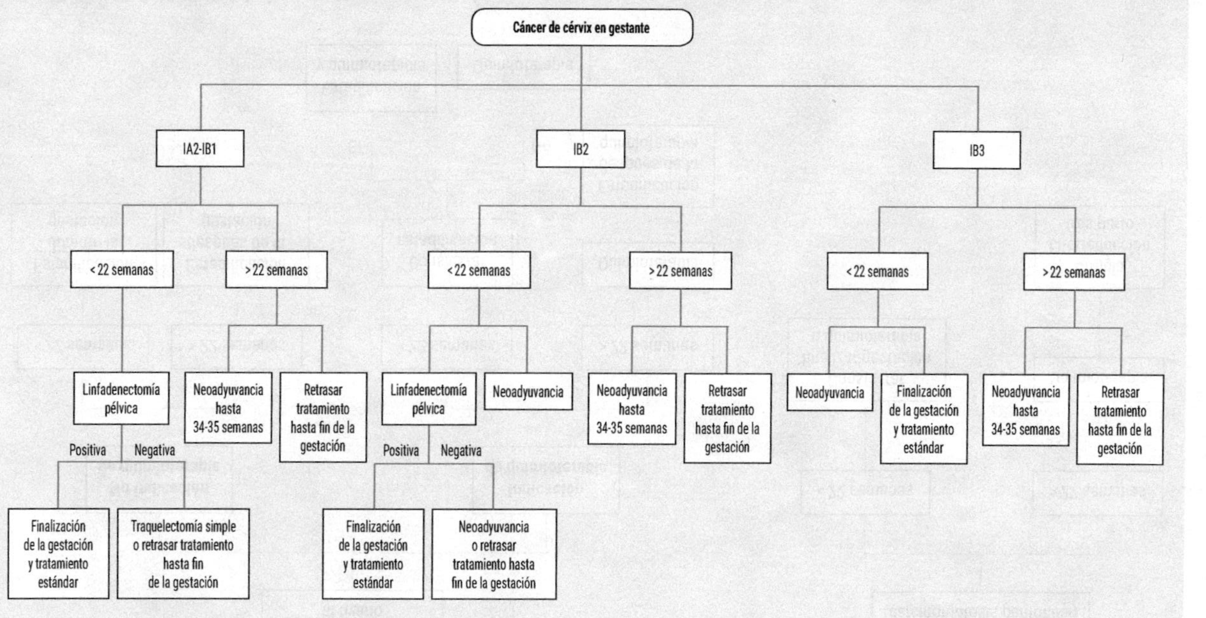

Algoritmo 113-1. Manejo del cáncer de cérvix en gestante. *Adaptado de Amant et al., 2019.*

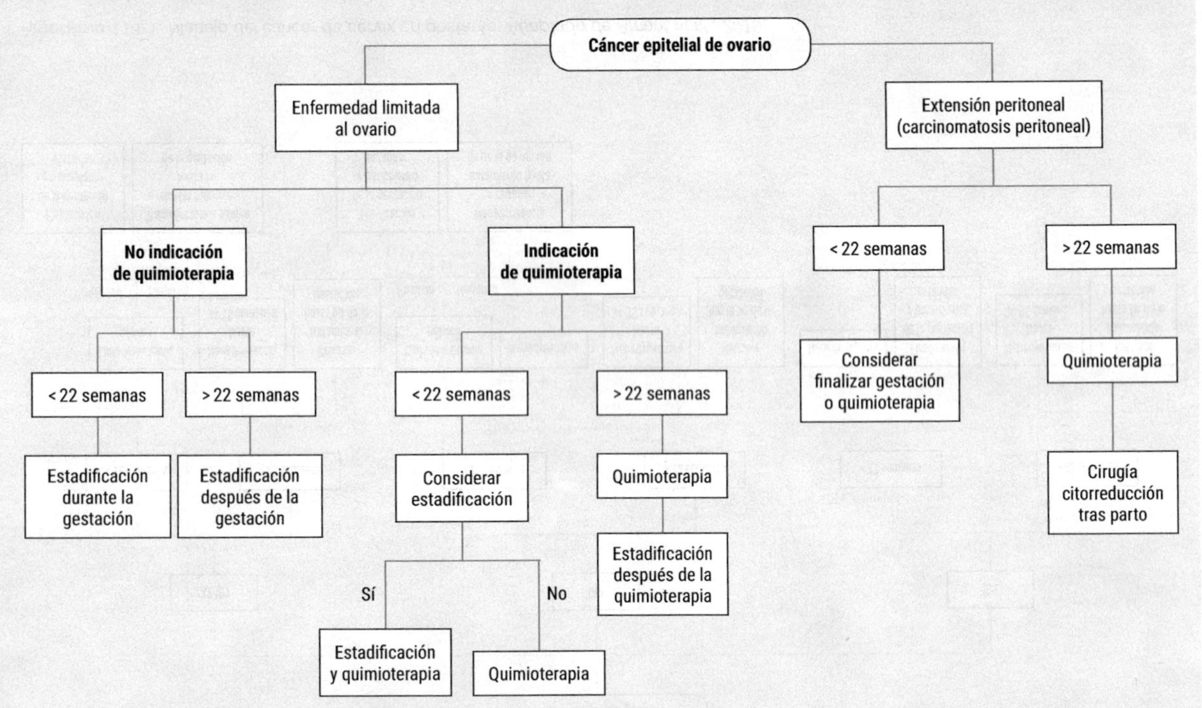

Algoritmo 113-2. Manejo del cáncer de ovario en gestante.

BIBLIOGRAFÍA

Amant F, Berveiller P, Boere IA, Cardonick E, Fruscio R, Fumagalli M, et al. Gynecologic cancers in pregnancy: guidelines based on a third international consensus meeting. Ann Oncol. 2019;30:1601-12.

Bigelow CA, Horowitz NS, Goodman A, Growdon WB, Del Carmen M, Kaimal AJ. Management and outcome of cervical cancer diagnosed in pregnancy. AJOG. 2017; 216:276.e1-6

Fruscio R, De Haan J, Van Calsteren K, Verheecke M, Amant F. Ovarian cancer in pregnancy. Best Prac Res Clin Obstet Gynaecol. 2017;41:108-17.

Jackson H, Granger S, Price R, Rollins M, Earle D, Richardson W, et al. Diagnosis and laparoscopic treatment of surgical diseases during pregnancy: an evidence-based review. Surg Endosc. 2008;22(9):1917-27.

Maggen C, Wolters VERA, Cardonick E, Fumagalli M, Halaska MJ, Lok CAR, et al. Pregnancy and Cancer: the INCIP Project. Curr Oncol Rep. 2020;22(2):17.

114 La comunicación en oncología. Implicaciones psicológicas

A. García-Conde Benet

INTRODUCCIÓN

Los cambios técnicos, sociales, económicos y culturales en las sociedades de la postmodernidad han modificado la relación médico-enfermo. Existe una ampliación de esta relación, denominada relación clínica, que considera la magnitud del ser humano en su totalidad. Por ello, se plantea desde distintas disciplinas, como la psicología, el abordaje de las relaciones efectivas entre las personas intervinientes en el proceso de enfermedad, a tener en cuenta por parte del médico, equipo sanitario, familiares y paciente.

Los pacientes (personas enfermas) han decidido tener autonomía y participar en las decisiones mediante un proceso deliberativo. Son ciudadanos, con derechos como pacientes y deberes expresados en los derechos humanos y en los códigos elaborados desde la bioética. También han contribuido los componentes jurídicos y leyes, que requieren una metodología que contemple la comunicación, la introducción de valores personales y la deliberación (**Algoritmo 114-1**).

En las últimas décadas se ha utilizado el término «oncología de precisión» en referencia a la identificación del perfil molecular de las neoplasias para obtener alteraciones diana para su inclusión en las nuevas terapias e implementación en la práctica clínica. En los últimos años, tanto profesionales sanitarios como pacientes incluyen en la misma desafíos vinculados a la comunicación, las expectativas de los pacientes, el aumento en la probabilidad de ser curado y la disminución de efectos secundarios. Es especialmente destacado el manejo de emociones, expectativas, miedos, esperanza... del paciente y su familia.

LA COMUNICACIÓN

La *comunicación* parte de un reconocimiento recíproco entre humanos que se encuentran en situaciones diferentes. La persona enferma es vulnerable, y el médico posee la capacidad de generar un proceso cuyo objetivo es reintegrar el estado de salud. Además de contar con sus conocimientos técnicos, se confía en que, gracias a ellos y a su cualidad humana, en cuanto a los valores que lo definen, sabrá enfrentarse a cualquier conflicto que pueda perjudicar al enfermo (conspiración de silencio, conflicto de intereses, etc.).

El paciente con cáncer es, ante todo, una persona debilitada por la enfermedad y por la incertidumbre, por el tratamiento que se le administra, por el pronóstico, por el temor al sufrimiento, por la adaptación a una nueva situación personal y a su entorno, por los cambios que a lo largo de su evolución prevé que va a tener y, en una medida muy importante, por la relación confianza-desconfianza que va tener con su médico.

En la entrevista inicial, se produce un primer encuentro que condiciona una emoción particular, tal y como sucede en todas la relaciones interpersonales. La comunicación, entendida desde su complejidad, aborda desde consideraciones verbales como la utilización del lenguaje, las expresiones de afectividad, los silencios, etc., hasta los componentes no verbales, como la expresión facial, la mirada, la sonrisa, la postura, el contacto físico y la ausencia de estos. Por tanto, la comunicación no es solo informar, sino también compartir algo que se pone en común entre seres vivos. El buen médico debe saber comunicar, escuchar e interpretar, empatizar, colaborar y compartir las decisiones. Este proceso complejo requiere una bidireccionalidad entre emisor y receptor en la que lo que se quiere comunicar sea captado e interpretado por ambos, estableciéndose entonces el vínculo terapéutico que mejora tanto la satisfacción personal de ambas partes como el cumplimiento de los tratamientos. Así pues, se trata de un proceso que requiere enseñar, aprender y seguir aprendiendo, porque la experiencia no es suficiente y debería incluirse en la enseñanza de una bioética y psicología que no existe hoy en las facultades de medicina (**Tabla 114-1**).

Los estilos de comunicación definen la manera en que las personas se relacionan en la interacción y van desde la pasividad hasta la agresividad, siendo su forma más adaptativa la asertividad, que Lazarus definió como la expresión de los derechos y sentimientos personales. La asertividad permite expresar sentimientos, ideas u opiniones, resuelve problemas que se sitúan en las relaciones humanas porque utiliza la inteligencia que H. Gardner estableció como interpersonal. Con todo ello, la comunicación, si es adecuada, prestigia tanto al médico como al equipo sanitario y genera confianza y confidencia. Por ello, es

Tabla 114-1. Facilitadores de la relación clínica y la comunicación

- Observar y atender a la comunicación no verbal
- Hacer preguntas abiertas y directas
- Preguntar por el estado de ánimo
- Indagar si existen barreras o preocupaciones en otros ámbitos de su vida que puedan entorpecer o que angustien más allá de la propia enfermedad
- Expresión de afectos clínicos por parte del médico
- Abrir un espacio explícito para dudas, consultas o solución de problemas
- Ofrecer honestidad y consultar por los deseos de omisión de información negativa difícil de asumir (reforzar la confianza del encuentro terapéutico)
- Invertir en el autocuidado del profesional sanitario. Atender al sufrimiento propio. Explorar y generar autorregulación emocional
- Equilibrar las necesidades en la relación terapéutica entre médico, paciente y familia
- Adaptarse al ritmo y evolución de la persona (estimular la flexibilidad)

necesario medir el criterio jerárquico y vertical, aproximándose a una relación más horizontal.

La comunicación, pues, implica una relación entre distintas personas, siendo fundamental el abordaje de todas ellas. Desde la perspectiva del médico existen algunas premisas fundamentales para abordarla con bienestar: reconocer la importancia para ambas partes de comunicarse bien, entender la comunicación como un proceso de dar y recibir, atender al lenguaje no verbal mutuo, dirigirse hacia una respuesta empática, fomentar el autocuidado para balancear las dificultades del trabajo y practicar y reflexionar en un proceso constante vital.

LA RELACIÓN CLÍNICA EN LA ERA DE LA AUTONOMÍA DELIBERATIVA

El paternalismo como relación paternofilial procede de la Edad Media y tiene su vigencia en las tres primeras partes del siglo XX. Ello se debió a una posición privilegiada del médico, que le otorgaba, por su capacitación técnica, la razón absoluta para tomar decisiones en un sistema jerárquico y vertical en la relación con el enfermo. El objetivo era proporcionar el mayor bien físico, pero prescindiendo de dos criterios: la percepción del bien la decide quien la percibe y, por tanto, necesita la participación en el proceso de toma de decisiones.

En la década de 1970 aparecen dos hitos importantes para la relación médico-enfermo: por un lado, la introducción de la psicooncología por parte de Jimmie Holland y, por otro, la introducción de la bioética por el oncólogo Van Ressenlaer Potter. La psicooncología aborda las dimensiones psicológica, social y conductual del cáncer desde dos perspectivas: respuestas psicológicas de los pacientes en todos los estadios de la enfermedad y de sus familias (psicosocial), y aspectos psicológicos, sociales y conductuales que influyen en la morbilidad y mortalidad (psicobiológica). La bioética tiene como objetivo analizar los conflictos de la vida en pacientes con cáncer utilizando los principios, considerados por T. Beauchamp y J. Childress, de autonomía, beneficencia, no maleficencia y justicia. También hay que destacar el desarrollo en los últimos años de los cuidados globales del paciente oncológico y de las guías internacionales (NCCN), que ponen de manifiesto la magnitud de las necesidades globales del ser humano con cáncer.

La *autonomía* parte del carácter autorregulador del ser humano, que procede de la razón, pero también de los sentimientos. Se identifica, pues, con la capacidad de tomar decisiones y de gestionar el propio cuerpo, y, por tanto, la vida y la muerte. En la enfermedad oncológica existe la incertidumbre presente durante todo el proceso, y el conflicto de valores propios y del otro. La *beneficencia* obliga no solo a no hacer el mal, que es un principio primario, sino a hacer el bien. El bien es un sentimiento que debe percibir el receptor ante la propuesta de quien lo aporta. La *no maleficencia* consiste en no hacer actos que puedan ser perjudiciales para el paciente o en los que la relación riesgo/beneficio no sea adecuada.

La *deliberación* es un proceso de ponderación de los valores que intervienen en una situación concreta para buscar una solución óptima o, cuando esto no sea posible, optar por la menos lesiva. Se trata, pues, de salvar valores desde dos posiciones extremas mediante opciones responsables. Sobre este planteamiento,

Tabla 114-2. Características de la humanización de la relación médico-enfermo

- Importancia de la relación con la persona enferma en el acto clínico
- Equidad en la prestación de servicios sanitarios y personales
- Atención a las necesidades emocionales de la persona enferma
- Personalización de los servicios sanitarios
- Respeto a la autonomía y a la capacidad de decisión y opinión de la persona enferma. Relación de confianza bidireccional
- Impulsar la relación humana considerando la pluralidad de soluciones, la existencia de excepciones y la condición razón-emoción

el médico y, en su caso, el psicólogo deben conversar con el paciente en un sistema de autonomía deliberada, que en el fondo responde a la buena práctica clínica. Se trata de impulsar la relación humana considerando la pluralidad de soluciones, la existencia de excepciones y la combinación de ciencia, razón y emoción (**Tabla 114-2**).

EL CONSENTIMIENTO INFORMADO Y LAS VOLUNTADES ANTICIPADAS

El *consentimiento informado* consiste en un documento que informa sobre las medidas que se propone ofrecer al paciente y que requiere la autorización por parte del enfermo. Es la expresión escrita de la autonomía y los derechos del paciente, teniendo en cuenta los derechos humanos. Este documento rige tanto para las cuestiones clínicas como de investigación. La omisión del consentimiento informado comprende el privilegio terapéutico que omite parte de la información como un acto de prudencia cuando esta puede producir daño físico o psicológico. Se utiliza en situaciones muy concretas y no debe convertirse en norma. Por otro lado, el paciente tiene derecho a la información, pero también la necesidad de no ejercer ese derecho.

Las *voluntades anticipadas* son declaraciones de una persona competente, libre y responsable, preferentemente escritas, dirigidas al personal sanitario o a otras personas significativas para que puedan utilizarse en el momento que esa persona pierda su capacidad de decisión. Proceden de Estados Unidos y se consideran como un «testamento vital» (*living will*) que expresa deseos para el futuro relacionados con la etapa final de la vida, la muerte y la donación de órganos. Estas decisiones suelen expresar los valores del paciente y permiten que este pueda participar en los cuidados de su salud y de su enfermedad. Abarcan dos aspectos: el intento de evitar un sufrimiento innecesario y la percepción de sentirse acompañado evitando una muerte solitaria.

PUNTOS CLAVE

- Los pacientes tienen autonomía y participan en la toma de decisiones.
- Una comunicación adecuada genera confianza y confidencia, y es un proceso bidireccional.
- La comunicación es un arte complejo, no consiste solo en informar y requiere un aprendizaje constante.
- Una relación eficiente con el paciente requiere no solo de habilidades técnicas, sino también del autocuidado del profesional.

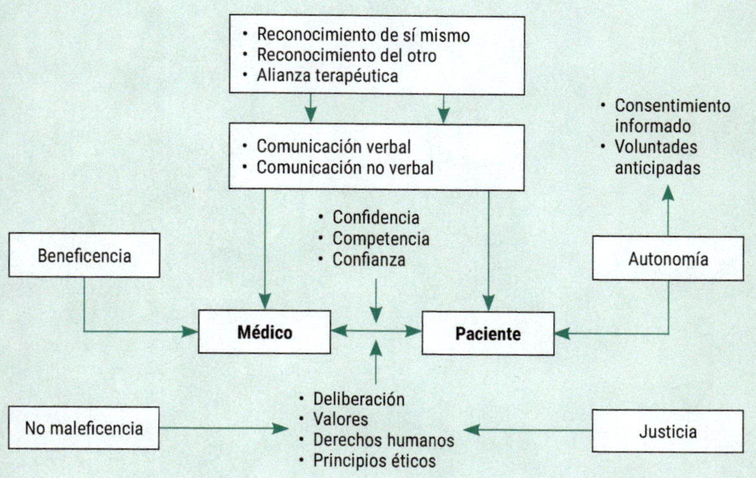

Algoritmo 114-1. El proceso de comunicación en la relación clínica.

BIBLIOGRAFÍA

Calvo Rigual F, Costa Alcaraz AM, García-Conde Brú J, Megía Sanz MJ. Sin reconocimiento recíproco no hay calidad asistencial. Rev Esp Salud Pública. 2011;85:459-68.

García-Conde J, García-Conde A. Humanización en la asistencia clínica oncológica. Psicooncología. 2005;2(1):149-56.

Hamilton JG, Benarjee SC, Carlsson SV, Vera J, Lynch KA, Say-Graycar L, et al. Clinician perspectives on communication and implementation challenges in precision oncology. Per Med. 2021;18(6):559-72.

Holland JC. Psycho-oncology. New York: Oxford University Press, 1998.

Jacobsen PB, Holland JC, Steensma DP. Caring por the hole patient: The science of psychological care. J Clin Oncol. 2012;10(30):1151-3.

Lazarus AA. Behaviour Rehearsal vs. Non-directive Therapy vs. Advice in Effecting Behavior Change. Behav Res Ther. 1966;4:209-12.

Valverde JJ, Gómez M, Navarrete A. Guía Clínica de Comunicación en Oncología. Ed. Desclée Brouwer, S.A., 2015.

Linfedema de vulva y miembros inferiores tras linfadenectomía en el cáncer ginecológico

115

A. Palop Moscardó, E. Bañuls Sendra y J. Sánchez Frutos

INTRODUCCIÓN

La resección de los ganglios linfáticos de la pelvis y el abdomen realizada en el tratamiento del cáncer ginecológico, y agravada por las influencias gravitacionales sobre el flujo linfático, puede conducir a la congestión linfática, que afecta a la movilidad y aumenta el diámetro de las extremidades inferiores, junto con un aumento de la presión y del perímetro abdominal. El linfedema secundario es una enfermedad crónica y progresiva, en la que el líquido rico en proteínas se acumula en los tejidos superficiales a causa de una insuficiencia en el sistema linfático, consecuencia de la extirpación quirúrgica ganglionar y empeorada si la zona ha sido irradiada, lo que favorece la aparición de un edema en uno o ambos miembros inferiores, que en ocasiones puede generar fibrosis y engrosamiento de la piel.

El dolor asociado al linfedema de las extremidades inferiores, junto con la pesadez y la dificultad en la función física y de movilidad, puede generar costes económicos importantes, debido al coste de las prendas de compresión, medicamentos, vendas, además de las limitaciones en las opciones de ropa, lo que afecta a la calidad de vida de la paciente al modificar las actividades debido a las piernas hinchadas. Además, el linfedema puede ocasionar ansiedad, angustia, depresión, problemas de adaptación, así como dificultades físicas y sexuales.

El linfedema también puede afectar a la vulva; inicialmente puede ser asintomático o caracterizarse por síntomas mínimos, que a menudo no son informados por la paciente, posteriormente puede complicarse con linforrea, dolor durante la marcha y piel edematosa que puede conducir a un alto riesgo de infecciones cutáneas, en particular erisipelas recurrentes, lo que obliga a la paciente a utilizar compresas y afecta a la actividad sexual.

Las mujeres sometidas a tratamiento necesitan ser informadas acerca del riesgo de padecer linfedema, y es fundamental aconsejarlas sobre los posibles factores modificables, como la pérdida de peso y la prevención de la infección.

INCIDENCIA DEL LINFEDEMA EN LOS MIEMBROS INFERIORES

En estudios retrospectivos de mujeres con antecedentes de tratamiento de cáncer ginecológico, la incidencia de linfedema de miembros inferiores oscila entre un

36 y un 51 %, con una incidencia más elevada en las mujeres tratadas de cáncer de vulva (**Tabla 115-1**).

Se desconoce la incidencia del linfedema de vulva, ya que con frecuencia no se diagnostica y aparece generalmente en los primeros años después del tratamiento del cáncer ginecológico, pero puede desarrollarse a lo largo de la vida de la paciente.

FACTORES DE RIESGO

Los factores de riesgo se pueden clasificar en los siguientes grupos:

- **Factores preoperatorios:** predisposición genética, si la paciente sufre insuficiencia venosa crónica (diuréticos, venotónicos, heparina y antibióticos), si ha sido intervenida de cirugía vascular en los miembros inferiores o si el índice de masa corporal es elevado.
- **Factores intraoperatorios:** número de ganglios extirpados, ubicación de la disección y procedimiento realizado.
- **Factores postoperatorios:** tratamiento con quimioterapia o radioterapia, episodios previos de linfangitis en los miembros inferiores, traumatismo. La mayor parte de los estudios informan de un mayor riesgo de linfedema de miembros inferiores después de la cirugía cuando se combina con radioterapia.

TÉCNICA DE VALORACIÓN

El linfedema se valorará por mediciones de volumen basado en la medición de las circunferencias de ambas extremidades inferiores, con una demostrada fiabilidad intraobservador e interobservador. Se medirán ambas extremidades en el preoperatorio, utilizando una cinta métrica y un tablero de medición; las mediciones circunferenciales de ambas extremidades inferiores se efectuarán a intervalos de 10 cm a partir del talón de la paciente (con el talón flexionado a 90 grados) y continuando hasta llegar a la cara inferior del pliegue inguinal.

Además de las mediciones habituales de las extremidades inferiores, se medirá también la cintura en cada paciente y se calculará el índice de masa corporal. Estas

Tabla 115-1. Incidencia del linfedema de miembro o miembros inferiores en el cáncer ginecológico

Cirugía	Incidencia del linfedema
Cáncer de ovario	20 %
Cáncer de endometrio	5-10 %
Cáncer de cérvix	40 %
Cáncer de vulva	51 %

medidas podrán ayudar a identificar y a diferenciar con precisión el desarrollo del linfedema en el postoperatorio y registrar simultáneamente el aumento del índice de masa corporal (**Algoritmo 115-1**).

El cálculo del volumen de ambas piernas se realiza a partir de las mediciones de circunferencia basándose en la fórmula de un tronco de cono: $V = (h)(C^2 + Cc + c^2)/12\ (\pi)$ (donde h = altura del segmento; C = circunferencia en la parte superior del segmento; c = circunferencia en la parte inferior del segmento), y el volumen de la pierna es la suma de cada volumen de cono truncado.

Se evaluará el signo de Stemmer: un pliegue de la piel debe poder ser pellizcado y levantado de la base del segundo dedo del pie; cuando no es así, el signo es positivo e indicativo de linfedema.

En el caso de aparición de linfedema de vulva con vesículas y linforrea, hay que realizar un estudio histológico diferencial con otros tumores mixedematosos.

CLASIFICACIÓN

Actualmente no existe un sistema formal para la clasificación del linfedema bilateral. La gravedad del linfedema en estas pacientes se basa en la comparación de las mediciones de volumen basal en el preoperatorio. El linfedema se categoriza en tres estadios:

- Estadio I: el edema es leve; el líquido se acumula a lo largo del día, pero se resuelve por la noche.
- Estadio II: el linfedema está siempre presente, pero varía en cuanto a gravedad.
- Estadio III: se caracteriza por edema persistente de la extremidad afectada.

Se clasifica como linfedema clínico si existe un cambio de volumen de la extremidad con respecto a la contralateral o con respecto a la medición de circunferencias preoperatoria de, al menos, un 10%. Así, el linfedema se clasifica en:

- Linfedema subclínico: < 10% de exceso de volumen.
- Linfedema leve: exceso de volumen del miembro del 10 al 19%.
- Linfedema moderado: 20-40% de exceso de volumen de la extremidad.
- Linfedema grave: > 40% de exceso de volumen.

En el linfedema de vulva, sería necesaria la detección temprana durante el seguimiento de la paciente, observando si aparece edema de vulva, cambios tróficos de la piel, vesículas o linforrea.

TRATAMIENTO

En las pacientes intervenidas de cáncer ginecológico y linfadenectomía, el tratamiento de fisioterapia para el linfedema de miembros inferiores consta de dos fases:

- Una fase intensiva descongestiva (terapia descongestiva compleja), que consta de 2 semanas de tratamiento, cinco sesiones por semana, de 45 minutos-1 hora de duración, en la que se realizará drenaje linfático manual, presoterapia y vendaje multicomponente, así como ejercicios terapéuticos dirigidos a la activación de la circulación.

- Una fase de mantenimiento en la que la paciente deberá utilizar una media de compresión durante el día, mantener un cuidado de la piel, realizar drenaje linfático manual autoadministrado y ejercicios terapéuticos diarios, así como usar al menos tres vendajes a la semana para dormir o una media de pernoctar.

En el caso del tratamiento del linfedema de vulva que no responda al tratamiento de terapia descongestiva compleja y que presente una complicación como la linforrea, actualmente no se ha determinado una terapia efectiva definitiva, pero el tratamiento de escisión con láser de CO2 puede aportar una mejoría de los síntomas.

PUNTOS CLAVE

- El linfedema de miembros inferiores y el de vulva son una complicación postoperatoria tras la linfadenectomía por cáncer ginecológico.
- Las pacientes deben ser advertidas del riesgo de sufrir linfedema y deben disponer de una evaluación previa a la cirugía y recibir educación para conocer los primeros signos y síntomas y dónde acudir para recibir tratamiento.
- Los profesionales del equipo multidisciplinario detectarán los factores desencadenantes del linfedema de miembros inferiores y de vulva, encargándose de la derivación para el tratamiento y el seguimiento del linfedema crónico.

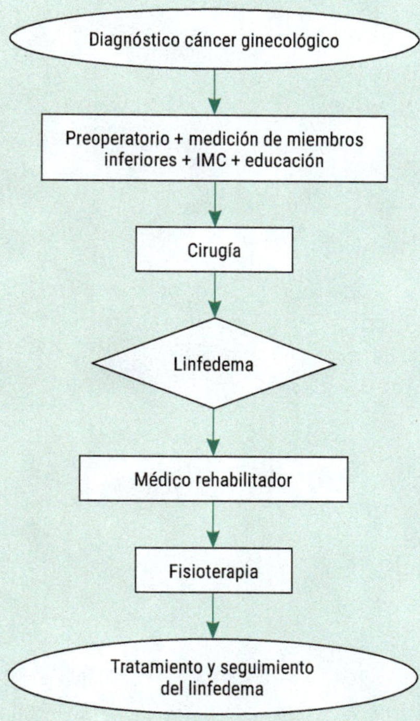

Algoritmo 115-1. Tratamiento del linfedema tras la cirugía oncológica. IMC: índice de masa corporal.

BIBLIOGRAFÍA

Deura I, Shimada M, Hirashita K, Sugimura M, Sato S, Sato S, et al. Incidence and risk factors for lower limb lymphedema after gynecologic cancer surgery with initiation of periodic complex decongestive physiotherapy. Int J Clin Oncol. 2015;20(3):556-60.

Kim S, Park Y. Effects of complex decongestive physiotherapy on the oedema and the quality of life of lower unilateral lymphoedema following treatment for gynecological cancer. Eur J Cancer Care (Engl). 2008;17(5):463-8.

Liao S, Li S, Huang H. The efficacy of complex decongestive physiotherapy (CDP) and predictive factors of response to CDP in lower limb lymphedema (LLL) after pelvic cancer treatment. Gynecol Oncol. 2012;125(3):712-5.

Sopracordevole F, Mancioli F, Canzonieri V, Buttignol M, Giorda G, Ciavattini A. Laser CO(2) treatment for vulvar lymphedema secondary to gynecological cancer therapy: A report of two cases and review of the literature. Oncol Lett. 2015;9(4):1889-92.

Zhang H, Kong W, Han C, Liu T, Li J, Song D. Current Status and Progress in the Treatment of Lower Limb Lymphedema After Treatment of Gynecological Oncology. Lymphat Res Biol. 2022;20(3):308-14.

Anexos 11

Anexo IA • Estadificación del cáncer endometrio (FIGO 2014)

Anexo IB • Estadificación del cáncer de endometrio (FIGO 2023)

Anexo II • Estadificación quirúrgica y patológica de los sarcomas uterinos: leiomiosarcoma y sarcoma del estroma endometrial (FIGO 2018)

Anexo III • Estadificación quirúrgica y patológica de los sarcomas uterinos: adenosarcoma (FIGO 2018)

Anexo IV • Estadificación quirúrgica y patológica del cáncer de ovario, trompa de falopio y peritoneo (FIGO 2014)

Anexo V • Estadificación del cáncer de cuello de útero (FIGO 2018)

Anexo VI • Estadificación quirúrgica y patológica del cáncer de vulva (FIGO 2021)

Anexo VII • Estadificación de la enfermedad trofoblástica gestacional (FIGO 2000)

Anexos

Anexo IA. Estadificación del cáncer de endometrio (FIGO 2014)	
Estadio I	**Tumor confinado al cuerpo del útero**
IA	Sin invasión del miometrio o invasión inferior a la mitad
IB	Invasión del miometrio igual o superior a la mitad
Estadio II	**Tumor que invade el estroma cervical sin extenderse más allá del útero***
Estadio III	**Extensión local o regional del tumor****
IIIA	Tumor que invade la serosa del cuerpo uterino o anejos
IIIB	Afectación vaginal o parametrial
IIIC	Metástasis en ganglios pélvicos o paraaórticos
IIIC1	Ganglios pélvicos positivos
IIIC2	Ganglios paraaórticos positivos con o sin ganglios pélvicos positivos
Estadio IV	**Tumor que invade la mucosa de vejiga o recto, o metástasis a distancia**
IVA	Tumor que invade la mucosa vesical o rectal
IVB	Metástasis a distancia, incluidas metástasis intraabdominales o ganglios inguinales

* La afectación glandular endocervical debe considerarse como estadio I y no como estadio II. ** La citología positiva se debe informar de forma separada sin que modifique el estadio.

BIBLIOGRAFÍA

FIGO Committee on Gynecologic Oncology. FIGO staging for carcinoma of the vulva, cervix, and corpus uteri. Int J Gynaecol Obstet. 2014;125(2):97-8.

Anexo IB. Estadificación del cáncer de endometrio (FIGO 2023)	
Estadio I	**Tumor confinado al cuerpo uterino y el ovario[a]**
IA	Incluye 3 opciones: • Enfermedad limitada al endometrio • Histología no agresiva (CEE de bajo grado, con invasión miometrial < 50%, sin ILV o afectación focal) • Enfermedad de buen pronóstico
IA1	Histología no agresiva limitada a un pólipo endometrial o confinada al endometrio
IA2	Histología no agresiva con infiltración < 50 % del miometrio sin ILV o afectación focal
IA3	CEE de bajo grado limitado al útero y el ovario[a]
IB	Histología no agresiva con invasión ≥ 50 % del miometrio sin ILV o con afectación focal
IC	Histología agresiva limitada a un pólipo o confinada al endometrio (no invasión miometrial)
Estadio II	**Tumor que invade el estroma cervical o presencia de ILV sustancial/extensa o histología agresiva con infiltración miometrial**
IIA	Histología no agresiva con invasión del estroma cervical
IIB	Histología no agresiva con ILV sustancial/extensa[b]
IIC	Histología agresiva con cualquier invasión miometrial[c]
Estadio III	**Cualquier histología con extensión local y/o regional del tumor**
IIIA	Tumor que invade serosa uterina, anexos o ambos por extensión directa o metastásica
IIIA1	Extensión al ovario o la trompa (excluyendo los criterios del estadio IA3)[a]
IIIA2	Afectación tumoral en la subserosa o rotura de la serosa uterina
IIIB	Afectación metastásica o por contigüidad a nivel vaginal y/o parametrial o afectación del peritoneo pélvico
IIIB1	Metástasis o extensión directa a la vagina y/o el parametrio
IIIB2	Metástasis al peritoneo pélvico

(Continúa)

Anexo IB. Estadificación del cáncer de endometrio (FIGO 2023) (*cont.*)	
Estadio III	**Cualquier histología con extensión local y/o regional del tumor**
IIIC	Metástasis en ganglios pélvicos o paraaórticos o en ambos[d]
IIIC1	Ganglios pélvicos positivos
	• IIIC1i: micrometástasis • IIIC1ii: macrometástasis
IIIC2	Ganglios paraaórticos positivos por debajo de los vasos renales con/sin afectación de ganglios pélvicos
	• IIIC2i: micrometástasis • IIIC2ii: macrometástasis
Estadio IV	**Tumor que invade la mucosa de la vejiga y/o intestinal y/o metástasis a distancia**
IVA	Tumor que invade la mucosa vesical y/o intestinal
IVB	Afectación del peritoneo abdominal más allá de la pelvis
IVC	Metástasis a distancia, incluyendo afectación intraabdominal o extraabdominal, ganglios linfáticos por encima de los vasos renales, afectación pulmonar, hepática, cerebral u ósea.

[a] El CEE de bajo grado que afecta a endometrio y ovario se considera de buen pronóstico y puede no precisar tratamiento adyuvante. Existen dos opciones: el CEE de bajo grado que afecta al endometrio y el ovario (estadio IA3) es diferente de la afectación extensiva por diseminación del endometrio al ovario (estadio IIIA2); se usan cuatro criterios para distinguirlos: invasión miometrial superficial (<50 %), ausencia de afectación sustancial/extensa de ILV, ausencia de otras lesiones metastásicas y afectación ovárica unilateral, sin invasión o rotura capsular (equivalente pT1a). [b] ILV sustancial/extensa es definida por OMS 2021 como afectación ≥5 vasos. [c] Tipo y grado histológico. [d] Se considera micrometástasis cuando existe afectación ganglionar (pN1 [mi]). El pronóstico de la presencia de células tumorales aisladas no está claro. Si aparece debe reflejarse como pN0(i+). La macrometástasis se define como afectación tumoral ganglionar >2 mm; micrometástasis, afectación de entre 0,2 y 2 mm y/o >200 células, y células tumorales aisladas, un tamaño ≤0,2 mm y/o ≤200 células.
CEE: carcinoma de endometrio tipo endometrioide; ILV: invasión linfovascular.

BIBLIOGRAFÍA

Berek JS, Matias-Guiu X, Creutzberg C, Fotopoulou C, Gaffney D, Kehoe S, et al. FIGO staging of endometrial cancer: 2023. J Gynecol Oncol. 2023;34(5):e85.

Anexo II. Estadificación quirúrgica y patológica de los sarcomas uterinos: leiomiosarcoma y sarcoma del estroma endometrial (FIGO 2018)

Leiomiosarcoma y sarcoma del estroma endometrial	
Estadio I	**Tumor limitado al útero**
IA	Tumor ≤ 5 cm
IB	Tumor > 5 cm
Estadio II	**Tumor con extensión extrauterina, en la pelvis**
IIA	Afectación de anejos
IIB	Afectación de otros tejidos pélvicos
Estadio III	**Invasión por el tumor de tejidos abdominales**
IIIA	Una localización
IIIB	Más de una localización
IIIC	Metástasis ganglionares pélvicas o paraaórticas
Estadio IV	
IVA	Invasión de la vejiga y el recto
IVB	Metástasis a distancia

BIBLIOGRAFÍA

Mbatani N, Olawaiye AB, Prat J. Uterine sarcomas. Int J Gynaecol Obstet. 2018;143 Suppl 2: 51-8.

Anexo III. Estadificación quirúrgica y patológica de los sarcomas uterinos: adenosarcoma (FIGO 2018)

Adenosarcoma	
Estadio I	**Tumor limitado al útero**
IA	Tumor limitado al endometrio o endocérvix
IB	Invasión miometrial ≤50 %
IC	Invasión miometrial >50 %
Estadio II	**Tumor con extensión extrauterina, en la pelvis**
IIA	Afectación de anejos
IIB	Afectación de otros tejidos pélvicos
Estadio III	**Invasión por el tumor de tejidos abdominales**
IIIA	Una localización
IIIB	Más de una localización
IIIC	Metástasis ganglionares pélvicas o paraaórticas
Estadio IV	
IVA	Invasión de la vejiga y el recto
IVB	Metástasis a distancia

BIBLIOGRAFÍA

Mbatani N, Olawaiye AB, Prat J. Uterine sarcomas. Int J Gynaecol Obstet. 2018;143 Suppl 2: 51-8.

Anexo IV. Estadificación quirúrgica y patológica del cáncer de ovario, trompa de Falopio y peritoneo (FIGO 2014)

Estadio I. Limitado a los ovarios o a las trompas de Falopio

- IA. Tumor limitado a un ovario (cápsula intacta) o trompa de Falopio; ausencia de tumor en la superficie ovárica o en la de las trompas de Falopio; ausencia de células malignas en la ascitis o en los lavados peritoneales
- IB. Tumor limitado a ambos ovarios (cápsulas intactas) o a ambas trompas de Falopio; ausencia de tumor en las superficies ováricas o tubáricas; ausencia de células malignas en la ascitis o en los lavados peritoneales
- IC. Tumor limitado a uno o ambos ovarios o trompas de Falopio con cualquiera de las siguientes lesiones:
  - IC1. Rotura operatoria
  - IC2. Cápsula rota preoperatoria o tumor en la superficie ovárica o tubárica
  - IC3. Presencia de células malignas en la ascitis o en los lavados peritoneales

Estadio II. El tumor se encuentra en uno o ambos ovarios o trompas de Falopio con extensión pélvica (por debajo del promontorio), o bien se trata de un tumor primario del peritoneo

- IIA. Extensión o implantes en el útero o trompas de Falopio u ovarios
- IIB. Extensión a otros tejidos pélvicos intraperitoneales

Estadio III. El tumor afecta a uno o ambos ovarios o trompas de Falopio, o bien se trata de un cáncer primario del peritoneo con diseminación peritoneal extrapélvica, o metástasis ganglionares retroperitoneales confirmadas citológica o histológicamente

- IIIA. Metástasis microscópica peritoneal fuera de la pelvis (por encima del promontorio) (no tumor macroscópico), con o sin metástasis a los ganglios linfáticos retroperitoneales
  - IIIA1. Exclusivamente metástasis a ganglios linfáticos retroperitoneales (pélvicos o paraaórticos) confirmados citológica o histológicamente
    - IIIA1 (i). Metástasis ≤ 10 mm de diámetro mayor
    - IIIA1 (ii). Metástasis > 10 mm de diámetro mayor
  - IIIA2. Metástasis extrapélvicas microscópicas con o sin afectación de ganglios linfáticos retroperitoneales
- IIIB. Metástasis macroscópica peritoneal fuera de la pelvis de un tamaño ≤ 2 cm, con o sin metástasis a los ganglios linfáticos retroperitoneales
- IIIC. Metástasis macroscópica peritoneal fuera de la pelvis de un tamaño > 2 cm, con o sin metástasis a los ganglios linfáticos retroperitoneales. La extensión a la cápsula hepática y esplénica se clasifica como estadio IIIC

(Continúa)

Anexo IV. Estadificación quirúrgica y patológica del cáncer de ovario, trompa de Falopio y peritoneo (FIGO 2014) (*cont.*)

Estadio IV. El tumor afecta a uno o ambos ovarios, con metástasis a distancia (excluidas las metástasis peritoneales)

- IV. Derrame pleural con citología positiva para células malignas
- IVB. Metástasis parenquimatosas y metástasis a órganos extraabdominales (incluidos los ganglios linfáticos inguinales y los localizados fuera de la cavidad abdominal). La metástasis en el parénquima hepático/esplénico es igual a estadio IVB
  - La presencia de ascitis no debe afectar a la estadificación, salvo que contenga las células malignas
  - Se debe indicar el origen del tumor (p. ej., ovario, trompa de Falopio o peritoneo) siempre que sea posible. Si no es posible identificar su origen, se considerará de origen no definido
  - Identificar el tipo histológico: carcinoma seroso de alto grado, carcinoma seroso de bajo grado, carcinoma endometrioide, carcinoma de células claras y carcinoma mucinoso. Otros tipos sin clasificar. Tumor germinal maligno. Tumor potencialmente maligno de los cordones sexuales-estroma

BIBLIOGRAFÍA

Prat J. FIGO Committee on Gynecologic Oncology. Staging Classification for Cancer of the Ovary, Fallopian Tube, and Peritoneum: Abridged Republication of Guidelines From the International Federation of Gynecology and Obstetrics (FIGO). Obstet Gynecol. 2015;126:171-4.

Anexo V. Estadificación del cáncer de cuello de útero (FIGO 2018)

Estadio I. Carcinoma invasivo confinado al cérvix

- IA. Carcinoma invasivo diagnosticado sólo con microscopio*, con una invasión máxima en profundidad < 5 mm
  - IA1. Invasión estromal ≤ 3 mm en profundidad
  - IA2. Invasión estromal ≥ 3 mm y < 5 mm en profundidad
- IB. Carcinoma invasivo confinado al cérvix uterino, con una invasión en profundidad ≥ 5 mm (mayor que en estadio IA)
  - IB1. Invasión estroma en profunidad ≥ 5 mm, con un tamaño tumoral < 2 cm en su eje mayor
  - IB2. Tamaño tumoral I ≥ 2 cm y < 4 cm en su eje mayor
  - IB3. Tamaño tumoral I ≥ 4 cm en su eje mayor

Estadio II. El tumor invade más allá del útero, pero no invade la pared pélvica o el tercio inferior de la vagina

- IIA. Sin invasión de parametrios, puede invadir los dos tercios superiores de la vagina
  - IIA1. Tamaño tumoral < 4 cm en su eje mayor
  - IIA2. Tamaño tumoral ≥ 4 cm en su eje mayor
- IIB. Con invasión de parametrios pero sin afectación de la pared pélvica

Estadio III. El tumor se extiende a la pared pélvica y/o invade el tercio inferior de la vagina y/o causa hidronefrosis o riñones no funcionantes y/o afectación ganglior pélvica y/o paraaórtica

- IIIA. El tumor invade el tercio inferior de la vagina, pero no la pared pélvica
- IIIB. El tumor se extiende a la pared pélvica y/o causa hidronefrosis o riñones no funcionantes (siempre que se hayan descartado otras causas)
- IIIC**. Afectación ganglionar pélvica y/o paraaórtica, independiente del tamaño tumoral o de su profundidad
  - IIIC1. Afectación ganglionar exclusivamente pélvica
  - IIIC2. Afectación ganglionar paraaórtica

Estadio IV. El tumor se extiende más allá de la pelvis o afecta (con biopsia confirmatoria) la mucosa del recto o la vejiga

- IVA. Invasión sobre órganos pélvicos adyacentes
- IVB. Metástasis a distancia

*Carcinoma invasivo diagnosticado mediante microscopio (no visible). La profundidad de invasión (en milímetros) debe medirse desde la base del epitelio del tejido original. La invasión vascular o linfática no afecta a la clasificación. La extensión lateral ya no es considerada. ** En el estadio IIIC se debe indicar qué método diagnóstico se ha usado para clasificar la afectación ganglionar, bien por *r* (imágenes) o por *p* (análisis patológico). La modalidad de imagen o técnica histológica empleada debe anotarse. Por ejemplo, si las imágenes indican metástasis en los ganglios linfáticos pélvicos, la asignación de estadio sería estadio IIIC1r y si se confirma por hallazgos patológicos, sería estadio IIIC1p.

BIBLIOGRAFÍA

Bhatla N, Aoki D, Sharma DN, Sankaranarayanan R. Cancer of the cervix uteri. Int J Gynaecol Obstet. 2018;143 Suppl 2:22-36.

Anexo VI. Estadificación quirúrgica y patológica del cáncer de vulva (FIGO 2021)	
Estadio I	**Tumor confinado a la vulva**
IA	Tamaño tumoral ≤ 2 cm con invasión estromal ≤ 1 mm*
IB	Tamaño tumoral > 2 cm con invasión estromal > 1 mm*
Estadio II	**Tumor de cualquier tamaño con extensión a las estructuras perineales adyacentes (1/3 inferior de la uretra, 1/3 inferior de la vagina, ano) con ganglios negativos**
Estadio III	**Tumor de cualquier tamaño con extensión a la parte superior de estructuras perineales o presencia de ganglios regionales metastásicos no fijos ni ulcerados****
IIIA	Cualquier tamaño tumoral con extensión a 2/3 partes superiores de la uretra, 2/3 partes superiores de la vagina, afectación de la mucosa de la vejiga y/o rectal o afectación ganglionar regional ≤ 5 mm
IIIB	Afectación ganglionar regional > 5 mm
IIIC	Afectación ganglionar regional con extensión extracapsular
Estadio IV	**Cualquier tamaño tumoral fijo a hueso, ganglios regionales metastásicos ulcerados o fijos, o presencia de metástasis a distancia**
IVA	Presencia de tumor fijo a hueso o con ganglios regionales metastásicos ulcerados o fijos
IVB	Cualquier metástasis a distancia

* La profundidad de la invasión se mide desde la membrana basal hasta el punto de invasión más profundo.
** Los ganglios regionales hacen referencia a los ganglios inguinofemorales.

BIBLIOGRAFÍA

Olawaiye AB. FIGO staging for carcinoma of the vulva: 2021 revision. Int J Gynaecol Obstet. 2021;155(1):43-7.

Anexo VII. Estadificación de la enfermedad trofoblástica gestacional (FIGO 2000)	
Estadio	**Descripción**
I	Enfermedad confinada al útero
II	Enfermedad que se extiende fuera del útero, pero está limitada a las estructuras genitales
III	Enfermedad extendida al pulmón con o sin afectación del tracto genital
IV	Enfermedad que afecta a otros lugares metastásicos

BIBLIOGRAFÍA

FIGO Oncology Committee. FIGO staging for gestational trophoblastic neoplasia 2000. FIGO Oncology Committee. Int J Gynaecol Obstet. 2002;77:285-7.

Índice analítico

*Los números de página seguidos de la letra **f** indican figura; los seguidos de **t**, tabla.*

Q

R

S